Pädagogik im Kontinuum von Gesundheit und Krankheit

Katja Höglinger

Pädagogik im Kontinuum von Gesundheit und Krankheit

Implikationen aus der Salutogenese für eine gesundheits- und krankheitssensible Gestaltung pädagogischen Handelns

Springer VS

Katja Höglinger
Julius-Maximilians-Universität Würzburg
Würzburg, Deutschland

Die Arbeit entstand im Rahmen einer partizipativen Zusammenarbeit mit Selbstvertreter*innen der Deutschen Rheuma-Liga im Promotionsprojekt SaLeO. Das Erkenntnisinteresse entwickelte sich im Rahmen partizipativen Forschungshandelns mit drei Forschungspartner*innen: Corinna Elling-Audersch, Marianne Korinth und Julius Wiegand.
Die vorliegende Arbeit wurde durch die Fakultät für Humanwissenschaften der Julius-Maximilians-Universität Würzburg als Dissertation angenommen.
Erstgutachterin: Prof.in Dr. Sophia Falkenstörfer
Zweitgutachter: Prof. Dr. Christian Walter-Klose
Tag der Disputation: 17.12.2025

ISBN 978-3-658-51666-6 ISBN 978-3-658-51667-3 (eBook)
https://doi.org/10.1007/978-3-658-51667-3

Die Deutsche Nationalbibliothek verzeichnet diese Publikation in der Deutschen Nationalbibliografie; detaillierte bibliografische Daten sind im Internet über https://portal.dnb.de abrufbar.

Das Promotionsprojekt SaLeO wurde von der Fakultät für Humanwissenschaften der Julius-Maximilians-Universität Würzburg gefördert und mit dem Projektpreis der Deutschen Rheumastiftung ausgezeichnet. Die Open-Access-Veröffentlichung wurde unterstützt durch den Open-Access-Publikationsfonds der Julius-Maximilians-Universität Würzburg.

Planung/Lektorat: Marija Mann
Springer VS ist ein Imprint der eingetragenen Gesellschaft Springer Fachmedien Wiesbaden GmbH und ist ein Teil von Springer Nature.
Die Anschrift der Gesellschaft ist: Abraham-Lincoln-Str. 46, 65189 Wiesbaden, Germany

Danksagung

Mit großer Freude blicke ich auf die vergangenen Jahre zurück und denke an all jene Menschen, die mich auf diesem Weg begleitet haben. Ihnen allen gilt mein herzlicher Dank.

Mein besonderer Dank gilt Prof.in Dr. Sophia Falkenstörfer, meiner Erstbetreuerin. Sie hat mir ermöglicht und mich zugleich ermutigt, meine ganz eigene Arbeit zu schreiben. Ihre Ermutigung, ihre wertvollen Impulse und ihr Vertrauen in meine Arbeit haben diese Dissertation maßgeblich getragen. Ebenso danke ich Prof. Dr. Christian Walter-Klose, meinem Zweitbetreuer sehr herzlich, der meine Leidenschaft für gesundheits- und krankheitsbezogene Fragestellungen in der Pädagogik geweckt und mich fachlich wie menschlich hervorragend durch den gesamten Entstehungsprozess dieser Arbeit begleitet hat. Mein Dank gilt ferner meiner Drittbetreuerin, Prof.in Dr. Ilona Nord, die – noch lange bevor ich es mir hätte vorstellen können – den Gedanken an eine Dissertation an mich herangetragen hat und mir während meines gesamten Entwicklungsprozesses stets mit Zuspruch und Rückhalt zur Seite stand.

Ebenso möchte ich mich sehr herzlich bei Corinna Elling-Audersch, Marianne Korinth und Julius Wiegand, meinen Forschungspartner*innen aus der Deutschen Rheuma-Liga, bedanken. Die partizipative Zusammenarbeit war eine große Bereicherung der Forschungspraxis, der gemeinsame Austausch belebte die zuvor teils „trockene" Theorie und die wertschätzenden Zusammenkünfte waren mir eine große Freude.

Ein besonderer Dank gilt weiterhin Prof. Dr. Christoph Ratz und Prof. Dr. Oliver Hechler für ihre kompetente Beratung und wertvolle Unterstützung in entscheidenden Phasen meines Promotionsprozesses sowie Prof. Dr. Roland Stein und Prof. Dr. Marek Grummt, die mir in der Endphase der Promotion die notwendigen Rahmenbedingungen geschaffen haben, um diese Arbeit abschließen zu können. Sehr herzlich danke ich auch Prof.in Dr. Eva-Maria Klinkisch für die vielen inspirierenden Gespräche, sowie die Ermutigung, diese Arbeit loszulassen.

Mein Dank gilt darüber hinaus allen Beitragenden zu einer Pädagogik bei Krankheit und allen Brückenbauer*innen für all den bereichernden Austausch, die wertschätzende Zusammenarbeit und den gemeinsamen Einsatz für die Sache. Ebenso danke ich allen meinen aktuellen und ehemaligen Kolleg*innen sehr herzlich für all ihre Unterstützung, ihre Ermutigung und die persönliche Verbundenheit im Arbeitsalltag. Auch allen (weiteren) Teilnehmenden an offiziellen und inoffiziellen Forschungskolloquien danke ich für den wertschätzenden Austausch, die bestärkenden Worte und die vielfältigen Denk- und Reflexionsimpulse. Mein Dank gilt ebenso den Studierenden und externen Teilnehmenden in meinen Veranstaltungen, deren Fragen und Perspektiven mein pädagogisches Denken immer wieder angeregt haben.

Auch meinen lieben Freund*innen und meiner Familie möchte ich von Herzen danken für all ihre Geduld, ihren Zuspruch und die Ablenkung von all den offenen Punkten auf meiner ToDo Liste. Nicht genug danken kann ich meinem Partner Marco, der mich während der gesamten Promotionszeit wertvoll unterstützt und mich stets im richtigen Zeitpunkt ermutigt, bestärkt, oder „weg vom Schreibtisch“ und „zurück ins Leben“ geholt hat. Sein Rückhalt hat mich durch diese Zeit getragen.

All diese Menschen haben auf unterschiedliche Weise dazu beigetragen, scheinbar Unverständliches *verstehbar*, vermeintlich Unmögliches *handhabbar* und so viel *Bedeutsames* und *Sinnhaftes* erfahrbar zu machen. Dafür bin ich unendlich dankbar!

Zusammenfassung

Gesundheit und Krankheit sind für das menschliche Leben konstitutiv und damit auch für die Pädagogik von zentraler Bedeutung. Die Arbeit versteht sie als Phänomene, die Anfragen an die Pädagogik stellen, die nach genuin pädagogischen Antworten verlangen. Ausgehend von einer salutogenetisch akzentuierten Lesart von Gesundheit und Krankheit ergründet sie, was pädagogisches Handeln im Kontinuum von Gesundheit und Krankheit bedeuten kann. Hierzu arbeitet sie systematisch heraus, welche Grundannahmen einem solchen Handeln zugrunde liegen, welche Zielsetzungen es verfolgt und welche Vorgehensweisen seine Handlungsvollzüge kennzeichnen. Auf diese Weise eröffnet die Arbeit einen Zugang zu Gesundheit und Krankheit, der sowohl an die allgemeine Pädagogik, inklusive Pädagogik, Sonderpädagogik, Sozialpädagogik und Schulpädagogik als auch an die Gesundheitspädagogik und die Pädagogik bei Krankheit anschlussfähig ist, da sie das pädagogische Handeln als verbindendes Element und Schnittstelle sämtlicher Pädagogiken in den Mittelpunkt der Auseinandersetzung stellt.

Inhaltsverzeichnis

Abbildungsverzeichnis

Tabellenverzeichnis

Teil I
Anfragen

Gegenstand und Relevanz einer Pädagogik im Kontinuum von Gesundheit und Krankheit

1 Einleitung

1.1 Ausgangspunkt

Erscheinungen von Gesundheit und Krankheit sind für das menschliche Leben konstitutiv (Klotter, 2018a, S. 9). Alle Menschen erfahren im Verlauf ihres Lebens Momente, in denen sie Wohlbefinden, Behaglichkeit und Leichtigkeit oder aber Unbehagen, Unwohlsein und Schwere empfinden. Sie erfahren folglich sehr vielfältige Erscheinungen, die in dieser Arbeit in einer salutogenetisch akzentuierten Lesart[1] als anthropologische Manifestationen gesundheits- und krankheitsbezogener Phänomene verstanden werden. Dies bildet den Ausgangspunkt der vorliegenden Arbeit. Sie geht davon aus, dass sich Gesundheit und Krankheit als anthropologische Phänomene quasi notwendigerweise auch in pädagogischen Kontexten zeigen und die Pädagogik[2] dazu auffordern, Formen des Umgangs mit ihren Erscheinungsformen zu finden. Die Arbeit vertritt daher die These, dass die

---

[1] Die der Arbeit zugrunde liegende Lesart der Phänomene Gesundheit und Krankheit versteht sich als *salutogenetisch akzentuiert*, da sie maßgeblich (aber nicht ausschließlich) auf einem salutogenetischen Verständnis von Gesundheit und Krankheit als *Kontinuum* gründet. Die Theorie der Salutogenese (Antonovsky, 1979, 1987) dient in dieser Arbeit daher als eine zentrale Reflexionsfolie, um Gesundheit und Krankheit im pädagogischen Kontext zu denken. Dies wird im Verlauf der Arbeit noch präzisiert. Für einen Überblick zum salutogenetischen Verständnis von Gesundheit und Krankheit siehe Abschnitt 2.6, für eine ausführliche Besprechung der Theorie siehe Kapitel 5.

[2] *Pädagogik* kann ganz grundsätzlich als Reflexions-, Erfahrungs- und Handlungswissenschaft von Erziehung und Bildung verstanden werden (Tenorth & Tippelt, 2012, S. 540). Handlungswissenschaftlich wird sie als *Praxis* der Erziehung und Bildung gefasst, erfahrungswissenschaftlich als *Erfahrung* von Erziehung und Bildung sowie reflexionswissenschaftlich als *Reflexion* über Erziehung und Bildung. In Kapitel 4 wird das der Arbeit

K. Höglinger, *Pädagogik im Kontinuum von Gesundheit und Krankheit*,
https://doi.org/10.1007/978-3-658-51667-3_1

Phänomene Gesundheit und Krankheit *Anfragen an die Pädagogik* stellen, auf die es *pädagogische Antworten* zu finden gilt.[3]

1.2 Desiderat

Diese Anfragen werden in der Pädagogik zunehmend erkannt und adressiert. So bestehen in Theorie und Praxis bereits vielversprechende Bestrebungen, Antworten auf gesundheits- und krankheitsbezogene Fragestellungen zu finden.[4] Allerdings bleibt gerade die Frage nach explizit *pädagogischen* Antworten bislang weitgehend offen: Zwar wird im Diskurs um die Bearbeitung gesundheits- und krankheitsbezogener Fragestellungen in der Pädagogik auf die Dominanz medizinischer und psychologischer Argumentationsmuster und die unreflektierte Übernahme entsprechender außerpädagogischer Nomenklatur hingewiesen (siehe hierzu u. a. Kirschner, 2020, S. 16) oder ein explizit pädagogischer Umgang mit Gesundheit bzw. Krankheit eingefordert (siehe hierzu u. a. Goldfriedrich & Hurrelmann, 2021; Hoanzl et al., 2009; Höfler, 2013; Jantzen, 2002). Wie dieser *pädagogische* Umgang jedoch konkret auszusehen habe, bleibt nahezu unbeantwortet.

Dies unterstreicht eine empirische Studie von Elena Bakels (2020), die die Handlungspraxis von Kliniklehrkräften[5] an Kinder- und Jugendpsychiatrien auf Grundlage leitfadengestützter Interviews und teilnehmender Beobachtungen analysiert. Bakels (2020, S. 296) stellt fest, dass in der Handlungspraxis

---

zugrunde liegende Verständnis von Pädagogik und pädagogischem Handeln noch ausführlicher dargelegt.

[3] Jene *Anfragen* und *Antworten* werden in dieser Arbeit in Anlehnung an Levinas (1989, 2008) aus einer phänomenologischen Perspektive verstanden: Anfragen werden gedacht als Anrufe, Aufrufe und Ersuche, aus denen eine (hier pädagogische) Verantwortung entsteht, „auf diesen Ruf zu antworten" (Lévinas, 2008, S. 67). Der Frage, welche Anfragen die Phänomene Gesundheit und Krankheit an die Pädagogik stellen, wird in Kapitel 2 und 3 nachgegangen. In Kapitel 2 werden Anfragen aus theoretischer, in Kapitel 3 aus empirischer Perspektive ergründet.

[4] Siehe hierzu ausführlicher Abschnitt 3.4. Hier erfolgt eine eingehende Beschäftigung mit *bereits bestehenden Antworten.*

[5] In der vorliegenden Arbeit wird auf eine möglichst *inklusive* und damit auch *geschlechtersensible Sprache* geachtet. Wo möglich, kommen geschlechtsneutrale Formulierungen oder partizipiale Sprachformen zum Einsatz. Ist dies nicht möglich, wird der Asterisk (Genderstern) verwendet, um auch Geschlechter jenseits binärer Zuschreibungen adressieren zu können. Sofern nicht ausdrücklich gekennzeichnet, beziehen sich sämtliche Personenbezeichnungen stets auf alle Geschlechter.

ein Orientierungsproblem zwischen pädagogisch-fachlichen und pädagogisch-therapeutischen Handlungsorientierungen besteht, woraus Differenzen in der Handlungspraxis und der Adressierung der Schüler*innen resultieren.[6] Die Studie zeigt eindrücklich, dass sich für Lehrkräfte, die mit erkrankten Schüler*innen arbeiten, gerade das (genuin) *pädagogische Handeln* als herausfordernd zeigt. Zudem liefert sie Hinweise darauf, weshalb es problematisch ist, wenn die Grenzen zwischen pädagogischem und therapeutischem Handeln unreflektiert verschwimmen. So zeigte Bakels, dass das Orientierungsproblem zu einer Aufgabe pädagogischer zugunsten therapeutischer Handlungsformen führen und mit Pathologisierungstendenzen einhergehen kann (Bakels, 2020, S. 296). Jene Pathologisierungstendenzen können insofern als folgenschwer bezeichnet werden, als sie mit einer generalisierten „Zuschreibung von schulischer Inkompetenz" (Bakels, 2020, S. 305) und so mit einer Stigmatisierung ganzer Personengruppen einhergehen können. Als besonders fatal erscheint hierbei, dass das Orientierungsproblem zwischen pädagogischen und therapeutischen Handlungsformen – wie Bakels (2020) feststellt – „auf normativ-programmatischer Ebene nicht reflektiert" (S. 301) wird, weshalb die Lehrkräfte „mit diesem Problem weitestgehend allein gelassen" (S. 301) werden. Der Verdienst der Studie von Bakels (2020) liegt folglich darin, Diffusitäten zwischen pädagogischen und therapeutischen Handlungsorientierungen und damit einhergehende Pathologisierungen empirisch sichtbar zu machen. Sie entlässt die Lesenden aber mit der Frage, wie eine normative und theoretisch fundierte Bestimmung genuin pädagogischer Handlungsorientierungen im Kontext von Gesundheit und Krankheit aussehen kann. Folglich zeigt sich ein deutliches *theoretisches Desiderat* dahingehend, was (genuin) pädagogisches Handeln angesichts gesundheits- und krankheitsbezogener Erscheinungen bedeuten kann. Dies ist neben dem damit einhergehenden Stigmatisierungspotenzial für chronisch erkrankte Kinder und Jugendliche insbesondere deswegen problematisch, da damit „das (vorhandene) pädagogische Wissen und die damit einhergehende Kompetenz selbst abgewertet wird" (Bakels, 2020, S. 5) und „strukturelle Grundelemente pädagogischen Handelns verloren" (Schaeffer, 1992, S. 200) gehen, d. h. genau das, „was ein Pädagoge und nur ein Pädagoge wirklich kann im Unterschied zum Psychologen oder Arzt oder Therapeuten" (Prange, 1987, S. 357).

An dieses theoretische Desiderat anknüpfend nimmt die vorliegende Arbeit in den Blick, was pädagogisches Handeln im Kontext gesundheits- und krankheitsbezogener Erscheinungen bedeuten kann. Hierfür bedarf es einer tragfähigen

[6] Siehe hierzu ausführlicher Abschnitt 3.5. In diesem Kapitel wird die Studie von Bakels (2020) noch eingehender besprochen.

Reflexionsfolie der hier verhandelten Phänomene, die an zentrale pädagogische Denkfiguren anschlussfähig ist. Erforderlich ist folglich ein *leitendes Verständnis von Gesundheit und Krankheit*, das mit genuin pädagogischen Grundannahmen kompatibel ist. Als essenziell erscheint hierbei nun, dass pädagogisches Handeln – wie noch gezeigt werden wird – auf der Achtung des Subjekts als „bestimmt unbestimmtes Wesen" (Bernasconi & Böing, 2015, S. 72) basiert. Damit wird erkennbar, dass sich das Subjekt aus einer pädagogischen Perspektive weder vermessen noch in distinkte Kategorien einteilen lässt. Dieser Gedanke findet sich so explizit nur in einem salutogenetischen Verständnis von Gesundheit und Krankheit als Kontinuum wieder. Vor diesem Hintergrund wird die Theorie der *Salutogenese* (Antonovsky, 1979, 1987) als Reflexionsfolie für die Suche nach pädagogischen Antworten auf gesundheits- und krankheitsbezogene Anfragen gewählt.[7]

1.3 Fragestellung und Zielsetzung

Maßgeblich anschließend an das salutogenetische Verständnis von Gesundheit und Krankheit als Kontinuum soll im Rahmen dieser Arbeit daher eruiert werden, *was pädagogisches Handeln im Kontinuum von Gesundheit und Krankheit bedeuten kann.* Aus dieser leitenden Fragestellung ergeben sich – wie die spätere Analyse zeigen wird – mehrere Teilfragestellungen, wie: *Welche Grundannahmen liegen einem solchen pädagogischen Handeln im Kontinuum von Gesundheit und Krankheit zugrunde? Welche Zielsetzungen verfolgt es? Und welche Vorgehensweisen kennzeichnen seine Handlungsvollzüge?* Diese Teilfragestellungen orientieren sich an „strukturellen Grundelementen pädagogischen Handelns" (Schaeffer, 1992, S. 200), die im weiteren Verlauf der Arbeit systematisch herausgearbeitet und präzisiert werden. Sie fungieren im Rahmen der Arbeit als Erkenntnisperspektiven, entlang derer das Erkenntnisinteresse aus pädagogischer Perspektive entfaltet wird.

---

[7] Das Erkenntnisinteresse der Arbeit gilt damit vor allem pädagogischen Antworten auf gesundheits- und krankheitsbezogene Anfragen des Subjekts im Kontinuum von Gesundheit und Krankheit, weshalb vornehmlich eine *subjektbezogene*, weniger eine gesellschaftsbezogene Betrachtung im Vordergrund steht. Gleichwohl wird das Subjekt nicht als von sozialen Kontexten losgelöst, sondern als in diese eingebettet begriffen, was in den Ausführungen der Arbeit immer wieder aufgegriffen wird.

Damit möchte die Arbeit *einen* möglichen Weg aufzeigen, wie pädagogisches Handeln im Kontinuum von Gesundheit und Krankheit gestaltet werden kann. Zugleich sei betont, dass es viele weitere Wege zur Beantwortung dieser Frage gibt, die ebenso wichtige Impulse für pädagogisches Handeln im Kontext von Gesundheit und Krankheit mit sich bringen können, denn, wie auch Antonovsky (1987) bezugnehmend auf die Salutogenese konstatiert, ist die Frage immer wichtiger als eine gegebene Antwort: „as in all of science, the question is always more important than a given answer“ (Antonovsky, 1987, S. 13).[8]

Der in dieser Arbeit vorgeschlagene Weg folgt explizit einer *pädagogischen Perspektive.* Mit der Suche nach pädagogischen Antworten auf gesundheits- und krankheitsbezogene Anfragen schwingt eine gewisse normative Überzeugung mit, dass jene Anfragen in pädagogischen Kontexten auch pädagogisch (und nicht (nur) therapeutisch) beantwortet werden sollten und sich damit im pädagogischen Handeln manifestieren müssen. Im Vordergrund steht jedoch insbesondere, aufzuspüren, welche (genuin) pädagogische Relevanz den Phänomenen Gesundheit und Krankheit innewohnt, und davon ausgehend aufzuzeigen, wie die vielfältigen Erscheinungsformen von Gesundheit und Krankheit im pädagogischen Handeln bestmöglich berücksichtigt werden könnten. Der hier vorgeschlagene Weg eröffnet damit einen Zugang zu Gesundheit und Krankheit, der sowohl an allgemein-, sonder-, inklusions-, sozial- und schulpädagogische Diskurse als auch an die Gesundheitspädagogik und die Pädagogik bei Krankheit anschlussfähig ist, da er das pädagogische Handeln als verbindendes Element und Schnittstelle sämtlicher Pädagogiken fokussiert.[9] Er versteht sich damit als Angebot einer theorieorientierten Leistung – indem er pädagogische Handlungsmöglichkeiten im Kontinuum

[8] Ein anderer, aber ebenso interessanter Weg wäre beispielsweise eine Argumentation aus *gesundheitswissenschaftlicher* Perspektive. Eine solche Argumentation könnte sich interventionsbezogener Zugänge (Prävention, Rehabilitation, Gesundheitsförderung) bedienen und diese hinsichtlich ihrer Implikationen für die Schul- und Unterrichtsgestaltung reflektieren. Diesen Zugang wählten beispielsweise Walter-Klose und Höglinger (2025) in ihrem Aufsatz zum gesundheitssensiblen Handeln in Unterricht und Schule.

[9] Konkrete Anschlussmöglichkeiten ergeben sich z. B. an die *allgemeine Pädagogik,* insofern die Arbeit Grundannahmen, Zielsetzungen und Vorgehensweisen pädagogischen Handelns im Kontext existenzieller Phänomene wie Gesundheit und Krankheit reflektiert; an die *inklusive Pädagogik,* da die Arbeit eine Perspektive entfaltet, die gesundheits- und krankheitsbezogene Differenz als Ausgangspunkt pädagogischer Gestaltung begreift und damit einen Vorschlag für einen (inklusions-)pädagogischen Umgang mit gesundheits- und krankheitsbezogenen Heterogenitätsdimensionen unterbreitet; an die *Schulpädagogik*, da Schule als zentraler Lebens- und Lernort für Kinder und Jugendliche gerade jener Raum sein kann, in dem Pädagog*innen vor der Aufgabe und Herausforderung stehen, pädagogische Antworten auf gesundheits- und krankheitsbezogenen Anfragen zu finden; an die *Sonderpädagogik*, da sich die Arbeit dabei auch mit der Frage nach der Gestaltung pädagogischer Prozesse

von Gesundheit und Krankheit aufzuspüren und damit einerseits den pädagogischen Handlungsspielraum von Pädagog*innen zu erweitern und andererseits das „Potential einer Ent-Stigmatisierung [*sic*]“ (Bakels, 2020, S. 3) chronisch erkrankter Kinder und Jugendlicher zu entfalten versucht.

Weiterhin folgt der hier vorgeschlagene Weg maßgeblich einer *salutogenetischen Lesart* von Gesundheit und Krankheit. Grundlegendes Ziel ist es hierbei, Implikationen aus der Salutogenese für eine gesundheits- und krankheitssensible Gestaltung pädagogischen Handelns abzuleiten. Der salutogenetischen Lesart von Gesundheit und Krankheit als *Kontinuum* folgend, werden gesundheits- und krankheitsbezogene Erscheinungen dabei nicht als Indikatoren dichotomer Kategorien, sondern vielmehr als Anzeichen subjektiv erfahrener und sich dynamisch verändernder Phänomene gelesen. Dieses Verständnis impliziert, dass sich grundsätzlich alle Subjekte stets zwischen Gesundheit und Krankheit bewegen und votiert damit für eine Abkehr von pathologisierenden Zuschreibungen zugunsten einer Sensibilität für die gesundheits- und krankheitsbezogenen Positionierungen und Bewegungen der Subjekte.

Folglich nimmt der hier verfolgte Weg per se alle Kinder und Jugendlichen in den Blick – bezieht chronisch erkrankte Kinder und Jugendliche[10] aber

---

unter erschwerten Bedingungen angesichts gesundheits- und krankheitsbezogener Phänomene (z. B. einer chronischen Erkrankung) befasst; an die *Pädagogik bei Krankheit*, indem die Arbeit einerseits fragt und aufzeigt, wie Erziehungs-, Lern- und Bildungsprozesse möglichst krankheitssensibel gestaltet werden können; an die *Gesundheitspädagogik*, da sich die Arbeit andererseits damit befasst, wie Erziehungs-, Lern- und Bildungsprozesse möglichst gesundheitssensibel gestaltet werden können; sowie an die *Sozialpädagogik*, insofern jene in der Arbeit thematisierten gesundheits- und krankheitsbezogenen Erscheinungen auch mit belastenden Lebenslagen und sozial bedingten Exklusionsrisiken einhergehen können, die umfängliche und tragfähige Unterstützungsstrukturen erforderlich machen.

[10] Im Verständnis dieser Arbeit ist mit *Kindern und Jugendlichen mit chronischen Erkrankungen* ein äußerst heterogener Personenkreis an Kindern und Jugendlichen gemeint, die langfristig, fortwährend oder wiederkehrend mit Erscheinungen von Krankheit oder Kranksein leben. Jene Erscheinungen von Krankheit und Kranksein werden in dieser Arbeit nicht als Normabweichung verstanden (wie beispielsweise in rechtlichen Begriffsbestimmungen), sondern vielmehr als grundlegende menschliche Erfahrung (wie etwa in salutogenetischen Deutungsversuchen). Im Fokus steht damit nicht vorrangig ihre normative Deutung durch die Gesellschaft, sondern vielmehr ihre *subjektive Bedeutung* für das Subjekt. Diese salutogenetische Lesart wird in Abschnitt 2.6 näher ausgeführt und in Abschnitt 3.3.2 hinsichtlich des Personenkreises konkretisiert. Die Begriffe Krankheit und Erkrankung werden hierbei differenziert verwendet. „Krankheit“, als Konstrukt des Krankseins und -erlebens, „Erkrankung“ als konkrete Manifestation jenes Krankseins und -erlebens im Leben einer Person. Diese Differenzierung wird in Kapitel 6 näher ausgeführt und die der Arbeit zugrunde liegenden Verständnisse von Krankheit und Erkrankung noch ausführlicher dargelegt.

ausdrücklich ein. In dieser salutogenetischen Lesart möchte die Arbeit dazu beitragen, starre Zuordnungen aufzubrechen (gesund vs. krank). Da eine tragfähige pädagogische Perspektive jedoch – wie noch gezeigt werden wird – einer mehrperspektivischen Betrachtung bedarf[11], fließen zudem Erkenntnisse aus weiteren Verständnissen von Gesundheit und Krankheit in die Überlegungen der Arbeit ein. Sie schließt damit an die in der Literatur zunehmend geäußerte Forderung nach paradigmatisch übergreifenden Verständnissen von Gesundheit und Krankheit an (siehe hierfür z. B. Franzkowiak & Hurrelmann, 2022), für die gerade der Salutogenese ein hohes brückenbildendes Potenzial zugeschrieben wird (siehe hierfür z. B. Faltermaier, 2023, S. 173). Auf diese Weise möchte die Arbeit auch dazu beitragen, reduktionistische Deutungen von Gesundheit und Krankheit aufzulösen (z. B. rein biologisch, psychologisch oder sozial; nur subjektiv konstruiert oder gesellschaftlich bedingt; ausschließlich salutogenetisch oder pathogenetisch; lediglich psychisch, somatisch oder „psycho-somatisch") und damit der Komplexität der Phänomene und ihrer Anfragen an die Pädagogik Rechnung tragen.[12]

1.4 Vorgehen

Das Erkenntnisinteresse der Arbeit entstand im Rahmen einer partizipativen Zusammenarbeit mit Selbstvertreter*innen der Deutschen Rheuma-Liga. Die leitende Fragestellung entwickelte sich im Rahmen *partizipativen Forschungshandelns* mit drei Forschungspartner*innen: Corinna Elling-Audersch, Marianne

[11] Siehe hierzu ausführlicher Kapitel 2 und Kapitel 6.

[12] Die Arbeit zeichnet sich dabei durch eine hohe *Interdisziplinarität* aus. Hierbei treffen sich Diskursstränge aus unterschiedlichen Disziplinen (u. a. allgemeine Pädagogik, Medizin, Soziologie, Psychologie, Gesundheitswissenschaften, Gesundheitspädagogik, Pädagogik bei Krankheit), die aus einer (allgemein-, sonder-, inklusions-)pädagogischen Perspektive reflektiert und – mit Blick auf das Erkenntnisinteresse – zusammengeführt werden. Die Fragestellung mag daher aus den unterschiedlichen interdisziplinären Strömungen unterschiedliche Deutungen hervorrufen. So könnte es für Leser*innen aus den Gesundheitswissenschaften und der Gesundheitspädagogik trivial erscheinen, dass Gesundheit und Krankheit Anfragen an die Pädagogik stellen, die es zu beantworten gilt, wenn angenommen wird, dass der Mensch nicht von seiner Konstitution (und seinen gesundheits- und krankheitsbezogenen Zuständen) zu trennen ist und er diese damit quasi notwendigerweise in pädagogische Prozesse einbringt. Eine solche disziplinäre Überzeugung soll in dieser Arbeit aber nicht vorausgesetzt werden. Vielmehr soll die Bedeutung der Phänomene Gesundheit und Krankheit für die Pädagogik „von Grund auf" ergründet und etwaige Deutungen damit erst systematisch aus einer pädagogischen Perspektive hergeleitet werden.

Korinth und Julius Wiegand. Kennzeichnend für partizipatives Forschungshandeln ist „die Koproduktion und die Zusammenarbeit von Wissenschaftler*innen und Menschen, deren Lebenswelt beforscht wird" (Munde & Tillmann, 2022, S. 74). In dieser Arbeit wurde das partizipative Forschungshandeln im Sinne eines „gemeinsamen Erkenntnisprozess[es]" (Bergold & Thomas, 2020, S. 118) bei der Formulierung der handlungsleitenden Fragestellungen und Schwerpunktsetzungen der Arbeit umgesetzt. Zudem ist ein gemeinschaftlicher Artikel entstanden (Höglinger et al., im Druck). Ziele der gemeinsamen Suche nach einem geteilten Erkenntnisinteresse waren eine Bereicherung der Forschung durch die Anerkennung von Betroffenenperspektiven im Forschungsprozess sowie die Sicherstellung der Relevanz der Forschungsleistung und der Zugänglichkeit ihrer Erkenntnisse für den adressierten Personenkreis (d. h. in erster Linie für die betroffenen Menschen selbst). Zudem zielte das partizipative Forschungshandeln darauf ab, betroffenen Menschen eine Stimme im Forschungsprozess zu geben, d. h. ihnen zu ermöglichen, ihre eigenen Fragen zu stellen, auf ihre persönlichen Erkenntnisinteressen hinzuweisen, ihre individuelle Perspektive und subjektiven Erfahrungen einzubringen und dabei auch ihre eigenen forschungsbezogenen Ressourcen und Kompetenzen zu entdecken. Je nach Projektschritt bewegte sich die Partizipation – in den Stufen der Partizipation nach Wright und Kolleg*innen gesprochen – zwischen „Einbeziehung", „Mitwirkung" und „teilweiser Entscheidungskompetenz" (Wright et al., 2010 zit. n. Hartung et al., 2020, S. 5).[13]

Zur Bearbeitung des geteilten Erkenntnisinteresses wurde sodann ein *theorieorientierter Zugang* gewählt. Dieser versteht sich als eine Gestaltungsform „theoretischer Forschung".[14] Wie Bellmann (2020) betont, ist theoretische Forschung – „wie andere Forschung auch – gegenstandsgebunden, auch wenn ihre Gegenstände etwas ‚Theoretisches' sind. Sie zielt zudem – wie andere Forschung auch – auf Wissensproduktion" (S. 802). Theorie wird in dieser Arbeit

---

[13] Das partizipative Promotionsprojekt SaLeO wurde mit dem Projektpreis der Deutschen Rheumastiftung ausgezeichnet. Bei der Laudatio auf dem Deutschen Rheumatologiekongress 2024 in Düsseldorf wurde u. a. auch die partizipative Zusammenarbeit im Rahmen des Promotionsprojekts als sehr positiv hervorgehoben.

[14] Wie Bellmann (2020) betont, „soll damit keineswegs suggeriert werden, empirische Forschung sei ‚theorielos'. Bezüge auf Theorie und Theoriebildung sollen also keineswegs als Privileg ‚theoretischer Forschung' reklamiert werden. Mit dem Terminus ‚theoretische Forschung' ist allerdings ein Einspruch gegen die Annahme verbunden, Forschung in der Erziehungswissenschaft (und darüber hinaus) sei ‚by default empirical' (kritisch hierzu Standish, 2007, S. 338), eine Annahme, die dazu führen müsste, erheblichen Teilen der Wissensproduktion an einer modernen ‚Forschungsuniversität' den Status von Forschung abzusprechen" (S. 788).

mit Ricken (2020) „als Erschließungs-, Ordnungs- und Begründungszusammenhang von Erkenntnissen sowie als generatives Prinzip derselben gefasst" (S. 843). Wie Ricken (2020) weiter ausführt, werden Erkenntnisse „dabei nicht repräsentationalistisch als ‚Abbilder von Welt' verstanden, sondern als ‚pragmatische Konstruktionen von Welt' zu Zwecken der ‚Orientierung in Welt'" (S. 843) gedacht. Dieses Theorieverständnis markiert zugleich den erkenntnistheoretischen Rahmen der vorliegenden Arbeit: Ihre Wissensproduktion zielt nicht darauf ab, Pädagog*innen starre Handlungsanweisungen aufzuerlegen. Vielmehr ist es ihr Anliegen, pragmatische Angebote zur Orientierung in einer komplexen Erziehungswirklichkeit zu eröffnen, in der Pädagog*innen auch mit gesundheits- und krankheitsbezogenen Phänomenen konfrontiert sind.

Insofern theoretische Forschung ein „heterogenes Feld der Wissensproduktion bezeichnet" (Bellmann, 2020, S. 788), kann sich ihre Theoriebildung an sehr heterogenen Vorgehensweisen orientieren.[15] Da die vorliegende Arbeit aus einer (sonder- bzw. inklusions-) pädagogischen Perspektive geschrieben wird, bedient sie sich auch pädagogischer Vorgehensweisen bei der Theoriebildung. Konkret erfolgt das Vorgehen in der Arbeit in Anlehnung an eine kritisch-konstruktive Theoriebildung, wie sie von Wolfgang Klafki (1976, 1998a) entwickelt und von weiteren Vertreter*innen (u. a. Andresen, 2018; Braun, 2017, 2018; Braun et al., 2018; Köker & Störtländer, 2017; Kron et al., 2013; Wulf, 2018) rezipiert, angewandt oder weitergedacht wurde. Methodologisch bedient sich eine kritisch-konstruktive Theoriebildung – die Komplexität von Lebenswelt und Erziehungswirklichkeit anerkennend – unterschiedlicher wissenschaftstheoretischer Zugänge (z. B. geisteswissenschaftlicher, phänomenologischer, konstruktivistischer, empirischer und kritischer Pädagogik bzw. Erziehungswissenschaft), die forschungslogisch sinnhaft kombiniert und deren Erkenntnisse systematisch miteinander in Beziehung gesetzt werden (Klafki, 1998a). Die Theoriebildung der vorliegenden Arbeit bezeichnet sich dabei als *konstruktiv*, da sie zur Erweiterung pädagogischer Handlungsräume (im Kontext von Gesundheit und Krankheit) beitragen möchte. Ferner versteht sie sich als *kritisch*, da sie diese Intention kritisch-reflektiert wahrnimmt und bestehende (gesundheits- bzw. krankheitsbezogene) Theorien, vorherrschende Praktiken sowie gesellschaftliche Bedingungen

---

[15] Wie Bellmann (2020) mahnt, „muss vor einer vorschnellen Standardisierung und Kanonisierung theoretischer Forschung gewarnt werden" (S. 803). Gleichwohl merkt er an, dass man „auf Versuche der Methodisierung oder zumindest der reflexiven Zuwendung zu den eigenen Verfahren der Wissensproduktion [...] allerdings kaum verzichten können [wird], wenn theoretische Forschung als Forschung Konturen gewinnen und Anerkennung erfahren soll" (Bellmann, 2020, S. 803).

und Interessen dahingehend befragt, ob sie die Realisierung pädagogischer Zielsetzungen befördern.

Sie folgt damit dem wissenschaftlichen Konsens, dass außerpädagogische Erkenntnisse (hier konkret gesundheits- bzw. krankheitsbezogene Erkenntnisse) für pädagogisches Handeln sehr ertragreich sein können (siehe hierzu u. a. Gudjons & Traub, 2020; Hechler, 2022; Kron et al., 2013; Ladenthin, 2021b; Wortmann, 2021), aber „erst in die pädagogische Handlungsorientierung ‚übersetzt' werden" (Giesecke, 2014, S. 158) müssen.[16] In Bezug auf die in dieser Arbeit verhandelten Gegenstände bedeutet dies, dass gesundheits- bzw. krankheitsbezogene Erkenntnisse „pädagogisch zu rezipieren" (Prange, 2005, S. 19) sind. Sprich: Damit die in dieser Arbeit ergründeten Antworten auf gesundheits- und krankheitsbezogene Anfragen dann auch tatsächlich pädagogische Antworten sind, müssen die gesundheits- bzw. krankheitsbezogenen Erkenntnisse systematisch in die Denk- und Handlungsweisen der Pädagogik eingearbeitet werden. Im Rahmen der Theoriebildung soll daher (1) eruiert werden, welche Anfragen die Phänomene Gesundheit und Krankheit an die Pädagogik stellen, und sodann (2) ergründet werden, welche außerpädagogischen Erkenntnisse für die Suche nach pädagogischen Antworten auf jene Anfragen relevant sein könnten (insbesondere aus der Salutogenese), um diese Erkenntnisse dann (3) systematisch in die pädagogische Handlungsorientierung einarbeiten zu können.

1.5 Erkenntnisgewinn

Die Arbeit erzielt damit einen *zweifachen Erkenntnisgewinn*: einen inhaltlichen und einen konzeptionellen.

(1) Erstens erzielt die Arbeit einen *inhaltlichen* Erkenntnisgewinn, indem sie aufzuzeigen vermag, was gesundheits- und krankheitsbezogene Erkenntnisse für pädagogisches Handeln bedeuten und wie eine pädagogische Antwort auf gesundheits- und krankheitsbezogene Anfragen aussehen kann. Damit arbeitet sie auf einer inhaltlichen Ebene heraus, was pädagogisches Handeln im Kontinuum von Gesundheit und Krankheit bedeuten kann, d. h.,
   - welche Grundannahmen einem solchen pädagogischen Handeln im Kontinuum von Gesundheit und Krankheit zugrunde liegen,
   - welche Zielsetzungen es verfolgt und
   - welche Vorgehensweisen seine Handlungsvollzüge kennzeichnen.

[16] Siehe hierzu ausführlicher Abschnitt 4.6.

(2) Zweitens erzielt die Arbeit aber auch einen *konzeptionellen* Erkenntnisgewinn, indem sie herauszuarbeiten versucht, wie außerpädagogische Erkenntnisse kritisch-konstruktiv in die Pädagogik eingearbeitet werden können. Damit
- arbeitet sie auf einer konzeptionellen Ebene heraus, wie aus den (maßgeblich aus der Salutogenese abgeleiteten) Erkenntnissen zu Gesundheit und Krankheit Implikationen für pädagogisches Handeln so abgeleitet werden können, dass das pädagogische Handeln zwar um jene Erkenntnisse bereichert wird, aber dennoch (genuin) pädagogisches Handeln bleibt, und
- unterbreitet hierfür auch einen eigenen Vorschlag zur Abgrenzung von pädagogischem und therapeutischem Handeln und
- antwortet damit auf die Forderung diverser Vertreter*innen der Pädagogik (u. a. Herbart, Prange, Wimmer, Ladenthin, Wortmann, Giesecke etc.), einen reflektierten (bzw. reflektierteren) Umgang mit außerpädagogischen Erkenntnissen zu finden.

Denn die Frage, wie ein solcher reflektierter (bzw. reflektierterer) Umgang nun konkret auszusehen habe, scheint bislang nicht eindeutig geklärt zu sein, wie beispielsweise Britta Wulfhorst (2002) konstatiert:

> Die Feststellung, dass die Pädagogik [...] die Beiträge anderer wissenschaftlicher Disziplinen zu den aus erziehungswissenschaftlicher Perspektive erforschten Phänomenen berücksichtigen müsse, erfolgt in der Literatur einmütig und wird als selbstverständlich vorausgesetzt. Unklar bleibt aber zumeist, *in welcher Form* diese ‚fremd'-wissenschaftlichen [*sic*] Theorien, Konzeptionen, Ergebnisse usw. aufzugreifen sind. Die äußerst unterschiedliche Handhabung innerhalb der Erziehungswissenschaften von der bedingungslosen Akzeptanz bis zur skeptischen Musterung solcher Beiträge provoziert die Frage, inwieweit sich die Erziehungswissenschaften eine Psychologisierung oder Soziologisierung (hier als wichtigste Nachbardisziplinen genannt) leisten können, ohne die Dignität der eigenen Disziplin in Frage zu stellen. (S. 40, Herv. i. Orig.)

1.6 Aufbau

Dieser zweifache Erkenntnisgewinn wird in den nächsten Kapiteln der Arbeit folgendermaßen entfaltet: Im ersten Teil der Arbeit wird ergründet, welche Anfragen sich aus den Phänomenen Gesundheit und Krankheit an die Pädagogik stellen. Hierfür erfolgt im *zweiten Kapitel (zum Gegenstand)* zunächst eine Annäherung an die Phänomene Gesundheit und Krankheit aus unterschiedlichen

Beobachtungsperspektiven (biomedizinisch, biopsycho-sozial, soziologisch, subjektwissenschaftlich, salutogenetisch). Ziel ist es hierbei, die Phänomene selbst besser zu (be-)greifen, um sodann potenzielle gesundheits- und krankheitsbezogene Anfragen an die Pädagogik aus theoretischer Perspektive herausarbeiten zu können. Anschließend wird *im dritten Kapitel (zur Relevanz)* analysiert, welche Bedeutung Gesundheit und Krankheit in der Lern- und Lebenswelt von Kindern und Jugendlichen zukommt. Hierbei wird eruiert, in welchen Erscheinungsformen sich Gesundheit und Krankheit im Kindes- und Jugendalter zeigen und inwiefern diese mit pädagogisch relevanten Prozessen und Parametern in Beziehung stehen. Ziel ist es dabei, potenzielle gesundheits- und krankheitsbezogene Anfragen an die Pädagogik aus empirischer Perspektive herausarbeiten zu können. Ausgehend hiervon wird dann aufgezeigt, inwieweit diese Anfragen bereits adressiert werden, und expliziert, inwiefern gerade hinsichtlich des pädagogischen Handelns im Kontext von Gesundheit und Krankheit ein Desiderat besteht.

Im zweiten Teil der Arbeit wird dann konkreter ergründet, was pädagogisches Handeln im Kontinuum von Gesundheit und Krankheit bedeuten kann und damit aufgezeigt, wie pädagogische Antworten auf jene gesundheits- und krankheitsbezogenen Anfragen aussehen können. Hierfür wird im *vierten Kapitel (zur Basis)* die der Arbeit zugrunde liegende Lesart von Pädagogik entfaltet und eine eigene Arbeitsdefinition von pädagogischem Handeln herausgearbeitet. Hiervon ausgehend werden Grundelemente pädagogischen Handelns aufgespürt, um sie mit Grundelementen therapeutischen Handelns vergleichen zu können. Kurzum: Es wird ein eigener systematischer Abgrenzungsversuch von pädagogischem und therapeutischem Handeln unternommen. Abschließend wird dann eruiert, inwiefern außerpädagogische Erkenntnisse (dennoch) für pädagogisches Handeln von Bedeutung sein können und wie diese kritisch-konstruktiv in die pädagogische Handlungspraxis überführt werden können. Im *fünften Kapitel (zur Perspektive)* werden daraufhin jene außerpädagogischen Erkenntnisse herausgearbeitet, die für die Suche nach pädagogischen Antworten auf gesundheits- und krankheitsbezogene Anfragen relevant sein könnten. Sprich, es erfolgt eine eingehendere Beschäftigung mit der Theorie der Salutogenese nach Aaron Antonovsky (1979, 1987), um potenziell relevante gesundheits- und krankheitsbezogene Erkenntnisse für pädagogisches Handeln im Kontinuum von Gesundheit und Krankheit identifizieren zu können. Im *sechsten Kapitel (zu den Implikationen)* werden jene gesundheits- und krankheitsbezogenen Erkenntnisse dann zunächst in drei Erkenntnisbereiche (Begriffsverständnis und Verhältnis von Gesundheit und Krankheit; Gesundheits- und krankheitsbezogene Wirkungen: Stress; Gesundheits- und krankheitsbezogene Einflussfaktoren: Gesundheitsressourcen & Kohärenzerleben) gebündelt und in den aktuellen Erkenntnis- und

Forschungsstand eingeordnet. D. h., es wird in einem ersten Schritt zunächst noch weiter in die Bezugswissenschaften eingetreten, um jene außerpädagogischen Erkenntnisse bestmöglich verstehen zu können. In einem zweiten Schritt wird dann aber wieder aus den Bezugswissenschaften hinausgetreten und in die Denk- und Handlungsorientierungen der Pädagogik zurückgekehrt. Hierfür werden die in den Bezugswissenschaften gewonnenen Erkenntnisse systematisch in die pädagogische Handlungsorientierung übersetzt und damit kritisch-konstruktiv entlang der Grundelemente pädagogischen Handelns (Grundannahmen; Zielsetzungen; Vorgehensweisen) in die Handlungsorientierung eingearbeitet. Es wird demnach systematisch entfaltet, was pädagogisches Handeln im Kontinuum von Gesundheit und Krankheit bedeuten kann, und hierbei aufgezeigt, welche Grundannahmen jenem Handeln zugrunde liegen, welche Zielsetzungen es verfolgt und welche Vorgehensweisen seine Handlungsvollzüge kennzeichnen.

Zum Gegenstand: Gesundheit und Krankheit

2

2.1 Vorüberlegungen

Gesundheit und Krankheit gelten als Phänomene mit grundlegender anthropologischer Bedeutung (Klotter, 2018a, S. 9). Sie evozieren ein starkes gesellschaftliches Interesse, da sie sich bei allen Menschen in sichtbarer oder unsichtbarer Gestalt im Lebensverlauf und in den Lebensvollzügen manifestieren. Dabei zeigen sie sich sowohl inter- als auch intrapersonell in unterschiedlichen Erscheinungsformen. So können im Verlauf des Lebens sehr unterschiedliche Anzeichen von Gesundheit oder Krankheit sichtbar und diese sehr unterschiedlich gedeutet werden (z. B. von verschiedenen Personen oder in verschiedenen Lebensabschnitten). Folglich lassen sich Gesundheit und Krankheit nicht allumfassend, d. h. zeit-, kontext- und kulturübergreifend, bestimmen. Vielmehr existieren sowohl in der Gesellschaft als auch im wissenschaftlichen Diskurs unterschiedliche Verständnisse von Gesundheit und Krankheit[1], die jeweils eigene Deutungsrahmen

---

[1] *Verständnisse* von Gesundheit und Krankheit sind dabei abzugrenzen von *Klassifikationen* (z. B. ICD, ICF, DSM etc.) oder *Interventionen* zu Gesundheit und Krankheit (z. B. Prävention, Rehabilitation, Gesundheitsförderung). Während *Klassifikationen* die Komplexität gesundheits- und krankheitsbezogener Phänomene reduzieren, um eine möglichst standardisierte Beschreibung gesundheits- und krankheitsbezogener Erscheinungen zu erreichen (Franke, 2012, S. 63) und *Interventionen* darauf abzielen, gesundheits- bzw. krankheitsbezogene Zustände zu erzielen bzw. modifizieren, z. B. Krankheit vermeiden (Prävention), Gesundheit stärken (Gesundheitsförderung) bzw. wiederherstellen (Rehabilitation) (Walter-Klose & Höglinger, 2025, S. 248–250), versuchen *Verständnisse*, sich der Komplexität gesundheits- und krankheitsbezogener Phänomene anzunähern. Insofern die Arbeit die Intention verfolgt, die Phänomene Gesundheit und Krankheit selbst besser zu (be-)greifen, um sie hinsichtlich ihrer Anfragen an die Pädagogik eruieren zu können, konzentriert sich die Auseinandersetzung auf *Verständnisse* von Gesundheit und Krankheit.

K. Höglinger, *Pädagogik im Kontinuum von Gesundheit und Krankheit*,
https://doi.org/10.1007/978-3-658-51667-3_2

der Phänomene eröffnen (Klotter, 2018a, S. 9). Diese unterschiedlichen Deutungsrahmen sind für die vorliegende Arbeit von großer Relevanz, da sie dazu beitragen, die Phänomene selbst besser zu (be-)greifen. Verstanden als unterschiedliche Beobachtungsperspektiven eröffnen die Verständnisse jeweils unterschiedliche Zugänge zu den Phänomenen. Sie beleuchten jeweils unterschiedliche Aspekte von Gesundheit und Krankheit und machen damit jeweils unterschiedliche mögliche Erscheinungsformen in pädagogischen Kontexten sichtbar. Auf diese Weise können sie auch dazu beitragen, potenzielle gesundheits- und krankheitsbezogene Anfragen an die Pädagogik aufzuzeigen.[2] Im Folgenden werden daher einige Verständnisse von Gesundheit und Krankheit kurz vorgestellt, kritisch reflektiert und hinsichtlich ihrer Bedeutung für die Pädagogik analysiert. Ziel ist es hierbei, sich den Phänomenen in ihrer Komplexität anzunähern, um mögliche Anfragen an die Pädagogik aus einer theoretischen Perspektive herausarbeiten zu können. Gegen Ende des Kapitels wird ferner präzisiert, welches Verständnis von Gesundheit und Krankheit die vorliegende Arbeit maßgeblich leitet – und dargelegt, inwiefern aber auch Erkenntnisse aus den anderen Verständnissen für die weiteren Ausführungen von Bedeutung sind und daher in die weiteren Überlegungen einfließen.

[2] Die hier zunächst in *theoretischer* Perspektive herausgearbeiteten *Anfragen an die Pädagogik* sind vor dem Hintergrund eines Verständnisses von Pädagogik als Reflexions-, Erfahrungs- und Handlungswissenschaft von Erziehung und Bildung zu lesen (Tenorth & Tippelt, 2012, S. 540). Sie lassen sich entsprechend dreifach perspektivieren: *erfahrungswissenschaftlich* in Bezug auf die Frage, welche gesundheits- und krankheitsbezogenen Erfahrungen Subjekte in pädagogischen Kontexten machen; *handlungswissenschaftlich* hinsichtlich der daraus erwachsenden Sensibilitäten und Anforderungen an pädagogische Praxis und pädagogisches Handeln; sowie *reflexionswissenschaftlich* mit Blick darauf, welche Implikationen sich hieraus für die wissenschaftliche Reflexion über Erziehung und Bildung ergeben. Siehe hierzu weiterführend Kapitel 3, in dem Anfragen aus empirischer Perspektive herausgearbeitet werden, sowie Kapitel 4, in dem das der Arbeit zugrunde liegende Verständnis von Pädagogik und pädagogischem Handeln ausführlicher entfaltet wird, und Kapitel 6, in dem Grundannahmen, Zielsetzungen und Vorgehensweisen pädagogischen Handelns im Kontinuum von Gesundheit und Krankheit als pädagogische Antworten auf diese Anfragen vorgeschlagen werden.

2.2 Biomedizinisches Verständnis

2.2.1 Verständnis von Gesundheit und Krankheit

In einem *biomedizinischen Verständnis* werden Gesundheit und Krankheit als dichotome biomedizinische Kategorien begriffen. Das zugrunde liegende *biomedizinische Modell von Krankheit* ist durch eine naturwissenschaftliche Lesart des Menschen charakterisiert (Richter & Hurrelmann, 2023a, S. 7). Es wurde wesentlich durch die naturwissenschaftliche Wende der Medizin im 19. Jahrhundert geprägt und wird in der Literatur vielfach als Paradigma bezeichnet, da es seitdem und bis heute das (wissenschaftliche) Denken über Krankheit, die medizinische Forschung und die Strukturen des Gesundheitssystems maßgeblich beeinflusst (Faltermaier, 2023, S. 55–56). In dieser naturwissenschaftlichen Lesart wird der Mensch als biologischer Organismus betrachtet, der mittels naturwissenschaftlicher Verfahren erforscht werden kann (Richter & Hurrelmann, 2023a, S. 7). Dabei werden physiologische Prozesse auf Regelhaftigkeiten und Gesetzmäßigkeiten hin untersucht und kausale Wirkungszusammenhänge zwischen physiologischen Parametern festgestellt. Soll- und Grenzbereiche des regelhaften Funktionierens des Organismus werden bestimmt und damit biologische Normen definiert. D. h., es wird ein physiologischer Grundzustand des Organismus formuliert, der sich über die Einhaltung der biologischen Norm konstatieren lässt. Einer Abweichung von dieser Norm wird ein Krankheitswert zugeschrieben. Eine Krankheit wird folglich als „Störung im normalen Funktionieren des Organismus" (Faltermaier, 2023, S. 57) verstanden. Die Krankheit wird damit zu einem Störfaktor des Grundzustands, welcher anhand der messbaren Veränderung der biologischen Parameter, Prozesse oder Strukturen (z. B. einer Gewebeschädigung oder einer Dysregulation von Hormonen) festgestellt wird. Sie existiert „als eindeutige Entität und kann durch die Untersuchung von Symptomen und Signalen aufgezeigt werden" (Richter & Hurrelmann, 2023a, S. 7).

Zudem ermöglicht die naturwissenschaftliche Untersuchung von Krankheit Rückschlüsse auf mögliche Krankheitsursachen. Über die Herstellung kausaler Ursache-Wirkungs-Zusammenhänge wird die biologische Veränderung (Wirkung) auf einen pathogenen Reiz (Ursache) zurückgeführt. Prominent wurde dieses Denken insbesondere durch die Erforschung von Infektionskrankheiten durch Robert Koch in den 1880er-Jahren (Franke, 2012, S. 129–130). Hierbei stellte sich heraus, dass der Ausbruch einer Infektionskrankheit auf das Auftreten einer biologischen Noxe, d. h. eines Krankheitserregers wie eines Virus, zurückgeführt werden kann. Im Verlauf der naturwissenschaftlichen Wende wurde dieser

Mechanismus aus der Infektiologie in weitere Forschungsbereiche und medizinische Fachbereiche überführt und damit auch auf diverse weitere Krankheitsbilder übertragen. Krankheiten werden in biomedizinischer Perspektive folglich als naturwissenschaftlich erklärbar verstanden und hinsichtlich ihrer (biologischen) Ursachen untersucht (Richter & Hurrelmann, 2023a, S. 7). Charakteristisch für das biomedizinische Modell ist somit die Denktradition der *Pathogenese*, die nach der Ursache und der Entstehung von Krankheiten fragt. Neben der Erforschung der (biologischen) Ursachen ermöglicht sie auch die Therapie, d. h. (biomedizinische) Behandlung oder Heilung der Krankheit bzw. des als „krank" diagnostizierten Individuums.

Zusammenfassend wird deutlich, dass *Krankheit* in einem biomedizinischen Verständnis als eine *Störung des biologischen Grundzustands* angesehen wird, die auf eine *naturwissenschaftlich feststellbare Ursache* zurückgeführt werden kann. Damit evoziert das biomedizinische Verständnis eine dichotome Kategorisierung von Menschen als gesund oder krank (Faltermaier, 2023, S. 61): Lässt sich ein Parameter, Prozess oder Symptom als *pathogen* (krankheitserregend, -auslösend, -verursachend) identifizieren, gilt der biologische Grundzustand als *gestört*, der Mensch als *erkrankt*. Das biomedizinische Verständnis ist damit stark *pathogenetisch* orientiert. Im Vordergrund stehen eine Erkrankung und ihre Ursachen, Gesundheit wird nicht explizit betrachtet. Aussagen über *Gesundheit* lassen sich folglich ausschließlich rückschließend über Krankheit tätigen: Der dichotomen Kategorisierung von Menschen als gesund oder krank zufolge wird Gesundheit in einem biomedizinischen Verständnis als kategorisches Antonym von Krankheit gedacht. Diesem Verständnis folgend stellt sie den *biologischen Grundzustand* des Menschen dar, d. h. das *normale und regelhafte Funktionieren* des Organismus, das sich über die *Einhaltung der Norm* konstatieren lässt (Faltermaier, 2023, S. 43). Insofern Krankheit nun eine Störung jenes Grundzustands darstellt, können Krankheit und Gesundheit nicht koexistent sein. Gesundheit zeichnet sich vielmehr durch die *Abwesenheit von Krankheit* aus. In Abbildung 2.1 ist jenes bio-medizinische Verständnis von Gesundheit und Krankheit in schematischer Form dargestellt.

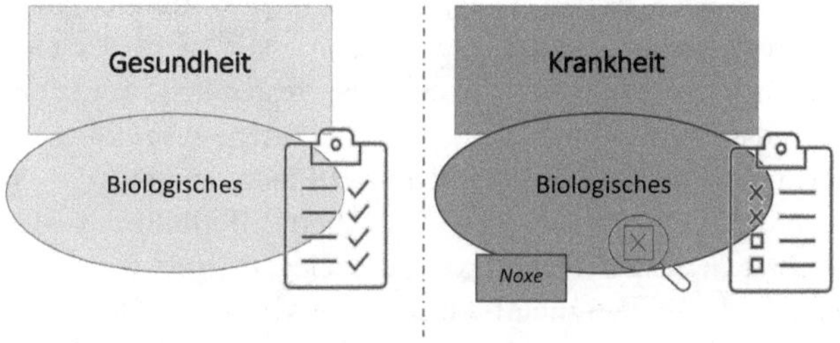

Abbildung 2.1 Bio-medizinisches Verständnis von Gesundheit und Krankheit. (Eigene Darstellung)

2.2.2 Kritische Reflexion

Das biomedizinische Verständnis stellt bis heute das dominierende Verständnis von Gesundheit und Krankheit im medizinischen Sektor dar (Richter & Hurrelmann, 2023a, S. 7). Historisch betrachtet kann die biomedizinische Denktradition als wichtige Errungenschaft der Medizin angesehen werden. Die durch die naturwissenschaftliche Wende mitvollzogene Abkehr von „quasi-religiösen Vorstellungen […], die Krankheit in Verbindung mit Sünde, Buße und bösen Geistern brachten" (Richter & Hurrelmann, 2023a, S. 8) ist ebenso zu würdigen, wie die Fortschritte in der medizinischen Forschung, Prävention und Therapie. Im medizinischen Sektor sind dem biomedizinischen Verständnis wesentliche Verdienste zuzuschreiben: So ermöglicht es, biologische Krankheitsursachen und -risikofaktoren aufzudecken, therapiebedürftige und bisweilen lebensbedrohliche biologische Zustände festzustellen, rehabilitative bis lebensrettende Therapien, Medikamente und Hilfsmittel zu entwickeln und biologische Präventionsmöglichkeiten (z. B. Händewaschen, Früherkennungsmaßnahmen für Risikogruppen) zu formulieren. Gleichwohl wird in der Literatur immer wieder darauf verwiesen, dass das biomedizinische Verständnis die Phänomene Gesundheit und Krankheit sehr simplifizierend betrachtet und daher als reduktionistisch und selektiv, aber auch als objektivierend und individualistisch bezeichnet werden kann (Faltermaier, 2023, S. 58–59; Richter & Hurrelmann, 2023a, S. 7–9).

Es kann, erstens, als *reduktionistisch und selektiv* gedeutet werden, da es komplexe Phänomene (wie Gesundheit und Krankheit) auf einfache physikalische Gesetzmäßigkeiten zurückführt und als Erklärungsgrundlage ausschließlich biologische Faktoren einbezieht (Faltermaier, 2023, S. 58). Außerbiologisches (z. B. Psychisches, Soziales, Kulturelles, Strukturelles etc.) wird nahezu vollständig ausgeblendet. Aber auch das Biologische wird nicht vollumfänglich betrachtet. Wie Richter und Hurrelmann (2023a, S. 7) anmerken, wird der Organismus in einem biomedizinischen Verständnis in einzelne Bestandteile zerlegt und kleinteilig analysiert. Ausgewählte physiologische Strukturen, Prozesse oder Parameter werden isoliert betrachtet und hinsichtlich ihrer Funktionalität oder Normkonformität untersucht. Es entsteht demnach ein isoliertes Teilbild des Menschen, das für sich betrachtet nicht der Komplexität des Gegenstands (weder des „gesamten" Menschen noch des lediglich biologisch verstandenen Organismus) gerecht werden kann. Das Denken bleibt damit isolierten Einzelfaktoren verhaftet, die komplexe Lebenswirklichkeit der Person ausgeblendet. Mögliche Erkenntnisse beschränken sich auf Krankheitsanzeichen und -ursachen. Über das Leben mit der Erkrankung kann jedoch kaum eine Aussage getroffen werden.

Zweitens kann das biomedizinische Verständnis als *objektivierend und individualistisch* gedeutet werden (Faltermaier, 2023, S. 58–59): Es kann als objektivierend aufgefasst werden, da das Erkenntnisinteresse ausschließlich von messbaren Variablen geleitet und eine Krankheit damit als objektiver biologischer Zustand festgeschrieben wird. Subjektives (z. B. das Krankheitserleben) wird nahezu vollständig ausgeblendet. Ferner kann es als individualistisch ausgelegt werden, da lediglich personenbezogene Faktoren berücksichtigt werden und Krankheit damit als ein „Problem" der Person betrachtet und behandelt wird. Damit wird der Mensch einerseits zu einer „passive[n] Seite der Krankheitsmanifestation" (Richter & Hurrelmann, 2023a, S. 7) degradiert und andererseits mit einer (impliziten oder expliziten) individuellen Verantwortlichkeit für und einer potenziellen Schuld an einer Erkrankung konfrontiert. Mögliche Konsequenzen dieser individualistischen Betrachtungsweise können die Ausblendung von Umweltfaktoren (z. B. soziale Bedingtheit von Krankheit) oder die Verantwortungszuschreibung an das Subjekt (z. B. Schuldzuschreibung für die Erkrankung, Eigenverantwortung für Therapieerfolg und Genesung) sein. Einige dieser Kritikpunkte äußerte der Sozialmediziner George Engel bereits im Jahr 1977, woraufhin er ein bio-psycho-soziales Krankheitsmodell entwickelte (Faltermaier, 2023, S. 59).[3]

2.2.3 Anfragen an die Pädagogik

Ein biomedizinisches Verständnis von Gesundheit und Krankheit kann Anfragen an die Pädagogik sichtbar machen, die sich auf *biologische Erscheinungen*

[3] Dieses Modell wird in Abschnitt 2.3 zum bio-psycho-sozialen Verständnis von Gesundheit und Krankheit näher ausgeführt.

in pädagogischen Kontexten beziehen. Denkbar ist dies beispielsweise, wenn bei Kindern und Jugendlichen biologische Krankheitsanzeichen festgestellt und/ oder eine Erkrankung diagnostiziert wird. Das Biologische kann sich dann auch in *pädagogischen* Prozessen und Interaktionen zeigen (z. B. neurologische Symptome wie Konzentrationsstörungen, Schmerzen, Nebenwirkungen von Medikamenten, Funktionseinschränkungen) oder als bedeutsam für *pädagogische* Zielsetzungen herausstellen (z. B. Fatigue als Herausforderung einer selbstbestimmten Lebensgestaltung). Hieraus können sich auch *pädagogische Fragestellungen* ergeben, etwa: Was bedeutet die Diagnose einer chronischen Erkrankung für Lern- und Bildungswege oder Teilhabe- und Verwirklichungschancen eines guten Lebens? Inwiefern können biologische Krankheitsanzeichen und Symptome Lern- und Bildungsprozesse beeinflussen? Wie können Kinder und Jugendliche mit diagnostizierten chronischen Erkrankungen bestmöglich pädagogisch begleitet werden? Wie kann mit biologischen Krankheitsanzeichen und Symptomen in pädagogischen Kontexten umgegangen werden? Aus einer biomedizinischen Perspektive können die Phänomene Gesundheit und Krankheit demnach auch *Anfragen an die Pädagogik* stellen, etwa hinsichtlich des pädagogischen Umgangs mit biologischen Krankheitsanzeichen und Symptomen oder des pädagogischen Handelns im Kontext von Krankheit und Kranksein. Gleichwohl bleiben außerbiologische und komplexere Anfragen an die Pädagogik aus einer rein biomedizinischen Perspektive unsichtbar. Aus einer pädagogischen Perspektive lässt sich somit festhalten, dass sich aus dem Biologischen zwar wesentliche Anfragen an die Pädagogik ergeben können, diese Anfragen aber mehrperspektivisch betrachtet werden müssen. Eine ausschließlich biomedizinische Betrachtung wird damit weder den Phänomenen Gesundheit und Krankheit gerecht, noch kann sie die komplexen Anfragen, die diese an die Pädagogik stellen, umfänglich aufzeigen. Um umfänglich einschätzen zu können, welche Anfragen sich aus den Phänomenen Gesundheit und Krankheit an die Pädagogik ergeben, ist es folglich unabdingbar, weitere Verständnisse heranzuziehen.

2.3 Bio-psycho-soziales Verständnis

2.3.1 Verständnis von Gesundheit und Krankheit

In einem *bio-psycho-sozialen Verständnis* werden Gesundheit und Krankheit als komplexe bio-psycho-soziale Geschehnisse verstanden. Dieses Verständnis wurde insbesondere mit der Entwicklung des *bio-psycho-sozialen Modells von Krankheit* prominent (Faltermaier, 2023, S. 61). Das bio-psycho-soziale Modell von

Krankheit wurde 1977 von dem amerikanischen Sozialmediziner George Engel (1977) infolge seiner Kritik am biomedizinischen Modell von Krankheit vorgeschlagen (Faltermaier, 2023, S. 59). Engel plädierte für ein neues Modell, welches Krankheit nicht mehr als rein biologisches Konstrukt begreift, sondern darüber hinausgehend psychologische und soziale Faktoren und ihre Wechselbeziehungen im Prozess des Auftretens, des Verlaufs und des Lebens mit einer Erkrankung erfasst (Engel, 1977, S. 132; Faltermaier, 2023, S. 60). Er konstatiert:

> To provide a basis for understanding the determinants of disease and arriving at rational treatments and patterns of health care, a medical model must also take into account the patient, the social context in which he lives, and the complementary system devised by society to deal with the disruptive effects of illness, that is, the physician role and the health care system. This requires a biopsychosocial model. (Engel, 1977, S. 132)

Engel votiert folglich für ein bio-psycho-soziales-Modell, welches – vor einem systemtheoretischen Hintergrund – biologische Systeme (des Organismus), psychologische Systeme (der Person) und soziale Systeme (der sozialen und gesellschaftlichen Umwelt) sowie deren Beziehungen untereinander aufzudecken versucht (Faltermaier, 2023, S. 61). Biologische, psychologische und soziale Aspekte verbinden sich somit zu einem „verflochtenen Ganzen" (Richter & Hurrelmann, 2023a, S. 9), welches die komplexen Wechselbeziehungen des Phänomens „Krankheit" im Leben eines Menschen repräsentieren soll. Damit ermöglicht das bio-psycho-soziale Modell, unterschiedliche Perspektiven auf Krankheit zu verbinden und vielfältige Teilaspekte im Prozess des Auftretens, des Verlaufs und des Lebens mit einer Erkrankung zu identifizieren. Das bio-psycho-soziale Modell von Krankheit kann folglich als Postulat begriffen werden, Krankheit grundsätzlich bio-psycho-sozial zu denken.

Das dem *Krankheits*modell zugrunde liegende bio-psycho-soziale Verständnis ist aber deutlich älter und lässt sich beispielsweise schon in der *Gesundheits*definition der Weltgesundheitsorganisation (WHO) aus dem Jahr 1948 herauslesen. Demnach beschrieb die WHO Gesundheit schon lange vor der Entwicklung des bio-psycho-sozialen Modells von Krankheit als „Zustand des vollständigen körperlichen, geistigen und sozialen Wohlbefindens und nicht nur das Freisein von Krankheit und Gebrechen" (WHO, 1948). Der Definition folgend wird Gesundheit als das *Wohlbefinden* einer Person in *biologischer, psychologischer und sozialer* Hinsicht aufgefasst. Diese Auffassung gilt bis heute als eine grundlegende sowie vielfach geteilte Lesart von Gesundheit und findet sich in vielen jüngeren Definitionen von Gesundheit wieder (siehe hierzu z. B. Faltermaier, 2023; Franzkowiak & Hurrelmann, 2022; Walter-Klose & Höglinger,

2025). Zusammenfassend kann konstatiert werden, dass in einer bio-psycho-sozialen Perspektive sowohl Gesundheit als auch Krankheit betrachtet und dabei als komplexe Interaktionen biologischer, psychologischer und sozialer Faktoren aufgefasst werden können. In Abbildung 2.2 ist jenes bio-psycho-soziale Verständnis von Gesundheit und Krankheit in schematischer Form dargestellt.

Abbildung 2.2
Bio-psycho-soziales Verständnis von Gesundheit und Krankheit. (Eigene Darstellung)

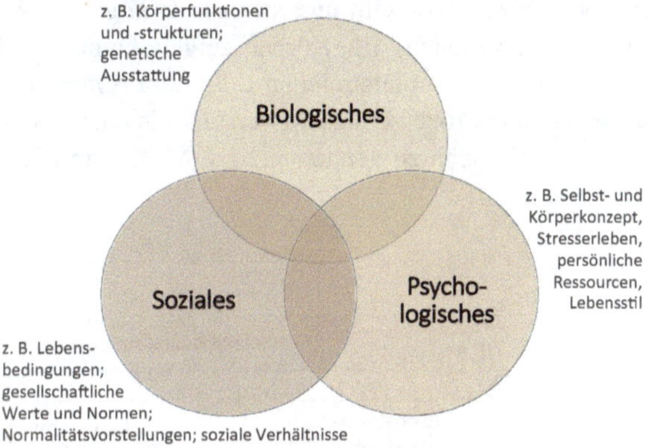

Obgleich ein Paradigmenwechsel zu einer bio-psycho-sozialen Betrachtungsweise in der medizinischen Forschung und der Versorgungslandschaft bislang nur ansatzweise beobachtet werden kann (Richter & Hurrelmann, 2023a, S. 10), findet die grundlegende Überzeugung der Verbindung von Biologischem, Psychologischem und Sozialem immer mehr Einzug in wissenschaftliche Diskurse (Faltermaier, 2023, S. 61). In dieser Überzeugung wird das bio-psycho-soziale Verständnis von Gesundheit und Krankheit (insbesondere in der Gesundheitspsychologie sowie in den Gesundheits- und Rehabilitationswissenschaften) in der Literatur an vielen Stellen an- und ausgeführt. Eine sehr differenzierte Ausführung findet sich bei Nicola Wolf-Kühn und Matthias Morfeld (2016, S. 20–23). Die Autor*innen tragen ausgewählte biologische, psychologische und soziale Teilaspekte zusammen und bereiten sie hinsichtlich ihrer Beziehung zueinander schematisch auf (siehe Abbildung 2.3). Hierbei stellen sie die biologischen und psychologischen Aspekte in den *Kontext der sozialen Lebenswelt* einer Person (Wolf-Kühn & Morfeld, 2016, S. 22). In dieser Lesart zeigen die Autor*innen auf, inwiefern biologische und psychologische Aspekte wesentlich durch soziale Faktoren beeinflusst sind. So erläutern sie beispielsweise, dass die sozialen Bedingungen (z. B. soziale Beziehungen, physikalisch-chemische Umwelt, sozioökonomischer Status) wesentlich beeinflussen, welche Ressourcen

(z. B. Selbstwert, Selbstvertrauen) und Verhaltensweisen (z. B. Ernährungs- und Bewegungsverhalten) eine Person entwickelt. Weiterhin machen die Autor*innen *komplexe Beziehungen* zwischen biologischen, psychologischen und sozialen Aspekten sichtbar: So verdeutlichen sie etwa, dass Stress durch *soziale* Anforderungen (z. B. widrige soziale Erfahrungen und chronische Belastungen) ausgelöst werden, von *psychischen* Ressourcen (z. B. Selbstvertrauen, Kohärenzerleben) beeinflusst sein und sich als *biologische* Wirkung (z. B. Ausschüttung von Stresshormonen) im Körper zeigen kann (Wolf-Kühn & Morfeld, 2016, S. 22–23). Damit unterstreichen die Autor*innen, dass gesundheits- und krankheitsbezogene Prozesse diesem Verständnis nach als komplexe bio-psycho-soziale Wechselwirkungen zu verstehen sind (Wolf-Kühn & Morfeld, 2016, S. 23).

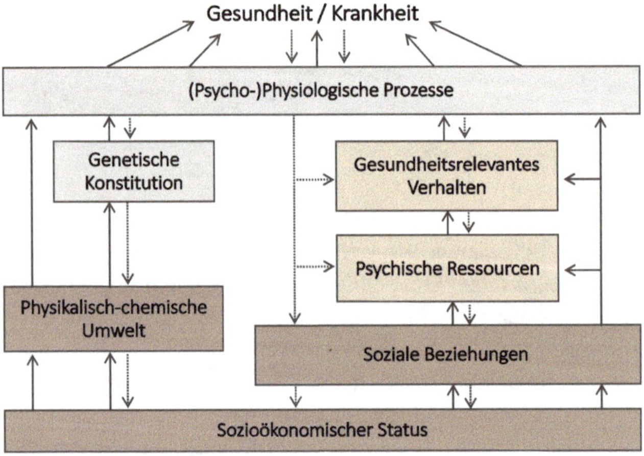

Abbildung 2.3 Biologische, psychologische und soziale Wechselbeziehungen im Kontext von Gesundheit und Krankheit. (Eigene Darstellung in Anlehnung an Wolf-Kühn & Morfeld, 2016, S. 21)

2.3.2 Kritische Reflexion

In einem bio-psycho-sozialen Verständnis werden Gesundheit und Krankheit als komplexe Phänomene betrachtet, die sich aus der Interaktion biologischer, psychologischer und sozialer Faktoren ergeben. Es gilt gegenwärtig als das dominierende Verständnis in den Gesundheitswissenschaften und der Gesundheitspsychologie (Faltermaier, 2023, S. 86). Zu den Verdiensten dieses Verständnisses zählt, dass Gesundheit und Krankheit nicht mehr auf das Biologische reduziert, sondern mehrperspektivisch betrachtet werden. Es kommt der Komplexität der Phänomene folglich näher als eine rein biomedizinische Sichtweise, da es auch psychologische und soziale Faktoren einschließt und komplexe Wechselbeziehungen aufzudecken versucht (Walter-Klose & Höglinger, 2025, S. 244). Außerdem trägt es zu einer Annäherung an die komplexe Lebensrealität von Menschen mit chronischen Erkrankungen bei, da es neben biologischen auch psychologische und soziale Erfahrungen im Leben mit einer Erkrankung aufzuspüren und sichtbar zu machen vermag. Zudem kann positiv konstatiert werden, dass Gesundheit in einem bio-psycho-sozialen Verständnis explizit bedacht wird. Das Verständnis von Gesundheit als bio-psycho-soziales Wohlbefinden ermöglicht es hierbei, auch das subjektive Erleben und das individuelle Empfinden von Gesundheit zu berücksichtigen.

Gleichwohl kann die – insbesondere in der Definition der WHO von 1948 sehr utopisch formulierte – Gleichsetzung von Gesundheit mit „vollständigem" Wohlbefinden kritisiert werden (Antonovsky, 1979, S. 52–53). So stellt sich die Frage, ob Menschen mit chronischen Erkrankungen damit die Gesundheit nicht vollständig aberkannt wird – schließlich leben sie per se in einem (auch) erkrankten Körper und können ein „vollständiges" bio-psycho-soziales Wohlbefinden damit kaum erreichen (Walter-Klose & Höglinger, 2025, S. 245). Hier wird deutlich, dass Gesundheit in der WHO-Definition von 1948 analog zur biomedizinischen Denktradition als kategorisches Antonym zu Krankheit verstanden wird. Denn: Wenn Gesundheit als ein Zustand der *Vollkommenheit* definiert wird, kann sie nicht parallel zu einem Zustand von Krankheit existieren. Folgt man der (gänzlichen) Gleichsetzung von Gesundheit mit Wohlbefinden können zudem sämtliche Aspekte des Lebens und Erlebens einer Person unter die Gesundheit subsumiert werden (Antonovsky, 1979, S. 53). In Verbindung mit einem dichotomen Verständnis von Gesundheit und Krankheit geht damit eine prinzipielle Gleichsetzung von Krankheit mit Leid einher. Dies kann sehr kritisch gesehen werden, da erkrankte Menschen damit pathologisiert und sämtliche Aspekte im Leben mit ihrer Erkrankung problematisiert werden. Bezugnehmend auf die Rezeption des bio-psycho-sozialen Modells in der Forschungslandschaft und seiner Anwendung in der Versorgungspraxis kann ferner kritisch angemerkt werden, dass der systemtheoretische Hintergrund und die damit in Verbindung stehende Idee der gleichwertigen Betrachtung von Biologischem, Psychologischem und Sozialem und ihren Wechselbeziehungen bisweilen verloren geht. So stellen beispielsweise Richter und Hurrelmann (2023a, S. 10) fest, dass Psychologisches und Soziales in Forschung und Praxis oft nahezu gänzlich miteinander verschmelzen. Auf diese Weise wird das bio-psycho-soziale Modell letztlich, so die Autor*innen, nur noch als bio-psychosoziales Modell gelesen, wodurch das explizit Soziale in den Hintergrund rückt (Richter & Hurrelmann, 2023a, S. 10). Angesichts der Beobachtung zunehmender psychologisierender Deutungen somatischer Erkrankungen bis hin zu alltäglicher Problemlagen (Steinacker & Klinkisch, 2024, S. 38) lässt sich dieser Befund sogar noch zuspitzen. So kann jene – wie Steinacker und Klinkisch (2024) es treffend ausdrücken – „Zurechnung ins Psychische" (S. 38) als ein Hinweis gelesen werden, dass im (vermeintlichen) Licht des bio-psycho-sozialen Modells in gesellschaftlicher Deutung und praktischer Anwendung letztlich nicht nur das Soziale, sondern auch das Biologische aus dem Blickfeld gerät. Kurzum: Das bio-psycho-soziale Verständnis von Gesundheit und Krankheit wird auf ein „psychosoziales" reduziert. Dabei sei allerdings erwähnt, dass sich diese Kritik letztlich nicht primär auf das bio-psycho-soziale *Verständnis* bezieht[4], sondern vielmehr auf seine Verkürzungen in gesellschaftlicher Deutung und praktischer Anwendung. Gedacht als gleichwertige Betrachtung von Biologischem, Psychologischem und Sozialem ermöglicht das bio-psycho-soziale Verständnis (eigentlich) eine mehrperspektivische Betrachtung der Phänomene, auch wenn diese dabei vorrangig in *individuumsbezogener* Lesart (und damit weniger in *gesellschaftsbezogener* Lesart, wie beispielsweise im sozialen Modell von Gesundheit und Krankheit[5]) erfolgt.

2.3.3 Anfragen an die Pädagogik

Ein bio-psycho-soziales Verständnis von Gesundheit und Krankheit kann Anfragen an die Pädagogik sichtbar machen, die sich aus der *Interaktion biologischer, psychologischer und sozialer Erscheinungen* ergeben. Denkbar ist dies etwa, wenn bio-psycho-sozial bedingte Phänomene in pädagogischen Kontexten sichtbar werden (z. B. Stress), sich das Wohlbefinden von heranwachsenden Menschen als bedeutsam für pädagogische Zielsetzungen zeigt (z. B. positive Grundstimmung, Lernfreude) oder heranwachsende Menschen mit einer (chronischen) Erkrankung leben, die sich biologisch, psychologisch und/oder sozial in pädagogischen Prozessen und Interaktionen zeigt (z. B. Energielosigkeit, Zukunftsängste, sozialer

[4] So wie es etwa Engel (1977) in systemtheoretischer Idee vertreten hat oder es im Sinne einer Überzeugung der Verbindung von Biologischem, Psychologischem und Sozialem in der Literatur an vielen Stellen (u. a. Faltermaier, 2023; Wolf-Kühn & Morfeld, 2016) ausgeführt wird.

[5] Dieses Modell wird in Abschnitt 2.4 zum soziologischen Verständnis von Gesundheit und Krankheit näher ausgeführt.

Rückzug oder sozialer Ausschluss). Hieraus können sich auch *pädagogische Fragestellungen* ergeben, etwa: Inwiefern können biologische, psychologische und soziale Aspekte im Leben mit einer chronischen Erkrankung Lern- und Bildungsprozesse oder Teilhabe- und Verwirklichungschancen eines guten Lebens beeinflussen? Wie können heranwachsende Menschen bei der Auseinandersetzung mit biologischen, psychologischen und/oder sozialen Erfahrungen bestmöglich pädagogisch unterstützt werden? Wie ist mit bio-psycho-sozial bedingten Phänomenen (z. B. Stress) in pädagogischen Kontexten umzugehen? Inwiefern ist das Wohlbefinden der Schüler*innen für pädagogische Prozesse von Bedeutung? Inwiefern können pädagogische Prozesse das Wohlbefinden der Schüler*innen (positiv wie negativ) beeinflussen? Wie kann das Wohlbefinden der Schüler*innen in pädagogischen Kontexten gestärkt werden? Damit vermag das bio-psycho-soziale Verständnis aufzuzeigen, dass die Phänomene Gesundheit und Krankheit auch komplexere *Anfragen an die Pädagogik* stellen, die sich aus der Interaktion von Biologischem, Psychologischem und Sozialem ergeben. Insofern pädagogische Kontexte aber insbesondere als *soziale Räume* verstanden werden können, ist gerade das *Soziale* im bio-psycho-sozialen Verständnis nicht außer Acht zu lassen. Demnach lässt sich abschließend festhalten, dass das bio-psycho-soziale Verständnis dazu beiträgt, auch komplexere Anfragen der Phänomene Gesundheit und Krankheit an die Pädagogik sichtbar zu machen, es für eine umfängliche Einschätzung aber zugleich lohnend ist, weitere Verständnisse heranzuziehen.

2.4 Soziologisches Verständnis

2.4.1 Verständnis von Gesundheit und Krankheit

Die Soziologie ist eine Wissenschaft, die Aussagen über die soziale Wirklichkeit tätigt. Matthias Richter und Klaus Hurrelmann (2023a) zufolge kann Soziologie als „die Analyse von Gesellschaft und sozialer Prozesse der gesellschaftlichen Veränderungen, der Entstehungsmechanismen sozialen Handelns und der Verteilung von Macht und Ressourcen zwischen sozialen Gruppen" (S. 4) verstanden werden. Eine soziologische Perspektive auf Gesundheit und Krankheit ist damit insbesondere eine soziale Perspektive, da sie deren soziale Aspekte (z. B. soziale Bedingungen, Verteilungsmuster und Auswirkungen) fokussiert (Richter & Hurrelmann, 2023a, S. 5). Die Analyse sozialer Aspekte von Gesundheit und Krankheit lässt sich historisch insbesondere seit der in Verbindung mit der Industrialisierung aufkommenden „sozialen Frage" in der Mitte des 19. Jahrhunderts und damit bereits vor der Verankerung der Soziologie als akademische Disziplin beobachten (Richter & Hurrelmann, 2023a, S. 5). Die Betrachtung sozialer Aspekte ist folglich nicht ausschließlich der Soziologie vorbehalten. Allerdings lässt sich insbesondere bei Vertreter*innen der Soziologie die Intention erkennen, das durch die vordergründig biologische Betrachtung von Gesundheit und Krankheit in der Medizin und der damit einhergehenden Ausblendung sozialer Phänomene entstandene Ungleichgewicht von Biologischem und Sozialem auszugleichen (Richter & Hurrelmann, 2023a, S. 6). In der Soziologie wird daher vielfach für ein explizit *soziales Modell* plädiert, welches die sozialen Determinanten von Gesundheit und Krankheit in den Blick nimmt und damit eine Fokusverschiebung auf das *Soziale* evoziert (Germov, 2019, S. 15; Richter & Hurrelmann, 2023a, S. 10). Das soziale Modell „verortet Menschen in sozialen Kontexten, konzeptualisiert die physische Umwelt als sozial organisiert und versteht Krankheit als einen Prozess der Interaktion zwischen Individuen und ihrer sozialen Umwelt“ (Broom, 1991, S. 52, zit. n. Germov, 2019, S. 15; Übers. durch Richter & Hurrelmann, 2023a, S. 10). Im sozialen Modell werden Gesundheit und Krankheit demnach nicht als objektive biologische Zustände, sondern vielmehr als gesellschaftliche Produkte und soziale Konstruktionen verstanden (Germov, 2019, S. 16). Es zielt daher auf die Identifizierung sozialer Determinanten von Gesundheit, d. h. soziale, kulturelle und ökonomische Faktoren, die die Gesundheit der Bevölkerung beeinflussen (Germov, 2019, S. 3). Insofern Gesundheit und Krankheit damit als gesellschaftlich produziert und sozial konstruiert gelten, entsteht auch eine soziale Verantwortung für Gesundheit. Zielsetzung ist es nicht, individuumszentrierte Interventionen abzuleiten (z. B. individuelle Behandlung, Verhaltensmodifikation), sondern vielmehr soziale Einflussfaktoren aufzudecken, politische Lösungen zur Stärkung von Gesundheit zu identifizieren und den Staat hinsichtlich des Abbaus (gesundheits- bzw. krankheitsbezogener) sozialer Ungleichheit in die Pflicht zu nehmen (Germov, 2019, S. 16).

Mit Germov (2019, S. 15–17) und Hurrelmann und Richter (2023a, S. 11–14) lässt sich ein solches soziologisches Verständnis von Gesundheit und Krankheit anhand von *drei Dimensionen* beschreiben[6]:

(1) die soziale Produktion von Gesundheit und Krankheit

[6] Damit sei erwähnt, dass es mehr als nur ein soziologisches Verständnis von Gesundheit und Krankheit gibt und dass das an dieser Stelle exemplarisch nach Germov (2019, S. 15–17) sowie Hurrelmann und Richter (2023a, S. 11–14) ausgeführte Verständnis nur eines von vielen weiteren ist.

(2) die soziale Konstruktion von Gesundheit und Krankheit
(3) die soziale Verteilung von Gesundheit und Krankheit und die Organisation der Gesundheitsversorgung

Die Dimension der *sozialen Produktion von Gesundheit und Krankheit (1)* betrachtet soziale Bedingungen und Strukturen, die gesundheits- bzw. krankheitsbezogene Wirkungen erzeugen. Sie betont, dass Erkrankungen immer in einem sozialen Kontext entstehen und damit von sozialen Faktoren wie Arbeits- und Lebensbedingungen oder Macht- und Interaktionsstrukturen hervorgebracht werden können, die vom Individuum nicht beeinflussbar sind und daher auf einer gesellschaftlichen Ebene adressiert werden müssen (Germov, 2019, S. 17). Betrachtet man die sozialen Determinanten von Gesundheit im Kindes- und Jugendalter, so kann der Fokus von einer individualisierenden Perspektive (z. B. Betrachtung von Charaktereigenschaften) hin zu einer gesellschaftlichen Perspektive verschoben werden, die die sozialen, kulturellen, historischen und strukturellen Kontextfaktoren, die mit Gesundheit bzw. Krankheit im Kindes- und Jugendalter in Verbindung stehen, aufzudecken versucht (Coffey, 2019, S. 229). In ihrer internationalen Metaanalyse analysieren Viner und Kolleg*innen (2012) jene sozialen Determinanten der Gesundheit bei Kindern und Jugendlichen sowie jungen Erwachsenen (10 bis 24 J.). Sie kommen zu dem Ergebnis, dass insbesondere strukturelle Bedingungen wie das Nationalvermögen, Einkommensungleichheit und der Zugang zu Bildung einen erheblichen Einfluss auf die Gesundheit junger Menschen haben. Zudem verweisen sie auf die Bedeutung sicherer und unterstützender Familien- und Schulsysteme sowie Peerbeziehungen. Bezogen auf die pädagogische Institution Schule zeigen sie ferner, dass vor allem das Schulklima (z. B. Führungsstil, Sicherheitsgefühl) sowie die Verbundenheit der Schüler*innen und ihrer Eltern mit der Schule – ebenso wie innerhalb der Schulgemeinschaft – wesentliche soziale Determinanten der Gesundheit darstellen (Viner et al., 2012, S. 1647). Die gesundheitssensible Gestaltung von Schulen stellt demzufolge einen bedeutsamen Aspekt der sozialen Produktion von Gesundheit und Krankheit dar, der die Gesundheitssituation von Kindern und Jugendlichen wesentlich (mit-)beeinflussen kann.

Während sich die Dimension der sozialen Produktion auf die Hervorbringung von Gesundheit und Krankheit durch gesellschaftliche Bedingungen, Strukturen und Verhältnisse bezieht, betrachtet die Dimension der *sozialen Konstruktion von Gesundheit und Krankheit (2)* deren Hervorbringung durch gesellschaftliche *Vorstellungen* und *Wertsetzungen* gesundheits- und krankheitsbezogener Themen- und Fragstellungen (Germov, 2019, S. 17). Insofern gesellschaftliche Vorstellungen und Wertsetzungen maßgeblich bestimmen, ab wann gesundheitsbezogenen

Veränderungen ein Krankheitswert zugeschrieben wird, können Gesundheit und Krankheit demnach nicht als rein biologische Zustände betrachtet werden. Vielmehr wird in einer Gesellschaft selbst ausgehandelt, welchen Charakteristika ein Gesundheits- bzw. ein Krankheitswert zugeschrieben wird (z. B. Körperformen), wie mit Krankheitsanzeichen umzugehen ist („Laiengesundheitssystem") oder welchen Pflichten im Krankheitsfall (nicht) nachzukommen ist („Krankenrolle") (Faltermaier, 2023, S. 346–347). Die Dimension betont folglich, dass Gesundheit und Krankheit auch sozial konstruiert werden und dass diese Konstruktionen zwischen unterschiedlichen Kulturen variieren und sich auch innerhalb einer Gesellschaft über die Zeit verändern können (Germov, 2019, S. 17; Richter & Hurrelmann, 2023a, S. 13). Die soziale Konstruktion von Gesundheit und Krankheit stellt damit keine statische Kategorie dar. Vielmehr kann sie als Prozess der Entwicklung sozialer *Vorstellungen* und *Wertsetzungen* beschrieben werden, weshalb sie in enger Verbindung zu gesellschaftlichen Veränderungsprozessen steht.

Hinsichtlich der Entwicklung der sozialen *Vorstellungen* von Gesundheit und Krankheit, lässt sich mit Christoph Klotter (2018a, S. 10–13) ein Wandel übergreifender gesellschaftlicher Vorstellungen von Gesundheit und Krankheit in der europäischen Geschichte in drei Epochen beschreiben:

(1) *Magisch-religiös geprägte Vorstellungen* (Klotter, 2018a, S. 10): In einem primär religiösen und mystisch geprägten Weltverständnis sind es ausschließlich Götter oder Dämonen, die über Gesundheit und Krankheit entscheiden. Krankheit wird beispielsweise als Strafe Gottes verstanden, der höchstens durch gottesgefälliges Verhalten entgangen werden kann.

(2) *Vernunftbezogene Vorstellungen* (Klotter, 2018a, S. 10–11): Mit dem „Übergang vom Mythos zum Logos" und der „Entzauberung der Welt" (Max Weber) erhält die Vernunft Einzug in die Interpretation der Welt. Mittels Kontemplation, d. h. konzentriertem Nachdenken und reflexivem Betrachten der Natur, werden die zuvor religiösen Weltdeutungen zunehmend abgelöst. Gesundheit und Krankheit werden als natürliche Phänomene verstanden, die vom Menschen beeinflusst werden können. Hippokrates (460–377 v. Chr.) stellt hierbei beispielsweise bereits Jahrtausende vor Antonovsky (1979, 1987) die Frage, was der Mensch tun kann, um gesund zu bleiben und entwickelt mit der Diätetik eine gesundheitsförderliche Lebensweise.

(3) *Naturwissenschaftliche Vorstellungen* (Klotter, 2018a, S. 12–13): Mit der Revolution naturwissenschaftlicher Erkenntnisse und dem Primat empirischer Forschung entwickelten sich zunehmend naturwissenschaftliche Deutungen der Welt. In einem naturwissenschaftlichen Verständnis werden Gesundheit

und Krankheit als körperliche Sachverhalte verstanden, die über Ursache-Wirkungs-Zusammenhänge auf spezifische Ursachen zurückgeführt werden können.

Gesellschaftliche Vorstellungen von Gesundheit und Krankheit basieren damit weniger auf einzelnen individuellen Erfahrungen, als vielmehr auf kollektiven Werten und kulturellen Setzungen, die einem historischen wie kulturellen Wandel unterliegen (Klotter, 2018a, S. 9). Trotz dieses historischen und kulturellen Wandels lässt sich bezüglich der gesellschaftlichen *Wertsetzungen* allerdings konstatieren, dass *Krankheit* trotz der Veränderung ihrer Deutungsversuche (z. B. religiös-mythisch, vernunftbezogen, naturwissenschaftlich) (Klotter, 2018a, S. 10–13) gesellschaftlich nach wie vor überwiegend als ein unerwünschtes und möglichst zu vermeidendes Charakteristikum stilisiert wird, das mit permanenter Abhängigkeit, großem Schmerz und überdauerndem Leid in Verbindung gebracht wird (Utsch, 2018, S. 139). Dagegen lässt sich in den vergangenen Jahren grundsätzlich ein gesellschaftlicher *Bedeutungszuwachs von Gesundheit* feststellen (Schäfer, 2018, S. 117). Gesundheit wird zunehmend als bedeutsam für die eigenen Lebensvollzüge (Schäfer, 2018, S. 124) und -ziele (Faltermaier, 2023, S. 234) anerkannt. Dies lässt sich in der Gesellschaft beispielsweise an einer zunehmenden Bereitschaft für die Umsetzung individueller Präventionsmaßnahmen (Schäfer, 2018, S. 125), die Inanspruchnahme von Gesundheitsleistungen (Reibling & Schaller, 2018, S. 99) und der Hinwendung zu (z. T. auch spirituell orientierten) Gesundheitspraktiken (z. B. Ayurveda, Yoga, Meditation) (Schäfer, 2018, S. 121) erkennen. Der gesellschaftliche Bedeutungszuwachs ermöglicht es Menschen somit, auch unabhängig von den Versorgungsstrukturen des professionellen Gesundheitssystems auf ihre eigene Gesundheit zu achten und Maßnahmen zur Erhaltung oder Steigerung ihres persönlichen Wohlbefindens zu ergreifen. Insofern Gesundheit gerade im Kindes- und Jugendalter mit über die Lebenschancen von Menschen entscheidet (Quante-Brandt, 2017), stellt dies grundsätzlich einen wichtigen Beitrag zu einem selbstbestimmten Leben dar. Insbesondere wenn Gesundheit zum „höchsten Gut“ oder dem „Wichtigste[n] im Leben“ (Schäfer, 2018, S. 118) deklariert wird, wird der gesellschaftliche Bedeutungszuwachs aus einer soziologischen Perspektive jedoch auch kritisch betrachtet. Denn damit einher geht eine gewisse Normativität gesundheits- bzw. krankheitsbezogenen Handelns. Sichtbar wird diese Normativität beispielsweise an der Entwicklung spezifischer Einstellungen und Verhaltensweisen, welche die Erhaltung von Gesundheit und die Vermeidung von Krankheit in den absoluten Mittelpunkt der eigenen Lebensweise stellen („subjektiver Healthismus“), oder an der staatlichen bzw. markwirtschaftlichen Überbetonung eigenverantwortlichen präventiven und gesundheitsbezogenen Handelns („objektiver Healthismus") (Schäfer, 2018, S. 123). So kann mit Klotter (2018a, S. 12–13) festgestellt werden, dass in der Gesellschaft eine zunehmende Moralisierung gesundheits- und krankheitsbezogener Belange stattfindet – bis hin zu einer bürgerlichen Pflicht zur Gesundheit, wenn Gesundheit zur persönlichen Voraussetzung wird, um als gute*r Staatsbürger*in zu gelten.

Insbesondere, wenn sich die zugrunde liegenden Gesundheitsvorstellungen dabei an einem „Heil- und Ganzsein" orientieren und Gesundheit zu einem „emotional aufgeladenen", höherwertigen gesellschaftlichen Ideal wird, kann mit Schäfer (2018, S. 117–118, 125) sogar von Gesundheit als „Religionsersatz" (im Sinne eines erweiterten Religionsbegriffs bzw. einer Pseudo-Religiosität) gesprochen werden. Diese Überhöhung von Gesundheit stellt beispielsweise auch Michael Utsch (2018) kritisch heraus:

> Gesundheit beinhaltet heute weniger die Abwendung von Krankheit als vielmehr das Herausfinden gesundheitsförderlicher Einstellungen und die Suche nach dem persönlichen Lebensglück. Gesundheit wird dementsprechend häufig religiös überhöht und als Synonym für das gute, das ideale Leben gebraucht. Der perfekt gestylte und tadellos funktionierende Körper soll dazu dienen, die Bedürfnisse des Ichs zu stillen. Ein glückliches Leben muss ein gesundes Leben sein, lautet die – irreführende und falsche – Maxime. (S. 139)

Gesellschaftlich äußert sich diese Entwicklung beispielsweise in einer zunehmenden Medikalisierung des Alltags (z. B. Verlagerung sozialer Probleme in den Verantwortungsbereich der Medizin) (Reibling & Schaller, 2018, S. 102) oder dem starken Wachstum des Gesundheitsmarktes (z. B. Fitness- und Wellnessbranche, Nahrungsergänzungsmittel, Enhancement) (Utsch, 2018, S. 138). Gerade im Jugendalter ist in diesem Zusammenhang auch eine *Vermischung von Gesundheits- mit Körperkonzepten* zu beobachten (Ohlbrecht & Winkler, 2016, S. 4), etwa wenn bestimmte Körperformen oder -normen als *gesund* oder *krank deklariert* werden (Schroer & Wilde, 2023, S. 258). Dies ist insbesondere dann als kritisch zu bewerten, wenn (implizit oder explizit) eine Wertsetzung vorgenommen wird, z. B. indem soziale Zuschreibungen wie *gesund, schlank oder sportlich* als (besonders) erstrebenswert angesehen werden. Diese Wertsetzung birgt ein hohes Verletzungspotenzial. So kann sie übersteigerte Erwartungen an den eigenen Körper (z. B. das Körperbild, die Attraktivität oder die Leistungsfähigkeit des Körpers) evozieren und/oder mit einer sozialen Auf- bzw. Abwertung von Menschen (z. B. gesellschaftliche Stigmatisierung von Menschen mit Adipositas) einhergehen (Klotter, 2018b, S. 27). Dies kann wiederum selbst- bzw.

körperkontrollierende Praktiken der Optimierung hinsichtlich eines *besseren* bzw. *gesünderen* Selbst begünstigen (Utsch, 2018, S. 142) und die Illusion eines gänzlich *gesunden* Lebens oder eines *idealen* Selbst erzeugen (Utsch, 2018, S. 143). Wie Heike Ohlbrecht und Torsten Winkler (2016) verdeutlichen, ist der Körper

> zunehmend zum Medium einer Demonstration individueller Leistungsfähigkeit und Fitness geworden. Die erfolgreiche oder misslungene Selbstdarstellung des Körpers wird zum ‚Wahrheits- und Leistungskriterium', an dem der Andere erkannt, Zugehörigkeiten identifiziert und die eigene Identität signalisiert werden. (S. 7)

Das angestrebte Gesundheits- bzw. Körperideal kann dann wesentliche und ggf. diesem Ideal zugrunde liegende menschliche Bedürfnisse und Motive (z. B. Achtung, Anerkennung, Wertschätzung) verdecken und/oder selbst zu einem Stressor mit potenziell pathogenen Folgen werden (Utsch, 2018, S. 140). So kann eine *überhöhte* Gesundheitsorientierung, wie Schäfer (2018, S. 124) feststellt, ins Gegenteil umschlagen und die Entstehung von Krankheiten (z. B. Essstörungen wie Orthorexia nervosa) begünstigen. Diese soziale Hervorbringung von Gesundheit und Krankheit durch gesellschaftliche Vorstellungen und Wertsetzungen wird in einem sozialen bzw. soziologischen Verständnis von Gesundheit und Krankheit kritisch reflektiert.

Abschließend soll als dritte Dimension noch die *soziale Verteilung von Gesundheit und Krankheit und die Organisation der Gesundheitsversorgung (3)* betrachtet werden. Diese Dimension untersucht, wie Gesundheit und Krankheit in der Gesellschaft verteilt sind und wie eine Gesellschaft ihre gesundheits- bzw. krankheitsbezogenen Systeme organisiert, strukturiert und finanziert (Richter & Hurrelmann, 2023a, S. 13). Werden Gesundheit und Krankheit hinsichtlich ihrer sozialen Verteilung betrachtet, fällt auf, dass diese in der Gesellschaft (unterschiedlich) sozial verteilt sind. So lassen sich Muster der sozialen Verteilung von Gesundheit und Krankheit bezüglich verschiedener Diversitätsmerkmale wie sozialer Herkunft, geografischer Lage, geschlechtlicher Identität, Bildungsgrad oder Einkommen aufspüren (Richter & Hurrelmann, 2023a, S. 13). Hierbei wird ein Bezug zur Dimension der sozialen Produktion sichtbar, insofern deutlich wird, dass die sozialen Unterschiede auch sozial hervorgebracht sind (Richter & Hurrelmann, 2023a, S. 11). Ferner stellt sich als bedeutsam heraus, wie Gesundheit und Krankheit in einer Gesellschaft sozial organisiert sind. Im Zentrum steht dabei insbesondere die gesundheitliche Versorgung, d. h. das professionelle Gesundheitssystem und die medizinische Profession (Germov, 2019, S. 17). Aus einer sozialen Perspektive wird hierbei beispielsweise analysiert, inwiefern die Ärzteschaft eigene gesundheitspolitische und ökonomische Interessen verfolgt, die mit den Zielsetzungen anderer gesundheitsbezogener Disziplinen und Ansätze in Konflikt geraten oder diese sogar beeinträchtigen (z. B. präventive Ansätze) (Richter & Hurrelmann, 2023a, S. 13). Neben dem professionellen Gesundheitssystem kann aber auch das „Laiengesundheitssystem" betrachtet werden (Faltermaier, 2023, S. 234). Es bezeichnet das soziale Netzwerk aus gesundheits- bzw. krankheitsbezogenen Leistungen, die innerhalb des sozialen Umfelds der Subjekte selbst erbracht werden (Faltermaier, 2023, S. 234). Hierzu gehört beispielsweise die Ausübung präventiver Maßnahmen, die Selbstmedikation im Krankheitsfall oder die (laienhafte) Diagnostizierung, Beratung und Pflege erkrankter Familienmitglieder (Faltermaier, 2023, S. 235).

In Bezug auf Kinder und Jugendliche stellt sich in dieser Dimension ferner die Frage, welchen Systemen, Strukturen und Institutionen der Lebenswelt von Kindern und Jugendlichen eine gesundheits- bzw. krankheitsbezogene Bedeutung zukommt. Neben dem professionellen Gesundheitssystem mit seinen spezifischen pädiatrischen Einrichtungen und Diensten (z. B. Kinderärzt*innen, Sozialpädiatrische Zentren, Kliniken für Kinder und Jugendmedizin) sind hierbei auch pädagogischen Einrichtungen zu nennen. Insofern das „erreichbare Höchstmaß an Gesundheit" als Menschenrecht gilt (UN-KRK, 1989, Art. 24; UN-BRK, 2006, Art. 25), ist diesem Recht auch in pädagogischen Einrichtungen Rechnung zu tragen. Auch an dieser Stelle wird damit wieder ein Bezug zur Dimension der sozialen Produktion sichtbar: Inwiefern pädagogische Einrichtungen zur Hervorbringung von Gesundheit und Krankheit beitragen, ist in diesem Verständnis wesentlich dadurch bestimmt, ob und wie Kindern und Jugendlichen in pädagogischen Einrichtungen Zugang zu gesundheits- und krankheitsbezogenen Themen- und Fragestellungen ermöglicht wird.

Zusammenfassend wird deutlich: Das soziale Modell fokussiert die sozialen Determinanten von Gesundheit und beschreibt deren Einfluss auf die soziale Produktion und Konstruktion von Gesundheit bzw. Krankheit sowie die soziale Verteilung und die Organisation von gesundheits- bzw. krankheitsbezogenen Systemen und Strukturen (Germov, 2019, S. 17; Richter & Hurrelmann, 2023a, S. 13). In einem soziologischen Verständnis stellen Gesundheit und Krankheit folglich maßgeblich sozial produzierte, konstruierte und verteilte Phänomene dar. Dies ist in Abbildung 2.4 in schematischer Form dargestellt.

Abbildung 2.4 Soziologisches Verständnis von Gesundheit und Krankheit. (Eigene Darstellung in Anlehnung an Germov, 2019, S. 15–17; Richter & Hurrelmann, 2023a, S. 11–14)

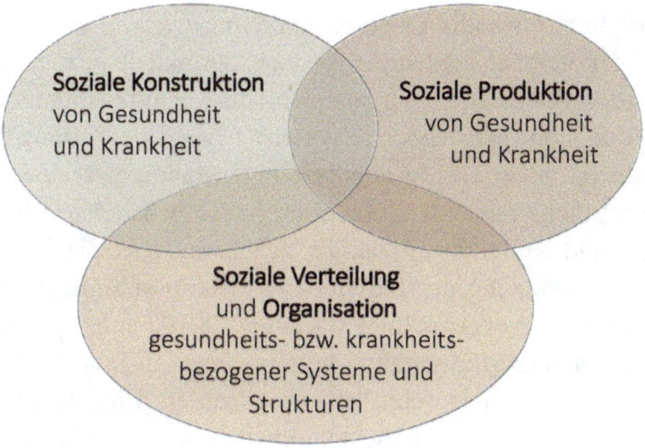

2.4.2 Kritische Reflexion

Das soziale Modell betont, dass Gesundheit und Krankheit (vorrangig) soziale Phänomene sind, die wesentlich von dem jeweiligen sozialen Kontext, in dem eine Person steht, (mit-)gestaltet werden. Richter und Hurrelmann (2023a, S. 11) zufolge leugnet das Modell damit nicht die Existenz biologischer und psychologischer Determinanten, sondern weist vielmehr auf deren – in medizinischen oder psychologischen Kontexten oftmals übersehene – Situiertheit in den sozialen Lebensbedingungen hin. Das Modell betont folglich, dass Menschen „gleichzeitig als biologische Organismen und als soziale Wesen leben" (Richter & Hurrelmann, 2023a, S. 11) und dass diese Verwobenheit in Deutungsversuchen von Gesundheit bzw. Krankheit Berücksichtigung finden sollte. Ein großer Verdienst des Modells ist, dass damit eine Erweiterung des Fokus vom Individuum zur Gesellschaft und den sozialen Lebensbedingungen ermöglicht wird. Mit Blick auf Gesundheit bzw. Krankheit bedeutet dies, dass sie niemals allein oder gänzlich durch individuumsbezogene (biologische, psychologische, psycho-soziale) Faktoren erklärt werden können. Vielmehr müssen auch individuumsbezogene Faktoren in ihrem jeweiligen sozialen Kontext gedacht, d. h. die komplexen Interaktionen in der sozialen Lebenswelt und die Verwobenheiten mit den sozialen Lebensbedingungen aufgespürt und hinsichtlich ihrer gesundheits- bzw. krankheitsbezogenen Bedeutung reflektiert werden. Das soziale Verständnis von Gesundheit und Krankheit ermöglicht damit eine Analyse der gesellschaftlichen Bedingungen und Strukturen, die das Wohlbefinden oder die selbstbestimmte gesundheitsbezogene Lebensweise der Individuen ermöglichen bzw. verunmöglichen (Ohlbrecht & Winkler, 2016, S. 10). Es betrachtet Gesundheit und Krankheit folglich vorrangig in *gesellschaftsbezogener* Lesart und eröffnet damit einerseits das Potenzial, gesundheits- bzw. krankheitsbezogene Bedingungen, Strukturen und Verhältnisse in der sozialen Umwelt aufzuspüren. Und es plädiert andererseits dafür, von einer (übersteigerten) Erwartungshaltung an das Individuum abzusehen (z. B. in Bezug auf eine eigenständige Realisierung gesundheitsbezogenen Verhaltens oder im Sinne einer Verantwortlichkeit für den eigenen Gesundheitszustand). Gleichwohl ist zu beachten, dass diese Erkenntnisse nicht mit einer Unterschätzung der individuellen Einflussmöglichkeiten auf die eigene Gesundheit einhergehen sollten (Germov, 2019, S. 16; Richter & Hurrelmann, 2023a, S. 13). Das Individuum könnte dann als „hilflos“ und den sozialen Strukturen restlos „ausgesetzt“ stilisiert werden. Eine Konsequenz hiervon könnte sein, dass gesundheits- bzw. krankheitsbezogene Maßnahmen gar nicht erst umgesetzt werden, da individuumszentrierte Maßnahmen als nicht effektiv genug und struktur- bzw. umweltbezogene Maßnahmen als zu komplex wahrgenommen werden. Übergeordnetes Ziel sollte demnach nicht die alleinige (wenn auch wichtige) kritische Diskussion der Biomedizin sein (Germov, 2019, S. 16; Richter & Hurrelmann, 2023a, S. 12), sondern vielmehr eine Formulierung konstruktiver und realisierbarer Möglichkeiten der gesundheits- bzw. krankheitsbezogenen Veränderung der sozialen Lebenswelt.

2.4.3 Anfragen an die Pädagogik

Ein soziologisches Verständnis von Gesundheit und Krankheit kann Anfragen an die Pädagogik sichtbar machen, die sich auf die *soziale Produktion, Konstruktion und Verteilung von Gesundheit und Krankheit in pädagogischen Kontexten* beziehen. Es zeigt folglich auf, dass pädagogische Handlungen oder Strukturen gesundheits- bzw. krankheitsfördernde Wirkungen erzeugen (soziale Produktion), gesundheits- bzw. krankheitsbezogene soziale Erwartungen hervorbringen oder verstärken (soziale Konstruktion) oder Zugänge zu gesundheits- und krankheitsbezogenen Verwirklichungschancen eines guten Lebens beeinflussen können (soziale Verteilung). Hieraus können sich auch *pädagogische Fragestellungen* ergeben, wie z. B.: Inwiefern kann pädagogisches Handeln eine gesundheits- bzw. krankheitsbezogene Wirkung entfalten? Welche Bedingungen und Strukturen pädagogischer Kontexte können gesundheits- bzw. krankheitsförderlich sein? Inwiefern sind heranwachsende Menschen mit gesundheits- bzw. krankheitsbezogenen sozialen Erwartungen konfrontiert? Welche gesellschaftlichen Erwartungen, Wertvorstellungen und Ansprüche können in pädagogischen Kontexten (re-)produziert, verstärkt oder aufgeweicht werden? Inwiefern haben alle heranwachsenden Menschen Zugang zu gesundheits- und krankheitsbezogenen Frage- und Themenstellungen? Wie kann pädagogisches Handeln allen heranwachsenden Menschen gesundheits- und krankheitsbezogene Verwirklichungschancen eines guten Lebens ermöglichen? Aus einer sozialen bzw. soziologischen Perspektive können die Phänomene Gesundheit und Krankheit demnach auch *Anfragen an die Pädagogik* stellen, etwa hinsichtlich der Reflexion gesundheits- bzw. krankheitsfördernder Bedingungen und Strukturen pädagogischer Kontexte (z. B. Ableismus), des Hinterfragens sozialer Wertvorstellungen und Erwartungen (z. B. Körperbilder, Schönheitsideale, soziale Praktiken, Healthismus) und der Prüfung sowie Sicherstellung von Zugangsmöglichkeiten zu gesundheits- und krankheitsbezogenen Frage- und Themenstellungen (z. B. Gesundheit als Capability) und gesundheitlicher Versorgung (z. B. Barriere- und Diskriminierungsfreiheit). Gleichwohl sei darauf verwiesen, dass neben sozialen auch weitere Aspekte, etwa subjektive Vorstellungen und Handlungen, zu Gesundheit bzw. Krankheit beitragen können (Faltermaier, 2023, S. 220).[7] Aus einer pädagogischen Perspektive lässt sich somit festhalten, dass das soziale bzw. soziologische Verständnis höchst bedeutsame Anfragen der Phänomene Gesundheit und Krankheit an die Pädagogik sichtbar macht, die es aber mit Erkenntnissen aus weiteren Verständnissen in Beziehung zu setzen gilt.

2.5 Subjektwissenschaftliches Verständnis

2.5.1 Verständnis von Gesundheit und Krankheit

In einem *subjektwissenschaftlichen Verständnis* zählen jene subjektiven Vorstellungen zum Erkenntnisinteresse, die Menschen selbst von Gesundheit und Krankheit entwickeln (Faltermaier, 2023, S. 220–221). Menschen werden diesem Verständnis nach als aktive Subjekte gelesen, die ihre soziale Umwelt bewusst wahrnehmen, subjektiv erleben und bedeutsam (mit-)gestalten. In Bezug auf die hier thematisierten Phänomene bedeutet dies einerseits, dass Menschen subjektive Vorstellungen von Gesundheit und Krankheit entwickeln, und andererseits, dass sich ihr Handeln (bewusst oder unbewusst) an diesen Vorstellungen orientiert. Aus einer subjektwissenschaftlichen Perspektive können Menschen Gesundheit und Krankheit damit (in der jeweiligen Vorstellung und bis zu einem gewissen

---

[7] Diese subjektiven Vorstellungen werden in Abschnitt 2.5 zum subjektwissenschaftlichen Verständnis von Gesundheit und Krankheit näher ausgeführt.

Grad) selbst aktiv herstellen (Faltermaier, 2023, S. 220). Bedeutsam sind hierfür die subjektiven Vorstellungen von Gesundheit und Krankheit, die Menschen im Verlauf ihres Lebens konstruieren. Mit Faltermaier (2023, S. 233) können subjektive Vorstellungen von Gesundheit und Krankheit in subjektive Konzepte und subjektive Theorien unterteilt werden. Während *subjektive Konzepte* beschreiben, was eine Person unter (ihrer eigenen) Gesundheit oder Krankheit als Konstrukt versteht, beinhalten *subjektive Theorien* zusätzlich komplexere Annahmen über deren Einflussfaktoren, Bedingungen und Zusammenhänge. Damit ermöglichen die subjektiven Konzepte einer Person, Gesundheit (bzw. ihren eigenen Gesundheitszustand) und Krankheit (bzw. ein spezifisches Krankheitsbild) zu beschreiben, und die subjektiven Theorien, sich deren Entstehung, Verlauf und Auswirkungen zu erklären (Faltermaier, 2023, S. 223). In Abbildung 2.5 sind einige dieser subjektiven Theorien von Gesundheit bzw. Krankheit in Anlehnung an Franke, 2012, S. 245–249) exemplarisch dargestellt.

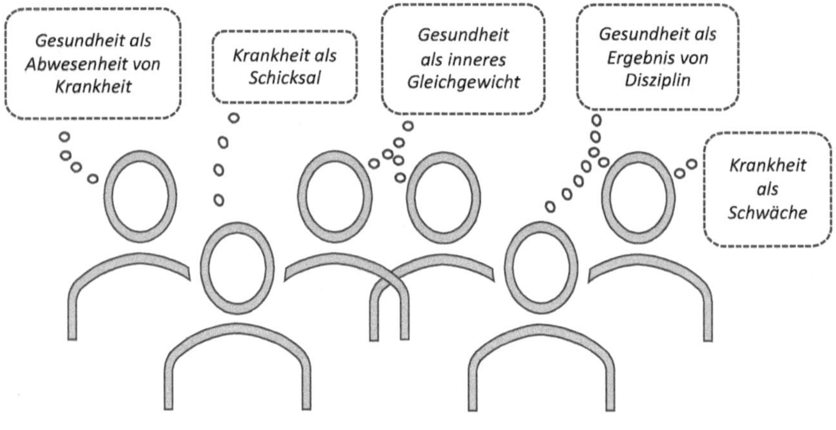

Abbildung 2.5 Subjektwissenschaftliches Verständnis von Gesundheit und Krankheit. (Eigene Darstellung in Anlehnung an Franke, 2012, S. 245–249)

Sowohl Konzepte als auch Theorien entwickeln sich dabei bereits ab dem frühen Kindesalter insbesondere auf der Grundlage von und in Auseinandersetzung mit gesundheits- und krankheitsbezogenen Erfahrungen (Lohaus, 2018, S. 265). So stellen Kinder bereits sehr früh Zusammenhänge zwischen Erkrankungen und Ereignissen her und kreieren so subjektive (zunächst vielleicht irrational erscheinende, mit der Zeit aber immer realistischere) Erklärungen für die Entstehung einer Erkrankung (Lohaus, 2018, S. 265). Einzelne Erfahrungen setzen sich zu übergeordneten Verständnissen und stabileren Überzeugungen zusammen, welche dann spätere Lebensabschnitte (z. B. durch Selbstwirksamkeitserwartungen oder persönliche Lebensweisen) beeinflussen können (Lohaus, 2018, S. 265).

In subjektwissenschaftlicher Perspektive können diese subjektiven Vorstellungen nun auch das Handeln der Kinder und Jugendlichen beeinflussen, weshalb sie einen Anknüpfungspunkt für Maßnahmen der Prävention und der Gesundheitsförderung darstellen (Faltermaier, 2023, S. 229). Klar zu differenzieren ist dieses subjektwissenschaftliche Verständnis eines aktiven und selbstbestimmten gesundheits- und krankheitsbezogenen Handelns von dem aus einer behavioristischen und kognitivistischen Tradition stammenden Begriff des Gesundheits- bzw. Krankheits*verhaltens* (Faltermaier, 2023, S. 221).

Exkurs: Gesundheits- bzw. Krankheitsverhalten

Der Begriff des Gesundheits- bzw. Krankheitsverhaltens rekurriert auf primär behavioristisch und kognitivistisch orientierte Modelle, die einen wesentlichen Einfluss der Entstehung von Gesundheit und Krankheit in den (unbewussten und extern beeinflussbaren) Verhaltensweisen von Menschen sehen (Faltermaier, 2023, S. 237). Im Zentrum der Forschung stehen daher Faktoren und Mechanismen, die dieses Verhalten determinieren und damit Möglichkeiten der Einflussnahme aufzeigen sollen. Eine Grundannahme ist hierbei, dass spezifische (rationale) Gesundheits- bzw. Krankheitskognitionen ein spezifisches Gesundheits- bzw. Krankheitsverhalten auslösen (Faltermaier, 2023, S. 222). Die Modelle zielen daher auf die Beschreibung grundlegender Einflussfaktoren der Intentionsbildung und der Handlungssteuerung (Faltermaier, 2023, S. 237). Als wesentliche Prädiktoren für die Ausübung eines spezifischen Gesundheits- bzw. Krankheitsverhaltens gelten die Risikowahrnehmung (zu erkranken), die Ergebniserwartung (bezüglich der Wirkung des eigenen Verhaltens) sowie die Kontroll- und Kompetenzüberzeugung (das Verhalten ausüben zu können) (Faltermaier, 2023, S. 237). Als problematisch lässt sich hierbei einerseits die Beschränkung auf einzelne spezifische und dichotom kategorisierte Formen des Gesundheits- bzw. Krankheitsverhaltens und die behavioristisch-kognitivistische Ausrichtung kritisieren (Faltermaier, 2023, S. 237). Die Entstehung von Gesundheit bzw. Krankheit wird damit auf einzelne spezifische Verhaltensweisen reduziert und die Ausübung dieser Verhaltensweisen als einfache rationale Kosten-Nutzen-Abwägung stilisiert. Menschen werden damit zugleich als passive Reizempfangende (z. B. eines

Gesundheitsrisikos) und eigenverantwortlich Verursachende (z. B. ihres Gesundheitszustands) konzeptualisiert.

Im Gegensatz dazu handelt das Subjekt in einem subjektwissenschaftlichen Verständnis aktiv und subjektiv sinnvoll, d. h. vor dem Hintergrund eines *subjektiven Bedeutungszusammenhangs* (etwa aus inneren Gründen, Wünschen, Interessen, Zielsetzungen und Bedeutungen) (Faulstich, 2013, S. 79). Vorstellungen von Gesundheit und Krankheit beeinflussen die Handlungen des Subjekts somit maßgeblich, da sie jenen Bedeutungszusammenhang ermöglichen oder verwehren können. Wird Gesundheit beispielsweise als bewusst erlebbares Wohlbefinden verstanden, so werden Handlungen, die jenes Wohlbefinden stärken, subjektiv bedeutsam. Wird Gesundheit als unbeeinflussbares Schicksal empfunden, so fehlen möglicherweise persönliche Begründungen für gesundheitsbezogenes Handeln. Relevant sind dabei ebenfalls die inneren Gründe der Subjekte, d. h. jene Aspekte, Werte und Normen, die das Subjekt als *bedeutsam* in ihr*sein Selbst aufgenommen hat (Faulstich, 2013, S. 80). Inwieweit ein Subjekt ein Gesundheitsbewusstsein entwickelt und inwiefern sich dieses in einer (subjektiv als sinnhaft empfundenen) gesundheitsbezogenen Lebensweise manifestiert, ist damit auch wesentlich von jenem Bedeutungszusammenhang beeinflusst (Faltermaier, 2023, S. 223). Dies lenkt den Fokus auf den *Subjektstandpunkt* der Person. Klaus Holzkamp (1993) zufolge schließt der Standpunkt des Subjekts

> – phänomenologisch gesehen – eine *Perspektive*, d. h. eine besondere ‚Ansicht' der Welt (einschließlich der eigenen Person) eben von jenem Standpunkt ein. Darin ist – da ja hier der Standpunkt als der des *Subjekts* akzentuiert wird – mitgesagt, daß diese Perspektive *intentionalen* Charakter hat, d. h., daß sich damit das Subjekt mit seinen Absichten, Plänen, Vorsätzen bewußt auf die Welt und sich selbst bezieht. [...] Der so umschriebene ‚Standpunkt' meint keineswegs eine räumlich-geographische Fixierung: Auch wenn ich mich in der Welt bewege und aktiv in sie eingreife, geschieht dies von meinem Standpunkt aus, der – auch wenn er sich ändert – stets mein Standpunkt mit einer je bestimmten / begrenzten Perspektive bleibt. Mit diesem Standpunkt stehe ich nicht neutral in der Welt, sondern verhalte mich zu ihr als ein sinnlich-körperliches, bedürftiges, interessiertes Subjekt. Meine Absichten, Pläne, Vorsätze als Charakteristika meiner Intentionalität sind *inhaltliche Stellungnahmen und Handlungsentwürfe vom Standpunkt meiner Lebensinteressen.* (S. 21, Herv. i. Orig.)

Der Subjektstandpunkt und die subjektiven Vorstellungen von Gesundheit und Krankheit sind allerdings nicht losgelöst von der sozialen Umwelt zu denken. Beachtet man die (körperliche, mental-sprachliche und personal-biografische)

Situiertheit der Subjekte in ihrer sozialen Lebenswelt (Faulstich, 2013, S. 86; Holzkamp, 1993, S. 253, 258, 263), so wird deutlich, dass die soziale Umwelt das Handeln der Subjekte wesentlich beeinflussen kann. Bezugnehmend auf die hier verhandelten Phänomene können als solche Einflussgröße beispielsweise die sozialen Reaktionen auf den jeweiligen Gesundheitszustand einer Person (z. B. Ausgrenzung, Diskriminierung), die sozialen Probleme, die in Verbindung mit diesem entstehen können (z. B. reduzierte Teilhabemöglichkeiten), die soziale Bedeutung von Gesundheit und Krankheit (z. B. Gesundheit als Leistungsfähigkeit, Krankheit als Einschränkung der Leistungsfähigkeit) und die Krankenrolle, die einer Person zugeschrieben wird (z. B. Arbeitsunfähigkeit, Schonverhalten), genannt werden (Faltermaier, 2023, S. 244). Die soziale Umwelt kreiert folglich maßgeblich den Rahmen, innerhalb welchem die Subjekte ihre Intentionen tatsächlich realisieren können. Diesem Gedanken folgend fragt das subjektwissenschaftliche Verständnis, welche Vorstellungen Subjekte von Gesundheit und Krankheit entwickeln, inwiefern diese Vorstellungen ihr Handeln leiten und welche realen Handlungsmöglichkeiten ihre soziale Lebensumwelt ihnen zur Realisierung ihrer Handlungsintentionen zur Verfügung stellt.

2.5.2 Kritische Reflexion

In einem subjektwissenschaftlichen Verständnis werden Gesundheit und Krankheit als subjektiv konstruierte Phänomene verstanden. Wesentlicher Verdienst dieses Verständnisses ist die grundlegende Erkenntnis, dass es nicht *das* Verständnis von Gesundheit und Krankheit gibt, sondern dass Menschen sehr unterschiedliche Ideen und Vorstellung von Gesundheit und Krankheit und deren Entstehungskontext haben. Ein geteiltes Begriffsverständnis kann daher nicht einfach vorausgesetzt werden. Vielmehr ist es bedeutsam, wie die jeweiligen Personen bzw. die heranwachsenden Subjekte Gesundheit und Krankheit selbst subjektiv konzeptualisieren. Gleichwohl ist anzuerkennen, dass auch subjektive Vorstellungen und Handlungen immer in einem bestimmten (sozialen, historischen, kulturellen etc.) Kontext stehen. Der Subjektstandpunkt einer Person ist damit (ebenso wie ihre subjektiven Vorstellungen von Gesundheit und Krankheit, ihr Gesundheitsbewusstsein und ihre gesundheitsbezogene Lebensweise) überdies wesentlich bestimmt durch die sozialen Lebensbedingungen, die gesellschaftlichen Strukturen (z. B. Gesundheitssystem) und die realen Handlungsmöglichkeiten in einer Gesellschaft (Faltermaier, 2023, S. 221, 230). In Bezug auf das gesundheits- bzw. krankheitsbezogene Handeln muss damit auch in einer subjektwissenschaftlichen Perspektive eingestanden werden, dass die

Handlungsmöglichkeiten des Subjekts nicht unbegrenzt sind. Dies bedeutet, dass Grenzen der Einflussnahme auf Gesundheit und Krankheit anerkannt werden müssen, weshalb dem Subjekt nicht die alleinige Verantwortung für den eigenen Gesundheitszustand zugeschrieben werden darf. Von Bedeutung ist vielmehr der *lebenspraktische Bedeutungszusammenhang*, in dem das Subjekt steht (Holzkamp, 1993, S. 252).

2.5.3 Anfragen an die Pädagogik

Ein subjektwissenschaftliches Verständnis von Gesundheit und Krankheit kann Anfragen an die Pädagogik sichtbar machen, die sich auf die *subjektiven Vorstellungen und persönlichen Bedeutungen von Gesundheit bzw. Krankheit der Subjekte* beziehen. *Pädagogische Fragestellungen* können demnach sein: Was bedeutet Gesundheit bzw. Krankheit für das Subjekt? Welchen Stellenwert nehmen Gesundheit und Krankheit im Leben des Subjekts ein? Wie können diesem Subjekt gesundheits- bzw. krankheitsbezogene Verwirklichungschancen eines guten Lebens eröffnet werden? Für die Pädagogik ergibt sich hieraus die Anfrage, den *Bedeutungszusammenhang* von Gesundheit bzw. Krankheit im Leben der Subjekte aufzuspüren und ihren *Subjektstandpunkt* bestmöglich im pädagogischen Handeln zu berücksichtigen. Zudem kann Pädagogik dazu beitragen, Kinder und Jugendliche bei der Auseinandersetzung mit gesundheits- und krankheitsbezogenen Erfahrungen zu begleiten und zu unterstützen (z. B. Lernen durch reflektierte Auseinandersetzung mit eigenen Erfahrungen). Dies gilt insbesondere, da eine „besondere Lernbereitschaft [von Kindern und Jugendlichen] für gesundheits- bzw. krankheitsbezogenes Wissen" (Lohaus, 2018, S. 265) angenommen werden kann. Für die Pädagogik ergibt sich daraus die Anfrage, Kinder bei gesundheits- und krankheitsbezogenen Lern- und Bildungsprozessen zu begleiten und sie bei der Entwicklung ihrer subjektiven Theorien von Gesundheit und Krankheit zu unterstützen. Pädagogik kann damit auch die Entwicklung (komplexerer bzw. realistischer) Vorstellungen von Gesundheit und Krankheit befördern (Lohaus, 2018, S. 265).

Pädagogik kann aber noch einen Schritt weitergehen, wenn sie den *Subjektstandpunkt* darüber hinaus *in das pädagogische Handeln einbezieht*. So kann das Einfühlen in den Subjektstandpunkt der Kinder und Jugendlichen ermöglichen, Wissen über Gesundheit und Krankheit kindgerecht zu erklären (z. B. die Symptome einer chronischen Erkrankung) und Kindern krankheitsbezogene Ängste zu nehmen (z. B. Angst vor Ansteckung, Schuldgefühle) (Lohaus, 2018, S. 265–266). Die Anerkennung des Subjektstandpunkts der Kinder und Jugendlichen verdeutlicht zugleich die Möglichkeit, Kinder in gesundheits- bzw. krankheitsbezogene Entscheidungen einzubeziehen (Lohaus, 2018, S. 265–266). Damit bestärkt die subjektwissenschaftliche Perspektive Pädagog*innen darin, pädagogische Prozesse gemeinsam mit dem Kind zu gestalten und bei krankheits- bzw. gesundheitsspezifischen Herausforderungen gemeinschaftlich nach pädagogischen Antworten zu suchen. Bezugnehmend auf Kinder mit chronischen Erkrankungen bedeutet dies etwa, in Abstimmung mit dem Kind individuelle gesundheits- bzw. krankheitsbezogene pädagogische Maßnahmen zu entwickeln und zu erproben. Aus einer pädagogischen Perspektive kann das subjektwissenschaftliche Verständnis folglich eine wichtige Ergänzung zu den bereits ausgeführten Verständnissen von Gesundheit und Krankheit sein, da es die Subjektivität gesundheits- und krankheitsbezogener Aspekte betont und damit den Aufmerksamkeitsfokus um den Subjektstandpunkt der Heranwachsenden erweitert. Gleichwohl sei abschließend nochmals darauf verwiesen, dass sich die subjektiven Vorstellungen stets in einem spezifischen Kontext und auf der Grundlage von Lebenserfahrungen entwickeln. Es ist damit auch zu reflektieren, ob es die jeweiligen Kontextbedingungen bzw. die darin situierten Lebenserfahrungen den heranwachsenden Menschen ermöglichen (oder verwehren), für sie subjektiv bedeutsame und stimmige Verständnisse von Gesundheit und Krankheit auszubilden. Hierfür lohnt es sich, weitere Verständnisse der Phänomene heranzuziehen.

2.6 Salutogenetisches Verständnis

2.6.1 Verständnis von Gesundheit und Krankheit

Die Salutogenese ist eine der ersten umfassend ausgearbeiteten Theorien, in der explizit die Gesundheit im Erkenntnisinteresse steht.[8] Begründer der Theorie ist der amerikanisch-israelische Medizinsoziologe Aaron Antonovsky (1979, 1987). Antonovsky (1979, S. vii) führte den Begriff „Salutogenese“ als Neologismus aus „Salus“ (Gesundheit) und „Genese“ (Entstehung) und als Gegenbegriff zur „Pathogenese“ ein. Mit der zugrunde liegenden salutogenetischen Fragestellung „Wie entsteht Gesundheit?“ offerierte er eine neue Perspektive auf Gesundheit, die auch als salutogenetisches Paradigma bezeichnet wird, da sie das Denken

[8] Die Theorie wird in diesem Kapitel kurz skizziert, um das zugrunde liegende salutogenetische Verständnis von Gesundheit und Krankheit darlegen zu können. Eine ausführliche Besprechung der Theorie findet sich in Kapitel 5.

und den Diskurs in diesem Themenfeld grundlegend veränderte (Faltermaier, 2023, S. 56). Die Salutogenese eröffnet folglich eine Perspektive, die explizit die Gesundheit in den Vordergrund stellt und versucht, diese (auch unabhängig von Krankheit) zu bestimmen. Das *Gesundheitsverständnis* Antonovskys unterscheidet sich demnach maßgeblich von pathogenetisch orientierten Annahmen. Er distanziert sich insbesondere von einem biomedizinisch orientierten Verständnis von Gesundheit als einem konstanten homöostatischen Grundzustand des Menschen und der damit einhergehenden dichotomen Unterscheidung von Gesundheit und Krankheit (Antonovsky, 1987, S. 2). In Antonovskys Verständnis stehen körperliche Prozesse und Parameter in unmittelbarer Verbindung zu Ereignissen und Bedingungen der (inneren sowie äußeren) Umwelt. Ereignisse im Außen (d. h. der Umwelt) implizieren daher auch Geschehnisse im Inneren. Diese Vermittlungsleistung zeigt sich nach Antonovsky auch auf physiologischer Ebene. Über heterostatische Anpassungsprozesse werden physiologische Prozesse und Parameter beständig in Relation zu den Ereignissen und den Anforderungen der Umwelt reguliert (Antonovsky, 1987, S. 130). Folglich lassen sich, diesem Verständnis folgend, auch keine von der Umwelt unabhängigen konstanten Normwerte für physiologische Prozesse und Parameter definieren, die als „Normalzustand" postuliert werden könnten. Gesundheit kann in einem salutogenetischen Verständnis demnach kein überdauernder Grundzustand des Körpers sein. Vielmehr versteht Antonovsky (1987, S. 3–4) Gesundheit als eine dynamische Variable, die in Relation zur Umwelt steht und sich damit nicht als feststehende Kategorie bestimmen, sondern lediglich als temporäre Positionierung auf einem Kontinuum beschreiben lässt. Damit distanziert er sich auch von dem in der WHO-Definition (WHO, 1948) als utopischen Extremwert postulierten Zustand des *vollständigen* Wohlbefindens. Antonovsky schlägt dagegen ein Kontinuum vor, auf dem sich die Gesundheit einer Person als Positionierung und Bewegung *zwischen* den Polen „health ease" und „health dis-ease" beschreiben lässt. Dieses ist in Abbildung 2.6 schematisch dargestellt.

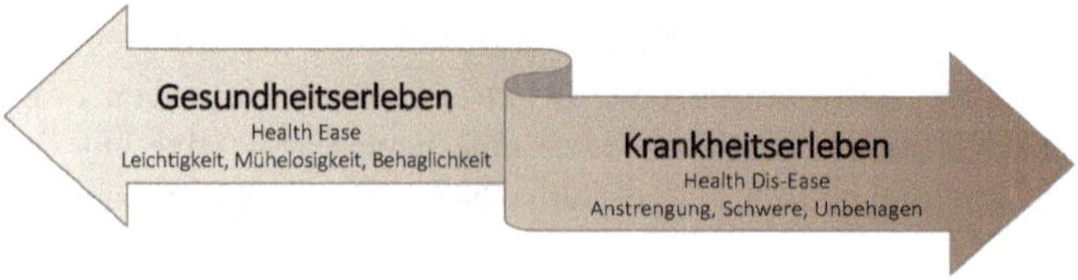

Abbildung 2.6 Salutogenetisches Verständnis von Gesundheit und Krankheit. (Eigene Darstellung)

Die Begriffswahl zeigt dabei, dass Antonovsky Gesundheit (in Abgrenzung zum biomedizinischen Modell) weniger als objektiven Befund, sondern vielmehr als subjektives Befinden der Person ansieht. „Health ease" kann diesem Verständnis zufolge als gesundheitsbezogenes Wohlbefinden bzw. Gesundheitserleben beschrieben werden, „health dis-ease" als gesundheitsbezogenes Unwohlsein bzw. Krankheitserleben. Antonovsky distanziert sich allerdings davon, Gesundheit vollständig mit Wohlbefinden gleichzusetzen (Antonovsky, 1979, S. 68, 1987, S. 179). In Abgrenzung hierzu sieht Antonovsky das Kontinuum (d. h. sämtliche Abstufungen zwischen gesundheitsbezogenem Wohlbefinden und gesundheitsbezogenem Unwohlsein) als einen Teilaspekt des umfassenderen Konstrukts „Wohlbefinden" an. Das Wort „*gesundheitsbezogen*" stellt damit einen entscheidenden Zusatz zur Definition dar. *Gesundheitsbezogenes* Wohlbefinden versteht Antonovsky (1979, S. 60, 1987, S. 181) im Sinne eines funktionalen Gesundheitsverständnisses. Nach dem Verständnis Antonovskys (1979, S. 60, 1987, S. 181) beschreibt es, inwiefern es der Gesundheitszustand einer Person ermöglicht (oder verwehrt), sich wohlzufühlen, Leichtigkeit und Unbeschwertheit zu erleben (ease) und ihr Leben gemäß ihren subjektiven Vorstellungen zu gestalten. Entscheidend ist hierbei, dass sich das funktionale Gesundheitsverständnis von Antonovsky auf das *subjektive Befinden* der Person (und nicht auf einen objektiven Befund oder einen Vergleich mit anderen Personen) bezieht.[9] Gesundheit entzieht sich damit einer externen objektiven Beurteilung, da sie lediglich von der Person selbst empfunden und eingeschätzt werden kann (Antonovsky, 1979, S. 60). Sie stellt keinen *konstant-messbaren Grundzustand* des Menschen, sondern eine *dynamische Variable im Leben jedes Menschen* dar. Sie bewegt sich permanent auf einem *Kontinuum* zwischen *Gesundheits-* und *Krankheitserleben* und lässt sich daher nicht als eindeutige Kategorie bestimmen.

Obgleich sich Antonovskys Arbeiten (1979, 1987) primär der Gesundheit widmen, geht er damit auch auf *Krankheit* ein. Insofern er Gesundheit nicht als konstanten Grundzustand versteht, bedeutet Krankheit für ihn auch keine Störung jenes Grundzustands oder eines anderweitigen Gleichgewichts (Antonovsky, 1987, S. 2). Seinem heterostatischen Verständnis folgend, versteht er Krankheit vielmehr als eine sinnhafte physiologische Regulation des Körpers in Relation zu und in Reaktion auf Bedingungen und Anforderungen der Umwelt (Antonovsky, 1979, S. 130). Analog zu Gesundheit ist damit auch Krankheit keine feststehende Kategorie, der ein Mensch zugeteilt werden kann, sondern vielmehr eine

[9] In diesem Punkt unterscheidet sich das funktionale Gesundheitsverständnis Antonovskys (1979, 1987) beispielsweise von jenem funktionalen Gesundheitsverständnis, das der internationalen Klassifikation von Funktionsfähigkeit, Behinderung und Gesundheit (ICF) zugrunde liegt (WHO, 2005).

dynamische Variable, die sich aus der Interaktion mit der Umwelt ergibt und damit zu einer konstitutiven Bedingung im Leben jedes Menschen wird. An dieser Stelle wird auch Antonovskys soziologischer Hintergrund deutlich: Insofern Antonovsky Krankheit als eine sinnhafte Reaktion des Körpers auf die Bedingungen und die Anforderungen der sozialen Umgebung versteht, werden Bezüge zum sozialen bzw. soziologischen Modell von Krankheit (z. B. soziale Produktion von Gesundheit und Krankheit) deutlich.[10] In seinem *Kontinuum* wählt Antonovsky allerdings bewusst den Begriff „dis-ease" anstelle des Begriffs „disease" (Antonovsky, 1979, S. 69). Somit wird deutlich, dass er Krankheit hierbei lediglich als Befinden (d. h. als Krankheitserleben) in den Blick nimmt. Krankheit als Befund (z. B. die Diagnose einer Erkrankung) kann in einem salutogenetischen Verständnis dagegen nicht als Gegenteil (oder Gegenpol) von Gesundheit verstanden werden, sondern höchstens *einen* Aspekt darstellen, der Krankheitserleben evozieren und damit eine Bewegung in Richtung „health dis-ease" implizieren kann (aber auch nicht muss). Und: Insofern sich, diesem Verständnis folgend, alle Menschen stets in diesem Kontinuum bewegen, verfügen auch alle Menschen jederzeit sowohl über Anteile gesundheitsbezogenen Wohlbefindens als auch über Anteile gesundheitsbezogenen Unwohlseins. Eine Klassifikation von Menschen als „gesund" oder „krank" ist daher nicht möglich. Im Erkenntnisinteresse steht vielmehr, was einer Person Gesundheitserleben ermöglicht (auch unabhängig von bestehenden Erkrankungen). Als *eine* bedeutsame Antwort auf diese salutogenetische Frage sieht Antonovsky (1987, S. 15) das *Kohärenzerleben* (sense of coherence)[11] einer Person an. Wie im Verlauf der Arbeit noch näher erläutert wird, beschreibt das Kohärenzerleben, inwiefern eine Person die Welt und die Ereignisse in ihrem Leben als verstehbar, handhabbar und bedeutsam bzw. sinnhaft erlebt (Antonovsky, 1987, S. 19).

Den Bezug zur Gesundheit stellt Antonovsky (1987, S. 164) über die Stressforschung her: Nahezu alle Ereignisse im eigenen Leben und in der Welt können ihm

---

[10] Richter und Hurrelmann (2023a) führen die Salutogenese etwa als ein Beispiel „aus der Soziologie von Gesundheit und Krankheit" (S. 10) an.

[11] Siehe hierzu ausführlicher Abschnitt 6.2.3. Das „Sense of Coherence" wird in dieser Arbeit als ein *Erleben* der Welt aufgefasst und daher als *Kohärenzerleben* bezeichnet. Die Begriffswahl soll verdeutlichen, dass das Kohärenzerleben zwar ein subjektives Moment des (Selbst-)Erlebens transportiert, dieses aber nicht unabhängig von den jeweiligen Erscheinungen der Welt gedacht werden kann. Dieses Begriffsverständnis wird in Abschnitt 6.2.3 – vor dem Hintergrund des aktuellen Erkenntnis- und Forschungsstands – entfaltet und noch näher ausgeführt. Es weist insbesondere eine Nähe zu dem von Richarz (2023) gewählten Begriff des *Kohärenzempfindens* auf. Andere gängige Übersetzungen des „Sense of Coherence" sind z. B. *Kohärenzgefühl* (siehe hierzu z. B. Antonovsky, 1997, in der Übersetzung von Franke; Faltermaier, 2023) oder *Kohärenzsinn* (siehe hierzu z. B. Meier Magistretti et al., 2019).

zufolge potenziell Stress im Körper auslösen. Werden diese Ereignisse überwiegend als nicht verstehbar, handhabbar und sinnhaft erlebt, kann Stress langfristig pathogen (krankheitsförderlich) wirken, da er nicht (schnell genug) wieder aufgelöst und die Stressreaktion beendet wird. Werden diese Ereignisse dagegen als überwiegend verstehbar, handhabbar und sinnhaft erlebt, kann Stress in einem salutogenetischen Verständnis sogar salutogen (gesundheitsförderlich) sein (1970, S. 70–71): Stress wird (schnell genug) wieder aufgelöst, die Stressreaktion klingt wieder ab. Zudem wird aus einer salutogenetischen Perspektive angenommen, dass jede herausfordernde Situation selbst wieder zu einer Ressource werden kann, wenn der Umgang mit ihr (subjektiv) so gelingt, dass sie als eine positive Lebenserfahrung angesehen werden kann (z. B. im Sinne einer Weiterentwicklung der Person, als freudvolles Erleben der eigenen Handlungsmöglichkeiten und Potenziale oder als Lösungsmöglichkeit für zukünftige Herausforderungen). In Verbindung mit dem Kontinuumsgedanken können damit sämtliche positive Lebenserfahrungen gesundheitsbezogenes Wohlbefinden initiieren und damit zu Gesundheit beitragen. Gesundheit ist aus einer salutogenetischen Perspektive demzufolge ein komplexes dynamisches Phänomen, das sowohl über das Biologische hinausgeht als auch vielfältige Teilaspekte einschließt (z. B. Erleben von Freude und Stolz bei der Bewältigung einer Herausforderung, Energetisierung, Wohlbehagen, Linderung von Krankheitsanzeichen und Symptomen, Erlernen individueller Strategien im Umgang mit einer Erkrankung, die Verbesserung der Teilhabemöglichkeiten im Leben mit einer Erkrankung). Im Gegensatz zur pathogenetischen Perspektive, die sich insbesondere auf Ursachen und Risikofaktoren spezifischer Erkrankungen konzentriert und damit allenfalls zu Prävention führen kann (Antonovsky, 1979, S. 56), öffnet die salutogenetische Perspektive den Gesundheits- und Krankheitsdiskurs somit hinsichtlich sämtlicher Faktoren, die das gesundheitsbezogene Wohlbefinden einer Person stärken können. Damit ermöglicht sie es, Gesundheit oder ihre Teilaspekte (auch unabhängig von einem spezifischen Krankheitsbild) zu adressieren.

2.6.2 Kritische Reflexion

In einem salutogenetischen Verständnis werden Gesundheit und Krankheit als zwei sich dynamisch in Relation zur Umwelt verändernde Größen eines Kontinuums verstanden. Wesentlicher Verdienst dieses Verständnisses ist, dass Gesundheit und Krankheit damit in ein kontinuierliches Verhältnis gesetzt werden. Damit wird die dichotome Aufspaltung der Phänomene in zwei getrennte Kategorien aufgelöst und der damit einhergehenden Pathologisierung von Menschen entgegengewirkt. Dieser Kontinuumsgedanke erfährt in aktuellen Diskursen eine hohe Anerkennung (siehe hierzu u. a. Faltermaier, 2023; Hurrelmann & Richter, 2013; Richter & Hurrelmann, 2023a). Weiterhin wird als positiv hervorgehoben, dass mit der salutogenetischen Orientierung nun die Gesundheit explizit in den Vordergrund gestellt wird (Faltermaier, 2023, S. 137; Hurrelmann & Richter, 2013, S. 127). Damit erweitert sie den bisherigen Diskurs um wertvolle Erkenntnisse zu Gesundheit, die ohne die „Referenzkategorie ‚Abwesenheit von Krankheit'" (Abel, 2021, S. 36) auskommen.

Hinsichtlich der empirischen Fundierung der Salutogenese besteht grundsätzlich (wie auch bei anderen komplexen Theorien) die Herausforderung, dass sich die Komplexität der Theorie kaum in Einzelstudien abbilden lässt. Dennoch zeichnet sich in der (insbesondere internationalen) Forschungslandschaft eine zunehmende Unterstützung der von Antonovsky angenommenen Zusammenhänge ab (Faltermaier, 2023, S. 199).[12] Beispielsweise wird die Bedeutsamkeit einer raschen Auflösung stressinduzierter Anspannung inzwischen auch durch aktuelle Erkenntnisse der Stressforschung bestätigt: So zeigen die Befunde der Allostaseforschung, dass der Körper zwar auf einen kurzzeitigen Umgang mit Stressoren ausgelegt ist, eine langfristige oder besonders intensive Aktivierung der Stressreaktion allerdings zu einer Überlastung (Allostatische Last) führen kann (Behrends et al., 2021, S. 388; McEwen & Stellar, 1993; Schubert, 2020, S. 106; Sterling & Eyer, 1988). Bedeutsam ist folglich, dass auf Phasen der Anspannung auch Phasen der Entspannung folgen, damit der Körper zu neuer Stabilität finden kann. Entspannung wird in der Stressforschung sodann übereinstimmend mit positiven physiologischen Veränderungen assoziiert, beispielsweise einer Abnahme des Muskeltonus, einer Verminderung der Reflexbereitschaft, einer Zunahme der Herzraten-Variabilität, einer Senkung des arteriellen Blutdrucks sowie einer Abnahme der Atemfrequenz und des Sauerstoffverbrauchs (siehe hierzu z. B. Vaitl, 2020). Folglich kann hinsichtlich der Verdienste der Salutogenese auch die Herausarbeitung des salutogenen Potenzials von Stress angeführt werden. Dieses löst den Stressbegriff aus seiner (bisweilen) sehr negativen Konnotation und ermöglicht es, Stressoren nicht (nur) als Bedrohungen, sondern (auch) als positive Herausforderungen, Chancen des Gesundheitserlebens und Möglichkeiten der persönlichen Weiterentwicklung anzusehen.

[12] Siehe hierzu noch ausführlicher Abschnitt 6.2. Hier werden die Annahmen Antonovskys (1979, 1987) in drei Erkenntnisbereiche (Verständnis von Gesundheit und Krankheit; Stress; Kohärenzerleben und Gesundheitsressourcen) gebündelt und jeweils vor dem Hintergrund des aktuellen Forschungs- und Erkenntnisstand kritisch reflektiert.

Als wesentliche Erkenntnisleistung ist zudem das Konstrukt des Kohärenzerlebens hervorzuheben, das letztlich die konzeptuelle Antwort auf die salutogenetische Fragestellung darstellt. Gedacht als eine Meta-Ressource, die den Umgang mit Stressoren und damit die Auflösung von Anspannung in Entspannung moderiert, erfreut es sich eines hohen interdisziplinären Interesses. Dies zeigt sich in der Forschungslandschaft beispielsweise in einem Anstieg an Studien, die die Beziehungen zwischen dem Kohärenzerleben und der Gesundheit näher zu bestimmen versuchen. Insgesamt lässt sich konstatieren, dass die empirischen Befunde die aus einer salutogenetischen Perspektive angenommene Beziehung zwischen dem Kohärenzerleben und der Gesundheit wesentlich unterstützen (u. a. da-Silva-Domingues et al., 2022; Eriksson & Lindström, 2005, 2006, 2007; Länsimies et al., 2017; Luutonen et al., 2011; Piiroinen et al., 2020, 2022; Rivera et al., 2013; Suominen et al., 2001). Was sich in empirischen Befunden allerdings nicht bestätigen ließ, ist die Annahme Antonovskys (1987, S. 123), dass sich das Kohärenzerleben bis zum Erwachsenenalter weitestgehend festigt. Dagegen deuten aktuelle empirische Befunde darauf hin, dass das Kohärenzerleben zwar eine relativ stabile Größe ist, sich aber auch im Erwachsenenalter noch wesentlich verändern kann (Blomberg et al., 2001; Feldt et al., 2011; García-Moya et al., 2013; Jensen et al., 2017; Langeland et al., 2022; Lillefjell et al., 2015; Schnyder et al., 2000).

Ferner bestehen im Diskurs einzelne kritische Stimmen, die beispielsweise mit Blick auf die salutogenetische Orientierung vor einem „krampfhafte[n] Ausblenden von Krankheiten und pathogenen Stressoren“ (Hafen, 2014, S. 112) warnen. Sie argumentieren aber weniger dafür, die salutogenetische Orientierung zu verwerfen, als vielmehr, diese als komplementär zu einer pathogenetischen Orientierung zu denken. Dies legt Antonovsky (1987, S. 13) auch selbst in seinen Werken nahe. Ebenso wie Antonovsky (1987, S. 13, 26) seine Ausführungen nur als *eine* Perspektive auf Gesundheit und Krankheit versteht, wird im theoretischen Diskurs darauf verwiesen, dass das salutogenetische Verständnis den Phänomenen Gesundheit und Krankheit allein nicht allumfassend Rechnung tragen kann (siehe hierzu z. B. Faltermaier, 2023; Franzkowiak & Hurrelmann, 2022; Hafen, 2014; Richter & Hurrelmann, 2023a). So wird beispielsweise betont, dass die subjektive Lesart von Gesundheit und Krankheit, das Gesundheitsverhalten und die Faktoren der sozialen Lebenswelt in der Salutogenese (bzw. ihrer Rezeption) bislang nicht genügend adressiert werden (Faltermaier, 2023, S. 237; Hurrelmann & Richter, 2013, S. 127). Dies spricht dafür, das salutogenetische Verständnis von Gesundheit und Krankheit mit weiteren Verständnissen von Gesundheit und Krankheit zu verbinden. Auf das Potenzial eines solchen übergreifenden und brückenbildenden Verständnisses wird auch in der Literatur an vielen Stellen verwiesen (siehe hierfür z. B. Franzkowiak & Hurrelmann, 2022). Insofern die Salutogenese aber als „nach wie vor die am besten ausgearbeitete Rahmentheorie von Gesundheit mit hohem Integrationspotenzial" (Faltermaier, 2023, S. 173) verstanden werden kann, erscheint sie eine sehr gute Grundlage für eine vertiefende Auseinandersetzung mit gesundheits- und krankheitsbezogenen Fragestellungen zu sein.

2.6.3 Anfragen an die Pädagogik

In einem salutogenetischen Verständnis sind die Phänomene Gesundheit und Krankheit von grundlegender *pädagogischer Relevanz*, da sie als konstitutive Bedingung im Leben jedes Menschen angesehen werden. Insofern es Pädagogik per se mit Menschen zu tun hat, bedeutet dies, dass sich gesundheits- und krankheitsbezogene Erscheinungen (und ihre vielfältigen Teilaspekte) quasi notwendigerweise auch in pädagogischen Kontexten zeigen – sei es z. B. als Erleben von Wohlbefinden und Behaglichkeit, als Gefühl von Unbehagen und Schwere, als eine Erscheinungsform chronischer Erkrankung oder als eine Bewegung auf dem Kontinuum. Folglich fordert das salutogenetische Verständnis die Pädagogik geradezu dazu auf, die Bedeutung dieser vielfältigen Erscheinungsformen von Gesundheit und Krankheit für pädagogische Prozesse zu reflektieren. Da Gesundheit und Krankheit in einem salutogenetischen Verständnis primär als Momente des subjektiven Befindens gelesen werden, erfordert dies insbesondere, sich auf die gesundheits- und krankheitsbezogenen Erfahrungen der Subjekte einzulassen. Für die Pädagogik ergibt sich folglich die Aufgabe zu eruieren, welche pädagogische Relevanz den gesundheits- und krankheitsbezogenen Erfahrungen innewohnt. Hierzu gehört auch zu reflektieren, inwieweit die gesundheits- und krankheitsbezogene Verfasstheit der Subjekte für die Gestaltung pädagogischer Prozesse von Bedeutung ist. Einem salutogenetischen Verständnis von Gesundheit und Krankheit als Kontinuum folgend, wird hierbei allerdings deutlich, dass Deutungen der gesundheits- und krankheitsbezogenen Verfasstheit der Subjekte nicht dazu verleiten sollten, Subjekte in distinkte Kategorien einzuteilen (gesund vs. krank) und damit ihre Vielschichtigkeit und Unbestimmbarkeit zu verkennen. Für die Pädagogik bedeutet dies, dass sie gelingende Wege finden muss, die nicht in pathologisierenden Zuschreibungen münden (siehe hierzu z. B. Bakels, 2020; Mayer et al., 2024). Einem salutogenetischen Verständnis von Gesundheit und Krankheit folgend, ergibt sich für die Pädagogik vielmehr die Anfrage, zu reflektieren, wie sie ihren genuinen Bildungs- und Erziehungsauftrag im Kontinuum von Gesundheit und Krankheit (d. h. beispielsweise auch bei bestehender Erkrankung) bestmöglich nachkommen kann.

Aus einem salutogenetischen Verständnis von Gesundheit und Krankheit können sich demnach vielfältige *pädagogische Fragestellungen* ergeben, etwa: Inwiefern können sich Erscheinungsformen von Gesundheit und Krankheit auf pädagogische Prozesse auswirken? Inwiefern können pädagogische Prozesse Erscheinungsformen von Gesundheit und Krankheit beeinflussen oder sogar evozieren? Wie kann Pädagogik für die vielfältigen Erscheinungen von Gesundheit und Krankheit in pädagogischen Kontexten sensibel sein? Wie kann sie ihrem genuinen Bildungs- und Erziehungsauftrag auch im Kontext von Gesundheit und Krankheit bestmöglich nachkommen? Ausgehend von einem Verständnis von Gesundheit und Krankheit als Kontinuum wird dabei einerseits auf die grundsätzliche Vulnerabilität heranwachsender Menschen verwiesen. Für die Pädagogik ergibt sich hieraus der Auftrag, die Gesundheit heranwachsender Menschen im pädagogischen Handeln zu achten und dabei auch Phasen gesundheitlichen Unwohlseins zu berücksichtigen. Andererseits wird auf die Möglichkeiten und Potenziale aller Menschen verwiesen, Gesundheit und Wohlbefinden (auch bei bestehender Erkrankung) zu erleben. Für die Pädagogik ergibt sich hieraus die Aufgabe, aufzuspüren, inwieweit Gesundheit und Wohlbefinden auch *pädagogisch* ermöglicht oder unterstützt werden können. Dies gilt insbesondere, da Gesundheit und Krankheit in einem salutogenetischen Verständnis nicht absolut gedacht werden, sondern vielfältige Teilaspekte und -prozesse einschließen. Dabei kann auch das Kohärenzerleben als Quelle von Gesundheitserleben aufschlussreich sein, wenn reflektiert wird, inwiefern pädagogische Kontexte Erfahrungen von Verstehbarkeit, Handhabbarkeit und Bedeutsamkeit bzw. Sinnhaftigkeit ermöglichen oder gar verhindern. Aus dem salutogenetischen Verständnis ergibt sich damit die nachdrückliche *Anfrage an die Pädagogik*, pädagogisches Handeln sowohl gesundheits- als auch krankheitssensibel zu gestalten.

Abschließend kann festgehalten werden, dass das salutogenetische Verständnis dazu beiträgt, äußerst vielfältige und höchst bedeutsame Anfragen sichtbar zu machen, die sich aus den Phänomenen Gesundheit und Krankheit an die Pädagogik ergeben. Demzufolge kann die Salutogenese eine wichtige Grundlage sein, um pädagogische Antworten auf gesundheits- und krankheitsbezogene Anfragen zu finden. Insofern hierzu aber auch weitere, wie die in den vorherigen Kapiteln ausgeführten, Verständnisse von Gesundheit und Krankheit wertvolle Impulse leisten können, gilt es, diese Erkenntnisse bei der Suche nach den pädagogischen Antworten ebenfalls nicht aus dem Blick zu verlieren.

2.7 Zwischenfazit

Wie die Analyse gezeigt hat, lassen sich die Phänomene Gesundheit und Krankheit nicht erschöpfend greifen. Vielmehr bestehen viele unterschiedliche Verständnisse von Gesundheit und Krankheit, die jeweils eigene Deutungen der Phänomene evozieren. In der Zusammenschau zeigt sich, dass alle ausgeführten theoretischen Verständnisse (wenn auch auf unterschiedliche Weise) gesundheits- und krankheitsbezogene Anfragen an die Pädagogik sichtbar machen. Dies unterstützt einerseits die eingangs aufgestellte These, dass sich aus den Phänomenen *Anfragen an die Pädagogik* ergeben, und legt andererseits den Schluss nahe, dass eine pädagogische Perspektive auf Gesundheit und Krankheit nicht einfach in einem dieser Verständnisse aufgeht, sondern einer *mehrperspektivischen Betrachtung* bedarf. Auf diese Weise bekräftigt die Analyse auch die genuin pädagogische Überzeugung, dass sich das Subjekt als „bestimmt unbestimmtes Wesen" (Bernasconi & Böing, 2015, S. 72) nicht vermessen und demzufolge auch nicht in distinkte Kategorien einteilen lässt. Dieser Gedanke findet sich so explizit nur im salutogenetischen Verständnis von Gesundheit und Krankheit, welches dann, wie gezeigt wurde, äußerst vielfältige und höchst bedeutsame sich aus den Phänomenen ergebende Anfragen an die Pädagogik sichtbar macht. Vor diesem Hintergrund werden Gesundheit und Krankheit im weiteren Verlauf dieser Arbeit in erster Linie in *salutogenetischer Lesart* verhandelt. Gleichwohl fließen jedoch auch Erkenntnisse aus den übrigen Verständnissen in die weiteren Überlegungen der Arbeit ein, um der Komplexität der Phänomene und ihrer Anfragen an die Pädagogik (zumindest annäherungsweise) Rechnung tragen zu können. Hierfür erscheint auch ein Blick in die Lern- und Lebenswelt von Kindern und Jugendlichen als essenziell. Im nächsten Kapitel sollen Gesundheit und Krankheit daher noch eingehender im Kontext der Lern- und Lebenswelt von Kindern und Jugendlichen betrachtet werden.

3 Zur Relevanz: Bedeutung von Gesundheit und Krankheit für pädagogisches Handeln

3.1 Vorüberlegungen

Wie die eingehende Betrachtung der Phänomene im vorherigen Kapitel gezeigt hat, machen die theoretischen Verständnisse von Gesundheit und Krankheit diverse Anfragen an die Pädagogik sichtbar. In diesem Kapitel soll nun analysiert werden, welche Anfragen deutlich werden, wenn empirische Befunde zu Gesundheit und Krankheit im Kontext der Lern- und Lebenswelt von Kindern und Jugendlichen betrachtet werden.[1] Im Folgenden wird daher eruiert, in welchen Erscheinungsformen sich die Phänomene im Kindes- und Jugendalter zeigen und in welcher Beziehung sie zu pädagogisch relevanten Prozessen und Parametern stehen (z. B. Lern- und Bildungsprozesse, Bildungsweg, schulische Teilhabe). Auf dieser Grundlage wird konkretisiert, welche gesundheits- und krankheitsbezogenen Anfragen damit aus einer empirischen Perspektive sichtbar werden.

[1] Die hier aus *empirischer* Perspektive herausgearbeiteten gesundheits- und krankheitsbezogenen *Anfragen an die Pädagogik* sind – in Fortführung der in Kapitel 2 *theoretisch* abgeleiteten Anfragen – vor dem Hintergrund eines Verständnisses von Pädagogik als Reflexions-, Erfahrungs- und Handlungswissenschaft von Erziehung und Bildung zu lesen (Tenorth & Tippelt, 2012, S. 540). Auch sie lassen sich entsprechend dreifach perspektivieren: *erfahrungswissenschaftlich* in Bezug auf die Frage, welche gesundheits- und krankheitsbezogenen Erfahrungen Kinder und Jugendliche empirischen Befunden zufolge in pädagogischen Kontexten machen; *handlungswissenschaftlich* hinsichtlich der aus diesen empirischen Befunden erwachsenden Anforderungen an pädagogisches Handeln; sowie *reflexionswissenschaftlich* mit Blick darauf, welche Implikationen sich hieraus für die wissenschaftliche Reflexion über Erziehung und Bildung ergeben. Siehe hierzu weiterführend Kapitel 4, in dem das der Arbeit zugrunde liegende Verständnis von Pädagogik und pädagogischem Handeln ausführlicher entfaltet wird, sowie Kapitel 6, in dem Grundannahmen, Zielsetzungen und Vorgehensweisen pädagogischen Handelns im Kontinuum von Gesundheit und Krankheit als pädagogische Antworten auf diese Anfragen vorgeschlagen werden.

K. Höglinger, *Pädagogik im Kontinuum von Gesundheit und Krankheit*,
https://doi.org/10.1007/978-3-658-51667-3_3

Gegen Ende des Kapitels wird dann eruiert, inwiefern diese Anfragen in pädagogischen Kontexten erkannt und adressiert werden. Hierbei wird aufgezeigt, welche Antworten die Pädagogik bereits gefunden hat („Bisherige Antworten") und welche noch zu beantworten sind („Desiderat").

3.2 Gesundheit und Krankheit im Kindes- und Jugendalter

Empirische Befunde zeigen, dass sich gesundheits- und krankheitsbezogene Erscheinungen bereits im Kindes- und Jugendalter in vielfältiger Gestalt zeigen. Erste Erkenntnisse hierzu liefern Prävalenzschätzungen, jedoch unterliegen diese der Herausforderung, dass keine einheitlichen Kriterien zur Erfassung gesundheits- und krankheitsbezogener Phänomene vorliegen. Demzufolge besteht eine hohe Varianz der erhobenen *Prävalenzraten von chronischen Erkrankungen* im Kindes- und Jugendalter. Van Der Lee und Kolleg*innen (2007) analysierten jene Prävalenzraten im internationalen Kontext und stellten fest, dass die Angaben von 0,22 % bis 44 % variierten. In Deutschland zeigte eine Analyse gesetzlicher Versicherungsdaten aus dem Jahr 2014 von Marie-Therese Schmitz und Kolleg*innen (2023), dass je nach Altersgruppe ca. 10 bis 25 % aller Kinder und Jugendlichen mit mindestens einer *Diagnose einer chronischen Erkrankung nach ICD-10* leben. Diese Befunde stehen in Einklang mit der KiGGS-Studie, bei der die Prävalenz chronischer Erkrankungen auf der Grundlage von *Elternangaben* erhoben wurde (Neuhauser & Poethko-Müller, 2014). Hierbei reichten die Angaben von ca. 9 % bei Kindern im Alter von 0 bis 2 Jahren bis zu ca. 20 % bei Jugendlichen im Alter von 14 bis 17 Jahren. Die Studien machen deutlich, dass chronische Erkrankungen auch im Kindes- und Jugendalter keine seltene Ausnahmeerscheinung darstellen. Gleichwohl liefern sie keine Hinweise auf konkretere gesundheits- bzw. krankheitsbezogenen Erscheinungsformen.

Gerade vor dem Hintergrund eines salutogenetischen Verständnisses von Gesundheit und Krankheit als Kontinuum erscheinen jene konkreteren Erscheinungsformen aber sehr erkenntnisreich zu sein. Dies gilt insbesondere für die *subjektive Gesundheitseinschätzung* der Kinder und Jugendlichen selbst, da Gesundheit aus einer salutogenetischen Perspektive primär als subjektives Phänomen aufgefasst wird (Antonovsky, 1979, S. 60, 1987, S. 181). Diese subjektive Gesundheitseinschätzung wurde beispielsweise in der *HBSC-Studie* erhoben (Reiß et al., 2024). Die Ergebnisse aus dem Jahr 2022 zeigen, dass Kinder und Jugendliche ihre Gesundheit subjektiv unterschiedlich einschätzen.

Während der Großteil der befragten Kinder- und Jugendlichen ihre Gesundheit als „eher gut" beschreibt, berichteten 11,2 % bis 21,1 % (11-Jährige bis 15-Jährige) über eine eher schlechte subjektive Gesundheit. Darüber hinaus zeigt die HBSC-Studie auf, dass Kinder und Jugendliche unterschiedliche (in der Studie als psychosomatisch bezeichnete) *Gesundheitsbeschwerden* erfahren. So gaben 31,5 % bis 50,8 % (11- bis 15-Jährige) an, wiederkehrende psychosomatische Gesundheitsbeschwerden wie Kopfschmerzen, Bauchschmerzen, Rückenschmerzen, Niedergeschlagenheit, Gereiztheit bzw. schlechte Laune, Nervosität, Einschlafprobleme und Benommenheit bzw. Schwindel zu haben (Reiß et al., 2024). Auch diese Gesundheitsbeschwerden erscheinen vor dem Hintergrund eines salutogenetischen Verständnisses als sehr relevant, da sie noch konkretere Einblicke in mögliche Ausformungen von Gesundheit und Krankheit innerhalb des Kontinuums ermöglichen.

Weitere Erkenntnisse zu möglichen Ausformungen von Gesundheit und Krankheit liefert die *Schüler*innenbefragung des Deutschen Schulportals der Robert Bosch Stiftung* aus dem Jahr 2024. Den Ergebnissen zufolge beschreiben sich ca. 21 % der befragten Kinder und Jugendlichen im Alter von 8 bis 17 Jahren als *psychisch belastet.* Als Belastungsfaktoren wurden beispielsweise Sorgen hinsichtlich der eigenen Zukunft, des Erbringens guter Leistungen in der Schule, Klima- und Umweltkrisen, der ungerechten Behandlung von Menschen wegen ihrer Herkunft und/oder ihrer Hautfarbe, der finanziellen Situation in der Familie und Einsamkeit genannt (Robert Bosch Stiftung, 2024). Zudem zeigen die Ergebnisse, dass Kinder und Jugendliche ihr *schulisches Wohlbefinden* als sehr unterschiedlich erleben. So berichteten ca. 8 % der befragten Kinder und Jugendlichen über ein hohes schulisches Wohlbefinden, 71 % gaben dieses als mittel an, 20 % als gering. Das schulische Wohlbefinden scheint dabei auch im Zusammenhang mit der psychischen Gesundheit der Schüler*innen zu stehen. So berichteten 58 % der psychisch belasteten Schüler*innen über ein geringes schulisches Wohlbefinden, von den Schüler*innen ohne Hinweise auf psychische Belastungen berichteten dies 14 % (Robert Bosch Stiftung, 2024). Die Studie liefert wertvolle Erkenntnisse zum (psychischen und schulischen) Wohlbefinden von Kindern und Jugendlichen, ermöglicht aber keine Aussagen dahingehend, ob sich in den vergangenen Jahren Veränderungen hinsichtlich gesundheits- und krankheitsbezogener Erscheinungen im Kindes- und Jugendalter zeigen.

Betrachtet man Studien, die jene *Entwicklung gesundheits- und krankheitsbezogener Erscheinungsformen über die Zeit* nachzeichnen, so zeigt sich insbesondere in den vergangenen Jahren eine Verschlechterung der subjektiven Gesundheitseinschätzung sowie ein Anstieg der psychosomatischen Gesundheitsbeschwerden, der psychischen Belastungen und der Diagnose psychischer Erkrankungen

(McKinsey-Health-Institute, 2022; Reiß et al., 2024; Witte et al., 2023; Wolf & Schmitz, 2024). Als mögliche Gründe für diese Entwicklung werden neben einer gesteigerten Awareness für Gesundheit und Wohlbefinden und einer Verbesserung der Früherkennung von Erkrankungen insbesondere Faktoren der kindlichen Lern- und Lebenswelt (z. B. Leistungs- und Zukunftsängste) und gesellschaftliche Krisen (z. B. Coronapandemie, Klimawandel, Armut und Angst vor Krieg) diskutiert (Gossmann et al., 2023; McKinsey-Health-Institute, 2022; Robert Bosch Stiftung, 2024; J. Schmitz et al., 2024; Wolf & Schmitz, 2024). Diese Erkenntnisse stehen im Einklang mit Ergebnissen der *COPSY-Studie*, die aufzeigt, dass psychische Belastungen von Kindern und Jugendlichen während der Coronapandemie deutlich angestiegen und auch im Jahr 2024 nicht mehr auf das vorpandemische Niveau zurückgekehrt sind (Kaman et al., 2024): Vor der Pandemie (2014 bis 2017) berichteten 15 % der befragten Kinder und Jugendliche über eine niedrige gesundheitsbezogene Lebensqualität, 18 % über psychische Probleme, 18 % über Angstzustände und 15 % über depressive Symptome. Im Winter 2020/21 wurden die höchsten Prävalenzraten psychischer Belastungen festgestellt. 48 % der befragten Kinder und Jugendlichen berichteten über eine niedrige gesundheitsbezogene Lebensqualität, 31 % über psychische Probleme, 30 % über Angstzustände und 24 % über depressive Symptome. In den darauffolgenden Jahren ließ sich ein Rückgang der Angaben feststellen, dieser setzte sich 2024 aber nicht fort. So berichteten im Herbst 2024 noch 21 % der Kinder und Jugendlichen über eine verminderte gesundheitsbezogene Lebensqualität, 22 % über psychische Probleme und 23 % über Angstsymptome. Damit liegen die Werte im Jahr 2024 weiterhin ca. 5 % über den Werten vor der Pandemie. Lediglich bei den depressiven Symptomen zeigte sich zunächst ein leichter Rückgang gegenüber dem Niveau vor der Pandemie, im Jahr 2024 ist allerdings wieder ein steigender (wenn auch nicht signifikanter) Trend zu beobachten (Kaman et al., 2024). Weiterhin gaben 21 % der Kinder und Jugendlichen im Herbst 2024 an, sich manchmal, oft oder immer einsam zu fühlen, vor der Pandemie berichteten dies 14 % der Kinder und Jugendlichen (Kaman et al., 2024). Darüber hinaus zeigt die COPSY-Studie auf, dass krisenbezogene Sorgen der Kinder und Jugendlichen von 2023 zu 2024 angestiegen sind. So berichteten zwar weniger der befragten Kinder und Jugendlichen im Jahr 2024 über Sorgen hinsichtlich der Coronapandemie (2023: 20 %; 2024: 15 %), aber mehr hinsichtlich Klimakrisen (2023: 48 %; 2024: 57 %), ökonomischer Krisen (2023: 50 %; 2024: 62 %); Kriegen (2023: 56 %; 2024: 72 %) und Terrorismus (2023: 50 %; 2024: 70 %) (Kaman et al., 2024). Ähnliche Befunde liefern die *19. Shell Jugendstudie* (Albert et al., 2024) aus dem Frühjahr 2024, bei der 62 % bis 81 % der befragten Kinder und Jugendlichen krisenbezogene Sorgen angaben, und die *Trendstudie Jugend in Deutschland*

(Schnetzer et al., 2024) aus dem Sommer 2024, bei der dies 49 % bis 65 % taten. Die Studien zeigen damit übereinstimmend einen ansteigenden Trend hinsichtlich krisenbezogener Sorgen von Kindern und Jugendlichen auf. Unbeantwortet bleibt hierbei allerdings, ob sich Muster hinsichtlich der Verteilung gesundheits- und krankheitsbezogener Erscheinungen im Kindes- und Jugendalter zeigen.

Betrachtet man Studien, die beabsichtigen, jene *Verteilung* von Gesundheit und Krankheit im Kindes- und Jugendalter aufzudecken, so zeigt sich, dass Mädchen und genderdiverse Kinder und Jugendliche häufiger selbst über eine eher schlechte subjektive Gesundheit und wiederkehrende psychosomatische Gesundheitsbeschwerden berichten (Reiß et al., 2024) und dass sie nach Elternangaben öfter mit einer chronischen Erkrankung leben (Neuhauser & Poethko-Müller, 2014; M.-T. Schmitz et al., 2023). Zudem steigen die Angaben mit dem Alter an (Neuhauser & Poethko-Müller, 2014; Reiß et al., 2024; M.-T. Schmitz et al., 2023). Mit Schmitz und Kolleg*innen (2023) kann dieser Anstieg allerdings als wellenförmig beschrieben werden. Bei Mädchen zeigt sich ein deutlicher Prävalenzanstieg im Jugend- bis jungen Erwachsenenalter, bei Jungen ein leichter Prävalenzanstieg im Schulkindalter (M.-T. Schmitz et al., 2023). Diese Erkenntnisse stehen im Einklang mit bisherigen Befunden, denen zufolge 50 % bzw. 75 % aller lebensbegleitenden psychischen Erkrankungen bis zum Jugend- bzw. jungen Erwachsenenalter beginnen (Kessler et al., 2005, 2007) und verdeutlichen, dass das Kindes- und Jugendalter als eine sensible Phase anzusehen ist, in welcher der Gesundheit eine besondere Aufmerksamkeit zuteilwerden muss. In der Zusammenschau machen die empirischen Studien zu den Erscheinungsformen von Gesundheit und Krankheit im Kindes- und Jugendalter deutlich, dass sich die Phänomene bereits im Kindes- und Jugendalter in vielfältiger Gestalt zeigen. Weiter ist nun zu eruieren, was dies für die Pädagogik bedeutet.

3.3 Anfragen an die Pädagogik

3.3.1 Gesundheit und Wohlbefinden

Die zuvor angeführten empirischen Befunde machen deutlich, dass sich die Pädagogik notwendigerweise mit gesundheits- und krankheitsbezogenen Themenstellungen befassen muss, da in allen pädagogischen Kontexten mit Erscheinungsformen von Gesundheit und Krankheit zu rechnen ist. Welche konkreten *gesundheitsbezogenen* Anfragen sich hieraus an die Pädagogik ergeben, wird deutlich, wenn empirische Befunde zur Beziehung zwischen Gesundheit bzw.

Wohlbefinden und pädagogisch relevanten Prozessen und Parametern betrachtet werden. Hierbei besteht eine zunehmende Evidenz für einen wechselseitigen Zusammenhang: Einerseits kann angenommen werden, *dass Gesundheit und Wohlbefinden pädagogische Prozesse begünstigen* können. So zeigen empirische Befunde, dass Gesundheit und Wohlbefinden Lern- und Bildungsprozesse befördern und positive Einflüsse auf die Schulanwesenheit, die Schulleistungen, den Schulabschluss und den weiteren Bildungsweg haben können (Dadaczynski, 2012; Kleinkorres, et al., 2020; Maechel et al., 2023; Putwain et al., 2020; Spratt, 2016) und dass Maßnahmen der Gesundheitsförderung in pädagogischen Institutionen mit einer Verbesserung der Bildungsqualität (z. B. weniger Schulabbrüche und bessere Bildungsergebnisse) assoziiert sind (Dadaczynski et al., 2022; Long et al., 2020). Jennifer Spratt (2016) verdeutlicht diese Bedeutsamkeit von Gesundheit und Wohlbefinden für pädagogische Prozesse wie folgt:

> At one level, being in a positive state of physical, social and emotional health enables children to engage in the life and learning of the school. It is entirely appropriate that schools care for children and young people in this respect. Helping children to understand their emotions and to interact positively with other people allows them to take full advantage of the opportunities available in school. (S. 236–237)

Möchte Pädagogik heranwachsenden Menschen bestmögliche Bedingungen für Lern- und Bildungserfahrungen bereitstellen, so kann sie folglich auch die Gesundheit und das Wohlbefinden Heranwachsender nicht außer Acht lassen (Greiner & Saalbach, 2024, S. 93). Andererseits kann aber auch angenommen werden, *dass pädagogische Prozesse zu Gesundheit und Wohlbefinden der Kinder und Jugendlichen beitragen* können. So zeigen empirische Befunde beispielsweise, dass Bildung zu Gesundheitswissen und -kompetenz beitragen sowie mit einer positiveren subjektiven Gesundheitseinschätzung und selteneren chronischen Gesundheitsproblemen einhergehen kann (Hurrelmann, 2016; Kuntz, 2011; Ottová-Jordan et al., 2016; Spratt, 2016). Dass pädagogischen Prozessen damit auch ein salutogenes Potenzial innewohnt, hebt Spratt (2016) sehr eindrücklich hervor:

> However, at a deeper level, a fuller consideration of health and wellbeing would move beyond its supporting role in schooling and look to the role of education itself in enhancing human flourishing. If learning holds eudaimonic aims such as: to foster ‚freedom of the mind' (Nussbaum, 2006); to develop understanding of human emotions through the arts and literature (Suissa, 2008; Macmurray, 2012); to challenge injustices (Brighouse & Unterhalter, 2010); and to enhance democratic fellowship (Fielding, 2012), then the wellbeing agenda has important implications for the content of the curriculum and the processes of teaching and learning. It is through such

> educational experiences that young people may come to identify and pursue a ‚good' life (Bates, 2007). (S. 237)

Gleichwohl können pädagogische Einrichtungen gesundheitliche Risiken bergen (Greiner & Saalbach, 2024, S. 93). So zeigt Bilz (2008, 2013), dass Kinder und Jugendliche dann Ängste, depressive Symptome und psychosomatische Beschwerden entwickelten, wenn sie von Mitschüler*innen gemobbt wurden, sie sich durch die Lernbedingungen überfordert fühlten und sie die Qualität des Unterrichts als gering einstuften. Ein gut ausbalancierter, nicht überfordernder Unterricht geht Bilz und Ravens-Sieberer (2013) zufolge dagegen mit einer Reduktion und Prävention von gesundheitsbezogenen Beschwerden einher. Ebenso konnten soziale Unterstützung durch Mitschüler*innen und Lehrkräfte sowie eine positive Wahrnehmung der und ein Verbundenheitsgefühl mit der Schule als gesundheitsfördernde Faktoren in pädagogischen Kontexten identifiziert werden (Kidger et al., 2012; Ottová-Jordan et al., 2016; Ravens-Sieberer et al., 2012; Vieno & Santinello, 2004).

In der Zusammenschau der Studien zeigt sich folglich, dass die Gesundheit und das Wohlbefinden der Subjekte pädagogische Prozesse und Parameter einerseits wesentlich beeinflussen können, pädagogische Prozesse und Parameter aber andererseits auch die Gesundheit und das Wohlbefinden der Subjekte befördern oder aber beeinträchtigen können. Hieraus ergeben sich wichtige *gesundheitsbezogene Anfragen* an die Pädagogik: Sie ist aufgefordert, das Wohlbefinden und die Gesundheit von Kindern und Jugendlichen in pädagogischen Kontexten zu achten und Bedingungen zu schaffen, in denen sich Kinder und Jugendliche sicher fühlen, als wertgeschätzt erleben sowie möglichst unbeschwert und freudvoll am Unterricht teilhaben können. Sie ist dazu angehalten, pädagogische Kontexte hinsichtlich ihrer gesundheitsbezogenen Wirkungen zu reflektieren. Und sie ist dazu ermutigt, pädagogische Prozesse und Interaktionen grundsätzlich möglichst gesundheitssensibel zu gestalten und Kindern und Jugendlichen Zugänge zu Gesundheit durch Lern- und Bildungsprozesse zu eröffnen.

3.3.2 Krankheit und chronische Erkrankungen

Neben gesundheitsbezogenen Anfragen lassen sich aber auch konkretere *krankheitsbezogene Anfragen* identifizieren, wenn empirische Befunde zur Beziehung zwischen Krankheit und pädagogisch relevanten Prozessen und Parametern betrachtet werden. Hierbei sind insbesondere Erkenntnisse zur Lern- und Lebenswelt von Kindern und Jugendlichen mit chronischen Erkrankungen aufschlussreich. Wie die Prävalenzdaten gezeigt haben, leben in Deutschland je nach Altersgruppe ca. 9–25 % aller Kinder und Jugendlichen mit einer chronischen Erkrankung (Neuhauser & Poethko-Müller, 2014; M.-T. Schmitz et al., 2023).[2] Im Verständnis dieser Arbeit ist damit eine äußerst heterogene Gruppe an Menschen gemeint, die langfristig, fortwährend oder wiederkehrend mit Erscheinungen von Krankheit oder Kranksein lebt.[3] Diese Erscheinungen von Krankheit und Kranksein können sehr unterschiedlich gedeutet werden, wie bereits die Analyse der theoretischen Verständnisse von Gesundheit und Krankheit gezeigt hat.[4] Im Kontext chronischer Erkrankungen wird bei jenen Deutungsversuchen nun häufig auf rechtliche Begriffsbestimmungen zurückgegriffen. In rechtlichen Begriffsbestimmungen wird Krankheit meist normativ definiert (Höglinger, 2025, S. 135). Dies sei an dieser Stelle anhand exemplarischer rechtlicher Begriffsverständnisse verdeutlicht:

- Der **Bundesgerichtshof** (BGH) in Deutschland beschrieb Krankheit in einem Urteil vom 21.03.1958 als „jede Störung der normalen Beschaffenheit oder der normalen Tätigkeit des Körpers, die geheilt, d. h. beseitigt oder gelindert werden kann“ (BGH, Az.: 2 StR 393/57).
- Das **Bundessozialgericht** (BSG) in Deutschland beschrieb Krankheit in einem Urteil vom 20.10.1972 als „ein[en] regelwidrige[n] Körper- oder Geisteszustand, der ärztlicher Behandlung bedarf und/oder Arbeitsunfähigkeit zur Folge hat“ (BSGE 35, S. 10, 12 –13).

[2] Siehe hierzu ausführlicher Abschnitt 3.2. Schmitz und Kolleg*innen (2023) bezogen sich hierbei auf Daten der gesetzlichen Krankenversicherung zu Diagnosen chronischer Erkrankungen nach ICD-10, Neuhauser und Poethko-Müller (2014) auf Elternangaben zu lang andauernden chronischen Krankheiten oder Gesundheitsproblemen. In beiden Erhebungen stieg die Erkrankungsrate mit dem Alter an, bei Schmitz und Kolleg*innen (2023) von ca. 9 % bei unter 5-Jährigen auf ca. 25 % bei 15–19-Jährigen. Bei Neuhauser und Poethko-Müller (2014) von ca. 9 % bei unter 2-Jährigen auf ca. 20,6 % im Alter von 14 bis 17 Jahren.

[3] Siehe hierzu ausführlicher Kapitel 6. Die Begriffe Krankheit und Erkrankung werden hierbei differenziert verwendet. Krankheit, als Konstrukt des Krankseins und -erlebens, „Erkrankung“ als konkrete Manifestation jenes Krankseins und -erlebens im Leben einer Person. Diese Differenzierung wird in Kapitel 6 näher ausgeführt und die der Arbeit zugrunde liegenden Verständnisse von Krankheit und Erkrankung noch eingehender dargelegt.

[4] Siehe hierzu ausführlicher Kapitel 2. Hier werden die Phänomene Gesundheit und Krankheit aus unterschiedlichen theoretischen Beobachtungsperspektiven betrachtet.

- Das **Allgemeine Sozialversicherungsgesetz** (ASVG) in Österreich beschreibt Krankheit als einen „regelwidrige[n] Körper- oder Geisteszustand, der die Krankenbehandlung notwendig macht" (§ 120 ASVG).
- Das **Bundesgesetz über den Allgemeinen Teil des Sozialversicherungsrechts** (ATSG) der Schweiz beschreibt Krankheit als „jede Beeinträchtigung der körperlichen, geistigen oder psychischen Gesundheit, die nicht Folge eines Unfalles ist und die eine medizinische Untersuchung oder Behandlung erfordert oder eine Arbeitsunfähigkeit zur Folge hat" (Art. 3 ATSG).

Synthetisierend kann konstatiert werden, dass Krankheit in diesen rechtlichen Begriffsbestimmungen „eine Abweichung von einer Norm (z. B. Körper- oder Geisteszustand, Beschaffenheit oder Tätigkeit des Körpers, Gesundheit) dar[stellt], die mit einem regel- bzw. erwartungswidrigen Zustand des Subjekts (z. B. Arbeitsunfähigkeit) und/oder einem rehabilitativen (Be-)Handlungsbedarf des Gesundheitssystems (z. B. medizinische Untersuchung, Behandlung, Heilung, Beseitigung, Linderung) assoziiert wird" (Höglinger, 2025, S. 135). Ein solches normatives Begriffsverständnis, das Krankheit als seltene Ausnahmeerscheinung konzeptualisiert, unterscheidet sich dabei wesentlich von dem in dieser Arbeit vertretenen salutogenetischen Verständnis. In jenem salutogenetischen Verständnis wird Krankheit als grundlegende menschliche Erfahrung aufgefasst (Antonovsky, 1987, S. XII). Im Fokus steht damit weniger ihre *normative Deutung* durch die Gesellschaft als vielmehr ihre *subjektive Bedeutung* für das Subjekt. Damit ermutigt das salutogenetische Verständnis dazu aufzuspüren, *in welcher Gestalt* sich eine Erkrankung *im Leben eines Subjekts* manifestiert, d. h., was die Erkrankung für das Subjekt selbst bedeutet und wie es die eigene Erkrankung erlebt oder ihre Anzeichen und Symptome deutet. In diesem Verständnis können chronische Erkrankungen sämtliche Lebensvollzüge des Subjekts beeinflussen.

Im Kindes- und Jugendalter gilt dies auch für pädagogische Kontexte, wie empirische Befunde zunehmend sichtbar machen. So zeigt eine explorative Fragebogenerhebung im deutschsprachigen Raum mit (primär) somatisch erkrankten Kindern und Jugendlichen von Walter-Klose und Seiler-Kesselheim (2023), dass sich chronische Erkrankungen in vielerlei Hinsicht auf die Schulsituation und die schulische Teilhabe auswirken können. So berichteten 62,7 % der Befragten über Schmerzen, die bei 61,7 % mittlere und bei 16,6 % starke Auswirkungen auf die Schulsituation haben. Zudem gaben 15,3 % der Befragten an, einen sonderpädagogischen Unterstützungsbedarf zu haben und 28,7 % berichteten einen Anspruch auf einen Nachteilsausgleich, wobei dieser von 27,9 % der anspruchsberechtigten Kinder und Jugendlichen nicht genutzt werde. Darüber hinaus berichteten einige der befragten Kinder und Jugendlichen aber auch, dass sie schulische Aktivitäten nicht wie ihre Mitschüler*innen durchführen oder an ihnen teilhaben könnten, z. B. hinsichtlich des Ablegens von Prüfungen (79 %); Konzentration, Aufmerksamkeit, Merkfähigkeit (75 %); Mobilität, Bewegung und Feinmotorik (73 %); der Teilhabe am Unterricht (72 %); der Teilhabe an außerunterrichtlichen Tätigkeiten (70 %), dem Gestalten von sozialen Beziehungen mit Mitschüler*innen (53 %) oder mit Lehrenden (53 %); der Kommunikation mit Lehrenden sowie Mitschüler*innen (34 %); des Lesens und Schreibens (34 %); Selbstversorgung: Toilette/Hygiene, Nahrungsaufnahme, Trinken (32 %), Rechnen und Mathematik (31 %).[5] Die Befunde von Walter-Klose und Seiler-Kesselheim (2023) liefern folglich wichtige Hinweise darauf, dass Schüler*innen mit somatischen Erkrankungen mit diversen Herausforderungen im Schulkontext konfrontiert sein können.

Unbeantwortet bleibt jedoch noch, ob dies auch für Schüler*innen mit psychischen Erkrankungen gilt. Hierzu zeigt eine ebenfalls im deutschsprachigen Raum erfolgte Analyse der Schulakten psychisch belasteter Schüler*innen von Janschewski und Kolleg*innen (Janschewski et al., 2014) dass sich bei 90 % der untersuchten Schulakten Hinweise auf schulische Probleme der betroffenen Kinder und Jugendlichen finden lassen. Als Indikatoren wurden Schul-/Klassenwechsel nach oder vor einem Klinikaufenthalt, eine hohe Frequenz von Fehltagen, Mobbing und Erfahrungen als Außenseiter*in, Beeinträchtigungen von schulischem Lernen und Arbeiten sowie Konflikte und (sogenannte) Gruppenunfähigkeit herangezogen. Diese Daten deuten darauf hin, dass auch psychisch erkrankte Schüler*innen sehr herausfordernde Erfahrungen in der Schule machen.

Diese nationalen Befunde werden auch durch internationale empirische Arbeiten gestützt. So zeigt eine quantitative Vergleichsstudie von Lum und Kolleg*innen (2019) zu schulischen Erfahrungen von Kindern und Jugendlichen mit chronischen Erkrankungen, dass

- Kinder und Jugendliche mit chronischen Erkrankungen mit diversen *akademischen Herausforderungen* konfrontiert sein können (z. B. ein höheres Risiko für das Wiederholen einer Klassenstufe; Schwierigkeiten bei der Konzentration oder dem Erledigen von Aufgaben im gleichen Tempo wie Gleichaltrige),

[5] Hier sind die Prozentzahlen der Befragten angegeben, die darüber berichten, Aktivitäten *nicht* wie ihre Mitschüler*innen durchführen oder an ihnen teilhaben zu können (negativ). In der Originalveröffentlichung von Walter-Klose und Seiler-Kesselheim (2023) sind die Prozentzahlen der Befragten angegeben, die Aktivitäten wie ihre Mitschüler*innen durchführen oder an ihnen teilhaben können (positiv).

- sie *häufiger kurzfristige krankheitsbedingte Fehlzeiten* als Gleichaltrige aufweisen (z. B. wegen Krankenhausaufenthalten) und unter Umständen sehr *lange Abwesenheitszeiten* bestehen (z. B. mehrere Monate),
- erhebliche *soziale und emotionale Belastungen* entstehen können (z. B. ein erhöhtes Risiko für ein geringes soziales Selbstvertrauen, oder moderaten bis hohen emotionalen Stress)
- spezifische *medizinische Bedarfe* im Schulalltag entstehen können (z. B. Einnahme von Medikamenten; Unterstützung beim Krankheitsmanagement)
- eine kritische *Diskrepanz zwischen Bedarfslagen und schulischen Unterstützungsangeboten* besteht (z. B. keine zusätzliche oder unzureichende Unterstützung beim schulischen sowie häuslichen Lernen oder durch Schulpsychologie).

In der Zusammenschau der empirischen Befunde wird damit deutlich, dass sich eine chronische Erkrankung potenziell auf vielfältige Weise in pädagogischen Kontexten auswirken kann, der Pädagogik aber auch ein großes Potenzial innewohnt, potenziell negative Auswirkungen abzufedern. Hieraus ergeben sich wichtige *krankheitsbezogene Anfragen* an die Pädagogik: Sie ist aufgefordert, pädagogische Kontexte hinsichtlich ihrer krankheitsbezogenen Wirkungen zu reflektieren. Sie ist dazu angeregt, die körperliche Verfasstheit der Kinder und Jugendlichen in pädagogischen Kontexten zu berücksichtigen und Bedingungen zu schaffen, in denen auch erkrankte Kinder und Jugendliche Lern- und Bildungserfahrungen machen können. Und sie ist dazu ermutigt, pädagogische Prozesse und Interaktionen grundsätzlich möglichst krankheitssensibel zu gestalten sowie spezifische pädagogische Antworten auf krankheitsbezogene Anfragen zu finden.

Die konkreten Anfragen können aber differieren und sich je nach Erscheinungsform der Erkrankung unterscheiden. Zur Ergänzung der bisherigen Erkenntnisse werden im Folgenden daher einzelne *spezifische* Erkrankungsbilder exemplarisch betrachtet und – in salutogenetischer Lesart – insbesondere hinsichtlich ihrer möglichen konkreten Auswirkungen auf die Lern- und Lebenswelt der betroffenen Kinder und Jugendlichen hin reflektiert. In dem Versuch, die Heterogenität des Personenkreises bestmöglich nachzuzeichnen, werden hierbei bewusst Erkrankungsbilder ausgewählt, die Differenzen zwischen der jeweiligen Manifestationsform der Erkrankung, ihren potenziellen Erscheinungen in pädagogischen Kontexten und hieraus resultierenden Anfragen an die Pädagogik sichtbar machen. Folglich wird ein Erkrankungsbild vorgestellt, das sich vorwiegend somatisch manifestiert *(Juvenile Idiopathische Arthritis)*; eines, das sich vorwiegend psychisch manifestiert *(Angststörung);* und eines, das sehr deutlich macht, dass die Grenzen zwischen somatischer und psychischer Manifestation (in der Annahme einer Einheit von Leib und Seele) grundsätzlich als nicht trennscharf zu verstehen sind *(Chronic Fatigue Syndrom (ME/CFS))*[6].

3.3.2.1 Juvenile Idiopathische Arthritis

Der Begriff Juvenile idiopathische Arthritis (JIA) stellt eine medizinische Bezeichnung für eine Gruppe heterogener rheumatischer Erkrankungen mit Beginn vor dem 16. Lebensjahr dar (BfArM, 2024, ICD-10-GM: M08.). Kennzeichen ist eine idiopathische chronische Arthritis, d. h. eine Entzündung der Gelenkhaut (Synovialis), der Sehnen und Sehnenscheiden (Tenosynovitis) oder der Sehnen- oder Bänderansätze, Faszien oder Gelenkkapseln (Enthesitis) eines oder mehrere Gelenke, die mindestens sechs Wochen andauert und deren Ursache (Ätiologie) unbekannt ist (Huppertz, 2019, S. 266; Huppertz et al., 2020, S. 1068). Die (Gelenk-)Entzündung führt zu einer Schwellung oder Überwärmung der betroffenen Gelenke und wird häufig durch Schmerzen begleitet, die sich insbesondere als Druckschmerz oder bei Bewegung des betroffenen Gelenks zeigen (Minden, 2022, S. 313). Charakteristisch sind zudem eine Gelenksteife, d. h. leicht erschwerte bis stark eingeschränkte Beweglichkeit der Gelenke, insbesondere am Morgen („Morgensteifigkeit"), und ein Gelenkschmerz nach körperlichen Ruhephasen („Anlaufschmerz") (Huppertz et al., 2020, S. 1070). Die hieraus resultierenden Bewegungseinschränkungen und Schmerzen können dazu führen, dass eine Schonhaltung eingenommen wird, welche die Bewegungseinschränkungen langfristig weiter verstärken, die Entwicklung von Kontrakturen und Fehlstellungen begünstigen und die bestehenden Schmerzen verstärken kann

---

[6] Gleichwohl wird an diesem Beispiel auch deutlich, dass die Verflüssigung von Psychischem und Somatischen auch mit Herausforderungen einhergeht. ME/CFS gilt als somatische Erkrankung (konkret als neuroimmunologische Erkrankung), die mit wesentlichen psychischen Belastungen einhergehen kann, „aber von genuin psychischen, psychiatrischen oder psychosomatischen Erkrankungen abzugrenzen" (Steinacker & Klinkisch, 2024, S. 38) ist. Dennoch kann in Medizin und Gesellschaft beobachtet werden, dass die Erkrankung häufig als (rein) psychische Erkrankung gelesen wird (Steinacker & Klinkisch, 2024, S. 38–39) – mit erheblichen Folgen, wie Steinacker und Klinkisch (2024, S. 38) eindrücklich aufzeigen: „Im Falle postviraler Fatiguesyndrome ist die Einordnung in den Bereich des Psychischen zum einen problematisch, weil damit häufig Therapiemethoden abgeleitet werden, die auf Aktivierung setzen. [...] Zum anderen sind psychische Erkrankungen, etwa eine Depression, ernstzunehmende, oft schwere Krankheiten, die einer eigenen, sorgfältigen und fachkundigen Abklärung und Therapie bedürfen; auf keinen Fall sind psychologische Diagnosen bzw. Zuschreibungen eine Art Container für (noch) Unerklärtes oder Uneindeutiges. Diese Form des Gleichmachens verkürzt und verharmlost das Leid(en) psychisch erkrankter Menschen und macht diese Erkrankungen beliebig. Zugleich hat eine solche Fehlkategorisierung die Anerkennung von postviralen Folgeerkrankungen als komplexe Syndrome lange Zeit verhindert" (Steinacker & Klinkisch, 2024, S. 38).

(„Schmerzkreislauf") (Huppertz et al., 2020, S. 1067, 1070). Weiterhin können andere Organe betroffen sein, z. B. die Augen, die Haut oder innere Organe (Huppertz et al., 2020, S. 1070).

Die JIA verläuft in der Regel schubweise, d. h., die Krankheits- und Entzündungsaktivität variiert im Verlauf der Erkrankung. Auf Phasen einer geringeren Symptomstärke können Schübe mit höherer Symptomstärke folgen. Zumeist sind therapeutische Maßnahmen erforderlich, um die Schmerzen zu lindern, den Bewegungsumfang, die Muskelkraft und die Funktion der Gelenke zu bewahren oder wiederherzustellen und eine möglichst altersgemäße Entwicklung zu unterstützen (Huppertz, 2019, S. 268; Huppertz et al., 2020, S. 1073). Bei den medikamentösen Therapien kommen meist verschiedene Gruppen von Medikamenten zum Einsatz. Im Anfangsstadium werden zumeist nicht-steroidale Antirheumatika (NSAR) eingesetzt, insbesondere Ibuprofen und Naproxen (Wagner et al., 2022, S. 203). Diese haben eine schmerzlindernde und entzündungshemmende Wirkung und können daher eine schnelle erste Linderung von Schmerzen und Steifheit bewirken (Huppertz et al., 2020, S. 1074). Ergänzend werden immunmodulierende Substanzen und Zytostatika wie Methotrexat eingesetzt. Methotrexat hat eine stärkere Wirkung als NSAR, allerdings setzt die Wirkung erst nach ca. vier bis sechs Wochen nach Therapiebeginn ein (Huppertz et al., 2020, S. 1077; Niehues et al., 2022, S. 220). Daher werden oft zusätzlich schneller wirkende Medikamente wie Glucocorticoide oder Biologika notwendig. Glucocorticoide (Kortikosteroide) wie Predniso(lo)n sind stark wirksame entzündungshemmende und immunsuppressive Substanzen. Sie wirken häufig schon innerhalb weniger Stunden, sind allerdings auch mit hohen Nebenwirkungen assoziiert (Niehues & Wagner, 2022, S. 209, 211). Biologika sind große Proteinmoleküle, die einzelne Entzündungsmediatoren (Zytokine) blockieren und damit einen Einfluss auf das Immunsystem nehmen. Sie zeichnen sich durch einen schnellen Wirkeintritt (wenige Tage bis Wochen) aus, können aber auch mit Nebenwirkungen einhergehen (Huppertz et al., 2020, S. 1078–1079). Neben der medikamentösen Therapie kann auch die nicht medikamentöse Therapie wesentlich zum Behandlungserfolg beitragen (Nirmaier et al., 2022, S. 905). Hierfür kommen insbesondere physiotherapeutische, ergotherapeutische, physikalische und sporttherapeutische Therapiemaßnahmen zum Einsatz. Je nach Krankheitsaktivität können mehrere Therapieeinheiten täglich erforderlich sein (Nirmaier et al., 2022, S. 912).

Die Diagnose einer JIA verweist damit zunächst auf medizinisch-therapeutische Aspekte, wie Gelenkentzündungen, Bewegungseinschränkungen, Schmerzen oder die Erforderlichkeit der Einnahme von Medikamenten. In einer salutogenetischen Lesart sind diese Aspekte aber nicht mit einem statischen

Krankheitserleben gleichzusetzen. Vielmehr ist aus einer salutogenetischen Perspektive anzunehmen, dass sich auch Kinder und Jugendliche mit JIA an sehr unterschiedlichen Stellen des Kontinuums von Gesundheit und Krankheit positionieren können. In Abbildung 3.1 ist dieses individuelle und dynamische Moment des Gesundheits- und Krankheitserlebens im Leben mit juveniler idiopathischer Arthritis in schematischer Form veranschaulicht.

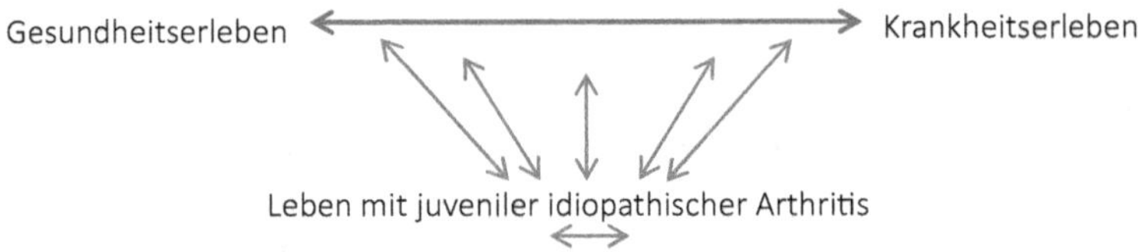

Abbildung 3.1 Gesundheits- und Krankheitserleben im Kontext von JIA. (Eigene Darstellung)

Insofern angenommen werden kann, dass die Positionierungen und Bewegungen auf dem Kontinuum in Relation zu der konkreten Manifestation der Erkrankung in der Lebens- und Lernwelt der Kinder und Jugendlichen steht – die auch wiederum als dynamisch zu verstehen ist – stellt sich die Frage, wie sich die JIA konkret im Leben betroffener Kinder und Jugendlicher manifestieren kann. Hierzu zeigt eine thematische Synthese qualitativer Studien von Allison Tong und Kolleg*innen (2012), dass Kinder und Jugendliche mit JIA darüber berichten, dass sich die Erkrankung auf vielfältige Weise auf ihre Lebensvollzüge auswirken kann. So erzählten die Kinder und Jugendlichen davon,

- sich durch die Diagnose einer beständigen Unsicherheit ausgesetzt zu fühlen (z. B. Hoffnung vs. Enttäuschung; Kontrollierbarkeit vs. Ohnmacht),
- ständig auf der Suche nach neuem Wissen zu sein (z. B. hinsichtlich Fortschritten der Medizin oder nach Alltagsstrategien im Umgang mit der Erkrankung),
- es als herausfordernd zu erleben, einen guten Umgang mit den erforderlichen Therapien finden zu müssen (z. B. eigenverantwortliche Durchführung),
- eine Abneigung dahingehend zu empfinden, „anders“ zu sein (z. B. unvorhersehbare Schmerzen zu haben, erzwungene Abhängigkeit),
- nach Normalität zu streben (z. B. Aufrechterhaltung der sozialen Identität und des Gemeinschaftsgefühls) und

- Stigmatisierungen und Missverständnissen ausgesetzt zu sein (z. B. unsichtbare Schmerzen zu haben, diskriminiert zu werden, Trivialisierung zu erleben) (Tong et al., 2012).

Dies verdeutlicht, dass sich JIA im Kindes- und Jugendalter sehr unterschiedlich manifestieren, aber auch mit einer hohen emotionalen und sozialen Belastung verbunden sein kann, wie ein Interviewausschnitt aus der Studie eindrücklich zeigt (Tong et al., 2012):

> The perfect day would be to get rid of your illness just for a day … I would do anything for that … That would be living … It would be great to know what it's like not to be in pain … I'm in pain all the time (26). (S. 1398)

Ferner zeigen Studienergebnisse, dass JIA mit erheblichen Auswirkungen im Schulkontext verbunden sein kann. So können häufige Fehlzeiten entstehen, Probleme beim Schreiben, bei körperlichen Aktivitäten und der Mobilität im Schulgebäude auftreten oder sich Krankheitsanzeichen oder Symptome wie Schmerzen oder Fatigue im Unterricht zeigen (Bouaddi et al., 2013; Fazaa et al., 2021; Jordan et al., 2021; Laila, 2016; Miri et al., 2021; Nordal et al., 2019). Zudem berichten Kinder und Jugendliche mit JIA darüber, ein geringes schulisches Wohlbefinden zu haben, sich in der Schule nicht akzeptiert zu fühlen und nicht hinreichend unterstützt zu werden (Agoston et al., 2016; Min et al., 2022). Auch Auswirkungen auf die Schulleistungen und den weiteren Bildungsweg sind möglich (Fazaa et al., 2021; Laila, 2016; Miri et al., 2021).

Die Pädagogik ist folglich mit der Herausforderung konfrontiert, Wege zu finden, damit Kinder und Jugendliche mit JIA bestmöglich am Unterricht teilhaben können. Dies kann bedeuten, Alternativen zum handschriftlichen Schreiben und zu herkömmlichen Transfers im Schulgebäude zu finden, pädagogische Angebote für phasenweise Schulabwesenheit zu entwickeln, belastende emotionale Erfahrungen achtsam zu begleiten sowie das soziale Miteinander und das psycho-soziale Wohlbefinden der Kinder und Jugendlichen zu stärken.

3.3.2.2 Angststörungen

Der Begriff „Angststörung“ stellt eine medizinische Bezeichnung für eine Gruppe unterschiedlicher Erscheinungsformen pathologischer Angst dar. Unter Angst wird eine Emotion verstanden, die als ein unangenehmes, bedrückendes und/oder beklemmendes Gefühl der Bedrohung erlebt wird (Höwler, 2020, S. 116). Angst stellt dabei grundsätzlich eine bedeutsame Basisemotion und eine anthropologische Grunderfahrung jedes Menschen dar (Kirschenbauer, 2023, S. 52).

Phylogenetisch betrachtet trägt Angst entscheidend zur Sicherung des Fortbestehens der Menschheit bei, da sie vor Gefahren warnt (z. B. Unwetter, Naturkatastrophen, Dunkelheit, wilde Tiere, Feinde), die deren Überleben potenziell gefährden könnten (Tschuschke, 2019, S. 185). Sie erfüllt damit wesentliche Funktionen, indem sie den Menschen auf eine Gefahr aufmerksam macht (Signal) und damit physiologische Reaktionen auslöst (Stressreaktion), die dem Menschen eine bestmögliche Reaktion auf die Bedrohungslage ermöglichen sollen (Kampf- oder Fluchtreaktion). Aber auch ontogenetisch sind Ängste bedeutsam, da sie den sich entwickelnden Menschen vor möglichen Gefahren schützen. Ängste sind damit insbesondere im Kindesalter bis zu einem gewissen Grad physiologisch und entwicklungsbedingt sinnvoll. Sie treten in verschiedenen Phasen der Entwicklung in unterschiedlichem Ausmaß auf (Kirschenbauer, 2023, S. 52; Tschuschke, 2019, S. 185). So können entwicklungsgemäß typische Ängste bei Kleinkindern laute Geräusche und fremde Personen sein, bei Kindern im Vorschulalter Dunkelheit und Trennungsangst und bei Schulkindern Verletzungen und Naturkatastrophen (Weninger et al., 2020, S. 67–77). Bei Jugendlichen sind zudem Ängste bezüglich der Schulleistung, des Soziallebens und -verhaltens und der Gesundheit gängig (Weninger et al., 2020, S. 68). Diese vergleichsweise milden und vorübergehenden Ängste werden als „Entwicklungsängste" bezeichnet und gelten als bedeutsam für die kindliche Entwicklung, da sie es Kindern ermöglichen, Strategien des Umgangs mit herausfordernden oder bedrohlichen Situationen zu erlernen (Walitza & Melfsen, 2016, S. 278).

Ab einem gewissen Grad wird Angst allerdings ein Krankheitswert zugeschrieben und ihre Erscheinungsform medizinisch als Angststörung definiert. Insbesondere, wenn die Angst als sehr intensiv erlebt wird, sie sehr häufig auftritt oder sehr lange anhält, sie als nicht mehr situationsangemessen wahrgenommen wird und sie mit einem Vermeidungsverhalten und einer erheblichen Einschränkung des Alltags- und Soziallebens einhergeht, wird Angst als pathologisch verstanden (Höwler, 2020, S. 116). Angst ist dann nicht mehr nur als eine Emotion der Person anzusehen, sondern als Charakteristikum einer Erkrankung. Der Übergang zwischen Basisemotion und Krankheitscharakteristikum ist aber nicht kategorisch, sondern als fließend zu beschreiben (Kirschenbauer, 2023, S. 52). Zwischen leichter bzw. entwicklungsgemäßer und sehr intensiver bzw. pathologischer Angst besteht damit ein Kontinuum von Angst als bedeutsamem Warnsignal bis hin zu Angst als bedeutsamer „Störung" der individuellen Lebensvollzüge. Chronische Angst kann sich individuell sehr unterschiedlich manifestieren. Dennoch lassen sich auch interpersonelle Muster erkennen, weshalb Angsterkrankungen in unterschiedliche Angstformen unterteilt werden. Im Kindes- und Jugendalter gelten die Trennungsangst, die phobische Störung, die soziale Angststörung und die generalisierte Angststörung als klinisch häufigste Angststörungen (Vloet et al., 2021, S. 116).

Die Diagnose einer Angststörung verweist damit zunächst auf klinische Anzeichen wie intensive Angstreaktionen, anhaltende Sorgen, Vermeidungsverhalten oder psychosomatische Begleiterscheinungen. In einer salutogenetischen Lesart sind diese Anzeichen jedoch nicht mit Krankheitserleben gleichzusetzen. Vielmehr ist anzunehmen, dass auch Kinder und Jugendliche mit Angststörungen sehr unterschiedliche Positionen auf dem Kontinuum von Gesundheit und Krankheit einnehmen können und dass diese Positionierungen in (einer bidirektionalen) Beziehung zu den konkreten und zugleich als dynamisch zu verstehenden Ausformungen der Angst in der Lern- und Lebenswelt der Kinder und Jugendlichen stehen. In Abbildung 3.2 ist dies in schematischer Form veranschaulicht.

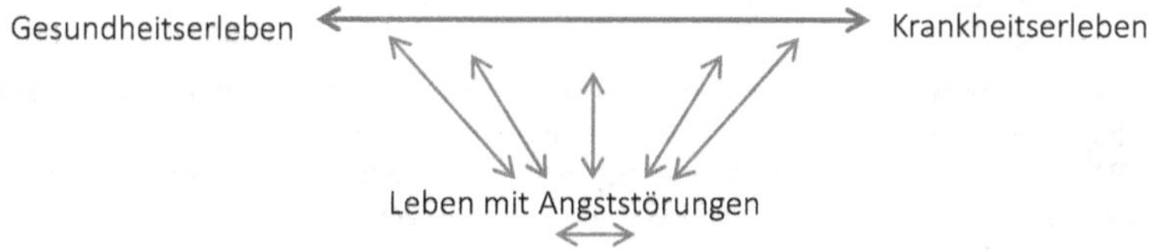

Abbildung 3.2 Gesundheits- und Krankheitserleben im Kontext von Angststörungen. (Eigene Darstellung)

Vor diesem Hintergrund soll im Folgenden beleuchtet werden, wie sich Angststörungen in der Lern- und Lebenswelt von Kindern und Jugendlichen konkret zeigen können. Hierzu wird in der Fachliteratur vielfach betont, dass chronische Angst bedeutsame Auswirkungen auf die Entwicklung der Kinder und Jugendlichen haben kann (Höwler, 2020, S. 118). Während Erwachsene ihre Angst selbst oft als übersteigert oder irrational bewerten, nehmen Kinder ihre Angst zumeist als begründet wahr (Weninger et al., 2020, S. 68). Die Angst wird folglich als sehr real erlebt und kann mit einem intensiven Vermeidungsverhalten, einem starken Bedürfnis nach Rückversicherung und einem niedrigen Selbstwertgefühl einhergehen (Höwler, 2020, S. 118). Weiterhin sind somatische Symptome wie Kopf- oder Bauchschmerzen oder verhaltensbezogene Anzeichen wie exzessives Weinen und Schreien im Kindes- bzw. oppositionelles Verhalten im Jugendalter typisch (Weninger et al., 2020, S. 68). Insgesamt kann chronische Angst damit starke Auswirkungen auf das Wohlbefinden, die Lebensqualität und die Selbstverwirklichung im Kindes- und Jugendalter haben (Höwler, 2020, S. 118).

Auch können sich erhebliche Auswirkungen im Schulkontext ergeben: So können Angststörungen im Kindes- und Jugendalter das Engagement in der Schule, die Aufmerksamkeit und Konzentration, die Anpassung, den Selbstwert und die schulischen Leistungen beeinträchtigen (McLoone et al., 2006; Reyes et al., 2022; Silverman & Field, 2011). Zudem berichten Kinder und Jugendliche mit Angsterkrankungen häufig über Einsamkeit, Mobbing und Probleme in sozialen Interaktionen und Peer-Beziehungen (McLoone et al., 2006; Reyes et al., 2022). Dies kann dazu führen, dass betroffene Kinder und Jugendliche den Schulbesuch verweigern oder die Schule (vorzeitig) abbrechen (De Lijster et al., 2018; Finning et al., 2019; Killu et al., 2016; Reyes et al., 2022). Gleichwohl zeigt sich, dass Kinder und Jugendliche mit Angststörungen in ihrem Alltag auch Momente erleben, in denen sie sich im Leben mit ihrer Erkrankung als begleitet, bestärkt und unterstützt erleben, wie ein Interviewausschnitt der qualitativen Studie von Jordan Sibeoni und Kolleg*innen (2018) deutlich macht:

> P8 The teachers here, they give us confidence, they explain things clearly. They follow us, they really don't want to leave us in something we don't know. And that helps a lot. We feel that it pleases them, that they want us to succeed, so that does a lot for us. (S. 46)

Für die Pädagogik ergibt sich hieraus die Anfrage, Wege zu finden, damit Kinder und Jugendliche mit Angsterkrankungen bestmöglich in pädagogischen Kontexten lernen und sich entwickeln können. Dies kann bedeuten, Lern- und Bildungsprozesse so zu gestalten, dass sie auch mit Aufmerksamkeits- oder Konzentrationsschwierigkeiten erfahrbar sind und transformativ wirken können, ihre Verbundenheit zur Schule und den Mitschüler*innen zu stärken, ihnen Möglichkeiten der Selbstwirksamkeit und des positiven Selbstwerterlebens zu eröffnen und Schule (wieder) zu einem sicheren Ort für Kinder und Jugendliche werden zu lassen.

3.3.2.3 Chronic Fatigue Syndrom (ME/CFS)

Der Begriff „Myalgische Enzephalomyelitis/Chronisches Fatigue-Syndrom (ME/CFS)“ stellt eine medizinische Bezeichnung für eine komplexe Multiorganerkrankung dar, die von der WHO als neuroimmunologische Erkrankung (G93.3) klassifiziert wurde (Renz-Polster et al., 2023, S. 42; Renz-Polster & Scheibenbogen, 2022, S. 830). ME/CFS ist häufig infektinduziert, d. h., die Erkrankung wird durch eine Infektionserkrankung ausgelöst, wie das Pfeiffersche Drüsenfieber, Influenza, Herpesviren oder eine Coronainfektion (COVID-19) (Scheibenbogen et al., 2023, S. 908). Im Kindes- und Jugendalter zeigt sich ein Altersgipfel im

Jugendalter, wobei auch Kleinkinder betroffen sein können. Nach der Pubertät erkranken Mädchen deutlich häufiger als Jungen (Renz-Polster et al., 2023, S. 43). ME/CFS gilt als somatische Erkrankung, die mit wesentlichen psychischen Belastungsreaktionen einhergehen kann, „aber von genuin psychischen, psychiatrischen oder psychosomatischen Erkrankungen abzugrenzen“ (Steinacker & Klinkisch, 2024, S. 38) ist.

Kernsymptome der Erkrankung sind eine chronische Fatigue und eine postexertionelle Malaise. Die namensgebende Fatigue äußert sich als eine bleiernde Erschöpfung, die sich kaum durch Ruhe, Schonung oder Schlaf verbessert und oft mit einer muskulären Schwäche einhergeht (Scheibenbogen, Carmen et al., 2023, S. 910). Sie muss für die Diagnosestellung für mindestens sechs Monate bei Erwachsenen bzw. drei Monate bei Kindern und Jugendlichen ohne Besserungstendenzen persistieren (Renz-Polster & Scheibenbogen, 2022, S. 834). Die postexertionelle Malaise (PEM) stellt eine spezifische Form der Belastungsintoleranz dar. Sie ist durch eine Verschlechterung der Beschwerden nach (auch nur leichter) Alltagsanstrengung gekennzeichnet (Renz-Polster et al., 2023, S. 42). Diese Zustandsverschlechterungen werden auch als „Crashs“ bezeichnet. Sie treten oft erst zeitverzögert ein (8–24h nach der Belastung) und können für mehrere Tage (bis Monate) anhalten oder den Allgemeinzustand dauerhaft verschlechtern (Renz-Polster et al., 2023, S. 42; Renz-Polster & Scheibenbogen, 2022, S. 836; Scheibenbogen, Carmen et al., 2023, S. 909). Weiterhin können *Schmerzen* (z. B. Kopf-, Muskel- und Gelenkschmerzen), *neurokognitive Beschwerden* (z. B. „brain fog“ mit Konzentrations- und Gedächtnisstörungen, Wortfindungs- und Artikulationsstörungen, verwaschener Sprache oder auch Reizüberempfindlichkeit gegenüber Licht, Gerüchen oder Berührungen), *Schlafstörungen, neuroendokrine Störungen* (z. B. Temperaturempfindlichkeit, Appetitveränderungen) und *Zeichen einer autonomen Dysfunktion bzw. einer orthostatischen Intoleranz* (z. B. Tachykardie, Atemnot, Schwindel, Benommenheit) oder *Immundysregulation* (z. B. Grippegefühl, Halsschmerzen) auftreten (Renz-Polster & Scheibenbogen, 2022, S. 833).

Eine ursächliche Therapie ist unbekannt, symptomlindernd werden insbesondere Verfahren des vorausschauenden Energiemanagements („Pacing“) eingesetzt (Renz-Polster et al., 2023, S. 42). Beim Pacing geht es darum, die eigenen körperlichen Grenzen kennenzulernen und durch Maßnahmen wie Priorisieren, Delegieren, Verändern, Abbrechen und ausreichende Ruhepausen zu achten. Ziel ist es, ein Überschreiten der individuellen Energiegrenze zu vermeiden und damit das Risiko für Crashs zu verringern (Rowe et al., 2017, S. 103). Langfristig soll damit eine langsame, aber nachhaltige Steigerung der Energiemenge erzielt werden. Hierfür bedeutsam ist auch „Coping“, d. h. zu lernen, die eigenen Grenzen vorerst zu akzeptieren, triggernde Stressoren möglichst zu vermeiden und Entspannungstechniken anzuwenden. Allerdings können Crashs durch Coping und Pacing nicht gänzlich verhindert werden, da auch sehr leichte, oder unvermeidbare Alltagsaktivitäten Crashs auslösen können und die Umsetzung des Pacings in der Lebensrealität generell herausfordernd ist (Renz-Polster & Scheibenbogen, 2022, S. 836). Dies gilt insbesondere im Kindes- und Jugendalter, da der Wunsch, mit Gleichaltrigen mitzuhalten, in dieser Altersgruppe sehr hoch ist und sozialer Druck das Überschreiten der eigenen Grenzen begünstigen kann (Rowe et al., 2017, S. 9).

Die Diagnose von ME/CFS verweist damit zunächst auf charakteristische Krankheitsanzeichen und -symptome wie chronische Fatigue, PEM oder neurokognitive Beschwerden. Diese Krankheitsanzeichen und -symptome können erheblich sein, sind aber aus einer salutogenetischen Perspektive nicht mit permanentem Krankheitserleben gleichzusetzen. Vielmehr ist davon auszugehen, dass auch Kinder und Jugendliche mit ME/CFS sich – in Relation zu der konkreten (aber zugleich als dynamisch zu verstehenden) Manifestation der Erkrankung im Leben der Kinder und Jugendlichen – an sehr unterschiedlichen Stellen des Kontinuums positionieren und bewegen können. Dies ist in Abbildung 3.3 in schematischer Form veranschaulicht.

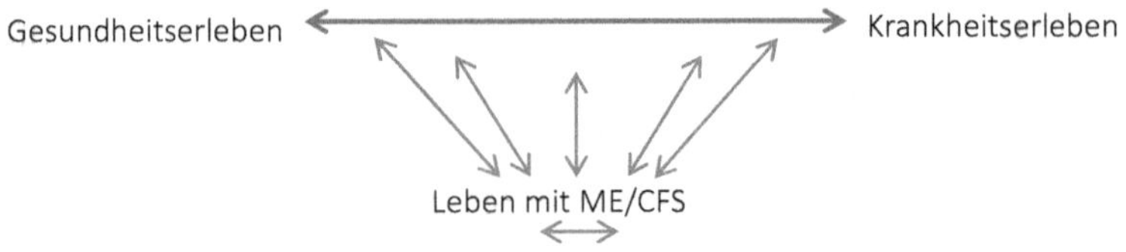

Abbildung 3.3 Gesundheits- und Krankheitserleben im Kontext von ME/CFS. (Eigene Darstellung)

Damit wird deutlich, dass das Erleben von Gesundheit oder Krankheit aus einer salutogenetischen Perspektive stets in Verbindung mit der konkreten Lern- und Lebenswelt der Betroffenen zu denken ist – und dass diese Wechselwirkung ihrerseits dynamisch bleibt. Im Folgenden soll daher ergründet werden, wie sich ME/CFS in der Lern- und Lebenswelt von Kindern und Jugendlichen manifestieren kann und welche Herausforderungen sich insbesondere hinsichtlich Bildungs- und Teilhabeprozessen ergeben können.

Hierzu sei zunächst darauf hingewiesen, dass diese Auswirkungen bei ME/CFS sehr gravierend sein können. Kinder und Jugendliche mit ME/CFS berichten über eine niedrige gesundheitsbezogene Lebensqualität und eine schlechtere generelle Lebensqualität als Gleichaltrige mit anderen chronischen Erkrankungen (z. B. Diabetes, Epilepsie oder Mukoviszidose) (Renz-Polster et al., 2023, S. 44; Similä et al., 2020; Winger et al., 2015). Auch Angstzustände, depressive Symptome und gastrointestinale, respiratorische und muskuloskelettale Probleme können auftreten (Geraghty & Adeniji, 2019; Oliver & Patel, 2012). Dennoch können die konkreten Auswirkungen im Leben mit der Erkrankung variieren. So können leichter betroffene Kinder und Jugendliche an guten Tagen die Schule besuchen, schwer erkrankte Kinder und Jugendliche verbringen die überwiegende Zeit des Tages unter Umständen in abgedunkelten und geräuschisolierten Räumen, werden über eine Sonde ernährt und müssen gepflegt werden (Renz-Polster et al., 2023, S. 44). Studienergebnisse zeigen, dass es bei Kindern und Jugendlichen mit ME/CFS zu äußerst langfristigen schulischen Fehlzeiten (bis hin zu mehreren Jahren) kommen kann, die sich negativ auf die Schulleistungen, die soziale Entwicklung und die sozialen Beziehungen sowie die zukünftigen Berufsaussichten auswirken können (Clery et al., 2022; Collin et al., 2015; Geraghty & Adeniji, 2019; Rowe et al., 2017; Royston et al., 2023; Winger et al., 2015). Bestehen langfristige Fehlzeiten, so führt dies häufig zu einer Unterbrechung bis zu einem Abbruch der bisherigen Beschulung, bisweilen erhalten die Kinder und Jugendlichen stundenweise Hausunterricht (Royston et al., 2023). Aber auch wenn den betroffenen Kindern und Jugendlichen ein Schulbesuch (zeitweise) möglich ist, können sich diverse Herausforderungen im Schulalltag zeigen. So können neurokognitive Beeinträchtigungen auftreten, etwa Auswirkungen auf die Konzentration, die Verarbeitungsgeschwindigkeit, die Aufmerksamkeitsspanne, das Arbeitsgedächtnis, das Erlernen neuer und das Abrufen bereits bekannter Informationen und Multitasking, und die aktive Teilhabe am Unterricht beeinträchtigen (Rowe et al., 2017). Die Pädagogik ist daher mit der Anfrage konfrontiert, gänzlich neue und bislang unbekannte Wege der Beschulung zu finden, um den Kindern und Jugendlichen Lern- und Bildungserfahrungen zu ermöglichen. Die Unvorhersehbarkeit des Krankheitsverlaufs und die Fluktuation von Symptomen können die Suche nach pädagogischen Antworten weiter erschweren (Rowe et al., 2017). Gleichwohl zeigen Studienergebnisse eindrücklich, dass bei Kindern mit ME/CFS häufig ein sehr starker Wunsch besteht, die Verbundenheit zur Schule aufrechtzuerhalten. Schule kann dann auch zu Gesundheitserleben beitragen, wie ein Interviewausschnitt aus der Studie von Philippa Clery und Kolleg*innen (2022) sichtbar macht:

> Be[ing] able to go back to school properly has helped [recover]. And I've got some good, good friends [...] having the social as well as just the school bit has really helped (S2-A12). (S. e5238)

3.4 Bisherige Antworten

Folglich machen nicht nur die theoretischen Verständnisse von Gesundheit und Krankheit, sondern auch die empirischen Befunde zu gesundheits- und krankheitsbezogenen Erscheinungen im Kindes- und Jugendalter und ihren Verflechtungen mit pädagogischen Prozessen und Parametern gesundheits- und krankheitsbezogene Anfragen an die Pädagogik sichtbar. Diese Anfragen werden in der Pädagogik zunehmend erkannt und adressiert. So hat beispielsweise die Kultusministerkonferenz (KMK, 2012) „*Empfehlungen zur Gesundheitsförderung und Prävention in der Schule*" veröffentlicht, die in den Regelungen der Länder (z. B. Lehr- und Bildungspläne, Konzepte zur Aus-, Fort- und Weiterbildung von Lehrkräften) zu berücksichtigen sind (KMK, 2012, S. 4). In diesen Empfehlungen wird u. a. als Zielsetzung festgeschrieben, dass Prävention und Gesundheitsförderung „als grundlegende Aufgaben schulischer und außerschulischer Arbeit wahrgenommen werden" (KMK, 2012, S. 3). Als Aufgabe der Bildungsverwaltung bzw. -politik der Länder wird u. a. angesehen, Schulen entsprechende Gestaltungsspielräume für die Steigerung der Gesundheitsqualität zu eröffnen (KMK, 2012, S. 4). Hierfür wurden inzwischen diverse unterschiedliche *Programme zur schulischen Prävention und Gesundheitsförderung* entwickelt. Unterschieden wird hierbei insbesondere zwischen verhaltensbasierten Ansätzen, Ansätzen einer gesundheitsfördernden Schule sowie Ansätzen einer guten und gesunden Schule (Paulus, 2022; Paulus & Dadaczynski, 2020).

- Unter *verhaltensbasierten Ansätzen* werden Maßnahmen und Projekte gefasst, die primär auf das Verhalten bestimmter Personengruppen (z. B. Schüler*innen) sowie deren Bedingungen (z. B. Wissen, Einstellungen) und gesundheitsförderlichen Modifikationen (z. B. gesunde Ernährung) abzielen (Paulus, 2022, S. 742). Im Fokus stehen damit vorrangig individuelle Determinanten von Gesundheit, wobei sowohl Gesundheitsdefizite und -risiken als auch Ressourcen und Schutzfaktoren Gegenstand der Intervention sein können.
- *Ansätze einer gesundheitsfördernden Schule* stellen dagegen die Schule selbst in den Fokus, die anhand von Schulentwicklungsprozessen so (um-)gestaltet wird, dass sie gesundheitsfördernde Wirkungen erzielen kann (Paulus, 2022,

S. 742–743). Insofern unterschiedliche Ebenen (z. B. Schulumwelt, Schulgebäude, Klassenräume), Akteur*innen (z. B. Schüler*innen, pädagogische Fachkräfte, weiteres Personal) und Handlungsfelder (Lehren und Lernen, Schulleben und schulische Umwelt, Kooperationen und Dienste, schulisches Gesundheitsmanagement) einbezogen werden, werden die Ansätze auch als „ganzheitlich" bezeichnet (Paulus & Dadaczynski, 2020). Gesundheit kann damit zugleich Gegenstand des Lehrens und Lernens, Prinzip der Schulkultur und (baulicher) Gestaltung, Anlass zur Etablierung psychosozialer und medizinischer Dienste der Gesundheitsförderung und Antrieb zur (Weiter-) Entwicklung und Anwendung von Strategien und Maßnahmen des Gesundheitsmanagements sein. Konkrete Umsetzungsempfehlungen, Tools, Standards und Indikatoren einer gesundheitsfördernden Schule werden beispielsweise von der Stiftung „Schools for Health in Europe (SHE) Network" bereitgestellt.
- *Ansätze einer guten und gesunden Schule* zielen auf eine Verschränkung von Gesundheit und Bildung ab (Paulus, 2022, S. 743–744). Diese Ansätze setzen explizit am Bildungs- und Erziehungsauftrag der Schule an (z. B. BayEUG, Art. 1 (1)) und fokussieren damit in erster Linie die Erziehungs- und Bildungsqualität. So werden einerseits gesundheitsbezogene Maßnahmen als bedeutsam für die Erziehungs- und Bildungsqualität insgesamt anerkannt und andererseits spezifische Gesundheitsbildungsziele als Teil des Bildungsauftrags der Schule verstanden. Gesundheit stellt in diesem Verständnis dann weniger das übergeordnete Ziel, sondern vielmehr eine Ressource von Bildungs- und Erziehungsprozessen dar (Paulus & Dadaczynski, 2020). Ansätze einer guten und gesunden Schule streben folglich eine Sensibilisierung für die Thematik „Gesundheit" im schulischen Kontext an, ohne dabei den expliziten Bildungs- und Erziehungsauftrag aus den Augen zu verlieren.

Die fortwährende Entwicklung und die zunehmende Umsetzung dieser Ansätze zeigt, dass die Aufmerksamkeit für Gesundheit im Schulkontext steigt. Dies zeigt sich auch an einem steigenden Interesse an Programmen zur Stärkung der *Gesundheitskompetenz* (siehe hierzu z. B. Prodöhl & Okan, 2023), Maßnahmen der *Gesundheitsbildung und -erziehung* (siehe hierzu z. B. Goldfriedrich, 2020) sowie Interventionen der *Prävention*, *Rehabilitation* und *Gesundheitsförderung* in pädagogischen Kontexten (siehe hierzu z. B. Walter-Klose & Höglinger, 2025):

- Einer Synthese von Islertas (2023) folgend werden unter dem Begriff der *Gesundheitskompetenz* „verschiedene Eigenschaften und Kompetenzen subsumiert, die ein Individuum aufzeigen muss, um mit Gesundheitsinformationen adäquat umgehen zu können" (S. 6). Inzwischen finden sich einige Vorschläge dazu, Gesundheitskompetenz in pädagogischen Kontexten zu adressieren (siehe hierzu z. B. Ewers, 2023; Kirchhoff & Okan, 2023; Prodöhl & Okan, 2023; Schulenkorf & Okan, 2023). Gemeinsam ist diesen Vorschlägen, dass sie insbesondere auf ein individuumsbezogenes Outcome abzielen. So benennen beispielsweise Schulenkorf und Okan (2023) als Ziel ihres Ansatzes, die Kompetenzen von Schüler*innen dahingehend zu stärken, dass sie „auf individueller Ebene kritisch und verantwortungsbewusst mit der Flut an vielschichtigen, (teilweise) richtigen und falschen Informationen zu Gesundheitsthemen sowie mit der Informationsepidemie [...] umgehen [...] können" (S. 548). Gesundheitskompetenz bezieht sich folglich auf die Fähigkeit des Individuums, gesundheitsreflektiert zu handeln, und ist den Autor*innen zufolge damit (ein) Ziel und Ergebnis von Gesundheitsbildung (Kirchhoff & Okan, 2023, S. 644).

- Unter *Gesundheitsbildung* verstehen Kirchhoff und Okan (2023, S. 664) sämtliche fachlichen und didaktisch-methodischen Maßnahmen, um gesundheitliche Fähigkeiten, Fertigkeiten und Kompetenzen in pädagogischen Kontexten zu befördern. Mit Goldfriedrich (2020) kann allerdings geschärft werden, dass Gesundheitsbildung weniger die Maßnahmen als vielmehr den „durch didaktisch-methodische Konzeptionen in Gang gesetzten [...] (Lern-)Prozess [bezeichnet], in dem Handlungs- und Entscheidungskompetenzen erlangt werden, die zu einer selbstverantwortlichen und gesundheitsorientierten Lebensstilisierung führen" (S. 208). Als „lebenslanger integrativ-reflexiver Lernprozess" (Marchwacka, 2016, S. 246) steht Gesundheitsbildung damit in einer engen Beziehung zu Gesundheitserziehung.
- Unter *Gesundheitserziehung* fasst Goldfriedrich (2020) „gesundheitspädagogische, sich an didaktisch-methodischen Vorgehensweisen orientierende Intervention[en]" (S. 207). In diesem Verständnis meint Gesundheitserziehung insbesondere jene Handlungsweisen, die das Gesundheitsbewusstsein der Adressat*innen stärken und ihre (gesundheitsbezogenen) Lebensbedingungen verbessern sollen (Goldfriedrich, 2020, S. 207). Gesundheitsbildung und Gesundheitserziehung sind somit Teil von Gesundheitsförderung.
- Unter *Gesundheitsförderung* können wiederum alle Maßnahmen gefasst werden, die eingesetzt werden, um die Gesundheit von sowohl Einzelpersonen als auch Personengruppen und Gesellschaften zu stärken (Kirchhoff & Okan, 2023, S. 664). Marlen Niederberger und Emily Finne (2021) konkretisierten dies wie folgt:

> Gesundheitsförderung ist in der Ottawa-Charta zur Gesundheitsförderung von 1986 definiert als Prozess, allen Menschen ein höheres Maß an Selbstbestimmung über ihre Gesundheit zu ermöglichen und sie dadurch zur Stärkung ihrer Gesundheit zu befähigen (WHO 1986). Das Konzept setzt an der Analyse und Stärkung der Gesundheitsressourcen und -potenziale der Menschen sowie auf allen gesellschaftlichen Ebenen an. Es ist ein komplexer sozialer und gesundheitspolitischer Ansatz, der individuelle Lebens- und Handlungsfähigkeiten beeinflusst, Menschen zur Verbesserung ihrer Gesundheit befähigt, aber auch die nachhaltige Veränderung von sozialen, kulturellen, politischen und ökonomischen Lebensbedingungen umfasst. (S. 6)

- Maßnahmen der Gesundheitsförderung sind damit auch abzugrenzen von Maßnahmen der Prävention und der Rehabilitation. Während bei der Gesundheitsförderung das Stärken von Gesundheit (generell) im Vordergrund steht, zielt *Rehabilitation* vielmehr auf die (Wieder-)Herstellung von Gesundheit (im Kontext einer Erkrankung oder Beeinträchtigung). Im Vordergrund stehen demzufolge Maßnahmen, „die auf eine ‚Minderung' der gesundheitsbezogenen Einschränkungen abzielen oder aber gesundheitsrelevante Kompetenzen im Rahmen des Rehabilitationsprozess[es] adressier[en]" (Walter-Klose & Höglinger, 2025, S. 249). *Prävention* zielt in Abgrenzung hierzu auf die „Vermeidung von Krankheiten oder aber ihrer Verschlimmerung durch Maßnahmen, die am gesundheitsrelevanten Verhalten oder aber den Verhältnissen, d. h. den Lebensumständen, ansetzen" (Niederberger & Finne, 2021, S. 6). Folglich wird zwischen Verhaltens- und Verhältnisprävention unterschieden. Inzwischen bestehen mehrere Vorschläge dazu, wie Maßnahmen der Prävention, Rehabilitation und Gesundheitsförderung in unterschiedlichen pädagogischen Kontexten und bei unterschiedlichen Zielgruppen umgesetzt werden können (siehe hierzu z. B. Niederberger & Finne, 2021; Walter-Klose & Höglinger, 2025). In diesem Kontext ist auch auf die wachsende Anzahl an Initiativen hinzuweisen, die spezifische gesundheitsnahe Themen *bewusst* in Schule und Unterricht zu integrieren versuchen (siehe hierzu z. B. Fritz-Schubert et al., 2015 zu Glück; Holzrichter, 2023 zu Wohlbefinden; Kaltwasser, 2016 zu Achtsamkeit). Allerdings sei hierzu angemerkt, dass die pädagogische Praxis auch *unbewusst* gesundheits- und krankheitsaktiv ist, d. h., gesundheits- und krankheitsbezogene Wirkungen erzeugt, dies aber mitunter nicht explizit reflektiert (Walter-Klose, 2016; Walter-Klose & Höglinger, 2025, S. 248 –249).

Ferner lässt sich ein zunehmendes Interesse dahingehend feststellen, Gesundheit und Krankheit explizit als Teilgebiete der Pädagogik als Wissenschaft zu verorten.

Zu nennen sind hier beispielsweise Diskurse um *Gesundheitspädagogik und -didaktik* (siehe hierzu z. B. Cassens, 2014; Goldfriedrich, 2020; Goldfriedrich & Hurrelmann, 2021; Schneider, 2017; Wulfhorst, 2002) sowie die *Pädagogik bei Krankheit* (siehe hierzu z. B. Elbracht et al., 2023; E. Flitner, 2014; Frey & Wertgen, 2012; Wertgen, 2009).

- Ziel der *Gesundheitspädagogik* ist es, Gesundheit noch stärker in die Fachstruktur der Pädagogik einzubinden. Die Begriffswahl (-pädagogik) erfolgt dabei bewusst, um zu verdeutlichen, dass die Lesart des Phänomens explizit aus pädagogischer Perspektive erfolgen soll. So hat Wulfhorst (2002) darauf hingewiesen, dass sich die Gesundheitspädagogik „grundlagenwissenschaftlich in erster Linie an der Pädagogik orientiert" (S. 39), und auch Cassens (2014) betonte, dass er Gesundheitspädagogik in seinem Buch „primär aus pädagogischer Perspektive heraus reflektiert" (S. 19) hat. Die Gesundheitspädagogik operiert daher auch in erster Linie mit pädagogischen Begriffen (z. B. Erziehung oder Bildung), die dann mit Gesundheit in Beziehung gesetzt werden. Goldfriedrich (2020) bezeichnete die Gesundheitspädagogik als denjenigen „Fachbereich [...], der für die Begriffe *Gesundheitserziehung* und *Gesundheitsbildung* verantwortlich ist" (Goldfriedrich, 2020, S. 11, Herv. i. Orig.). Die *Gesundheitsdidaktik* widmet sich hierbei noch spezifischer dem Aspekt gesundheitsbezogenen Lehrens und Lernens und ihrer praktischen Umsetzung in pädagogischen Kontexten. Goldfriedrich und Hurrelmann (2021) definierten Gesundheitsdidaktik konkret als „eine Teildisziplin, die sich auf Grundlage von allgemein- und bereichsdidaktischen sowie gesundheitspädagogischen Gegenstandsbereichen mit der Theorie und der Praxis des Gesundheitsunterrichts und den daraus resultierenden Besonderheiten des Lehrens und Lernens auseinandersetzt" (S. 25). Neben der allgemeinen Pädagogik tritt demnach auch die allgemeine Didaktik als Bezugswissenschaft an die Seite der Gesundheitsdidaktik (2021, S. 26).
- Während sich Gesundheitspädagogik und -didaktik folglich damit befassen, Gesundheit aus einer pädagogischen Perspektive zu bearbeiten, steht bei der *Pädagogik bei Krankheit* in erster Linie der pädagogische Umgang mit Krankheit bzw. (chronischen) Erkrankungen im Erkenntnisinteresse. Dabei lassen sich sowohl zielgruppen- als auch institutionsbezogene Zugänge zum Themenfeld beobachten. Mit *zielgruppenbezogenen Zugängen* sind hierbei jene Zugänge gemeint, die sich primär mit der Frage befassen, wie Pädagogik bzw. Schule und Unterricht (grundsätzlich) so gestaltet werden können, dass die spezifischen Bedarfe von Kindern und Jugendlichen mit (chronischen) Erkrankungen bestmöglich adressiert werden (siehe hierzu z. B.

Höglinger, 2025; Sommer & Ditsios, 2022; Willke, 2024). Mit *institutionsbezogenen Zugängen* sind dagegen jene Zugänge gemeint, die sich dabei konkret auf das professionelle Handeln in (den regional unterschiedlich benannten) Klinikschulen, Schulen für Kranke, Bildungs- und Beratungszentren für Pädagogik bei Krankheit, Heilstätten- oder Spitalschulen beziehen, in denen Kinder und Jugendliche mit chronischen oder schwerwiegenden akuten Erkrankungen (zumeist vorübergehend) beschult werden (siehe hierzu z. B. Castello & Pülschen, 2018; Elbracht et al., 2025; Oelsner, 2013; Wertgen, 2012b). Eine Definition von Pädagogik bei Krankheit, die letztlich an beide Zugänge anschlussfähig ist, lieferte Wertgen (2009, S. 309). In Anlehnung an die „Empfehlungen zum Förderschwerpunkt Unterricht kranker Schülerinnen und Schüler" der Kultusministerkonferenz (KMK 1998) konstatierte er, dass Pädagogik bei Krankheit erkrankte Kinder und Jugendliche (u. a. auch) „bei der intellektuellen, emotionalen und sozialen Auseinandersetzung mit den Erfahrungen im Zusammenhang mit Krankheit, deren Behandlung und Krankenhausaufenthalten [unterstützt]" (Wertgen, 2009, S. 309). Zusammenfassend kann damit festgehalten werden, dass Pädagogik bei Krankheit darauf abzielt, die Bedarfe von Kindern und Jugendlichen mit (chronischen) Erkrankungen sowohl in (allgemein-)pädagogischen Kontexten als auch in spezialisierten pädagogischen Institutionen bestmöglich zu adressieren, wozu auch die Auseinandersetzung mit krankheitsbezogenen Erfahrungen zählt.

3.5 Desiderat

Wie die Analyse zeigt, bestehen folglich bereits einige vielversprechende Bestrebungen, Antworten auf gesundheits- und krankheitsbezogene Anfragen zu finden. Allerdings muss eingestanden werden, dass diese Bestrebungen bislang noch am Anfang stehen. Mit Blick auf die pädagogische Praxis kann konstatiert werden, dass die Themen Gesundheit und Krankheit bislang nur im Ansatz adressiert werden. So haben Schulenkorf und Okan (2023) hinsichtlich *Gesundheit* bemängelt, dass „Gesundheitsbildung und -erziehung [...] bisher kein integraler Bestandteil des deutschen Schulcurriculums" (S. 548) sind und „Gesundheit als Thematik [...] bisher eher in unsystematischer Weise im Schulsetting umgesetzt" (S. 548) wird. Auch hinsichtlich *Krankheit* zeigt sich, dass die Bedarfe von Schüler*innen mit chronischen Erkrankungen bislang noch unzureichend beantwortet werden, wie die zuvor ausgeführten empirischen Befunde zu den schulischen Erfahrungen erkrankter Schüler*innen sichtbar machen (Lum et al., 2019; Janschewski et al., 2014; Walter-Klose & Seiler-Kesselheim, 2023). Ferner äußern sich Schüler*innen mit chronischen Erkrankungen als unzufrieden mit der erhaltenen Unterstützung (Janschewski et al., 2024) und Lehrkräfte unzureichend ausgebildet, um adäquat auf die Bedarfe von Schüler*innen mit chronischen Erkrankungen zu antworten (Berger et al., 2018; Clay et al., 2004). Dabei wird im wissenschaftlichen Diskurs darauf verwiesen, dass gerade die (alltäglichen) Erfahrungen von Kindern und Jugendlichen in Schule und Unterricht als bedeutsam für ihre Entwicklung und ihre Gesundheit angesehen werden (Holzer et al., 2022; J. Schmitz et al., 2024, S. 98).

Ähnliches lässt sich hinsichtlich der Bestrebungen feststellen, Gesundheit und Krankheit explizit als Gegenstandsbereiche der Pädagogik als Wissenschaft zu verorten. So bemängelt Cassens (2014) mit Blick auf die *Gesundheitspädagogik*, dass Gesundheit zwar als Problemfeld in Forschung und Lehre vielfältiger Disziplinen aufgenommen wurde, die Pädagogik als Wissenschaft „an diesem Prozess jedoch nur geringfügig zu partizipieren" (S. 17) scheint. Und auch Goldfriedrich und Hurrelmann (2021) konstatieren, dass es bis heute „nicht gelungen [ist], Gesundheitspädagogik als anerkannte eigenständige Teildisziplin zu konstituieren" (S. 14). Ähnliche Herausforderungen bestehen auch hinsichtlich der Etablierung der *Pädagogik bei Krankheit*. So zeigt die Diskursanalyse von Elbracht und Kolleg*innen (2023), dass zwar seit mehr als 70 Jahren ein Diskurs um eine Pädagogik bei Krankheit (PbK) besteht, aber „das disziplinäre Verständnis der PbK noch vage bleibt" (S. 67).

Die Pädagogik steht mit ihrer Suche nach Antworten auf gesundheits- und krankheitsbezogene Anfragen folglich noch am Anfang. Dies gilt insbesondere für explizit *pädagogische* Antworten. So wird im Diskurs zwar auf die Dominanz medizinischer und psychologischer Argumentationsmuster bei der Bearbeitung gesundheits- bzw. krankheitsbezogener Fragestellungen und die unreflektierte Übernahme entsprechender außerpädagogischer Nomenklatur hingewiesen (siehe hierzu u. a. Kirschner, 2020, S. 16) oder ein explizit pädagogischer Umgang mit Gesundheit bzw. Krankheit eingefordert (siehe hierzu u. a. Goldfriedrich & Hurrelmann, 2021; Hoanzl et al., 2009; Höfler, 2013; Jantzen, 2002). Wie dieser pädagogische Umgang auszusehen habe, bleibt jedoch weitestgehend unbeantwortet.

Dies wird inzwischen auch durch eine empirische Studie unterstrichen, welche die Bedeutung jenes pädagogischen Umgangs mit Gesundheit und Krankheit nochmals sichtbarer macht und daher im Folgenden eingehend betrachtet werden soll: Bakels (2020) analysierte in ihrer Studie die Handlungspraxis von Kliniklehrkräften an Kinder- und Jugendpsychiatrien mittels leitfadengestützter Interviews und teilnehmenden Beobachtungen. Sie stellt fest, dass sich

„Unterschiede bezüglich des professionellen Selbstverständnisses und des professionellen Habitus [...] [sowie] hinsichtlich der Adressierung der Schülerinnen und Schüler" (Bakels, 2020, S. 296) zeigen, und kommt zu dem Schluss, dass in der Handlungspraxis ein Orientierungsproblem zwischen pädagogischen und therapeutischen Handlungsorientierungen existiert. Dieses Orientierungsproblem führe Bakels zufolge zu Differenzen in der Handlungspraxis der Lehrkräfte:

- *Typ 1: primär pädagogisch-fachliche Rahmung:* Unter *Typ 1* fasst Bakels Lehrkräfte, die ihre Handlungspraxis primär pädagogisch-fachlich rahmen. Lehrkräfte dieses Typs reflektieren pädagogisch-fachliche Handlungsnormen im Kontext der Erkrankungen ihrer Schüler*innen, orientieren sich aber weiterhin an ihrem genuin schulisch-fachlichen Auftrag (Bakels, 2020, S. 294). Die Schüler*innen werden demzufolge primär als Schüler*innen „und damit zusammenhängend als schulisch kompetente Gegenüber und meist auch als selbstverantwortliche Subjekte" (Bakels, 2020, S. 296) adressiert. Dies bedeutet aber nicht, dass die Erkrankungen der Subjekte gänzlich ausgeblendet werden (müssen), wie Bakels (2020) konkretisiert:

  > Dieser Typ positioniert sich hinsichtlich seines professionellen Selbstverständnisses dahingehend, trotz der Erkrankungen nicht in eine ‚Schonposition' den Schülerinnen und Schülern gegenüber gehen zu wollen, sondern weiterhin am Lehrplan orientiert arbeiten zu wollen. Jedoch räumen auch Lehrkräfte dieses Typs ein, den Druck auf die Schülerinnen und Schüler herausnehmen zu wollen, was eine Rücksichtnahme auf die Erkrankungen impliziert. (S. 294)

- *Typ 2: primäre pädagogisch-therapeutische Rahmung:* Unter Typ 2 fasst Bakels Lehrkräfte, die ihre Handlungspraxis primär pädagogisch-therapeutisch rahmen. Auch Lehrkräfte dieses Typs reflektieren pädagogisch-fachliche Handlungsnormen im Kontext der Erkrankungen ihrer Schüler*innen, grenzen sich aber explizit von diesen ab (Bakels, 2020, S. 295). Die Schüler*innen werden demzufolge primär als Patient*innen adressiert. Dass sich dies auch in der Handlungspraxis manifestiert, verdeutlichte Bakels (2020) wie folgt:

  > Zwei Lehrkräfte sprechen dem Lehrplan jegliche Bedeutung ab, eine Lehrkraft hält Unterricht wie an der Regelschule für unmöglich. Stattdessen orientieren sich diese Lehrkräfte an einem Zurückschrauben der Ansprüche vor dem Hintergrund der Erkrankungen. Auch hier schlägt sich das professionelle Selbstverständnis durchaus auch in der Handlungspraxis nieder: So ist diese nicht mehr auf die Vermittlung von (Fach-)Wissen konzentriert, sondern die Kliniklehrkräfte fokussieren auf die psychische Erkrankung und eine Rücksichtnahme darauf. U. a. findet auch

> eine starke Assoziierung mit dem therapeutischen Kontext statt, d. h. die Lehrkräfte betrachten sich als Mitglieder des klinischen Teams und/oder involvieren sich in therapeutische Prozesse. Die pädagogische Praxis bleibt vor diesem Hintergrund teilweise unklar bzw. nicht nachvollziehbar und es findet weniger Reflexion der eigenen beruflichen Verfahrensweisen als bei Typ 1 statt. (S. 295)

- *Typ 3: kompensatorisch-fürsorgliche Rahmung:* Unter Typ 3 fasst Bakels Lehrkräfte, die ihre Handlungspraxis primär kompensatorisch-fürsorglich rahmen. Im Gegensatz zu den vorherigen Typen lässt sich bei Lehrkräften dieses Typs beobachten, dass pädagogisch-fachliche Handlungsnormen nicht (erkennbar) reflektiert werden und sich „auch die Herausforderung einer Spannung zwischen pädagogisch-fachlicher und pädagogisch-therapeutischer Funktion nur gering zeigt, da sich die Funktionen in einer Fokussierung auf die Beziehung zu den Kindern auflösen" (Bakels, 2020, S. 295). Die Schüler*innen werden dabei primär als „Kinder ohne Rollenbezüge [adressiert], was wiederum auf den Versuch eines Beziehungsaufbaus jenseits einer Rolleninteraktion verweist" (Bakels, 2020, S. 299). Auch dies manifestiert sich im Habitus der Lehrkräfte, wie Bakels (2020) deutlich macht:

> Alle Kliniklehrkräfte dieses Typs weisen eine (oberflächliche) Beziehungsorientierung auf, wobei familienersetzende kompensatorische Tendenzen zu erkennen sind, die teilweise mit einer Degradierung der Familien einhergehen – daher wird bei diesem Typ von einer primären kompensatorischen Fürsorglichkeit ausgegangen. Weiterhin zeigen Fälle dieses Typs eine diffus bleibende Hilfsfunktion, d. h. sie sind in das Hilfssystem involviert und übernehmen Verantwortung über den schulischen Rahmen hinaus. Diesen Typ eint weiterhin, insbesondere im Kontrast zu Typ 1, dass ein fachlicher Bezug ausbleibt. Anders als bei Typ 1 werden berufliche Verfahrensweisen nicht reflektiert oder expliziert. [...] Da der fachliche Bezug bei diesem Typ fehlt, findet sich keine Evidenz für eine Attribuierung schulischer Kompetenz. (S. 296)

Die Studie von Bakels stellt damit empirisch heraus, dass sich für Lehrkräfte, die mit erkrankten Schüler*innen arbeiten, gerade das (genuin) *pädagogische* Handeln als herausfordernd zeigt. Zudem liefert sie Hinweis darauf, weshalb es problematisch ist, wenn die Grenzen zwischen pädagogischem und therapeutischem Handeln in der Praxis unreflektiert verschwimmen. So bestätigt sie empirisch, dass sich in der Handlungspraxis von Kliniklehrkräften tatsächlich Tendenzen zu „quasitherapeutischem Handeln" zeigen (wie z. B. Versuche therapeutischer Interventionen) (Bakels, 2020, S. 302–304), wie Wertgen (2012b, S. 67) es zuvor bereits angenommen hatte. Weshalb dies als problematisch angesehen werden kann, stellte bereits Alexander Wertgen (2012b) pointiert heraus:

> Die scheinbare Nähe inhaltlicher pädagogischer, insbesondere erzieherischer Ziele zu einigen psychotherapeutischen Zielsetzungen scheint es Lehrern an Schulen für Kranke nicht selten zu erschweren, spezifische Ziele und Wege schulischer Arbeit auf der Grundlage einer Pädagogik bei Krankheit originär pädagogisch zu begründen. Vielmehr neigen sie dazu, ihrem Unterricht einen psychotherapeutischen Charakter bzw. eine psychotherapeutische Wirksamkeit zuzuschreiben (Klemm 1996; Knopp 2003). Dies ist nicht nur aus pädagogischer Sicht höchst problematisch, weil Schüler hier ohne ihr Wissen und ihre Zustimmung zu Objekten quasitherapeutischen Handelns gemacht werden. Aus schulischer Perspektive verletzen Lehrer ihren Bildungs- und Erziehungsauftrag und überschreiten ihre professionellen Kompetenzen. Massive Konflikte mit den Mitarbeitern der Kliniken können eine Folge sein (vgl. Berndt 2006; Wertgen 2010). (S. 67)

Zudem zeigt Bakels, dass die Orientierungslosigkeit zwischen pädagogischem und therapeutischem Handeln mit Pathologisierungstendenzen einhergehen kann (Bakels, 2020, S. 296). Hierbei kann sie sowohl partikulare als auch generalisierte Entlastungs-Pathologisierungen sichtbar machen. Unter „partikularen Entlastungs-Pathologisierungen" versteht Bakels Pathologisierungen, die sich „auf konkrete Schülerinnen und Schüler beziehen und eintreten, wenn die eigene pädagogische Wirksamkeit in einer spezifischen Situation an Grenzen stößt. Insofern wird das ‚Scheitern' als Lehrkraft im Vermittlungsprozess [...] vor dem Hintergrund der Erkrankungen fremdattribuiert" (Bakels, 2020, S. 296). Diese partikularen Pathologisierungen, die auch bei Lehrkräften mit primär pädagogisch-fachlicher Handlungsorientierung (Typ 1) auftreten können, differenziert sie von generalisierten Pathologisierungen, bei denen sich die Pathologisierung auf ganze Personengruppen ausweitet und die Bakels (2020, S. 296) fallübergreifend bei Lehrkräften mit primär pädagogisch-therapeutischer Handlungsorientierung (Typ 2) feststellt. Mit jenen „generalisierten Entlastungs-Pathologisierungen" (Bakels, 2020, S. 296) meint sie folglich „vom einzelnen Schüler losgelöste verallgemeinernde (meist auf ein Störungsbild bezogene) Pathologisierungen [...], die mit einer Attribuierung eingeschränkter schulischer Kompetenz dieser Gruppe ‚Erkrank-ter' [*sic*] einhergehen und sowohl die Lehrkraft als auch die Schülerin oder den Schüler von der Wissensvermittlung befreien" (S. 296). Während beide Pathologisierungen die Erkrankungen der Schüler*innen als Erklärungsversuch für (scheinbar) (ver-)unmöglich(t)es pädagogisch-fachliches Handeln heranziehen, gehen letztere Pathologisierungstendenzen auch mit einer Stigmatisierung ganzer Personengruppen einher: Erkrankten Schüler*innen werden „global mit Hinweis auf die Erkrankung bestimmte schulische Fähigkeiten abgesprochen"

(Bakels, 2020, S. 4). Bakels (2020) bewertet diese „Zuschreibung von schulischer Inkompetenz“ (S. 305) mit Recht als „fatal“, da die betroffenen Schüler*innen „in der Folge evtl. vorhandene Potentiale so nicht entwickeln“ (S. 4) können.

Als besonders problematisch stellt sich hierbei heraus, dass die Aufgabe pädagogischer zugunsten therapeutischer Handlungsorientierungen dazu führt, dass „das (vorhandene) pädagogische Wissen und die damit einhergehende Kompetenz selbst abgewertet wird“ (Bakels, 2020, S. 5). Ähnlich argumentiert Schaeffer bereits 1992 und gibt zu bedenken, dass „strukturelle Grundelemente pädagogischen Handelns verloren“ (S. 200) gehen, wenn „sich die Grenzen zwischen [diesen] zwei divergenten Handlungslogiken weitgehend verflüchtig[en]“ (S. 200). Verloren geht folglich genau das, was in der (allgemeinen) Pädagogik als höchst bedeutsam herausgestellt wird: Das, „was ein Pädagoge und nur ein Pädagoge wirklich kann im Unterschied zum Psychologen oder Arzt oder Therapeuten“ (Prange, 1987, S. 357). Am gewichtigsten erscheint in diesem Kontext jedoch, dass das Orientierungsproblem zwischen pädagogischen und therapeutischen Handlungsorientierungen – wie Bakels (2020) feststellt – „auf normativ-programmatischer Ebene nicht reflektiert“ (S. 301) wird, weshalb die Lehrkräfte „mit diesem Problem weitestgehend allein gelassen“ (S. 301) werden. Es existieren folglich keine Orientierungen dahingehend, wie eine (genuin) pädagogische Handlungsorientierung im Kontext von Gesundheit und Krankheit aussehen kann. Gerade eine solche pädagogische Handlungsorientierung hätte aber das „Potential einer Ent-Stigmatisierung [*sic*] der Kinder und Jugendlichen“ (Bakels, 2020, S. 3), wie zuvor verdeutlicht wurde. Damit zeigt sich deutlich, dass ein theoretisches Desiderat dahingehend besteht, was (genuin) *pädagogisches* Handeln im Kontext gesundheits- und krankheitsbezogener Erscheinungen bedeuten kann.

3.6 Zwischenfazit

Wie die Analyse gezeigt hat, machen nicht nur die theoretischen Verständnisse von Gesundheit und Krankheit, sondern auch die empirischen Befunde gesundheits- und krankheitsbezogene Anfragen an die Pädagogik sichtbar. Obgleich diese Anfragen in pädagogischen Kontexten zunehmend erkannt und adressiert werden, wurde weiterhin offenbar, dass ein deutliches theoretisches Desiderat dahingehend besteht, wie (explizit) pädagogische Antworten auf diese Anfragen aussehen könnten, d. h., was (genuin) pädagogisches Handeln im Kontext gesundheits- und krankheitsbezogener Erscheinungen bedeuten kann.

Anschließend an diese Erkenntnisse und ausgehend von einem (primär) salutogenetischen Verständnis geht die Arbeit im weiteren Verlauf daher der Frage nach, was *pädagogisches Handeln* im Kontinuum von Gesundheit und Krankheit bedeuten kann und sucht nach explizit *pädagogischen* Antworten auf gesundheits- und krankheitsbezogene Anfragen. Folglich finden die nachfolgenden Ausführungen zu möglichen pädagogischen Antworten auf gesundheits- und krankheitsbezogene Anfragen ihren Anfang bei der Darstellung des der Arbeit zugrunde liegenden Verständnisses von Pädagogik bzw. pädagogischem Handeln.

Teil II

Antworten

Pädagogisches Handeln im Kontinuum von Gesundheit und Krankheit

Zur Basis: Pädagogik und pädagogisches Handeln

4

4.1 Vorüberlegungen

Eine allumfassende, zeitlose und universell gültige Bestimmung dessen, was *Pädagogik* ist, wird gemeinhin als unmöglich beschrieben (Mikhail, 2016, S. 15; Wimmer, 2014, S. 277). Es gibt nicht die *eine* Lesart der Disziplin, vielmehr kann eine Heterogenität ihrer Begriffs- und Gegenstandsbestimmungen, ausdifferenzierten Teildisziplinen sowie wissenschaftstheoretischen Grundlegungen und handlungsleitenden Positionierungen konstatiert werden (Tenorth & Tippelt, 2012, S. 540–541).[1] Gleichwohl wird im Diskurs immer wieder die Frage nach einem *allgemeinen pädagogischen Grundgedanken,* dem *Proprium* der Pädagogik, oder kurz, dem *Pädagogischen* gestellt (u. a. Benner, 2015; Fuhr & Schultheis, 1999; Wimmer, 2014).

Pädagogik bewegt sich damit im Spannungsfeld zwischen Allgemeinem und Speziellem, zwischen übergreifender disziplintheoretischer Bestimmung und spezifischer Lesart. Dieses Spannungsfeld ist auch für die weiteren Ausführungen innerhalb des Kapitels handlungsleitend. Zunächst erfolgt ein kurzer grundlagentheoretischer Aufriss dessen, was unter Pädagogik und pädagogischem Handeln *grundsätzlich* verstanden werden kann. Davon ausgehend wird, anhand ausgewählter Grundbegriffe, die der Arbeit zugrunde liegende *spezifische* Lesart von Pädagogik und pädagogischem Handeln entfaltet. Sodann wird eine eigene Arbeitsdefinition des *pädagogischen Handelns* herausgearbeitet, die fortan als Hintergrundfolie sämtliche nachfolgenden Ausführungen der Arbeit begleiten

[1] Die Begriffe Pädagogik und Erziehungswissenschaften werden in der Literatur uneinheitlich verwendet, bisweilen synonym (siehe hierzu z. B. Kron et al., 2013, S. 36), bisweilen differenziert (siehe hierzu z. B. Ricken, 2024). In dieser Arbeit werden die Begriffe synonym verwendet, wobei in erster Linie der Pädagogikbegriff leitend ist („pädagogisches" Handeln).

K. Höglinger, *Pädagogik im Kontinuum von Gesundheit und Krankheit*,
https://doi.org/10.1007/978-3-658-51667-3_4

soll. Eine solche klare pädagogische Hintergrundfolie erscheint dabei als besonders essenziell, da – wie im vorherigen Kapitel deutlich wurde – die Aufgabe pädagogischer zugunsten therapeutischer Handlungsorientierungen in der pädagogischen Praxis dazu führen kann, dass „das (vorhandene) pädagogische Wissen und die damit einhergehende Kompetenz selbst abgewertet wird" (Bakels, 2020, S. 5) und „strukturelle Grundelemente pädagogischen Handelns verloren" (Schaeffer, 1992, S. 200) gehen. Insofern Schaeffer (1992) eine weitere Konkretisierung jener „Grundelemente" allerdings offenlässt, soll die pädagogische Hintergrundfolie auch dazu dienen, genau jene *pädagogischen* Grundelemente aufzuspüren, um sie mit *therapeutischen* Grundelementen vergleichen zu können. Ausgehend hiervon wird gegen Ende des Kapitels ein eigener systematischer Abgrenzungsversuch von pädagogischem und therapeutischem Handeln unternommen und dann abschließend eruiert, inwiefern außerpädagogische Erkenntnisse (dennoch) für pädagogisches Handeln von Bedeutung sein können.

4.2 Grundlagentheoretischer Aufriss

Pädagogik kann grundsätzlich als Reflexions-, Erfahrungs- und Handlungswissenschaft von *Erziehung* und *Bildung* verstanden werden (Tenorth & Tippelt, 2012, S. 540). Handlungswissenschaftlich wird sie als *Praxis der Erziehung und Bildung* gefasst, erfahrungswissenschaftlich als *Erfahrung von Erziehung und Bildung* sowie reflexionswissenschaftlich als *Reflexion über Erziehung und Bildung.* Insofern „das Pädagogische in die Gesellschaft eingeflochten ist" (A.-M. Nohl, 2014, S. 220), werden Erziehung und Bildung hierbei stets im Kontext der *Sozialisation* gedacht. Vor diesem Hintergrund fragt Pädagogik, wie heranwachsende Menschen bestmöglich mit dem Leben und Zusammenleben in sowohl der gegenwärtigen als auch der zukünftigen Welt vertraut gemacht werden können (z. B. Benner, 2015; Wimmer, 2014), eruiert, wie sich Selbst- und Weltbeziehungen in diesem Prozess konstituieren und transformieren (z. B. Humboldt, 1794/1980; Koller, 2023; Rosa, 2016), und reflektiert, wie den heranwachsenden Menschen die Welt so gezeigt werden kann, dass sie für ihr Leben und Zusammenleben sinnstiftende Erkenntnisse, Fertigkeiten und Haltungen gewinnen können (z. B. M. Brinkmann, 2015; Prange, 2005).

Dabei orientiert sich Pädagogik an anthropologischen Grundlagen, d. h. an Vorstellungen des Menschen und des Menschseins (Stein, 2017, S. 13; Wulf & Zirfas, 2014, S. 11). Pädagogik basiert folglich auf spezifischen *pädagogischen Menschenbildern,* die das pädagogische Handeln maßgeblich beeinflussen (Dederich, 2013, S. 117; Stein, 2017, S. 15). Weiterhin orientiert sie sich an übergeordneten Zielvorstellungen: Sie unterliegt einem (zwar offenen und unbestimmten, aber dennoch) „irreduziblem Zukunftsbezug" (Wimmer, 2014, S. 45). Pädagogik basiert folglich auch auf spezifischen *pädagogischen Zielsetzungen*. Als solche Zielvorstellungen werden in der Pädagogik beispielsweise die *Mündigkeit*, die *Autonomie* oder die *Selbstbestimmung der Subjekte* (vgl. hierzu z. B. Benner & Brüggen, 2010b; Mikhail, 2016; A.-M. Nohl, 2024), die *Verbesserung der Gesellschaftsorganisation* (vgl. hierzu z. B. Brezinka, 1975, S. 14) oder ein *möglichst gutes oder gelingendes Leben* (siehe hierzu z. B. Beljan, 2019; Beljan & Winkler, 2019; Falkenstörfer, 2022; Ladenthin, 2021b, S. 45; Öztürk et al., 2023; Rosa & Endres, 2016) diskutiert.

Als Reflexions-, Erfahrungs- und Handlungswissenschaft beschäftigt sie sich mit diesen Frage- und Themenstellungen aus unterschiedlichen wissenschaftstheoretischen Perspektiven und in verschiedenen Teildisziplinen (Kron et al., 2013, S. 24–26; Krüger, 2019, S. 43–123; Stein, 2017, S. 12): So kann beispielsweise zwischen Perspektiven aus der geisteswissenschaftlichen, phänomenologischen, konstruktivistischen, empirischen und kritischen Pädagogik bzw. Erziehungswissenschaft (vgl. hierzu z. B. Krüger, 2019, S. 43–123) und Lesarten der allgemeinen Pädagogik, Schulpädagogik, Heil-, Sonder- und Inklusionspädagogik, Sozialpädagogik, Berufs-, Wirtschafts- und Betriebspädagogik, der Didaktik und der Erwachsenenbildung (vgl. hierzu z. B. Kron et al., 2013, S. 24–26) differenziert werden. Das Pädagogikverständnis dieser Arbeit folgt in erster Linie Lesarten einer allgemeinen Pädagogik[2]. Hiervon ausgehend wird, anhand der Grundbegriffe „Menschenbild", „Erziehung", „Bildung" und der „Zielperspektive eines guten Lebens" die der Arbeit zugrunde liegende *spezifische* Lesart von Pädagogik und pädagogischem Handeln entfaltet.[3] Gemäß einer kritisch-konstruktiven Theoriebildung (Klafki, 1976, 1998a)

[2] Insofern die Arbeit ergründet, was genuin *pädagogisches* Handeln im Kontinuum von Gesundheit und Krankheit bedeuten kann, orientiert sie sich maßgeblich an Vertreter*innen der allgemeinen Pädagogik (u. a. Sabine Andresen, Dietrich Benner, Malte Brinkmann, Heide von Felden, Wilhelm von Humboldt, Wolfgang Klafki, Hans-Christoph Koller, Thomas Mikhail, Arnd-Michael Nohl, Herman Nohl, Klaus Prange, Margit Stein, Michael Wimmer, Christoph Wulf, Jörg Zirfas). Ergänzend bezieht sie sich – den Personenkreis der Kinder und Jugendlichen mit chronischen Erkrankungen im Blick behaltend – auf weitere Vertreter*innen einer inklusiven (Sonder-)Pädagogik (u. a. Markus Dederich, Sophia Falkenstörfer). Zu guter Letzt wird auf einzelne Vertreter*innen Bezug genommen, deren Überlegungen bereits systematisch in die Pädagogik eingearbeitet wurden (u. a. Martin Buber, Janusz Korczak, Martha Nussbaum, Hartmut Rosa).

[3] Die Auswahl der genannten Grundbegriffe orientiert sich an zentralen Bezugspunkten pädagogischer Theorie und Praxis. Das *Menschenbild* verweist auf die anthropologische Grundlegung jeglichen pädagogischen Handelns (siehe hierzu z. B. Dederich, 2013; Wulf & Zirfas,

werden hierbei – die Komplexität der Lebenswelt und der Erziehungswirklichkeit anerkennend – bewusst unterschiedliche wissenschaftstheoretische Zugänge (z. B. geisteswissenschaftliche, phänomenologische, konstruktivistische, empirische und kritische Pädagogik bzw. Erziehungswissenschaft) herangezogen und forschungslogisch sinnhaft miteinander verbunden (Klafki, 1998a).

4.3 Spezifische Lesart

4.3.1 Menschenbild

4.3.1.1 Allgemeines

Sowohl der Pädagogik als Wissenschaft als auch der pädagogischen Praxis und dem pädagogischen Handeln liegen (zumindest implizit) anthropologische Grundannahmen zugrunde (Stein, 2017, S. 13). Diese anthropologischen Grundannahmen beziehen sich auf den Menschen und das Menschsein, weshalb sie auch als Menschenbilder bezeichnet werden (Wulf & Zirfas, 2014, S. 11). In Menschenbildern vereinen sich die „Gesamtheit der Annahmen und Überzeugungen, was der Mensch von Natur aus, seiner ursprünglichen, natürlichen Verfasstheit gemäß ist, wie der Mensch in seinem sozialen und materiellen Umfeld lebt und welche Werte und Ziele das Leben eines Menschen haben sollte" (Standop et al., 2017, S. 9). Diese Annahmen und Überzeugungen sind kulturell tradiert, in soziale Strukturen eingebettet und an professions- sowie wissenschaftstheoretische Denkweisen angebunden (Dederich, 2013, S. 117; Standop et al., 2017, S. 9). In Wissenschaft und Gesellschaft existieren daher sehr viele unterschiedliche Menschenbilder, wodurch „seit dem Beginn der Postmoderne kein Konsens herstellbar ist, über das, was der Mensch ist" (Bernasconi & Böing, 2015, S. 68). Betrachtungs- und Deutungsweisen des Menschen differieren sowohl zwischen unterschiedlichen Disziplinen und Professionen (z. B. *pädagogische* Menschenbilder vs. *ökonomische* Menschenbilder) als auch intradisziplinär.

2014; Stein, 2017); *Erziehung* und *Bildung* gelten als die zentralen Inhalte pädagogischer Reflexion (siehe hierzu z. B. Tenorth & Tippelt, 2012, S. 540); Die *Zielperspektive eines guten Lebens* verweist schließlich auf den Zukunftsbezug pädagogischen Handelns (vgl. hierzu z. B. Wimmer, 2014) und konkretisiert diesen im Sinne einer Vorbereitung heranwachsender Menschen auf ein möglichst gutes Leben und Zusammenleben in der Welt (siehe hierzu z. B. Beljan, 2019; Beljan & Winkler, 2019; Falkenstörfer, 2022; Ladenthin, 2021b, S. 45; Öztürk et al., 2023; Rosa & Endres, 2016). Diese Auswahl ist *nicht als erschöpfend zu verstehen.* Weitere für die Pädagogik zentrale Begriffe, etwa Lernen oder Sozialisation, werden in den Ausführungen mitgedacht und fließen ebenso in die gegen Ende des Kapitels entfaltete eigene Arbeitsdefinition pädagogischen Handelns ein.

Auch innerhalb der Pädagogik lässt sich folglich kein homogenes Menschenbild konstatieren. Vielmehr haben sich sowohl in unterschiedlichen wissenschaftstheoretischen Strömungen als auch im Verlauf der Geschichte der Pädagogik diverse Menschenbilder entwickelt (Wulf & Zirfas, 2014, S. 10), und auch in der Praxis tätige Pädagog*innen können sehr unterschiedliche Vorstellungen über die Menschen haben, mit denen sie arbeiten (Stein, 2017, S. 13).

Menschenbilder betrachten den Menschen daher immer aus einer bestimmten *Perspektive.* Sie stellen bestimmte Aspekte des Menschseins heraus, blenden andere aus und entwerfen damit eine (reduzierte und vereinheitlichte) Vorstellung davon, was der Mensch *ist* und was er *sein sollte* (Bernasconi & Böing, 2015, S. 67; Dederich, 2013, S. 117–119). Für die Pädagogik sind Menschenbilder insofern von zentraler Bedeutung, als sie das pädagogische Handeln (wenn auch häufig unbewusst) maßgeblich beeinflussen, wie Markus Dederich (2013) verdeutlicht:

> Anthropologische Vorstellungen beeinflussen maßgeblich, wie konkrete Individuen wahrgenommen und hinsichtlich ihrer Lernentwicklung, ihrer Fähigkeiten und Probleme, ihres Sozialverhaltens usw. beurteilt werden, welches Entwicklungs- und Bildungspotenzial ihnen zugeschrieben wird, wie der Unterricht oder eine spezielle Fördermaßnahme sowie die Beziehung zu ihnen gestaltet wird, welche Rechte ihnen eingeräumt und welche sozialen oder ethischen Pflichten ihnen gegenüber geltend gemacht werden. (S. 117)

In der bewussten Reflexion darüber, wie ein *pädagogisch begründetes* Menschenbild aussehen kann, liegt daher ein großes Potenzial, handlungsleitende Implikationen für die Pädagogik ableiten zu können. Hierbei sei darauf verwiesen, dass der Mensch in der Pädagogik grundsätzlich „als offene (und offen zu haltende) Frage zu betrachten ist" (Dederich, 2013, S. 112). Bei allen Bestimmungsversuchen *des* Menschen ist folglich zunächst zu konstatieren, dass der Mensch niemals *vollständig* bestimmt werden kann.

Im Folgenden wird daher eine Annäherung an konstitutive und pädagogisch bedeutsame Momente des Menschen als „bestimmt unbestimmtes Wesen" (Bernasconi & Böing, 2015, S. 72) unternommen. Ein guter Ausgangspunkt für diese Annäherung stellt die pädagogische Anthropologie von Christoph Wulf und Jörg Zirfas (2014) dar. Die Autor*innen bestimmen den Menschen als ein erzieherisches, lernendes, sich bildendes, selbst lehrendes und sich sozialisierendes und kultivierendes Wesen (Wulf & Zirfas, 2014, S. 14).

4.3.1.2 Mensch als erzieherisches Wesen

Die Bestimmung des Menschen als *erzieherisches Wesen* verweist darauf, dass der Mensch sowohl erziehungsbedürftig (als *homo educandus*) als auch erziehungsfähig (als *homo educabilis*) ist (Wulf & Zirfas, 2014, S. 15). Aus einer pädagogischen Perspektive stellen die Angewiesenheit des Menschen auf Erziehung sowie seine Möglichkeit, sich durch Erziehung weiterzuentwickeln und zu entfalten, konstitutive Momente des Menschseins dar. Während in der Geschichte der Pädagogik hierbei insbesondere die Unvollkommenheit des Menschen betont wurde, welche die Angewiesenheit des Menschen auf Erziehung in den Vordergrund stellt[4], rückt in der Gegenwart zunehmend das Entwicklungs- und Veränderungspotenzial des Menschen durch Erziehung in den Vordergrund (Bernasconi & Böing, 2015, S. 68; Wulf & Zirfas, 2014, S. 14). Werden Menschen als erziehungsfähig bestimmt, bedeutet dies, „dass sie in der Lage sind, sich bewusst oder unbewusst Erziehungsinhalte anzueignen, dass sie fähig sind, moralische Grundsätze oder soziale Rollenanforderungen zu übernehmen“ (Bernasconi & Böing, 2015, S. 16). Dieses Verständnis betont auch, „dass der Mensch *als* Mensch erzogen wird“ (Wulf & Zirfas, 2014, S. 14, Herv. i. Orig.). Anschließend an Janusz Korczak (1898/2004) soll damit verdeutlicht werden, dass ein Kind nicht erst Mensch *wird*, sondern schon Mensch *ist:*

[4] Die Angewiesenheit des Menschen auf Erziehung wurde und wird hierbei mit der Unvollständigkeit oder der Vulnerabilität des Menschen begründet, die Erziehungsprozesse notwendig machen: „Die pädagogische Seite der menschlichen Imperfektheit zeigt sich daran, dass der Mensch als ein unfertiges Wesen geboren wird, das auf Erziehung angewiesen ist“ (Benner, 2015, S. 59). In diesem Kontext wird bisweilen auch auf den Terminus der „Menschwerdung des Menschen“ zurückgegriffen (z. B. Benner, 2015, S. 128), welcher in der Pädagogik insbesondere auf den Erziehungsverständnissen von Johann Amos Comenius (1628/1970) und Immanuel Kant (1803) basiert:

> Johann Amos Comenius: „Ohne Erziehung kann der Mensch nicht zum Menschen werden“ (Comenius, 1628/1970, S. 44).
>
> Immanuel Kant: „Der Mensch kann nur Mensch werden durch Erziehung. Er ist nichts, als was die Erziehung aus ihm macht“ (Kant, 1803, S. 11).

Der Terminus verdeutlicht einerseits die Angewiesenheit des Menschen auf Erziehung („Er ist nichts, als was die Erziehung aus ihm macht“) (Kant, 1803, S. 11), andererseits beschreibt er den Prozess der Veränderung des Menschen durch Erziehung („Mensch werden durch Erziehung“) (Kant, 1803, S. 11)).

> Kinder werden nicht erst Menschen, sie sind es bereits, ja sie sind Menschen und keine Puppen; man kann an ihren Verstand appellieren, sie antworten uns, sprechen wir zu ihren Herzen, fühlen sie uns. (S. 50)

Demnach sind alle Kinder und Jugendlichen voraussetzungslos als *Menschen* anzuerkennen, obgleich sie erziehungs- und entwicklungsbedürftig sind (Liebau, 2013, S. 31). Sie sind „aktiv wahrnehmende, fühlende, denkende, handelnde Mensch[en]" (Hackl, 2017, S. 112) und damit *Subjekte* ihrer Erziehungs- und Entwicklungsprozesse sowie Träger*innen von Rechten und Pflichten.

4.3.1.3 Mensch als lernendes Wesen

Wie Wulf und Zirfas (2014) betont haben, muss dem Menschen aus einer pädagogischen Perspektive weiterhin „Lernen (normativ) unterstellt" (S. 17) werden. Aus dieser Perspektive ist einerseits davon auszugehen, dass Menschen „Lebewesen [sind], die ihr Leben erst lernen müssen" (Wulf & Zirfas, 2014, S. 19) und folglich darauf angewiesen sind, Lernerfahrungen zu machen. Andererseits ist anzunehmen, dass der Mensch „ein fast unbegrenzt lernfähiges oder veränderungsfähiges Wesen" (Wulf & Zirfas, 2014, S. 17) ist, womit ihm auch die Möglichkeit unterstellt wird, zu lernen und sich durch Lernerfahrungen zu verändern und weiterzuentwickeln. Der Mensch kann daher sowohl als lernbedürftig als auch lernfähig verstanden und damit als ein *lernendes Wesen* bestimmt werden (Wulf & Zirfas, 2014, S. 17).

Lernen unterliegt als komplexes und vielschichtiges Phänomen vielfältigen Deutungen (Kron et al., 2013, S. 55).[5] In dieser Arbeit wird Lernen, einer pädagogischen Lesart folgend, als relationales Geschehen betrachtet (Faulstich, 2013, S. 63–64). Diesem Verständnis nach vollzieht sich Lernen in einer Beziehung von Selbst und Welt, in der das Subjekt mit *Etwas* konfrontiert wird, das es zu

---

[5] Der Lernbegriff wird in unterschiedlichen theoretischen Strömungen in jeweils divergenter Lesart verhandelt. Folglich bestehen vielfältige unterschiedliche (und sich zum Teil widersprechende) Auffassungen davon, was Lernen ist und wie es initiiert werden kann. So kann Lernen beispielsweise als external kontrollierte Verhaltensänderung (Behaviorismus), als internal vollzogene Konstruktionsleistung (Konstruktivismus), als Aufbau kognitiver Strukturen (Kognitivismus), als physiologische Ausbildung, Modifikation, Kommunikation und Vernetzung neuronaler Strukturen im Gehirn (Neurowissenschaften), als in den Lebensbedingungen begründeter und vom Subjekt hergestellter Bedeutungszusammenhang (Subjektwissenschaft) und/oder als Erfahrung und als Verstehen des Erfahrenen (Phänomenologie) verstanden werden (Faulstich, 2013, S. 36–88). Lernen impliziert damit eine – obgleich sehr unterschiedlich auslegbare – Entstehung von *etwas* Neuem: eine Verhaltensweise, eine Konstruktionsleistung, eine kognitive Struktur, ein neuronales Netzwerk, ein Bedeutungszusammenhang oder eine Erfahrung.

einer Umstrukturierung oder einem Umlernen des *Bisherigen* herausfordert. Käte Meyer-Drawe (2012) konkretisiert dies wie folgt:

> Es widerfährt einem etwas. Das Ich wird in den Dativ gesetzt: Dies meint ein Ereignis, das sich nicht nach aktiv oder passiv bzw. nach innen oder außen sortieren lässt. Lernen als Erfahrung meint eine eigentümliche Verwicklung in eine Welt, auf die wir antworten, indem wir ihre Artikulationen aufnehmen. [...] Weder als überwiegend selbstbezüglich noch als vor allem fremdbestimmt lässt sich Lernen als Erfahrung verstehen. Im pädagogischen Sinne meint Lernen die Umbildung eines leiblichen *Zur-Welt-seins*, deren Anfang und Ende nicht in der Verfügung stehen. Lernen ist ein Prozess mit Herkunft und Zukunft. Beide verändern sich mit ihm. Es meint nicht nur den Gewinn einer neuen Perspektive, sondern gleichzeitig den Verlust der alten. (S. 16, Herv. i. Orig.)

Lernen vollzieht sich damit als eine *Erfahrung*, in der das Subjekt in der Auseinandersetzung mit der Welt neue Erkenntnisse, Fertigkeiten und Haltungen gewinnt und sich damit einzelne Fragmente des bisherigen Selbst- und Weltverhältnisses verändern (Koller, 2023, S. 185; A.-M. Nohl, 2017, S. 100). Wie Ilse Schrittesser und Kolleg*innen (2022) äußerst treffend ausdrücken, ist Lernen

> in pädagogischer Sicht [...] damit als Erfahrung und als soziale Praxis zu verstehen, in deren Rahmen das gesellschaftlich akkumulierte Wissen nicht nur angeeignet, sondern auch subjektiv bedeutsam wird und damit laufend zur Erschütterung von sicher geglaubten Gewissheiten und im besten Fall zu einer tiefgreifenden, bildenden Erfahrung führt. (S. 49)

Einem solchen pädagogischen Verständnis folgend, bedeutet die Bestimmung des Menschen als ein lernendes Wesen, dass Menschen im Leben und Zusammenleben in der Welt mit Erfahrungen der Ungewissheit, der Überwältigung und der Irritation des bisherigen Selbst- und Weltverständnisses konfrontiert werden (können), es ihnen aber auch möglich ist, in und aus diesen Erfahrungen zu lernen, sich durch diese zu verändern und weiterzuentwickeln.

4.3.1.4 Mensch als sich bildendes Wesen

Rekurrierend auf das Prinzip der Bildsamkeit wird der Mensch aus einer pädagogischen Perspektive weiterhin als ein *sich bildendes Wesen* (*homo formans*) bestimmt (Wulf & Zirfas, 2014, S. 18). *Bildsamkeit* kann seit Herbart (1835/1964, §1, §5) als „Grundbegriff der Pädagogik“ bezeichnet werden. Für Heitger (2011, S. 122) stellt sie „die Bedingung der Möglichkeit von Pädagogik überhaupt“ dar. Obgleich sich der Begriff erst seit der Mitte des 18. Jahrhunderts durchgesetzt hat, reichen die in ihm transportierten Grundannahmen bis zur Antike zurück

(Benner & Brüggen, 2010a, S. 174; Mikhail, 2016, S. 145).[6] Diese Grundannahmen beziehen sich auf die grundsätzliche Bereitschaft und die Bedürftigkeit des Menschen, sich durch Bildungsprozesse und -erfahrungen weiterzuentwickeln und ein möglichst reichhaltiges Selbst- und Weltverhältnis auszubilden (Wulf & Zirfas, 2014, S. 18–19). Der Begriff der Bildsamkeit beinhaltet damit sowohl die *Möglichkeit* des Menschen, sich zu bilden, als auch seine *Angewiesenheit* auf Bildungsprozesse und -erfahrungen (Benner & Brüggen, 2010a, S. 174).

Betrachtet man Bildsamkeit unter dem Aspekt der *Möglichkeit des Menschen, sich zu bilden*, so bedeutet dies, dass jedem Menschen die grundsätzliche Bereitschaft unterstellt wird, Bildungserfahrungen zu machen und an pädagogischen Interaktionen mitzuwirken (Benner, 2015, S. 81). Bildsamkeit wird hierbei in eidetischer Lesart gedacht: Der Mensch wird grundsätzlich so vorgestellt, als ob er bildsam sei, d. h., als ob er sich Bildungsinhalte aneignen und an pädagogischen Prozessen selbsttätig mitwirken könne (Mikhail, 2016, S. 145).[7] Bildsamkeit gilt damit a priori, da sie noch vor der konkreten Begegnung und damit unabhängig von der jeweiligen Erscheinung dieses Menschen zugesprochen wird (Mikhail, 2016, S. 145). Sie stellt eine wesentliche Voraussetzung für die Gestaltung pädagogischen Handelns dar, da sie transportiert, dass alle Menschen prinzipiell für Bildung ansprechbar sind. Gleichwohl lässt sich aus ihr keine Aussage darüber ableiten, inwieweit die jeweilige pädagogische Handlung erfolgreich ist, d. h., ob eine Bildungserfahrung gemacht, etwas von den Lernenden gelernt oder von den Lehrenden ermöglicht werden kann, wie auch Heide von Felden (2014) betont:

[6] Für eine historische Rekonstruktion unterschiedlicher Auffassungen des Verhältnisses von Bildsamkeit und Bildung seit der Antike siehe Benner und Brüggen (2010a), für eine problemgeschichtliche Analyse siehe Mikhail (2016).

[7] In eidetischer Perspektive geht es „nicht um die Bestimmung des Menschen, wie er ist, sondern wie er vorgestellt werden muss, um eine Interaktion pädagogisch zu gestalten" (Mikhail 2016, S. 145). Denn: Ein empirisches Verständnis, welches die Bildsamkeit als Eigenschaft oder Fähigkeit der Lernenden versteht, könnte dazu verleiten, mittels empirischer Verfahren zu prüfen, „ob jemandem Bildsamkeit zugesprochen werden kann oder nicht" (Heitger 2011, S. 123), und hierfür vermeintlich messbare Kriterien (z. B. Lernerfolg, Merkfähigkeit etc.) zu konstruieren. Mögliche (höchst bedenkliche) Konsequenzen eines solchen (radikal-) empirischen Verständnisses könnten die Einteilung von Menschen in „bildsam" oder „nicht bildsam" oder das Absprechen der Bildsamkeit ganzer Personengruppen (z. B. Menschen mit Lernschwierigkeiten, komplexen Behinderungen oder chronischen Erkrankungen) sein (Mikhail 2016, S. 145; Heitger 2011, S. 123).

> Pädagogik hat es als Geistes- und Sozialwissenschaft mit Menschen zu tun, mit deren Biografien und längerfristigen Entwicklungen. Nimmt man diese in ihrer Verschiedenheit ernst, so sind keine eindeutigen Ergebnisse zu erwarten, sondern allenfalls Annäherungen. (S. 143)

Vor dem Hintergrund der grundsätzlichen Unbestimmtheit des Menschen und der damit einhergehenden Freiheit der Lernenden wird das von Heitger (2011) näher ausgeführte „Als-ob" der pädagogischen Handlung relevant. Das Kind wird vorgestellt, als ob es bildsam sei, ein Lerngegenstand aufbereitet, als ob er verstehbar sei, eine Lernaufgabe gestellt, als ob sie lösbar sei, ein Lernziel aufgestellt, als ob es erreichbar sei, eine Interaktion gestaltet, als ob eine intersubjektive Verständigung möglich sei, und eine Lernumgebung gestaltet, als ob sie erfahren werden könnte. Pädagogisches Handeln basiert damit auf der Annahme, dass Bildung möglich sei und verweist „auf die Notwendigkeit einer Voraussetzung, die man nicht leugnen kann, sondern annehmen muss" (Heitger, 2011, S. 115–116). Als Unterstellung der Möglichkeit, Bildungserfahrungen zu machen und an pädagogischen Prozessen selbsttätig mitzuwirken, gilt Bildsamkeit damit per se und ganz grundsätzlich für alle Menschen.

Gleichwohl wird mit der Bildsamkeit aber auch die grundsätzliche *Angewiesenheit des Menschen auf Bildungserfahrungen* angesprochen. Diese weist darauf hin, „dass Menschen ein gelungenes Selbst- und Weltverhältnis nicht voraussetzen können, sondern selbsttätig entwickeln müssen" (Wulf & Zirfas, 2014, S. 19). Insofern der Mensch stets *in Beziehung zu der* ihn umgebenden, von ihm erfahrenen und durch ihn gestalteten *Umwelt* steht, bedeutet Bildung nicht nur „in sich frei und unabhängig zu werden" (Humboldt, 1794/1980, S. 235), sondern auch eine „Verknüpfung unsres Ichs mit der Welt zu der allgemeinsten, regsten und freiesten Wechselwirkung" (Humboldt, 1794/1980, S. 235–236). Diesem Verständnis nach impliziert Bildsamkeit, dass Kinder auf Bildungsprozesse angewiesen sind, die vielfältige Möglichkeiten der Selbst-Welt-Verknüpfung bereitstellen und ihnen damit eröffnen, ihr Leben *im Verhältnis von Selbst und Welt* möglichst gut gestalten zu können. Die Angewiesenheit des Menschen auf Bildungserfahrungen folgt ferner daraus, dass sich aus dem Verhältnis von Selbst und Welt vielfältige *Anforderungen* an das Subjekt ergeben. So kann Bildsamkeit mit Dewey (1915/1993) verstanden werden als „die Fähigkeit, aus der Erfahrung zu lernen [und] die Kraft, aus ihr etwas zurückzubehalten, was für die Überwindung der Schwierigkeiten einer später eintretenden Sachlage verfügbar ist" (S. 68). Bildsamkeit betont diesem Verständnis zufolge demnach auch die Bedeutsamkeit von Bildungserfahrungen für den Umgang mit Herausforderungen, die im Selbst- und Weltverhältnis entstehen können. Mit der

Bildsamkeit wird damit ein Veränderungsprozess von Sein zu Sollen thematisiert, welcher von Herbart (1835/1964, §4–5) als Übergehen von einer Unbestimmtheit in eine „Festigkeit", von Herman Nohl (H. Nohl, 1933/1988, S. 181) als Steigerungsmöglichkeit im Sinne einer „Entfaltung der produktiven Kräfte im Kind" bezeichnet wird (Benner, 2015, S. 81; Benner & Brüggen, 2010a, S. 207). Unter dem Aspekt der *Bedürftigkeit* verweist Bildsamkeit folglich auf die Bedeutsamkeit, sich durch Bildungserfahrungen weiterzuentwickeln und zu einem Sollen zu gelangen. Dieses Sollen wird – vor dem Hintergrund der Unvollkommenheit und der Vulnerabilität des Menschen – als pädagogisch bedeutsam erachtet, da Menschen – wie zuvor ausgeführt – „Lebewesen [sind], die ihr Leben erst lernen müssen" (Wulf & Zirfas, 2014, S. 19). Zusammenfassend: Es kann nicht vorausgesetzt werden, dass ein Kind ein möglichst gutes Leben im Verhältnis von Selbst und Welt führen kann, vielmehr muss es hierfür zunächst Lern- und Bildungserfahrungen machen und Lebenseindrücke gewinnen können. Mit der Bildsamkeit wird damit auch ein Veränderungsprozess des Subjekts thematisiert, der sich interaktiv in Beziehung von Selbst und Welt, in Relation von Individuum und Gesellschaft und in Interaktion von Kind und Pädagog*in vollzieht. Damit verweist die Bestimmung des Menschen als bildungsbedürftiges und bildungsfähiges Wesen sowohl auf die *pädagogische Grundannahme*, dass der Mensch sich (in Beziehung zu einer Sache, einem Ausschnitt der Welt, einem anderen Menschen) selbst bilden *kann*, als auch auf „die pädagogische *Aufgabe* [...], dass der Mensch sich selbst bilden *soll*" (Wulf & Zirfas, 2014, S. 18, Herv. i. Orig.).

4.3.1.5 Mensch als lehrendes Wesen

Darüber hinaus kann der Mensch mit Wulf und Zirfas (2014, S. 9) als ein Lehrender (als *homo docens*) bestimmt werden. Dieser Bestimmungsversuch weist darauf hin, dass Menschen als Lehrende in Erscheinung treten, d. h., unterrichtend, vermittelnd, erklärend, hinweisend oder zeigend mit einer anderen Person interagieren können (Wulf & Zirfas, 2014, S. 19). Mit Flitner (1933/1983, S. 76) kann hierbei einerseits darauf verwiesen werden, dass das „Sein und Verhalten" des Kindes einen „erzieherischen Bezug" zwischen Kind und Pädagog*in evoziert und damit ein lehrendes Handeln seitens des*der Pädagog*in ermöglicht. Andererseits kann mit der Bestimmung des Menschen als lehrendes Wesen darauf verwiesen werden, dass das Kind selbst lehrend in Erscheinung treten kann, indem es auf persönliche Interessen hinweisen, subjektive Bedeutungen aufzeigen und bereits selbst gemachte Lernerfahrungen weitergeben kann.

4.3.1.6 Mensch als soziales und sozialisiertes Wesen

Der Mensch kann ferner als soziales und sozialisiertes Wesen (als *homo socialis*) bestimmt werden (Wulf & Zirfas, 2014, S. 20). Als soziales Wesen steht der Mensch stets in Relation zu seinen Mitmenschen, er ist auf andere Menschen angewiesen und wesentlich durch seine Beziehungen zu anderen Menschen gezeichnet. Als sozialisiertes Wesen steht der Mensch stets in Relation zur Gesellschaft, ist durch soziale Strukturen und kulturelle Einflüsse geprägt, zeichnet diese aber auch selbst wesentlich mit. Pädagogisches Handeln wird nun gemeinhin als Teil der Sozialisation beschrieben (Niederbacher & Zimmermann, 2011, S. 14; Wulf & Zirfas, 2014, S. 20). Es macht heranwachsende Menschen mit der sozialen Welt vertraut und trägt wesentlich zur „Weitergabe von Kultur" (Trommsdorff, 2015, S. 229) bei. Anschließend an Emile Durkheim (1859–1917) kann Sozialisation hierbei als „Vorgang der Vergesellschaftung des Menschen" (Marotzki et al., 2021, S. 122) verstanden werden. Diesem Verständnis nach bedeutet Sozialisation, dass Menschen in die sozialen Strukturen, die kulturellen Praktiken und die kollektiven Überzeugungen eingeführt und damit Teil der Gesellschaft werden. Wie Wulf und Zirfas (2014) feststellen, verweist der Begriff der Sozialisation damit noch stärker als der Begriff der Erziehung „auf die Komplexität der Einflüsse, die der Mensch assimilieren muss bzw. an die er sich zu akkommodieren hat" (Wulf & Zirfas, 2014, S. 20). Der Mensch ist demnach ein durch gesellschaftliche Einflüsse bestimmtes, sozialisiertes und kultiviertes Wesen. Sozialisation meint aber auch, dass „sich der Mensch zu einem gesellschaftlich handlungsfähigen Subjekt bildet" (Geulen & Hurrelmann, 1980, S. 51). Diesem Verständnis zufolge bedeutet Sozialisation, dass sich der Mensch „Wahrnehmungs-, Denk- und Handlungsmuster sowie die Maßstäbe der ihn umgebenden Kultur in ihren symbolischen Formen und performativen Praxen" (Wulf & Zirfas, 2014, S. 20) in Interaktion mit der sozialen und kulturellen Umwelt auch selbst aneignet. Menschen werden folglich als „aktive, gestaltungsfähige Subjekte" (Niederbacher & Zimmermann, 2011, S. 15) gelesen, Sozialisation als Prozess der Entwicklung der Person gedacht. Der Mensch ist folglich ein *sich* sozialisierendes und kultivierendes Wesen (Wulf & Zirfas, 2014, S. 14). Beide Momente – sozialisiert werden und sich selbst sozialisieren – bestimmen damit die Dynamik von Sozialisationsprozessen, in denen „Subjektivität (eigene Erlebnisse, Erfahrungen), Intersubjektivität (Erfahrungen anderer Menschen), Objektivität (Realität, Welt) und Entwicklung (Reifung) in einer komplexen Beziehung miteinander verschränkt" (Wulf & Zirfas, 2014, S. 20) sind.

4.3.1.7 Individuallage, pädagogisches Verstehen und pädagogischer Takt

Fragt man nach den handlungsleitenden Konsequenzen, die sich aus dem hier skizzierten Menschenbild ergeben, so kann zunächst jene Antwort gegeben werden, die Arnd-Michael Nohl (2014, S. 226) auf die „Fragen an die Pädagogik" von Maschke und Stecher (2014) gibt: Für das pädagogische Handeln ergibt sich die Aufgabe, „Sozialisationsprozesse umsichtig [zu] begleiten, Lernprozesse [zu] initiieren und [zu] fördern, wo nötig [zu] erziehen und so oft wie möglich Anstöße für Bildungsprozesse [zu] geben" (A.-M. Nohl, 2014, S. 226). Mit Bezugnahme auf das skizzierte Menschenbild sind dabei alle Kinder und Jugendlichen voraussetzungslos als *Lernende* anzuerkennen, als *Subjekte* wertzuschätzen und in ihrem *Menschsein* zu achten. Sie sind damit einerseits selbstbestimmt, frei und unverfügbar, andererseits ansprechbar, empfindsam und verletzlich. Damit ergibt sich als weiteres bedeutsames Moment pädagogischen Handelns, dass es nicht am Sosein der Kinder, d. h. ihrer Individualität und aktuellen Verfasstheit, vorbeigehen kann. Dieses Sosein wird in der Pädagogik in dem Begriff der *Individuallage* angesprochen (Mikhail, 2016, S. 153). Der Begriff der Individuallage geht auf Pestalozzi zurück, der darauf verweist, dass der Mensch „an sein Nest gebunden" (Pestalozzi, 1801/1961, S. 60) ist. Dies bedeutet, dass die jeweilige Verfasstheit des Menschen wesentlich durch die *Lage* seines „Nests", d. h. seine konkreten individuellen bzw. sozialen Voraussetzungen, Bedingungen, (Vor-)Erfahrungen, (Vor-)Kenntnisse, Erwartungen, Wünsche, Gefühle, Interessen, Stärken und Schwächen beeinflusst ist. Und insofern der Mensch in einer pädagogischen Perspektive als „Maß und [...] Mittelpunkt der Welt(-erkenntnis und -gestaltung)" (Mikhail, 2016, S. 153) aufgefasst wird, ist dieses Maß bzw. dieser Mittelpunkt der pädagogischen Handlung wesentlich durch die *Lage* dieses Menschen beeinflusst. Mit Petzelt (1946/1964, S. 218) kann die Individuallage daher als „pädagogische Determination" bezeichnet werden. Sie ist „mehr als eine bloße Zeitpunktbestimmtheit als Tatsache, sie meint zustandegebrachte Ordnung des Wissens, der Haltung, aller psychischen Funktion als jetzthafter Einheit" (Petzelt, 1946/1964, S. 218). Insofern sich pädagogisches Handeln in Interaktion von Lehrendem und Lernendem bzw. Pädagog*in und Kind vollzieht, stellt die tatsächliche Verfasstheit der beteiligten Menschen einen wesentlichen Bezugspunkt für sowohl die Art der Gestaltung als auch das Gelingen der pädagogischen Interaktion dar. Dieser Bezugspunkt stellt wiederum eine eidetische Grundlage für pädagogisches Handeln dar, insofern er darüber entscheidet, *wie* die pädagogische Handlung vollzogen werden soll. Thomas Mikhail (2016) verdeutlicht dies wie folgt:

> Die Individuallage als konstitutives eidetisches Prinzip bezeichnet als allgemeiner Begriff die speziellen Umstände, unter denen dieser und jener Mensch im Hinblick auf pädagogische Maßnahmen vorgestellt werden muss. Wenn man diesem Heranwachsenden einen Sach- oder Sozialverhalt so, jenem Erwachsenen anders erklärt, wenn man verschiedenen Heranwachsende oder verschiedenen Erwachsenen den gleichen Sach- oder Sozialverhalt so oder anders darstellt, dann liegt der konkreten pädagogischen Handlung das Prinzip der Individuallage bereits voraus. (S. 154)

Pädagogisches Handeln darf demnach nicht am Sosein der Kinder vorbeigehen, denn: „Um pädagogisch handeln zu können, hat man den Anderen [...] in seiner konkreten Bedingtheit in den Blick zu nehmen, man hat sein bisher zustande gebrachtes Wissen, seinen Erfahrungshorizont, seine Vorlieben und Neigungen, Talente und Begabungen, Beeinträchtigungen und Schwächen im Hier und Jetzt zu berücksichtigen“ (Mikhail, 2016, S. 153). Als Reaktion auf die Individuallage wird dann die pädagogische Handlung angepasst: Ein Gegenstand wird ausgewählt, das Lernziel definiert, die Komplexität angepasst, die Darstellung verändert, die Lebensweltorientierung sichergestellt.[8] Die Individuallage ist damit konstitutiv für die Art der Gestaltung pädagogischen Handelns selbst, da der Mensch immer in seiner jeweiligen bzw. aktuellen Verfasstheit angetroffen wird, d. h. „in zeitpunkthafter Einmaligkeit und eidetischer Einzigartigkeit“ (Mikhail, 2016, S. 154). Die „Natur des Ichs fordert [eine] Besonderung“ (Petzelt, 1946/1964, S. 219), d. h. eine Berücksichtigung der individuellen Lage und der Konstitution bzw. der Bedingtheit und der Verfasstheit des Subjekts.

Der Begriff der Individuallage verweist folglich auf die pädagogische Relevanz der *Individualität* heranwachsender Menschen und fordert ihre Beachtung bei der Gestaltung pädagogischer Prozesse. Dies scheint ein pädagogisch vielfach geteilter Gedanke zu sein, auf den beispielsweise auch Herbart (1835/1964) verweist:

> Die Pädagogik darf jedoch auch keine unbegrenzte Bildsamkeit voraussetzen, und die Psychologie wird diesen Irrtum verhüten. Die Unbestimmtheit des Kindes ist beschränkt durch dessen Individualität. Die Bestimmbarkeit durch Erziehung wird überdies beschränkt durch Umstände der Lage und der Zeit. Die Festigkeit der Erwachsenen bildet sich innerlich fort und wird dem Erzieher unerreichbar. (S. 5)

[8] So kann beispielsweise die Schwierigkeit einer Aufgabe nicht ohne die Beachtung der Individuallage der Lernenden eingeschätzt werden (Petzelt 1946/1964, S. 203; Mikhail 2016, S. 155). Vielmehr basiert sie auf einer Verhältnisbestimmung mit der Individuallage. Ob eine Unter- oder Überforderung eintritt, steht folglich in Relation zur Anforderung (z. B. Komplexität der Aufgabenstellung) und dem Sosein (z. B. Lesefertigkeit, Kopfschmerzen) der Lernenden.

Die Individuallage unterscheidet sich aber von der ausschließlichen Betrachtung des Soseins der Lernenden. Vielmehr betrachtet sie das Sosein vor dem Hintergrund der Bildsamkeit, d. h. bereits mit Blick auf ein *Können* bzw. *Sollen.* Wie Mikhail (2016) bezugnehmend auf Petzelt konstatiert, stellt die Individuallage damit den „pädagogischen Koinzidenzpunkt [aus] der tatsächlichen Verfasstheit des Menschen und dem prinzipiellen Anspruch seiner Bildsamkeit" (S. 153) dar. Die Individuallage der Lernenden zu beachten bedeutet folglich, sie in ihrem Sosein anzuerkennen, aber zugleich ihre Lern- und Entwicklungsmöglichkeiten nicht zu verkennen.[9] Dies bedeutet, dass pädagogisches Handeln auch eine Fürsorge für das Kind einschließt (Falkenstörfer, 2020; Ladenthin, 2021a, S. 130), d. h., dass es das Wohlbefinden des Kindes achten und die notwendigen Bedingungen bereitstellen muss, die dem Kind Lern- und Bildungserfahrungen ermöglichen.

Für das pädagogische Handeln ergibt sich folglich die Aufgabe, sich auf die Individuallage der Schüler*innen einzulassen. Diese Aufgabe manifestiert sich auch in dem von Johann Friedrich Herbart (1802/1982) geprägten Begriff des „pädagogischen Takts":

> Nun schiebt sich aber bei jedem auch noch so guten Theoretiker, wenn er seine Theorie ausübt und nur mit den vorkommenden Fällen [...] verfährt, zwischen die Theorie und die Praxis ganz unwillkürlich ein Mittelglied ein, ein gewisser Takt nämlich, eine schnelle Beurteilung und Entscheidung, die nicht wie der Schlendrian ewig gleichförmig verfährt, aber auch nicht, wie eine vollkommen durchgeführte Theorie wenigstens sollte, sich rühmen darf, bei strenger Konsequenz und in völliger Besonnenheit an die Regel zugleich die wahre Forderung des individuellen Falles ganz und gerade zu treffen. (S. 126)

Um in einer komplexen Erziehungswirklichkeit pädagogisch begründet handeln zu können, bedarf es neben einer reichhaltigen theoretisch fundierten Wissensbasis demnach überdies einer Vermittlungsleistung zwischen Theorie und Praxis (Wortmann, 2021, S. 46). Theoretisches Wissen kann nun dann erfolgreich in

[9] Die Individuallage verbindet damit Sein und Sollen und verdeutlicht, dass eine pädagogische Handlung beider Aspekte bedarf (Mikhail, 2016, S. 153–154): Wird das Sosein missachtet, geht die Handlung an dem jeweiligen Kind vorbei. D. h. die jeweiligen spezifischen Umstände des Lernens werden missachtet, es findet keine Adaption des Handelns an die jeweilige Situation oder Bedingungen statt, die Individualität der Person wird verkannt. Wird dagegen ausschließlich das Sosein betrachtet, ohne die Potenzialität des Sollens in den Blick zu nehmen, so wird das Lern- und Entwicklungspotenzial verkannt und der Mensch per se nicht als bildsam anerkannt.

pädagogische Praxis überführt werden, wenn es *taktvoll* an die konkrete Erziehungswirklichkeit angepasst wird, d. h. an den spezifisch vorliegenden Fall, die realen Bedingungen und damit auch an die Individuallage der Lernenden. Entscheidend für ein Gelingen dieses Taktes ist das pädagogische Verstehen und damit die Annäherung an das Sosein und die Individuallage der Lernenden.

Anschließend an Dilthey (1927) kann festgehalten werden, dass pädagogisches Verstehen darauf abzielt, „einen Lebenszusammenhang im Gegebenen aufzufinden" (S. 213). Dies bedeutet, „die Person hinter dem Sprechen und Handeln sowie deren Kontext, deren ‚Lebenszusammenhang' [zu] erkennen und verstehen" (Ladenthin, 2021a, S. 56). Für Pädagog*innen ergibt sich hieraus die Aufgabe, sich den Lernenden als niemals abschließend bestimmbare Personen anzunähern, ihr Sosein in ihren Lebensvollzügen und Sozialisationskontexten zu deuten und sich um ein möglichst umfassendes Verständnis ihrer Interessen und Intentionen, ihrer Stärken und Potenziale sowie ihrer Bedarfe und Herausforderungen zu bemühen. Dies betont auch Wolfgang Klafki (1998b) in seinem Vortrag „Pädagogisches Verstehen – eine vernachlässigte Aufgabe der Lehrerbildung":

> ‚Pädagogisches Verstehen' meint also das nie abschließbare und selbstverständlich immer nur begrenzt einlösbare Bemühen von Lehrerinnen und Lehrern, die unterrichtliche und außerunterrichtliche Lebens- und Lernsituation der Kinder und Jugendlichen von deren Seite aus zu erfassen, sozusagen einen Perspektivenwechsel zur Seite des individuellen jungen Menschen hin zu vollziehen und zugleich die objektiven Bedingungen und Anforderungen im Bewußtsein zu behalten. Gerade dadurch kann Schule dem jungen Menschen neue, zukünftige Entwicklungsmöglichkeiten eröffnen. (Absatz II, Herv. i. Orig.)

Ein taktvolles Handeln in pädagogischen Kontexten setzt damit „ein ‚echtes' Interesse an Kindern und Jugendlichen" (Andresen, 2014, S. 31) voraus. Dies bedeutet, dass pädagogisches Handeln ein „Verstehen-Wollen" (Falkenstörfer, 2022, S. 181) einschließt und damit die Suche nach pädagogischen Antworten auf die Individuallage der Schüler*innen impliziert.

4.3.1.8 Fazit

Fasst man die Aspekte des skizzierten Menschenbilds und dessen Konsequenzen für das pädagogische Handeln zusammen, so kann abschließend konstatiert werden, dass pädagogisches Handeln eine bewusste *Haltung* der prinzipiellen Anerkennung des Menschen als

- ein erzieherisches, lernendes, bildsames und soziales Wesen sowie

- ein sinnhaft handelndes, sein Entwicklungspotenzial aktiv entfaltendes und an der pädagogischen Praxis mitwirkendes Subjekt sowie
- eine in ihrem Menschsein zu schätzende und ihrer Würde zu achtende Person sowie
- ein empfindsames, in seinem Sosein und seiner Potenzialität zu würdigendes und dabei möglichst ganzheitlich zu betrachtendes und niemals abschließend bestimmbares Individuum

voraussetzt und damit dazu ermutigt,

- sich auf die Individuallage der Kinder und Jugendlichen einzulassen, d. h., ihre Lern- und Entwicklungsmöglichkeiten aufzuspüren, sie zugleich in ihrem Sosein anzuerkennen und in ihrer momentanen Verfasstheit zu achten und
- das eigene Handeln taktvoll zwischen den eigenen pädagogischen Zielvorstellungen, der Individuallage der Kinder und Jugendlichen und weiteren kontextuellen Bedingungen und Begleitphänomenen auszubalancieren sowie
- sich um ein möglichst umfassendes pädagogisches Verstehen der Lern- und Lebenssituation der Kinder und Jugendlichen und deren potenziellen Auswirkungen auf die pädagogische Praxis zu bemühen.

4.3.2 Erziehung

4.3.2.1 Allgemeines

Der Erziehungsbegriff wurde und wird in der Pädagogik in bisweilen sehr unterschiedlicher Lesart verhandelt (z. B. Rousseau, Kant, Herbart, Brezinka, Kron, Mollenhauer, Benner, Sünkel, Prange, Brinkmann, Wimmer etc.). In dieser Arbeit soll Erziehung insbesondere verstanden werden als ein *Vertrautmachen mit dem Leben und Zusammenleben in der modernen und gegenwärtigen Welt* (z. B. Benner, 2014; Wimmer, 2014), bei dem Erziehende mit Heranwachsenden *in eine pädagogische Beziehung treten* (z. B. Buber, 1923/1979, 1925/1964; H. Nohl, 1933/1988) und ihnen Ausschnitte der Welt so *zeigen* (z. B. M. Brinkmann, 2015; Prange, 2005), dass die Welt für sie zugänglich wird.

4.3.2.2 Erziehung als Vertrautmachen mit dem Leben und Zusammenleben in der Welt

Mit Dietrich Benner (2014, S. 52) kann Erziehung zunächst verstanden werden als ein soziales Geschehen, das ganz grundsätzlich darauf abzielt, heranwachsende Menschen mit dem Leben und Zusammenleben in der (sozial, kulturell und geschichtlich geprägten) Welt vertraut zu machen. Er konstatiert:

> Auch in Zukunft wird es Aufgabe der Erziehung sein, Voraussetzungen für ein Aufwachsen, Lernen, Leben und Handeln in der modernen Welt zu sichern und dazu beizutragen, dass Kinder und Jugendliche in die Lage versetzt werden, die moderne Welt in ihrer historisch-gesellschaftlichen Gewordenheit zu verstehen, in dieser ein individuelles Leben zu führen und am öffentlichen Leben in all seinen Dimensionen und Handlungsfeldern zu partizipieren. (Benner, 2014, S. 52)

Erziehung bedeutet in diesem Verständnis, Kinder, Jugendliche und junge Menschen auf das Leben in der Welt und das Zusammenleben in der Gesellschaft vorzubereiten, ihnen bereits bestehende kulturelle Errungenschaften (z. B. Bildung, Werte, Normen, Identitäten) zu zeigen und sie in die bereits bestehenden sozialen Strukturen der Gesellschaft einzuführen. Erziehung stellt damit „eine Unterstützungsleistung [dar], damit sich Heranwachsende mit der Wirklichkeit auseinandersetzen und (weiter-)entwickeln können (und dergestalt dann auch zur Stabilisierung und Veränderung von Kultur beitragen)" (Niederbacher & Zimmermann, 2011, S. 14). Mit Bezugnahme auf Michael Wimmers (2014) „Pädagogik als Wissenschaft des Unmöglichen" lässt sich allerdings konstatieren, dass diese Unterstützungsleistung in der Moderne stets von einer „Ungewissheit in Gestalt eines doppelten Nicht-Wissens um die Natur und die Endbestimmung des Menschen" (S. 54) begleitet wird und damit zur Suche nach einem produktiven Umgang mit einem „Nichtwissen" und „Nichtkönnen" auffordert. Wimmer (2014) stellt fest:

> Zwar kann man nicht wissen, was die Natur oder die Bestimmung des Menschen ist, welchen zukünftigen Aufgaben die nachwachsende Generation sich wird stellen müssen, und ebenso wenig, welche Ziele, Wünsche und Werte für sie bedeutsam sein werden. Doch um die Aufgaben von Erziehung und Bildung erfüllen und die Verantwortung gegenüber der nachwachsenden Generation übernehmen zu können, d. h. die Pflicht, ihrem Anspruch auf einen Platz in der Welt zu antworten und ihrem Anspruch auf ein selbstbestimmtes Leben in Freiheit gerecht zu werden, muss man wissen, was zu tun und wie zu handeln ist, und muss man wenigstens ahnen, wer derjenige, den es zu erziehen gilt, ist und was aus ihm werden könnte. (S. 273).

Ungewissheit zeigt sich im Kontext von Erziehung demnach einerseits hinsichtlich der Natur, d. h. der zukünftigen Welt und der Anforderungen, die sie an die neue Generation stellt (Wimmer, 2014, S. 237). Damit besteht stets ein gewisses „Nichtwissen" bei der Bestimmung jener Voraussetzungen, die für das Leben in der modernen Welt bereitgestellt werden müssen. Andererseits zeigt sich Ungewissheit aber auch hinsichtlich der zukünftigen Entwicklung der jungen Menschen, für die diese Voraussetzungen geschaffen werden sollen (Wimmer, 2014, S. 54): Erziehung soll Kinder und Jugendliche in die bestehende Gesellschaft einführen, sich aber auch an ihren individuellen Zielsetzungen, Bedarfen und Wünschen orientieren und ihnen eigene Gestaltungsmöglichkeiten eröffnen. Insofern die Pädagogik dabei aber nur Angebote machen, über deren Annahme durch die jungen Menschen aber nicht verfügen kann, besteht folglich immer auch ein „Nichtkönnen" hinsichtlich des Hervorbringens der eigenen erzieherischen Zielsetzungen. Ungewissheit vollzieht sich folglich auf zweifache Weise, wie mit Wimmer (2014) nochmals verdeutlicht sei:

> Die Ungewissheit in Gestalt eines doppelten Nicht-Wissens um die Natur und die Endbestimmung des Menschen ist deshalb eine konstitutive Bedingung des pädagogischen Diskurses der Moderne. Sie manifestiert sich vor allem im ambivalenten Verhältnis zur Zukunft und zu den Vorstellungen von ihr. Denn einerseits zählt es zu den primären Aufgaben der Erziehung, die nachwachsende Generation mit der Welt, in die sie hineingeboren wurde, und den kulturellen Traditionen der Gesellschaft vertraut zu machen, dies aber dergestalt, dass ihr dabei eine eigene Gestaltungsmöglichkeit von Zukunft eröffnet und ermöglicht wird.[...] Andererseits können die auf die nachwachsende Generation gerichteten Aktivitäten einer Gesellschaft, die man im weitesten Sinne als pädagogische bezeichnen könnte, nicht über ihre Ziele verfügen, weil, was angestrebt wird, im Wesentlichen nur von den Adressaten selbst erreicht und hervorgebracht werden kann, so dass man sich des Ausgangs pädagogischer Experimente nie sicher sein kann. (S. 54)

Erziehung vollzieht sich damit vor dem Hintergrund einer mannigfaltigen Unbestimmtheit. Dass in dieser Unbestimmtheit aber auch ungeahnte Möglichkeiten entdeckt und eröffnet werden können, zeigt Sophia Falkenstörfer (2022) hinsichtlich einer Pädagogik der Ermöglichung auf:

> Eine solche Pädagogik vertritt das übergeordnete Ziel, den Schüler*innen alles ihnen Mögliche zu ermöglichen; auch das scheinbar Unmögliche. Denn aufgrund der Unbestimmtheit der Zukunft und der Inadäquation ergeben sich gleichzeitig unendliche und ungeahnte Möglichkeiten der Weiter- und Umbestimmungen (vgl. Wimmer 2014). (S. 180)

Pädagogik wird damit gedacht als eine „Ermöglichung des Unmöglichen" (Wimmer, 2014, S. 346, 369). Ausgehend von diesen Annahmen erfordert Erziehung, scheinbar Unmögliches zu hinterfragen und zu reflektieren, wie es diesem Menschen ermöglicht werden kann, ein möglichst gutes Leben und Zusammenleben in sowohl der jetzigen (bereits vorgestalteten) als auch der zukünftigen (und damit ungewissen, aber auch gestaltbaren) Welt zu führen.

4.3.2.3 Erziehung als Zeigen

Diese Frage nach dem „Wie" lenkt den Blickwinkel auf die Geschehnisse im Erziehungsprozess und damit auf die „eigenen Muster, Verfahrensweisen und Formen des Erziehens selber" (Prange, 2012, S. 50). Klaus Prange (2005, 2012) hat sich in seiner Operativen Pädagogik mit jenen Geschehnissen beschäftigt und das Zeigen als diejenige Grundoperation herausgearbeitet, die eine Handlung als Erziehen[10] ausweist. Auf jene konstitutive Bedeutung des Zeigens im Erziehungsprozess verweisen auch Kathrin Berdelmann und Thomas Fuhr (2020), wenn sie schreiben:

> Im Zeigen wird etwas gelehrt und es gibt kein Erziehen ohne Zeigen, das heißt kein Erziehen ohne Thema und Welt, auf die zeichenhaft im Kontext anderer Zeichen verwiesen wird. (S. 50).

Zeigen meint folglich eine „Darstellung der Welt" (Prange, 2010, S. 64): Etwas (d. h. ein Ausschnitt der Welt, ein Lerngegenstand, ein Thema) wird von einer Person (z. B. einer Pädagogin) so präsentiert, dass es von dem*der Adressat*in (z. B. einem Kind oder einer Jugendlichen) gelernt werden kann. In diesem Verständnis bedeutet Zeigen folglich, Lernen zu ermöglichen, indem Kindern und Jugendlichen vielfältige Lerngegenstände präsentiert und damit immer mehr Ausschnitte der Welt zugänglich gemacht werden.[11] In diesem Prozess aus Zeigen und Lernen manifestieren sich drei Komponenten (Prange, 2010, S. 64): eine *personale* Komponente, die sichtbar macht, dass eine Person als Zeigende in

[10] Prange differenziert zwischen den Begriffen „Erziehung" und „Erziehen". Während sich der Begriff des Erziehens vordergründig auf das Handeln der zeigenden Person bezieht, umfasst der Begriff der Erziehung das „Zusammen- und Gegenspiel" von Lernen und Erziehen (Prange, 2012, S. 58).

[11] Im Gegensatz zu anderen Autor*innen, die Lernen als eigenständiges und von Erziehung und Bildung klar abzugrenzendes Phänomen betrachten (A.-M. Nohl, 2014, S. 225, z. B. 2024, S. 173), ist Erziehung bei Prange explizit auf das Lernen bezogen (Prange, 2010, S. 63, 2012, S. 58–64; Prange & Strobel-Eisele, 2015, S. 13).

Erscheinung tritt (*jemand* zeigt etwas), eine soziale Komponente, die verdeutlicht, dass diese Person mit einer anderen Person in eine Interaktion tritt (jemand zeigt *jemand anderem* etwas), und eine thematische Komponente, die darauf verweist, dass sich Erziehung stets auf einen Gegenstand (*etwas* wird gezeigt) bezieht. Die Geste des Zeigens evoziert folglich einen Doppelbezug „auf das, worauf gezeigt wird und was der Zeigende damit meint" (Prange, 2012, S. 68).

Dabei ist insbesondere bedeutsam, *wie* etwas gezeigt wird, damit sich die Kinder und Jugendlichen das Gezeigte auch aneignen können. Prange (2012) konkretisiert dies wie folgt:

> Zum ersten: Was immer wir zeigen, haben wir so zu zeigen, dass es sachlich richtig, einsichtig und nachvollziehbar ist [...]. (S. 146)

> Damit hängt, wie leicht zu sehen ist, die zweite Maßgabe zusammen. Was wir zeigen und dem Lernen ansinnen, muss zumutbar sein. (S. 146)

> Bleibt die letzte Maßgabe: Anschlussfähigkeit. (S. 147)

Das, was gezeigt wird, muss für die Adressat*innen des Zeigens somit nachvollziehbar, zumutbar und anschlussfähig sein. Hierfür kann das Zeigen unterschiedliche *Formen* annehmen: So kann nach Prange und Strobel-Eisele (2015, S. 48–96) Zeigen ostensiv (z. B. Ausüben, Einüben, Vormachen, zum Dabeisein und Mitmachen einladen, vor etwas Bewahren), repräsentativ (z. B. Darstellen, Hinweisen, Visualisieren, Beschreiben, Erklären, Erzählen, Verdecken), direktiv (z. B. Auffordern, Fragen, Hinterfragen, Beraten, Begründen, Anregen, Ermahnen, Ermuntern, Bitten, Begrenzen, Appellieren) oder auch reaktiv (z. B. Rückmelden, Anerkennen, Würdigen, Mitfühlen, Anteilnehmen, Interessezeigen, Mitfreuen) erfolgen.

Diese vielfältigen Formen des Zeigens lassen sich als pädagogische Handlungen ausweisen, wenn sie darauf abzielen, dass Kinder und Jugendliche etwas *lernen* bzw. sich einen Ausschnitt der Welt *erschließen* können:

> Die erzieherische Bedeutung gewinnt das Zeigen dadurch, dass den Adressaten des Zeigens ein Können, ein Wissen oder eine Haltung angesonnen oder ermöglicht wird (Prange, 2012, S. 69).

Das Zeigen ermöglicht es Kindern und Jugendlichen folglich, (Er-)Kenntnisse zu gewinnen (Wissen), Fertigkeiten auszubilden (Können) und Haltungen zu entwickeln (Überzeugungen, Orientierungen, Einstellungen), die für das Leben und das

Zusammenleben in der modernen Welt bedeutsam sind. Diese drei Dimensionen lassen sich in der Theoriegeschichte bei diversen Vertreter*innen der Pädagogik (wenn auch in leicht differenter Gestalt) auffinden, wie beispielsweise Oliver Hechler (2022) kenntlich macht:

> Es ist diese ‚Dreifaltigkeit des Lernens', wie Prange (2005) sagt, die von Otto Willmann (1909) als ‚pädagogischer Ternar' bezeichnet wird und die sich durch die Geschichte der Pädagogik und der Erziehung mit Variation bis heute durchzieht. Sprach man seit Platons ‚Menon' (2007) in der griechischen Antike von ‚physis', ‚mathesis' und ‚askesis', auf die sich Aristoteles (2006) mit der Dreiheit ‚physis', ‚ethos' und ‚logos' bezogen hat, so benennt Rousseau (1998) die ‚Natur', den ‚Menschen' und die ‚Dinge' als die maßgeblichen drei Erzieher, Nietzsche (1999) wiederum sieht die Einheit der Person im Zusammenspiel von ‚Kunst', ‚Heiligtum' und ‚Philosophie', und Pestalozzi (1954) verweist auf das Lernen mit ‚Kopf', ‚Herz' und ‚Hand'. Schließlich ist noch Wolfgang Sünkel (2011) zu nennen, der von ‚Kenntnissen', ‚Fertigkeiten' und ‚Willenseinstellungen' spricht, die sich der Mensch lernend aneignen muss, um sein Leben in personaler Selbstbestimmung führen zu können. (S. 141–142)

Und auch das Zeigen wird von vielen weiteren Vertreter*innen der Pädagogik aufgegriffen, (kritisch) reflektiert oder weitergedacht (z. B. Benner, 2015; Berdelmann & Fuhr, 2020; M. Brinkmann, 2015). So kann mit Benner (2015) betont werden, dass Zeigen kein uni-direktionales Geschehen darstellt, sondern vielmehr eine Aufforderung zur Selbsttätigkeit beinhaltet:

> Zur erzieherischen Qualität des pädagogischen Zeigens gehört, dass es Operationen eines pädagogischen Einwirkens ermöglicht, die über ästhetische Weltdarstellung vermittelt sind. In diesen ist die Kausalität pädagogischen Wirkens auf ein durch das Zeigen provoziertes Welt-Wahrnehmen, Selber-Denken, Urteilen und Handeln der Lernenden gerichtet, wird Weltrezeption auf Selbsttätigkeit und diese auf jene zurückbezogen. (S. 152)

Zeigen bedeutet in diesem Verständnis, gesellschaftliche Anforderungen und Einflüsse „für eine selbsttätige Teilhabe von Heranwachsenden [zu] öffnen" (Benner, 2015, S. 154) und damit pädagogisch so zu transformieren, dass sich Kinder und Jugendliche eigenaktiv mit ihnen auseinandersetzen und „neue Einsichten, Verhaltensweisen und Interaktionsformen" (Benner, 2014, S. 50) entwickeln können.[12] Dies bedeutet etwa, gesellschaftliche Fragestellungen in Lerninhalte zu überführen, soziale Werte, Normvorstellungen und Erwartungen kritisch zu reflektieren und „Regeln des Zusammenlebens denkend, urteilend und experimentierend gemeinsam mit den Lernenden" (Benner, 2015, S. 111) weiterzuentwickeln. Konkret: „Fragen von Kindern und Jugendlichen [zu] provozieren (Aufforderung zur Selbsttätigkeit) und so [zu] interpretieren, dass für sie schon Bekanntes erneut fragwürdig wird (Überführung gesellschaftlicher in pädagogische Determination)" (Benner, 2015, S. 152). Zeigen bedeutet damit auch, das Gezeigte zu reflektieren und Kindern und Jugendlichen *Erfahrungen* (z. B. von Eigenaktivität, Selbsttätigkeit, Selbstwirksamkeit, Lernfreude, Neugier) zu ermöglichen.

Ausgehend von einem Verständnis des Menschen als ein leibliches[13], empfindsames und ansprechbares Subjekt kann ferner mit Malte Brinkmann (2015, S. 540–541) ergänzt werden, dass Zeigen auch ein Sich-Zeigen und Verbergen, ein Erscheinen und Sichtbar-Werden eines Anderen oder eines Gegenstands bedeutet:

> Im Zeigen zeigt sich etwas oder jemand als etwas. Dem Zeigen steht so das Sich-Zeigen von etwas ebenbürtig zur Seite, verstanden als Sichtbar-Werden eines Anderen oder einer Sache, der, die oder das mich anspricht und auf den, die oder das ich antworte. Mit dem Blickwechsel auf die gleichermaßen sinnbildenden und sinngebenden Momente im Zeigen erst können die nicht-intentionalen, die materialen und die stimmungsmäßigen Momente erfassbar werden, können im Zeigen auch die Antworten auf die Dinge (vgl. Stieve, 2008), die sich zeigen und die uns ansprechen, thematisch werden. Damit kann es möglich werden, negative Erfahrungen im Antwortgeschehen pädagogisch und empirisch zu erfassen. Sie können als nicht-intentionale, verkörperte Antworten auf ein intentionales und ebenso verkörpertes Zeigen gelten. (M. Brinkmann, 2015, S. 540)

[12] Die Notwendigkeit der Reflexion gesellschaftlicher Anforderungen hinsichtlich ihres pädagogischen Gehalts verdeutlicht auch Wimmer (2014): „Das pädagogische Paradox verlagert sich von der Handlungsebene pädagogischer Interaktion auf die Ebene des praktisch-institutionellen Konflikts zwischen individueller Bildung und gesellschaftlichen Anforderungen" (S. 254).

[13] Wie Brinkmann (2015) betont, wird in der Phänomenologie zwischen Körper und Leib differenziert: „Im Unterschied zu den körpertheoretischen Analysen der Kultur- und Sozialwissenschaften akzentuiert die phänomenologische Perspektive die Differenz von Körper (haben) und Leib (sein)" (M. Brinkmann, 2015, S. 538). Im Rahmen dieser Arbeit wird die Leiblichkeit innerhalb des Körperbegriffs mitgedacht, Körper wird folglich per se als (auch) empfindsamer, erfahrender, spürender Körper verstanden.

Damit treten auch Momente der Responsivität und der Negativität zum Zeigen und Lernen hinzu, die sich beispielsweise in Erfahrungen des „Missverstehens, Nicht-Verstehens, Andersverstehens und Fremdverstehens als Spielarten kommunikativer Negativität" manifestieren können (M. Brinkmann, 2015, S. 540). Der Zusammenhang von Zeigen und Lernen wird damit brüchig: Einerseits kann das Zeigen auch andere Lernerfahrungen evozieren, als von der zeigenden Person intendiert, andererseits kann der Bruch auch eine produktive *Überbrückung* zum Lernen darstellen (Berdelmann & Fuhr, 2020, S. 94). Denn: Erfahrungen der Negativität (z. B. Irritation, Konfusion, Scheitern) können ein *Umlernen* anstoßen (Meyer-Drawe, 1982, S. 34) und damit auf einen „fruchtbaren Moment" (Copei, 1930) im Lernprozess hinweisen:

> Lernen ist in dieser Bedeutung kein linearer Prozess der Integration von Wissenselementen, sondern ein Prozess der Konfrontation zwischen unausdrücklich leitendem Vorwissen und neuer Sicht, neuen Erfahrungen und Handlungsmöglichkeiten, d. h. die Produktivität des Lernprozesses liegt in seiner Negativität: Lernen ist Umlernen. (Meyer-Drawe, 1982, S. 34)

Zeigen bringt folglich *Erfahrungen* hervor. Diese Erfahrungen beziehen sich sowohl auf den Lerngegenstand (Erfahrung über *etwas*) als auch auf die Lernenden selbst (Erfahrung über *sich selbst,* z. B. durch Umstrukturieren, Umlernen, Dazulernen) (M. Brinkmann, 2015, S. 537). Zeigen ist damit nicht als autonomes Tun der zeigenden Person, sondern vielmehr als intersubjektives Geschehen zu verstehen: Es bezieht sich immer auf eine*n Adressat*in und stellt damit eine *Praktik sozialen Handelns* dar (Berdelmann & Fuhr, 2020, S. 96; Prange, 2012, S. 52, 78).

4.3.2.4 Erziehung als in Beziehung treten

Analog hierzu werden sowohl Erziehung als auch pädagogisches Handeln generell von diversen Vertreter*innen der Pädagogik und Philosophie als *Formen sozialen Handelns* verhandelt (Giesecke, 2014, S. 157). Hierbei wird insbesondere das *pädagogische Verhältnis* zwischen Erziehenden und Heranwachsenden als bedeutsam herausgestellt und in unterschiedlicher Terminologie näher betrachtet (z. B. Buber: „Dialogisches Verhältnis", Nohl: „Pädagogischer Bezug"; Schleiermacher: „Generationenverhältnis"; Spranger: „Bildungsgemeinschaft") (Kron et al., 2013, S. 173). Eine bedeutsame Grundlage der systematischen Bearbeitung in der Pädagogik stellen die Arbeiten des Philosophen Martin Bubers (1923/1979, 1925/1964) dar. Buber schreibt in seinem Werk „Ich und Du": „Alles wirkliche Leben ist Begegnung" (Buber, 1923/1979, S. 18). Darin manifestiert sich sein anthropologisches Grundverständnis, dass Menschen als dialogische Wesen stets in zwischenmenschlichen Bezügen leben (Buber, 1923/1979, S. 18). Diese zwischenmenschlichen Bezüge sieht Buber als existenzielle Grundlage dafür an, dass Menschen in der Welt leben und aufwachsen können, wie ein weiterer seiner viel zitierten Sätze verdeutlicht: „Der Mensch wird am Du zum Ich" (Buber, 1923/1979, S. 32). Der Mensch entwickelt sich Buber zufolge in einem *dialogischen Verhältnis* zu einem anderen Menschen. Erst im Dialog, in Interaktion und Kommunikation, in gegenseitiger Vertrautheit und Rückbestätigung zu einem „Du" wird der Mensch zum „Ich" (Buber, 1923/1979, S. 32). Für die Pädagogik ergibt sich hieraus die Konsequenz, dass es einer Vertrauensbasis (zu einem Du) bedarf, damit Kinder und Jugendliche sicher in der Welt aufwachsen und sich (zu einem Ich) (weiter-)entwickeln können. D. h.: „Pädagogik aktiviert und vitalisiert einen dialogischen Prozess [und] basiert [damit] auf gegenseitiger Akzeptanz, Anerkennung und Achtung" (Thole, 2014, S. 248). Erziehung bedeutet in diesem Verständnis folglich, mit Kindern und Jugendlichen in eine dialogische Beziehung zu treten, oder wie Hans Brügelmann fordert: „Von der Erziehung zur Beziehung. [...] Aus dem Modus der Belehrung in den Modus der Begegnung" (Brügelmann, 2014, S. 68). Buber (1925/1964, S. 58) zufolge ist das pädagogische Verhältnis damit auch anderen Aspekten des pädagogischen Handelns, wie z. B. den pädagogischen Zielsetzungen, übergeordnet: „Pädagogisch fruchtbar ist nicht die pädagogische Absicht, sondern die pädagogische Begegnung" (Buber, 1925/1964, S. 58). In dieser pädagogischen Begegnung sind Erziehende und Heranwachsende als gleichwertig, aber nicht als gleich anzusehen (Thesing, 2024, S. 59). Insofern der*die Erziehende über einen Überschuss an Erfahrung verfügt, bedarf es eines „vom Erzieher ausgehenden Umfassungsakts" (Lippitz & Woo, 2019, S. 93):

> Der Mensch, dessen Beruf es ist, auf das Sein bestimmter Wesen einzuwirken, muss immer wieder eben dieses sein Tun [...] von der Gegenseite erfahren [...] Er muss, ohne dass die Handlung seiner Seele irgend geschwächt würde, zugleich drüben sein, [...] Der Erzieher, der die Erfahrung der Gegenseite übt und ihr standhält, erfährt in einem beides: seine Grenze an der Anderheit und seine Gnade in der Verbundenheit mit dem anderen. (Buber, 1925/1964, S. 36–37)

Der*die Erziehende muss sich demnach in die Heranwachsenden hineinversetzen und sich darum bemühen, die Welt aus ihrer Perspektive zu sehen, d. h., ihren Subjektstandpunkt nachzuvollziehen. Wie Klafki in einem Vortrag deutlich macht, ergibt sich hieraus ein klarer pädagogischer Auftrag: Es geht darum, „in einen pädagogischen Dialog mit den jungen Menschen einzutreten, ihnen zur Entwicklung ihrer Möglichkeiten zu verhelfen" (Klafki, 1998b, Absatz II, Herv. i. Orig.).

Dieser pädagogische Auftrag lässt sich auch bei dem Philosoph und Pädagoge Herman Nohl (1933/1988) herauslesen, dessen Ausführungen zum „pädagogischen Bezug" wesentlich von Bubers Arbeiten geprägt sind (Thesing, 2024, S. 73). Auch Nohl (1933/1988) stellt die pädagogische Beziehung als Kernaspekt der Erziehung heraus:

> Die Grundlage der Erziehung ist also das leidenschaftliche Verhältnis eines reifen Menschen zu einem werdenden Menschen, und zwar um seiner selbst willen, daß er zu seinem Leben und seiner Form komme. (S. 169)

Er konkretisiert sie als „pädagogischen Bezug" und meint damit ein vertrauensvolles und wechselseitiges Verhältnis zwischen Erziehenden und Heranwachsenden, das nicht erzwungen werden kann (Thesing, 2024, S. 73). Auch bei Nohl erfordert die pädagogische Begegnung ein Einfühlen in die Situation der Heranwachsenden. Er bezeichnet diese als „Umdrehung" und meint damit eine „Einstellung auf das subjektive Leben des Zöglings" (H. Nohl, 1933/1988, S. 160). Diese „Umdrehung" kann als eine Ermutigung verstanden werden, die eigenen erzieherischen Absichten hinsichtlich ihres Beitrags für das Leben des Kindes zu prüfen:

> Welchen Sinn bekommt diese Forderung im Zusammenhang des Lebens dieses Kindes für seinen Aufbau und die Steigerung seiner Kräfte, und welche Mittel hat dieses Kind, um sie zu bewältigen? (H. Nohl, 1933/1988, S. 160)

Dabei wird deutlich, dass die Einstellung auf das subjektive Leben des Kindes das Verhältnis von Sein und Sollen reflektiert:

> Das Verhältnis des Erziehers zum Kind ist immer doppelt bestimmt: von der Liebe zu ihm in seiner Wirklichkeit und von der Liebe zu seinem Ziel, dem Ideal des Kindes, beides aber nun nicht als Getrenntes, sondern als ein Einheitliches. [...] Es soll ihm nichts Fremdes eingebildet werden, sondern die Lebensform, zu der sie führen will, muß die Lösung *seines* Lebens sein. So fordert die pädagogische Liebe Einfühlung in das Kind und seine Anlagen, in die Möglichkeiten seiner Bildsamkeit, immer im Hinblick auf sein vollendetes Leben. (H. Nohl, 1933/1988, S. 171, Herv. i. Orig.)

In einem pädagogischen Bezug antizipiert der Erziehende die Möglichkeiten und die Entwicklungspotenziale des Kindes (Sollen), berücksichtigt aber auch seine augenblickliche Verfasstheit (Sein). Dies bedeutet, dass pädagogisches Ideal und momentanes Sosein gegenläufige Handlungsintentionen evozieren und damit ein achtsames Ausbalancieren der Gestaltungswünsche und bisweilen ein bewusstes Zurückhalten der Erziehenden erforderlich machen können (Lippitz & Woo, 2019, S. 89–99).

> Dieses eigentümliche Gegeneinander und Ineinander von zwei Richtungen der Arbeit macht die pädagogische Haltung aus und gibt dem Erzieher eine eigentümliche Distanz zu seiner Sache wie zu seinem Zögling, deren feinster Ausdruck ein pädagogischer Takt ist, der dem Zögling auch da nicht „zu nahe tritt", wo er ihn steigern oder bewahren möchte, der spürt, wenn eine große Sache nicht pädagogisch klein gemacht werden darf. (H. Nohl, 1933/1988, S. 172)

Mit Jantzen (2007) kann aber weiterführend festgehalten werden, dass sich diese Bemühungen nicht nur auf Einzelbeziehungen (z. B. zwischen Pädagog*in und Kind) beziehen sind, „sondern auf einen sozialen Raum, der zu schaffen, zu erhalten und ggf. wiederherzustellen ist" (S. 92). Erziehung bedeutet folglich auch, einen sozialen Raum und eine soziale Atmosphäre zu schaffen, die vertrauensvolle Begegnungen ermöglichen. Hierfür sind sämtliche Bedingtheiten des Sozialen (z. B. Gemeinschaft, Geselligkeit, Arten des Umgangs, Gestaltung von Zeiten und Orten, Gruppendynamik, Sozialformen, Sitzordnung) von Bedeutung (Ladenthin, 2021a, S. 135).[14]

Zusammenfassend lässt sich aus diesen Ausführungen ableiten, dass sich Erziehung stets in Beziehung vollzieht. Für das pädagogische Handeln ergibt sich damit die Aufgabe, eine vertrauensvolle soziale Atmosphäre zu schaffen, die es ermöglicht, einen pädagogischen Bezug zu den Heranwachsenden anzubahnen, sich in ihre individuelle Lebenssituation einzufühlen, die pädagogischen und gesellschaftlichen Ziele mit Blick auf die eigenen Intentionen, Gestaltungswünsche und Möglichkeiten der Heranwachsenden zu reflektieren und ihr augenblickliches Sosein im Rahmen der pädagogischen Begleitung, Ermutigung und Ermöglichung zu achten. Kurzum: „Beziehungen zu leben und zu gestalten" (Felden, 2014, S. 144).

4.3.2.5 Fazit

Fasst man die Aspekte des skizzierten Erziehungsverständnisses und dessen Konsequenzen für das pädagogische Handeln zusammen, so kann abschließend konstatiert werden, dass Erziehung bedeutet,

[14] Ergänzend sei mit Kron und Kolleg*innen (2013) darauf hingewiesen, dass „die individuellen Normen und Wertvorstellungen, die in den Einzelverhältnissen realisiert werden, bereits als generalisierte Normen und Werte in der Gesellschaft gelten, d. h. für die verschiedenen Generationen eine ordnungsstiftende Funktion haben" (S. 172–173).

- heranwachsende Menschen mit dem Leben und Zusammenleben in sowohl der gegenwärtigen (d. h. sozial, kulturell und historisch geprägten und damit vorgestalteten) als auch modernen (d. h. ungewissen, aber auch gestaltbaren) Welt vertraut zu machen,
- die Möglichkeitsräume von Menschen zu erweitern, indem scheinbar Unmögliches hinterfragt und dafür bislang noch ungeahnt Mögliches aufgespürt wird,
- Ausschnitte der Welt so zu zeigen, dass diese für Kinder und Jugendliche nachvollziehbar, zumutbar und anschlussfähig sind und damit das Erlernen für sie bedeutsamer Erkenntnisse, Fertigkeiten und Haltungen befördern,
- vielfältige Erfahrungen zu ermöglichen, die Lernen oder Umlernen anstoßen (z. B. Selbsttätigkeit, Selbstwirksamkeit, Lernfreude, Neugier, Responsivität, Negativität),

und damit erfordert,

- gesellschaftliche Anforderungen, Einflüsse und Erwartungen kritisch zu reflektieren und so zu transformieren, dass sich Kinder und Jugendliche eigenaktiv und selbsttätig mit ihnen auseinandersetzen können,
- einen sicheren sozialen Raum zu schaffen, der Lernprozesse anregt, Entwicklung befördert und vertrauensvolle Begegnung ermöglicht,
- mit den heranwachsenden Menschen in eine Interaktion zu treten und behutsam, aber verlässlich pädagogische Beziehungsangebote zu machen,
- sich auf die heranwachsenden Menschen einzulassen und sich darum zu bemühen, ihren Subjektstandpunkt bestmöglich zu verstehen (z. B. Interessen, Wünsche, Lebensbedingungen, Biografie etc.) sowie ihre Möglichkeiten und Entwicklungspotenziale (Sollen) ebenso zu berücksichtigen wie ihre augenblickliche Verfasstheit (Sein).

4.3.3 Bildung

4.3.3.1 Allgemeines

Analog zum Erziehungsbegriff haben sich auch zum Bildungsbegriff in Geschichte und Gegenwart der Pädagogik verschiedene und bisweilen sehr unterschiedliche Verständnisse entwickelt (z. B. Platon, Comenius, Humboldt, Nietzsche, Adorno, Klafki, Horkheimer, Benner, Kokemohr, Koller, Rosa). In dieser Arbeit soll Bildung, insbesondere anschließend an Humboldt (1794/1980), Koller (2023) und Rosa (2016), verstanden werden als eine Form der Selbst-

und Weltbeziehung, in der sich Subjekt und Welt sowohl konstituieren als auch transformieren.[15]

4.3.3.2 Bildung als Konstitution des Subjekts

Eine bedeutsame Grundlage dieses Verständnisses stellt das Bildungsdenken von Wilhelm von Humboldt (1794/1980) aus der Zeit des Neuhumanismus dar. Es gilt als eines der folgenreichsten Konzepte des Bildungsdenkens in der Geschichte des Bildungsbegriffes und findet sich in vielen aktuellen Bildungsverständnissen wieder (Koller, 2023, S. 70). Mit Humboldt kann Bildung als ein Prozess der Konstitution des Subjekts im Sinne einer Entfaltung innerer Kräfte verstanden werden (Humboldt, 1794/1980, S. 64; Koller, 2024, S. 76):

> Der wahre Zwek des Menschen – nicht der, welchen die wechselnde Neigung, sondern welchen die ewig unveränderliche Vernunft ihm vorschreibt – ist die höchste und proportionierlichste Bildung seiner Kräfte zu einem Ganzen. (Humboldt, 1794/1980, S. 64)

Diesem Verständnis zufolge vollzieht sich Bildung als eine möglichst umfassende („höchste") und ausgewogene („proportionierlichste") Entfaltung der individuellen Entwicklungspotenziale eines Menschen (Humboldt, 1794/1980, S. 64; Koller, 2023, S. 11). Bildung lässt sich demnach nicht über die kognitiv-vernunftbezogene Leistungsfähigkeit des Individuums oder die Erfüllung sozialer Erwartungen und gesellschaftlicher Anforderungen definieren (Koller, 2023, S. 11). Vielmehr vollzieht sie sich als Entfaltung und Bündelung gänzlich unterschiedlichster Kräfte zu einem „Ganzen" (Humboldt, 1794/1980, S. 64) und meint damit die grundsätzliche und ganzheitliche Charakterbildung des Menschen[16] (Beljan, 2019, S. 75). Insofern die inneren Kräfte dem Menschen zunächst aber lediglich als Potenziale zukommen, müssen sie erst noch verwirklicht, entwickelt

---

[15] Hierbei sei angemerkt, dass auch Zugänge zum Bildungsbegriff aus der Sonderpädagogik (z. B. Ursula Stinkes, Markus Dederich, Karl-Ernst Ackermann) sehr ertragreich hätten sein können. Insofern die Arbeit aber ergründen möchte, was genuin pädagogisches Handeln im Kontinuum von Gesundheit und Krankheit bedeuten kann, orientiert sich ihr Bildungsverständnis primär an Zugängen der allgemeinen Pädagogik. Es sei hierbei explizit betont, dass das hier vertretene Bildungsverständnis prinzipiell alle Menschen (und damit auch Menschen mit (chronischen) Erkrankungen oder (komplexen) Behinderungen) einschließt.

[16] Als Entfaltung individueller Kräfte wird Bildung damit ganz grundsätzlich als für *alle* Menschen möglich gedacht (Koller, 2024, S. 75). Dies gilt als zentraler Verdienst des Bildungsverständnisses, unterliegt aber auch wesentlicher Kritik, da gesellschaftliche Bedingungen und Voraussetzungen von Bildung unberücksichtigt und real von Bildung ausgeschlossene Bevölkerungsgruppen damit unsichtbar bleiben (Koller, 2024, S. 77).

bzw. *ausgebildet* werden (Koller, 2021, S. 72). Diese Aus*bildung* vollzieht sich in einer „Wechselwirkung" von Ich und Welt:

> Die letzte Aufgabe unsres Daseyns: dem Begriff der Menschheit in unsrer Person [...] einen so grossen Inhalt, als möglich, zu verschaffen, diese Aufgabe löst sich allein durch die Verknüpfung unsres Ichs mit der Welt zu der allgemeinsten, regesten und freiesten Wechselwirkung. (Humboldt, 1794/1980, S. 235–236)

Bildung meint folglich, mit der Welt in Beziehung zu treten, sich mit ihr auszutauschen und dabei Selbst- und Weltverknüpfungen auszu*bilden*. Sie vollzieht sich damit stets in Wechselwirkung mit der Welt bzw. in der Auseinandersetzung des Menschen mit einem spezifischen Gegenstand:

> Da jedoch die blosse Kraft einen Gegenstand braucht, an dem sie sich üben, und die blosse Form, der reine Gedanke, einen Stoff, in dem sie, sich darin ausprägend, fortdauern könne, so bedarf auch der Mensch einer Welt ausser sich. (Humboldt, 1794/1980, S. 236)

> Was der Mensch nothwendig braucht, ist bloss ein Gegenstand, der die Wechselwirkung seiner Empfänglichkeit mit seiner Selbstthätigkeit möglich mache. (Humboldt, 1794/1980, S. 237)

Dies bedeutet, dass Bildung nicht in einem ausschließlichen Selbstbezug erarbeitet werden kann (Koller, 2024, S. 74). Vielmehr entfaltet sie sich in der Beziehung zwischen Subjekt und Welt, indem das Subjekt in Auseinandersetzung mit verschiedenen Gegenständen selbsttätig Selbst- und Weltverknüpfungen ausbildet und sich damit selbst konstituiert. Verstanden als selbsttätige Konstitution des Subjekts in Auseinandersetzung mit der Welt lässt sich Bildung damit auch von Erziehung abgrenzen:

> So besteht die Differenz zwischen erziehungs- und bildungstheoretischer Perspektive darin, dass erstere vom Erwachsenen oder Erzieher ausgehend auf die Entwicklung des Kindes sieht mit der Absicht, diese intentional zu steuern. Man *wird erzogen*. Die bildungstheoretische Perspektive ist dagegen auf die Eigenaktivität des sich Bildenden gerichtet: ich *bilde mich*. Bildung wird also im Kern als Selbstbildung verstanden, als Selbstformung des Individuums in Auseinandersetzung mit der Welt. (Wimmer, 2014, S. 253, Herv. i. Orig.)

> An die Stelle der erzieherischen Einwirkung tritt beim Bildungsbegriff in systematischer Hinsicht also der Vorgang des Sich-Bildens bzw. der Selbst-Bildung. (Koller, 2021, S. 68)

Während dem Erziehungsbegriff ein Moment der Einwirkung innewohnt, bezieht sich der Bildungsbegriff vordergründig auf die *selbst*tätige Konstitution des Subjekts und fokussiert damit vornehmlich Prozesse der *Selbst*bildung (in Interaktion mit der Welt) (Koller, 2021, S. 68; Wimmer, 2014, S. 253). Der Bildungsbegriff rückt folglich „vielmehr den Prozess und das Resultat eines Werdens ins Zentrum, das sich in der aktiven Auseinandersetzung eines Menschen mit seiner materiellen, sozialen und kulturellen Umwelt vollzieht, und hebt damit nicht zuletzt die Unverfügbarkeit dieses Geschehens hervor" (Koller, 2024, S. 76).

Für das pädagogische Handeln ergibt sich hieraus die Aufgabe, „den pädagogischen Blick auf die Entwicklung der Subjekte zu richten, deren Entfaltung Ziel von Bildung ist" (Faulstich-Wieland, 2014, S. 119). Diesem Verständnis nach kann pädagogisches Handeln Bildungsprozesse befördern, indem es Kindern und Jugendlichen vielfältige Erfahrungsmöglichkeiten im Kontext von Selbst und Welt eröffnet. Konkret kann dies bedeuten, „die Lernenden mit Fragen [zu] konfrontieren, die neue Weltzugänge eröffnen und die bereits erworbenen erweitern" (Benner, 2015, S. 293), sowie Gegenstände so aufzubereiten, „dass die Lernenden ein Selbstverhältnis zu ihnen entwickeln können" (Benner, 2015, S. 295).

4.3.3.3 Bildung als Transformation des Subjekts

Anknüpfend an Humboldts Bildungsverständnis legten Vertreter*innen eines transformatorischen Bildungsbegriffs – wie Rainer Kokemohr, Hans-Christoph Koller, Winfried Marotzki und Helmut Peukert – Arbeiten vor, in denen Bildung „als grundlegende Transformation des Welt- und Selbstverhältnisses in Auseinandersetzung mit gesellschaftlichen Krisenerfahrungen [verstanden wird], zu deren Bearbeitung die etablierten Strukturen nicht mehr ausreichen" (Koller, 2024, S. 78).[17] Die Arbeiten schließen an Humboldts Grundverständnis an, dass sich Bildung in Interaktionen zwischen Selbst und Welt vollzieht (Koller, 2023, S. 15).[18]

> Indem das Subjekt sich selbst in einer anderen Weise transparent macht, macht es sich die Welt auf andere Weise zugänglich. Und: Indem sich das Subjekt die Welt

[17] Hierbei werden „transformatorische Bildungsprozesse nicht als einzige, wohl aber als eine besonders wichtige Form von Bildungsprozessen begriffen" (Koller, 2023, S. 204).

[18] Mit Koller (2023, S. 186) sei hierbei allerdings einerseits angemerkt, dass mit der „Welt" nicht nur die *materielle*, sondern auch die *soziale* Umwelt (d. h. das Verhältnis zu anderen Menschen) gemeint ist, und andererseits darauf hingewiesen, dass unter dem Terminus „Selbst *und* Welt" nicht zwei „voneinander unabhängige Größen", sondern vielmehr „wechselseitig aufeinander angewiesene Instanzen" (Koller, 2023, S. 186) verstanden werden.

> auf andere Weise zugänglich macht, macht es sich auf andere Weise sich selbst transparent. Welt- und Selbstbezug bilden in diesem Sinne das dialektische Zentrum von Bildungsprozessen. (Marotzki, 1990, S. 43)

Im Erkenntnisinteresse stehen dabei vordergründig die „Grundfiguren" (Kokemohr, 2007, S. 14) jener Interaktionen von Selbst und Welt. Der Begriff der Grundfiguren verdeutlicht, dass die Interaktionen „als sprachlich bzw. semiotisch, d. h. zeichenförmig strukturierte (oder eben figurierte) Verhältnisse" (Koller, 2023, S. 16) gedacht werden, in denen Menschen zu sich selbst, zu anderen und zur Welt stehen. Betrachtet wird folglich insbesondere „die Art und Weise, in der ein Mensch (oder eine Gruppe von Menschen) sich zur Welt und zu sich selbst verhält" (Koller, 2023, S. 186).

Bildung meint nun eine tiefgreifende Veränderung, d. h. *Transformation* jener Grundfiguren des Selbst- und Weltverhältnisses, wie Kokemohr (2007) verdeutlicht:

> Von Bildung zu sprechen sehe ich dann als gerechtfertigt an, wenn der Prozess der Be- oder Verarbeitung subsumtionsresistenter Erfahrung eine Veränderung von Grund legenden Figuren meines je gegebenen Welt- und Selbstentwurfs einschließt. (S. 21)

Das Konzept transformatorischer Bildungsprozesse geht damit über Humboldts Bildungsverständnis hinaus: Bildung wird nicht nur als Konstitution des Subjekts im Sinne einer Erweiterung der bisherigen Welt- und Selbstverknüpfungen verstanden, sondern vielmehr als Transformation des Subjekts im Sinne eines „*Andersdenken[s]* oder *Anderswerden[s]*" (Koller, 2023, S. 9, Herv. i. Orig.):

> Denn Bildung im Sinne des hier vorzustellenden Konzepts kann ebenfalls als ein Prozess der Erfahrung beschrieben werden, aus dem ein Subjekt ‚verändert hervorgeht' – mit dem Unterschied, dass dieser Veränderungsvorgang nicht nur das Denken, sondern das gesamte Verhältnis des Subjekts zur Welt, zu anderen und zu sich selber betrifft. (Koller, 2023, S. 9)

Damit wird betont, dass Bildungserfahrungen eine *Veränderung* des bisherigen Selbst- und Weltverhältnisses anstoßen und dem Subjekt damit ermöglichen, sich selbst und die Welt anders zu sehen und zu erleben.[19]

---

[19] Wie Beljan (2019, S. 140) feststellt, wird dabei der Transformation der sprachlichen Selbst- und Weltbeziehung eine zentrale Bedeutung beigemessen. Insofern das Selbst- und Weltverhältnis als sprachlich bzw. zeichenhaft strukturiert verstanden wird (Kokemohr, 2007, S. 14; Koller, 2023, S. 16), wird davon ausgegangen, dass sich Bildungserfahrungen *expressiv* manifestieren (z. B. in Begriffen, sprachlichen Handlungen, diskursiven Praktiken,

Verstanden als eine *grundlegende* Veränderung des Selbst- und Weltverhältnisses lässt sich Bildung in diesem Verständnis auch von Lernen abgrenzen: Während Lernen als Kennenlernen einzelner *Ausschnitte* der Welt bzw. Veränderung von *Fragmenten* des Selbst- und Weltverhältnisses verstanden werden kann (und damit das Erlernen *spezifischer* Erkenntnisse, Fertigkeiten und Haltungen umfasst), wird Bildung als *grundlegende* Veränderung des Selbst- und Weltverhältnisses gedacht und meint damit die Veränderung *mehrerer* Aspekte innerhalb dieses Verhältnisses, die die *grundsätzliche* Selbst- und Weltsicht einer Person verändern (Koller, 2023, S. 185; A.-M. Nohl, 2017, S. 100). Damit stellt sich die Frage, welche Beweggründe dazu führen, dass sich die grundsätzliche Selbst- und Weltsicht einer Person so wesentlich verändert. Während Humboldt diese Beweggründe nicht konkretisiert und anzunehmen scheint, dass Menschen selbst nach einer Erweiterung ihrer Selbst- und Weltsicht streben, wird im Konzept transformatorischer Bildungsprozesse von konkreten Bildungsanlässen ausgegangen, die jene Transformationen anstoßen (Koller, 2023, S. 16). Als Bildungsanlässe werden hierbei sämtliche Situationen, Ereignisse und Erfahrungen angenommen, „für deren Bewältigung sich das bisherige Welt- und Selbstverhältnis als nicht mehr ausreichend erweist“ (Koller, 2023, S. 16). Im Fokus stehen damit insbesondere Problemlagen, Krisen und Fremdheitserfahrungen, die das Subjekt zu einer Veränderung der bisherigen Welt- und Selbstverhältnisse herausfordern (Kokemohr, 2007, S. 21).[20]

Diesem Verständnis zufolge eröffnen herausfordernde Situationen, Ereignisse und Erfahrungen Bildungsmöglichkeiten und beinhalten damit auch ein Potenzial für Wachstum und Weiterentwicklung: Subjekten wird die grundsätzliche Möglichkeit zugesprochen, in herausfordernden Situationen zu wachsen, indem sie Bildungserfahrungen machen: Sie müssen bei der Konfrontation mit einer neuartigen Problemlage noch nicht über sämtliche Lösungsmöglichkeiten verfügen, sondern sie können in der Auseinandersetzung mit dem Problem neue Kenntnisse, Fertigkeiten und Haltungen entwickeln, die es ihnen ermöglichen, einen möglichst guten Umgang mit den Problemlagen zu finden:

> Bildungsprozesse bestehen demzufolge also darin, dass Menschen in der Auseinandersetzung mit neuen Problemlagen neue Dispositionen der Wahrnehmung, Deutung

---

Interaktionen) und eine Veränderung jener expressiver Momente damit als Indikator dafür gelten kann, dass sich das Selbst- und Weltverhältnis einer Person *grundlegend* verändert hat (Koller, 2023, S. 59–60).

[20] Mit Koller (2023) sei allerdings darauf verwiesen, „dass es neben Krisen- oder Fremdheitserfahrungen auch andere Anlässe oder Auslöser für die Transformation von Welt- und Selbstverhältnissen geben mag“ (S. 190).

> und Bearbeitung von Problemen hervorbringen, die es ihnen erlauben, diesen Problemen besser als bisher gerecht zu werden. (Koller, 2023, S. 13)

D. h., Menschen *bilden* neue Selbst- und Weltverhältnisse aus und gehen damit *verändert* aus einer herausfordernden Situation hervor.

Zusammenfassend manifestiert sich Bildung in einer Transformation des Subjekts, verstanden als eine (tiefgreifende) Veränderung des Verhältnisses zu sich selbst, zu anderen und zur Welt. Insofern diese Transformation insbesondere durch widerständige Situationen, Ereignisse und Erfahrungen evoziert wird, liegt gerade auch in der Herausforderung des Bisherigen, des Bekannten oder des Gewohnten ein pädagogisches Potenzial:

> Bildung bringt Unbestimmtheitsdimensionen zur Geltung; das macht gerade den offenen experimentellen und suchenden Charakter aus. Intakte Routinen der Selbst- und Weltauslegung werden gerade in Bildungsprozessen außer Kraft gesetzt; sie werden würdig, befragt zu werden, also fragwürdig. Ich habe [...] bereits darauf hingewiesen, daß Routinen insofern lebensnotwendig sind, als sie wiederkehrende alltägliche Problemlösungen umstandslos ermöglichen. Sie sind nötig, um das erforderliche Ausmaß an Versuch und Irrtum bei der Lösung eines Problems zu reduzieren. Sie stellen verhaltensstabilisierende Prämissen dar, deren Vorteil gerade darin besteht, daß sie nicht ständig in die Reflexion hineingenommen werden müssen. Andererseits entfalten sie jedoch ein rigides Steuerungspotential, lähmen gerade das manchmal nötige Loslassen dieser verhaltensstabilisierenden Prämissen. Sie legen das Subjekt dann auf einen Lernmodus fest, blockieren somit Prozesse des Umlernens und der Bildung. (Marotzki, 1990, S. 153)

Transformatorische Bildungsprozesse zu ermöglichen, kann demnach bedeuten, gewohnte Abläufe zu unterbrechen oder bisherige Überzeugungen zu hinterfragen und damit „Irritationen des bisherigen Welt- und Selbstverhältnisses" (Wortmann, 2021, S. 35) anzuregen.[21] Weiterhin ergibt sich für das pädagogische Handeln die Aufgabe, Heranwachsende zu ermutigen, sich mit Problemlagen auseinanderzusetzen und sich neuen Herausforderungen zu stellen. Allerdings sei mit Kokemohr (2007, S. 21) und Koller (2023, S. 204) angemerkt, dass nicht aus jeder herausfordernden, subsumtionsresistenten oder schmerzhaften Erfahrung automatisch eine Bildungserfahrung resultiert, sondern sich die bisherigen Selbst- und Weltentwürfe auch verfestigen oder verhärten können. Hieraus kann abgeleitet werden, dass der pädagogischen Begleitung und Reflexion jener Erfahrungen eine hohe

[21] Hierbei sei allerdings einschränkend darauf hingewiesen, dass – aufgrund der Unverfügbarkeit von Bildungsprozessen – eine Veränderung des bisherigen Welt- und Selbstverhältnisses höchstens angeregt und unterstützt, nicht aber „hergestellt" werden kann (Koller, 2023, S. 15).

Bedeutsamkeit zukommt. Es geht folglich darum, im pädagogischen Handeln Bedingungen dafür zu schaffen, dass das Bildungspotenzial in herausfordernden Situationen auch entfaltet werden kann (Koller, 2023, S. 15). Dies kann bedeuten, Schüler*innen im Umgang mit herausfordernden Erfahrungen zu unterstützen und in der Auseinandersetzung mit Problemlagen und Krisen pädagogisch zu begleiten.

4.3.3.4 Bildung als Weltbeziehung

Das bereits bei Humboldt (1794/1980) ausgearbeitete und von den Vertreter*innen der transformatorischen Bildungsprozesse aufgegriffene Welt- und Selbstverhältnis erfährt bei Hartmut Rosas Resonanztheorie (Rosa, 2016, 2018, 2021) und deren Überführung in die Pädagogik (Beljan, 2019; Beljan & Winkler, 2019; Rosa & Endres, 2016) eine besondere Berücksichtigung. Aus einer resonanztheoretischen Perspektive kann Bildung verstanden werden als eine spezifische Form der *Weltbeziehung*, in der sich dialogische Weltberührungen ereignen (Beljan, 2019, S. 12–14; Rosa, 2016, S. 408).[22] Wie bereits bei Humboldt (1794/1980) wird der Beziehung von Selbst und Welt damit eine hohe Bedeutung beigemessen (Rosa, 2016, S. 411–412). Das resonanztheoretische Verständnis geht hierbei allerdings noch einen Schritt weiter, da es Bildung nicht mehr vordergründig als *Selbst*bildung (in Interaktion von Selbst und Welt), sondern per se als *Weltbeziehungsbildung* versteht (Rosa, 2016, S. 408; Rosa & Endres, 2016, S. 18):

> Bildung in einem resonanztheoretisch verstandenen Sinne zielt aber weder auf Selbst- noch auf Weltbildung als solche, sondern auf *Weltbeziehungsbildung*: Worauf es ankommt, ist nicht die individualistisch-atomistische Selbstverfeinerung und auch nicht die desengagierte Weltbeherrschung, sondern die Eröffnung und Etablierung von Resonanzachsen (Rosa, 2016, S. 408, Herv. i. Orig.).

Bildung bedeutet diesem Verständnis nach (zu lernen), mit der Welt in Beziehung zu treten, sie sowohl zum Sprechen zu bringen (d. h., Welt zu gestalten), als auch sich auf ihre vielfältigen Stimmen einzulassen (d. h., sich von der Welt gestalten zu lassen). Auf diese Weise werden Erfahrungen der *Resonanz* zu konstitutiven Momenten in Bildungsprozessen. Resonanz definiert Rosa (2016) wie folgt:

---

[22] Ein resonanztheoretisches Bildungsverständnis grenzt sich damit klar ab von gegenwärtigen Tendenzen, Bildung als Kapital, Leistung, Effektivität oder Effizienz zu definieren bzw. anhand dieser Kriterien messbar machen zu wollen (Beljan, 2019, S. 11).

> Resonanz ist eine durch Af←fizierung und E→motion [*sic*], intrinsisches Interesse und Selbstwirksamkeitserwartung gebildete Form der Weltbeziehung, in der sich Subjekt und Welt gegenseitig berühren und zugleich transformieren. (S. 298)

Resonanz beschreibt folglich „einen Modus des *In-der-Welt-Seins*, das heißt eine spezifische Art und Weise des In-Beziehung-Tretens zwischen Subjekt und Welt" (Rosa, 2016, S. 285, Herv. i. Orig.). Sie vollzieht sich als dialogisches Verhältnis, als *Antwortbeziehung* zwischen Selbst und Welt:[23]

> Eine Resonanzbeziehung ist eine Antwortbeziehung in dem Sinne, dass das Subjekt eine Antwort von der Welt erhält, dass es die Welt als mit eigener Stimme sprechend erfährt und dann selbst auch wieder darauf reagiert, sodass Resonanzerfahrungen als Dialogbeziehungen begriffen werden können. Es ist ein dialogisches Austauschen, das von Echobeziehungen zu unterscheiden ist. Es wird nicht das Gleiche zurückgespiegelt, sondern eine Differenz erzeugt, die auch als solche erlebt wird. (Rosa & Endres, 2016, S. 124)

Resonanz kann folglich verstanden werden als eine spezifische Form des In-Beziehung-Tretens von Subjekt und Welt, in der beide Entitäten mit eigener Stimme sprechen, aufeinander antworten und sich dabei beidseitig verändern. Gelingende Resonanzbeziehungen zeichnen sich nach Rosa (2018, S. 348–349) dabei durch vier Kernmomente aus: Sie werden initiiert durch ein *Moment der Affizierung*, wenn sich das Subjekt von etwas angesprochen, bewegt oder ergriffen fühlt. Zwischen Welt und Selbst entsteht eine Berührung, die sich in einer leiblichen Erfahrung (z. B. leuchtende Augen, Gänsehaut) manifestiert. In einer gelingenden Resonanzbeziehung entzündet sich hieran ein *Moment der Selbstwirksamkeit*: Es entsteht ein Antwortverhältnis, in dem sich das Subjekt als selbstwirksam reagierend, antwortend oder mitvollziehend erlebt und das mit Emotionen der Verbundenheit einhergeht. In der dialogischen Beziehung von Affizierung und Selbstwirksamkeit, Angesprochen-Werden und Antworten, entsteht ferner ein *Moment der Transformation.* Subjekt und Welt gehen aufeinander ein, lassen sich gegenseitig berühren und verändern. Resonanz kann daher „als ein Prozess der *Anverwandlung* von Welt" verstanden werden, indem sich sowohl Subjekt als auch Welt „im Sinne einer Selbst-Transformation (in ein sich eröffnendes Gemeinsames hin)" (Rosa, 2018, S. 349, Herv. i. Orig.) verändern.

[23] Nach Rosa (2018) ist mit der *Welt* „erstens die *soziale* Welt der Intersubjektivität, zweitens die *objektive* Welt der Dinge, einschließlich der ‚Natur', drittens die *subjektive* Welt des eigenen Körpers und seiner emotionalen Zustände sowie viertens die Welt als umfassende Totalität gemeint" (S. 347, Herv. i. Orig.).

Begleitet werden Resonanzbeziehungen dabei stets von einem *Moment der Unverfügbarkeit.* Resonanzbeziehungen können nicht instrumentell geplant, arrangiert, vorhergesagt oder hergestellt werden. Ob das Subjekt von etwas angesprochen wird, was es daraufhin antwortet und wie es sich dabei verändert, kann nicht vorherbestimmt werden. Resonanzbeziehungen einzugehen, „erfordert daher die Bereitschaft, sich auf Prozesse einzulassen, bei denen wir weder wissen, wie lange sie dauern, noch was dabei herauskommt" (Rosa, 2018, S. 349).

Als „spezifische Art des *Auf-die-Welt-Bezogenseins*, welche diese Welt beziehungsweise das entsprechende Weltsegment als responsiv erfährt" (Rosa, 2016, S. 289, Herv. i. Orig.), kann Resonanz damit auch von *Entfremdung* abgegrenzt werden. Im Gegensatz zur Resonanz wird mit dem Begriff der Entfremdung keine responsive, sondern vielmehr eine *indifferente* (gleichgültige, desinteressierte, gefühlskalte) oder *repulsive* (feindselige, ablehnende, widerständige) Weltbeziehung bezeichnet (Rosa, 2018, S. 347). Entfremdung beschreibt somit „eine Form der Welterfahrung, bei der das Subjekt den eigenen Körper, die eigenen Gefühle, die dingliche und natürliche Umwelt oder aber die sozialen Interaktionskontexte als äußerlich, unverbunden und ‚stumm' erfährt" (Rosa, 2018, S. 347–348).

Wird Bildung als Weltbeziehung verstanden, in der sich dialogische Weltberührungen ereignen, kann (dauerhafte) Entfremdung zu einem Störfaktor von Bildung werden (Beljan, 2019, S. 12–14; Rosa, 2016, S. 408): Der Welt dauerhaft entfremdet, d. h. indifferent oder repulsiv gegenüberzustehen, kann bedeuten, dass Momente der Affizierung verpasst, Momente der Selbstwirksamkeit erschwert und Momente der Transformation verunmöglicht werden. Als temporäre Erfahrung kann Entfremdung dagegen als konstitutiver Moment in Bildungsprozessen gelten (Beljan, 2019, S. 125, 146–147): Als Weltbeziehung vollzieht sich Bildung stets in Beziehung, Interaktion und damit auch *Differenz* von Subjekt und Welt. Bildung setzt damit die temporäre Erfahrung von Entfremdung voraus, indem etwas in der Differenz von Subjekt und Welt als neu, unbekannt, irritierend, fremd erfahren wird und das Subjekt damit zu einer Transformation (z. B. Veränderung des Blickwinkels, Erschließen neuer Sinnstrukturen) aufruft. Entfremdung kann folglich als erforderliches Durchgangsstadium zu Resonanz im Bildungsprozess aufgefasst werden (Beljan, 2019, S. 147). D. h.: Bildung vollzieht sich als „Dialektik von Resonanz und Entfremdung" (Beljan, 2019, S. 146; Rosa, 2016, S. 325).

> *Dialektik* von Resonanz und Entfremdung meint hier also, dass einerseits Resonanz nur möglich ist vor dem Hintergrund eines fremd und stumm bleibenden Anderen, während sich umgekehrt das Noch-Stumme erst anverwandeln oder ‚berühren' lässt

> auf der Basis eines vorgängigen oder tiefgründigen, dispositionalen Resonanzvertrauens, aus dem sich die Hoffnung und (Selbstwirksamkeits-)Erwartung speist, die Dinge beziehungsweise den betreffenden Weltausschnitt zum Sprechen bringen zu können. (Rosa, 2016, S. 325, Herv. i. Orig.)

Bildung kann demnach „als ein dynamisches Geschehen verstanden werden, das sowohl auf Resonanz als auch auf Entfremdung angewiesen ist" (Beljan, 2019, S. 146) und damit eine Transformation von Subjekt und Welt anstößt:

> In Bildungsprozessen treten menschliche Wesen aus ihrem gewohnten Weltverhältnis heraus, sie entfremden sich von sich selbst, indem sie sich in einen ihnen fremden Weltstoff vertiefen. Erst durch diese Entfremdungserfahrung können Selbst und Welt anverwandelnd und durch Ausbildung neuer Resonanzverhältnisse in eine neue Beziehung eintreten. Anders als der formierende Bildungsprozess durch Resonanz stört oder zerstört Entfremdung zunächst die gewohnte Weltbeziehung. Im Bildungsprozess kann Entfremdung deshalb als Voraussetzung für eine *transformierende Anverwandlung* von Selbst und Welt interpretiert werden. (Beljan, 2019, S. 147, Herv. i. Orig.)

In einem resonanztheoretischen Verständnis zielt Bildung folglich auf „eine *transformierende Anverwandlung* von Selbst und Welt" (Beljan, 2019, S. 147, Herv. i. Orig.). Mit dem Begriff der Anverwandlung wird dabei betont, dass es sich bei der Veränderung um eine „wechselseitige Verwandlung [handelt], in der sich sowohl das erlebende Selbst als auch die begegnende Welt verändert. Bildung ist somit nicht nur eine Selbstwerdung, sondern auch eine Weltwerdung" (Beljan, 2019, S. 123).[24] Analog zu Verständnissen transformatorischer Bildungsprozesse (z. B. Kokemohr, 2007; Koller, 2023) wird Bildung damit als eine *Transformation* des Selbst- und Weltverhältnisses gedacht. Während transformatorische Ansätze jedoch vor allem Krisen- und Problemlagen als Anlässe solcher Transformationen akzentuieren (z. B. Kokemohr, 2007, S. 21), rücken in resonanztheoretischen Perspektiven ebenso positiv erlebbare Erfahrungen in den Fokus (z. B. sich angesprochen, herausgefordert oder inspiriert fühlen; interessiert, ergriffen oder berührt sein). Darüber hinaus hebt Beljan (2019, S. 140) hervor, dass sich Transformation in resonanztheoretischen Lesarten nicht vorrangig in Veränderungen sprachlicher bzw. zeichenförmiger Verhältnisse manifestiert (wie dies in transformatorischen Konzepten z. B. bei Koller (2023) angedeutet werde), sondern als

[24] Dies kann mit Rosa und Endres (2016) noch weiter konkretisiert werden: „Anverwandeln meint, sich einen Weltausschnitt, einen Stoff so anzueignen, dass man sich selbst dabei verwandelt. Das Subjekt be- und verarbeitet den Stoff und verändert dabei sich selbst ebenso wie den bearbeiteten Weltausschnitt. Im Gegensatz dazu bedeutet reines Aneignen nur, sich etwas einzuverleiben, es unter Kontrolle zu bringen oder verfügbar zu machen" (S. 124).

eine *vielgestaltige* Veränderung des Selbst- und Weltverhältnisses, die sich als „momenthafter Dreiklang aus konvergierenden Bewegungen von Leib, Geist und erfahrbarer Welt" (Rosa, 2016, S. 290) vollzieht.

Bildungserfahrungen können damit sowohl vom Leib als auch vom Geist und der Welt initiiert, angeregt, aber auch beeinträchtigt und blockiert werden (Beljan, 2019, S. 138–139; Rosa, 2016, S. 290): Der Leib gilt als zentrales Organ von Resonanzerfahrungen, da er Subjekt und Welt *leiblich* verbindet und Erfahrungen des Berührens und des Berührtwerdens damit erst ermöglicht.

> Der Leib ist *Organ der Seele* bzw. *des Selbst*, weil die Seele bzw. das Selbst durch den leiblichen Ausdruck in die Welt hin ausströmt [*sic*]. Zugleich aber ist der Leib auch das *Organ der Welt*, indem er Welt aufnimmt und dadurch im Selbst Eindrücke erzeugt und somit Begegnungen zwischen Selbst und Welt erst ermöglicht. (Beljan, 2019, S. 138, Herv. i. Orig.)

Der *Leib* kann folglich Bildungserfahrungen initiieren, indem er Eindrücke und Empfindungen erzeugt und die Subjekte damit auf einer emotionalen bzw. physiologischen Ebene anspricht (z. B. Veränderung der Atmung, der Körperhaltung, des Körperausdrucks, des Erlebens) (Beljan, 2019, S. 138, 295–296). Auf diese Weise kann der Leib „unseren Geist zum Nachdenken bringen und sogleich unser Erleben von Welt verändern" (Beljan, 2019, S. 139). Gleichwohl kann der Leib Bildungserfahrungen auch beeinträchtigen: So kann beispielsweise Stress mit somatischen oder psychosomatischen Erscheinungen (z. B. Kopf- und Bauchschmerzen, Nervosität, Schlaflosigkeit) einhergehen, die Momente von Affizierung, Selbstwirksamkeit und Transformation beeinträchtigen und Resonanzbeziehungen damit blockieren[25] (Beljan, 2019, S. 139; Rosa, 2018, S. 350). Ferner kann auch der *Geist* Bildungserfahrungen initiieren, indem er das Subjekt auf einer reflexiven Ebene anspricht. Auf diese Weise kann etwa eine neue Erkenntnis oder Perspektive auf Resonanz stoßen und damit Bildungsprozesse initiieren (Beljan, 2019, S. 139). Gleichwohl kann der Geist Bildungserfahrungen auch beeinträchtigen, beispielsweise wenn ein Lerngegenstand als dinglich oder nicht hinreichend greifbar erfahren wird (Beljan, 2019, S. 139). Letztlich liegt aber gerade auch in der *Welt* ein hohes Potenzial für Bildungsprozesse: So kann ein Ausschnitt der Welt vom Subjekt als neuartig, interessant und faszinierend

[25] Beljan (2019) schreibt hierzu beispielsweise, dass „der Leib auch Resonanzverhältnisse blockieren [kann], etwa wenn es in schulischen Situationen zu übermäßigem Stress kommt: Die daraus folgenden körperlichen Symptome wie Kopfschmerzen, Bauch- oder Magenbeschwerden, aber auch psychosomatische Erscheinungen wie der stressinduzierte Tinnitus, Bluthochdruck, Nervosität oder Schlaflosigkeit können uns selbst den interessantesten Unterricht verderben und Resonanzen blockieren" (S. 139).

oder auch als unerwartet, irritierend und fremd erlebt werden und damit Resonanzbeziehungen initiieren (Beljan, 2019, S. 139). Diesem Verständnis nach kann die Welt Bildungsprozesse jedoch gleichermaßen auch beeinträchtigen, wenn sie keinerlei Erfahrungsmöglichkeiten von Resonanz bereitstellt.

Als Implikation für das pädagogische Handeln ergibt sich hieraus, jene Bedingungen bereitzustellen, die es jungen Menschen ermöglichen, responsive Weltbeziehungen einzugehen und damit Bildungserfahrungen zu machen:

> Bildung ist ein essenzieller Prozess, in dem sich Weltbeziehungen entwickeln und herausbilden können. Bildung gelingt dort, wo wir für einen jungen Menschen einen Ausschnitt unserer Welt, der geteilten sozialen Welt oder überhaupt der Lebenswelt, zum Sprechen bringen. Die Idee von Bildung ist, Welt für die Subjekte zum Sprechen zu bringen oder in Resonanz zu versetzen. (Rosa & Endres, 2016, S. 18)

Dies kann bedeuten, Bildungsinhalte so aufzubereiten, dass die Heranwachsenden sowohl intrinsisch motiviert als auch selbstwirksam mit ihnen in Beziehung treten:

> Ein Bildungsgeschehen im resonanztheoretischen Sinne entwickelt sich mithin dort, wo Schüler einem Stoff intrinsisches Interesse entgegenbringen und in der Auseinandersetzung mit ihm Selbstwirksamkeit erfahren – und es wird nicht zuletzt durch die Belebung der Resonanzachse zwischen Schüler und Lehrer ermöglicht. (Rosa, 2016, S. 412)

Der Lehrkraft kommt damit eine besondere Bedeutung zu, da sie als „Stimmgabel" im Resonanzprozess wirkt, d. h., die Heranwachsenden für etwas begeistern oder mit etwas anstecken kann (Rosa, 2016, S. 51). Pädagogisches Handeln erfordert damit „Wertschätzung, Anerkennung, Toleranz und Gelassenheit, aber auch Leidenschaft dafür, Wissen zu vermitteln, Kindern und Jugendlichen etwas zu zeigen, zu erzählen, zu erklären" (Andresen, 2014, S. 31). Aus einer resonanztheoretischen Perspektive bedeutet pädagogisches Handeln folglich, Kinder und Jugendliche mit der eigenen Euphorie für den Bildungsgegenstand anzustecken und damit Resonanzerfahrungen zu entzünden: „*Kinder sind keine Fässer, die gefüllt werden müssen, sondern Fackeln, die es zu entzünden gilt*" (Rosa, 2016, S. 408, Herv. i. Orig.).

4.3.3.5 Fazit

Fasst man die Aspekte des skizzierten Bildungsverständnisses und dessen Konsequenzen für das pädagogische Handeln zusammen, so kann abschließend konstatiert werden, dass Bildung sowohl Prozesse

- der Konstitution des Subjekts, im Sinne einer Erweiterung von Selbst- und Weltverknüpfungen, als auch
- der Transformation des Subjekts, im Sinne einer grundlegenden Veränderung des bisherigen Selbst- und Weltverhältnisses, sowie
- der Gestaltung responsiver Weltbeziehungen, im Sinne einer transformierenden Anverwandlung von Subjekt und Welt in einer Dialektik von Resonanz und Entfremdung,

umfasst und damit eine pädagogische Begleitung der (Weiter-)Entwicklung der Subjekte impliziert, z. B. durch

- eine Ermöglichung der (intrinsisch motivierten) Auseinandersetzung mit vielfältigen Gegenständen und Weltinhalten sowie eine Eröffnung vielfältiger Erfahrungsmöglichkeiten (von Selbstwirksamkeit, Resonanz) im Verhältnis von Selbst und Welt sowie
- das Infragestellen des Bisherigen, Bekannten oder Gewohnten sowie eine Begeisterung für eine Sache (sprich, des Entzündens von Resonanzachsen) sowie
- eine Bereitstellung der hierfür notwendigen Bedingungen (z. B. angstfreie Atmosphäre, Raum für Begegnungen) und eine Begleitung jener (herausfordernder) Erfahrungen, Problemlagen und Krisen.

4.3.4 Zielperspektive eines guten Lebens

4.3.4.1 Allgemeines

Mit Wimmer (2014) kann festgehalten werden, dass Pädagogik einem (zwar offenen und unbestimmten, aber dennoch) „irreduziblem Zukunftsbezug" (S. 45) unterliegt. Für pädagogisches Handeln ist es folglich unabdingbar, sich der eigenen *pädagogischen Zielsetzung* bewusst zu werden, d. h. zu reflektieren, was das pädagogische Handeln den Heranwachsenden (gegenwärtig und zukünftig) ermöglichen soll. Hierbei stellt sich die Frage, ob sich eine *übergeordnete* pädagogische Zielsetzung formulieren lässt (Mikhail, 2016, S. 157).[26] Diese übergeordnete pädagogische Zielsetzung könnte dann als orientierende Größe auf einer Metaebene dienen, um zu bestimmen, *wofür* es Erziehung und Bildung bedarf, *wie* Erziehungs- und Bildungsprozesse initiiert, begleitet und unterstützt

[26] Dies gilt insbesondere, da die Pädagogik mit einer Vielzahl unterschiedlicher spezifischer pädagogischer Zielsetzungen operiert (Mikhail, 2016, S. 157).

werden sollen und *welche* Erkenntnisse, Fertigkeiten und Haltungen hierfür von Bedeutung sein können. Als eine solche orientierende Größe werden in der Pädagogik beispielsweise die *Mündigkeit, Autonomie oder Selbstbestimmung der Subjekte* (siehe hierzu z. B. Benner & Brüggen, 2010b; Mikhail, 2016, S. 173; A.-M. Nohl, 2024, S. 173), die *Verbesserung der Gesellschaftsorganisation* (siehe hierzu z. B. Brezinka, 1975, S. 14) oder ein *möglichst gutes oder gelingendes Leben* (siehe hierzu z. B. Beljan, 2019; Beljan & Winkler, 2019; Falkenstörfer, 2022; Ladenthin, 2021b, S. 45; Öztürk et al., 2023; Rosa & Endres, 2016) diskutiert. Dem möglichst guten oder gelingenden Leben soll im Folgenden weiter nachgegangen werden.

Wie Jörn Müller (2020, S. 125) herausstellt, ist es ein grundlegendes Anliegen der Philosophie, Antworten auf die Frage nach dem guten Leben zu finden. Die Frage nach dem guten Leben stellt sich aber ebenso für die Pädagogik, wenn diese Heranwachsende auf das Leben und Zusammenleben in der Gesellschaft vorbereiten möchte (Müller, 2020, S. 129; Öztürk et al., 2023, S. 265). Hierbei steht sie vor der Herausforderung zu formulieren, was unter einem möglichst guten Leben und Zusammenleben verstanden werden kann. Zu reflektieren ist folglich, welche Vorstellungen eines guten Lebens das pädagogische Handeln leiten (können). Dabei kann zwischen einer objektiven und einer subjektiven Reflexionsebene unterschieden werden (Müller, 2020, S. 125): Auf einer *objektiven* Reflexionsebene ist zu reflektieren, welche Aspekte das Leben grundsätzlich, d. h. interpersonell übergreifend, zu einem guten Leben machen können. Für die Pädagogik stellt sich hierbei die Frage, was grundsätzlich allen Schüler*innen ermöglicht werden sollte, damit diese ein möglichst gutes Leben führen können. Auf einer *subjektiven* Reflexionsebene ist dagegen zu reflektieren, was für eine Person selbst, d. h. aus erster Perspektive, ein gutes Leben ausmacht. Die Bedeutung dieser Dimension ergibt sich insbesondere aus der Heterogenität subjektiver und sozialer Vorstellungen eines guten Lebens sowie der Pluralität der Kontexte, in denen individuelle Lebensvollzüge entstehen (Rosa, 2016, S. 38). Für die Pädagogik ist daher relevant, was ein gutes Leben für die Heranwachsenden *selbst* bedeutet und wie sie bei der (Aus-)Gestaltung ihres eigenen Wegs zu ihren individuellen Lebensvollzügen bestmöglich unterstützt werden können, wie z. B. auch Herman Nohl (1933/1988) deutlich macht:

> Es soll ihm nichts Fremdes eingebildet werden, sondern die Lebensform, zu der sie führen will, muß die Lösung *seines* Lebens sein. So fordert die pädagogische Liebe Einfühlung in das Kind und seine Anlagen, in die Möglichkeiten seiner Bildsamkeit, immer im Hinblick auf sein vollendetes Leben. (S. 171, Herv. i. Orig.)

Ferner kann auf beiden Reflexionsebenen zwischen gegenwarts- und zukunftsbezogenen Vorstellungen eines guten Lebens differenziert werden (Öztürk et al., 2023, S. 276; Rahn, 2017, S. 23): Während sich *zukunftsbezogene* Vorstellungen mit dem zukünftigen Leben und Zusammenleben in einer ungewissen Welt befassen, konzentrieren sich *gegenwartsbezogene* Vorstellungen auf das jetzthafte Leben und Zusammenleben in der momentanen Gesellschaft. Pädagogische Zielvorstellungen des guten Lebens bewegen sich demnach stets in einem „Spannungsverhältnis zwischen Gegenwarts- und Zukunftsbezug, Bestimmtheit und Unbestimmtheit ihrer Ansprüche" (Öztürk et al., 2023, S. 276). Folglich gilt es zu betonen, dass keine allgemeingültige „äußere Norm für das gute Leben" (Rahn, 2017, S. 22) proklamiert werden kann. Der Pädagogik obliegt damit die ebenso bedeutsame wie verantwortungsvolle Aufgabe zu reflektieren, wie Kinder und Jugendliche bestmöglich *pädagogisch*[27] dabei unterstützt werden können, ihr gegenwärtiges und zukünftiges Leben und Zusammenleben in der Gesellschaft (gemäß ihren subjektiven Vorstellungen) möglichst *gut* zu gestalten. Dies kann gelingen – so das Verständnis dieser Arbeit –, indem Kindern und Jugendlichen vielfältige Capabilities (z. B. nach Nussbaum, 2000, 2007, 2011, 2020) eröffnet und Resonanzerfahrungen (z. B. nach Beljan, 2019; Rosa, 2016) ermöglicht werden.

4.3.4.2 Gutes Leben & Capabilities

Als besonders folgenreiche und vielfach rezipierte Antwort auf die Frage nach dem guten Leben gilt der von Amartya Sen (1985/1999, 1999) begründete und von Martha Nussbaum (insb. 2000, 2007, 2011, 2020) beständig weiterentwickelte „Capabilities Approach".[28] Er wird sowohl in der allgemeinen Pädagogik als auch in der Sozial-, Sonder- und Inklusionspädagogik vielfach rezipiert (u. a. Andresen et al., 2006; Falkenstörfer, 2022; Müller & Lelgemann, 2018; Otto & Ziegler, 2008; Ziegler & Clark, 2022). Der ethisch-philosophische Ansatz gilt als eine *objektive Theorie* und verbindet die Frage nach dem guten Leben mit Theorien sozialer Gerechtigkeit (Nussbaum, 2011, S. 32). Vor diesem Hintergrund fokussiert der Ansatz auf die *tatsächlichen Möglichkeiten*, die Menschen zur Gestaltung eines guten Lebens zur Verfügung stehen. Zentral ist die Annahme, dass alle Menschen über grundlegende Fähigkeiten *(basic capabilities)* verfügen,

[27] Diese Engführung auf „pädagogische" Wege ist notwendig, damit die Zielsetzung eines guten Lebens nicht dazu führt, dass die Pädagogik überfrachtet wird.

[28] Die weiteren Ausführungen beziehen sich auf die aktuelle Fassung des Capabilities Approach nach Nussbaum (2011, 2020).

die sich in Interaktion mit der Umwelt entfalten und weiterentwickeln können *(internal capabilities)*, aber wesentlich von den äußeren Bedingungen und Unterstützungsleistungen der Gesellschaft beeinflusst sind und damit staatlich unterstützt bzw. gesellschaftlich ermöglicht werden müssen *(combined capabilities)* (Nussbaum, 2011, S. 21–24). Im Erkenntnisinteresse stehen damit die *Capabilities* einer Person, d. h. jene Potenziale, die unter den sozialen, politischen und ökonomischen Bedingungen auch real entfaltet und verwirklicht werden können (Nussbaum, 2011, S. 22). Als Antworten auf die Frage „Was ist eine Person tatsächlich befähigt zu tun und zu sein?“ (Nussbaum, 2011, S. 20) können Capabilities als *Befähigungen* und *Verwirklichungschancen* verstanden werden.[29]

> In other words, they are not just abilities residing inside a person but also the freedoms or opportunities created by a combination of personal abilities and the political, social, and economic environment. (Nussbaum, 2011, S. 20)

Der Capabilities Approach stellt damit eine *objektive* Theorie des guten Lebens dar (Müller, 2020, S. 128): Im Vordergrund steht nicht, ob und wie eine Person ihre Capabilities konkret verwirklicht *(functioning)*, sondern, ob ihr diese Befähigungen und Verwirklichungschancen überhaupt zukommen, damit sie diese verwirklichen könnte *(freedom to choose and to act)* (Nussbaum, 2011, S. 24, 56):[30]

> Indeed, it insists that the political goal for all human beings in a nation ought to be the same: all should get above a certain threshold level of combined capability, in the sense not of coerced functioning but of substantial freedom to choose and act. (Nussbaum, 2011, S. 24)

---

[29] Im deutschsprachigen Raum wird für Capabilities an vielen Stellen der Begriff der „Fähigkeiten“ verwendet. Da dies aber bisweilen dazu führt, dass Capabilities als internal und eigenverantwortlich ausbildbare Faktoren (miss-)verstanden werden, werden hier die Begriffe „Befähigungen“ und „Verwirklichungschancen“ verwendet. Damit soll verdeutlicht werden, dass Capabilities letztlich *von der Gesellschaft ermöglicht bzw. vom Staat bereitgestellt, unterstützt oder befördert* werden müssen. Die Capabilities stellen damit keine individuell zu erwerbenden Fähigkeiten dar, sondern werden dem Menschen in Abhängigkeit von den sozialen, ökonomischen und politischen Bedingungen als „Befähigungen“ und „Verwirklichungschancen“ zugeschrieben (siehe auch Nussbaum, 2011, S. 20–22).

[30] Der Capabilities Approach tätigt damit keine Aussage darüber, ob das Leben einer Person ein gutes Leben ist, sondern ob sie dazu befähigt wird, ein gutes Leben gemäß ihren eigenen Wünschen verwirklichen zu können.

D. h.: Nussbaum geht von einem menschenrechtlich begründeten *Schwellenwert* an Capabilities aus, der für *alle* Menschen (staatlich bzw. gesellschaftlich) gesichert werden muss, damit diese ein gutes Leben gestalten können (Müller, 2020, S. 128; Nussbaum, 2011, S. 36). Sie konkretisiert *zehn grundlegende Befähigungen und Verwirklichungschancen (Central Capabilities),* deren Mindestwerte für alle Menschen zugänglich sein müssen (Nussbaum, 2011, S. 24, 33–34): *(1) Leben, (2) Körperliche Gesundheit, (3) Körperliche Integrität, (4) Sinneswahrnehmung, Vorstellungskraft und (Nach-)Denken, (5) Emotionen, (6) Praktische Vernunft, (7) Zugehörigkeit, (8) Andere Spezies, (9) Spielen, (10) Kontrolle über die eigene (Lebens-)Umwelt.*[31]

Wesentlich ist dabei, dass Nussbaum die Sicherstellung dieser Capabilities als eine *gesamtgesellschaftliche Aufgabe* versteht (Nathschläger, 2014, S. 66, 297; Nussbaum, 2011, S. 187). Hieraus kann abgeleitet werden, dass auch der Pädagogik bzw. den Erziehungs- und Bildungsbemühungen des Staates eine Verantwortung zukommt, an der Sicherstellung der Capabilities mitzuwirken. Gleichwohl betont Nussbaum, dass sie ihre Auflistung als Diskursbeitrag versteht, d. h. als einen Entwurf, den es (aus unterschiedlichen Perspektiven) weiterzudenken gilt (Nussbaum, 2011):

> The Capabilities Approach is offered as a contribution to national and international debate, not as a dogma that must be swallowed whole. It is laid out to be pondered, digested, compared with other approaches – and then, if it stands the test of argument, to be adopted and put into practice. What this means is that you, the readers of this book, are the authors of the next chapter in this story of human development. (S. 187)

Dies lädt dazu ein, zu reflektieren, welchen Beitrag die Pädagogik bzw. die Erziehungs- und Bildungsbemühungen des Staates zur Sicherstellung der von Nussbaum vorgeschlagenen Capabilities leisten können. Im Folgenden soll dies

---

[31] Diese zehn „Central Capabilities" werden im deutschsprachigen Raum auch unter dem Begriff der „Fähigkeitenliste" verhandelt und bisweilen kritisch diskutiert. Hierzu kann mit Ziegler und Clark (2022) festgehalten werden, dass „die radikalen Einwände häufig dem Missverständnis geschuldet [sind], der Liste ginge es um präskriptive Bestimmungen dessen, was Menschen für ihr gutes Leben halten sollten" (S. 600). Wie bereits ausgeführt, ist dies allerdings nicht Intention des Ansatzes. Vielmehr benennt die Liste „allgemeine Voraussetzungen für ein gutes menschliches Leben, dessen Konkretisierung an heterogene kulturelle und soziale Erfahrungsbereiche gebunden bleibt, in denen Menschen ihr Leben führen. Sie soll den Möglichkeitsraum für verschiedenste individuelle Lebensentwürfe sicherstellen, aber explizit keine wertbezogene, verbindliche Definition eines individuell guten Lebens formulieren, an der sich der oder die je Einzelne auszurichten hätte. Es geht um eine Liste individueller Berechtigungen, deren Sicherstellung als Aufgabe öffentlicher Institutionen konzipiert wird" (Ziegler & Clark, 2022, S. 600).

mit Blick auf die zehn „Central Capabilities" in der aktuellsten Fassung nach Nussbaum (2011, S. 33–34, 2020, S. 304–306) erfolgen.

(1) Leben

> *1. Life*
>
> Being able to live to the end of a human life of normal length; not dying prematurely, or before one's life is so reduced as to be not worth living. (Nussbaum, 2011, S. 33)

Als erste Capability führt Nussbaum (2011, S. 33) *Leben* an. Hierzu macht Nussbaum an vielen Stellen ihrer Werke sehr deutlich, dass es zentrales Anliegen ihres Ansatzes ist, *allen* Menschen ein Leben unter menschenwürdigen Bedingungen zu ermöglichen – auch dort, wo dies unter gegebenen Umständen kaum möglich erscheint (z. B. Nussbaum, 2000, S. 33, 2011, S. 39).[32] Die Pädagogik kann hierzu einen wesentlichen Beitrag leisten, wenn sie Kindern und Jugendlichen *Zugänge zu einem menschenwürdigen Leben über Lern- und Bildungsprozesse* eröffnet. Dies kann beispielsweise bedeuten, ein Bewusstsein dafür zu schaffen, dass das Leben aller Menschen wertvoll und schützenswert ist, gesellschaftliche Lebensbedingungen kritisch zu reflektieren, soziale Erwartungen an ein gutes Leben zu hinterfragen, Lernkulturen und Entwicklungskontexte bewusst (um-) zu gestalten oder die Neugier und die Lebensfreude heranwachsender Menschen anzuregen.

(2) Körperliche Gesundheit

> *2. Bodily health*
>
> Being able to have good health, including reproductive health; to be adequately nourished; to have adequate shelter. (Nussbaum, 2011, S. 33)

[32] In der Beschreibung konkretisiert Nussbaum (2011) die Capability „Leben" als „in der Lage zu sein, bis zum Ende eines menschlichen Lebens von normaler Länge zu leben" und „nicht vorzeitig zu sterben, oder bevor das eigene Leben so reduziert/eingeschränkt ist, dass es nicht mehr lebenswert ist" (S. 33). Insbesondere letztgenannte Formulierung kann kritisch gelesen werden, da sie den Eindruck erwecken könnte, dass der Lebenswert einer Person von außen beurteilt und ihr Lebensrecht in Frage gestellt werden könne. Aus einer (sonder-)pädagogischen Perspektive wäre daher eine Wortwahl vorzuziehen, die keine solche Deutung zulässt. Vor diesem Hintergrund ist jedoch ebenso zu betonen, dass Nussbaum an anderen Stellen ausdrücklich das Recht aller Menschen auf ein Leben in menschenwürdigen Bedingungen betont (vgl. Nussbaum, 2000, S. 33; 2011, S. 39).

Als zweite Capability führt Nussbaum (2011, S. 33) *körperliche Gesundheit* an und verdeutlicht damit den Stellenwert körperlicher Gesundheit für ein gutes Leben. Die Pädagogik kann hierzu einen wesentlichen Beitrag leisten, wenn sie die körperliche Verfasstheit der Kinder und Jugendlichen in pädagogischen Kontexten achtet. Weitere Handlungsmöglichkeiten ergeben sich für die Pädagogik, wenn die Engführung auf die körperliche Gesundheit aufgelöst wird.[33] So eröffnen sich weitere Handlungsmöglichkeiten, wenn Gesundheit umfassender gedacht wird, z. B. als bio-psycho-soziales Geflecht und/oder als Kontinuum von gesundheitsbezogenem Wohlbefinden zu gesundheitsbezogenem Unwohlsein (siehe hierzu z. B. Walter-Klose & Höglinger, 2025). Pädagogisches Handeln kann dann dazu beitragen, Kindern und Jugendlichen grundlegende Verwirklichungschancen von Gesundheit zu ermöglichen, etwa indem gemeinsam mit den Kindern und Jugendlichen über ihre subjektiven Vorstellungen von Gesundheit reflektiert wird, ihnen – diese subjektiven Vorstellungen berücksichtigend – Möglichkeiten einer gesundheitsorientierten Lebensführung aufgezeigt oder sie über ihre gesundheitsbezogenen Rechte aufgeklärt werden.

(3) Körperliche Integrität

> *3. Bodily integrity*
>
> Being able to move freely from place to place; to be secure against violent assault, including sexual assault and domestic violence; having opportunities for sexual satisfaction and for choice in matters of reproduction. (Nussbaum, 2011, S. 33)

Als dritte Capability führt Nussbaum (2011, S. 33) *körperliche Integrität* an und betont damit das Recht auf körperliche Unversehrtheit und die Bedeutsamkeit von Schutz vor körperlicher und sexueller Gewalt. Die Pädagogik kann hierzu einen wesentlichen Beitrag leisten, wenn sie sicherstellt, dass die Achtung der körperlichen Integrität heranwachsender Menschen auch in pädagogischen Kontexten sichergestellt ist. Weitere Handlungsmöglichkeiten ergeben sich, wenn die Capability auch auf psychische Aspekte ausgeweitet wird.[34] In diesem Verständnis hat die Pädagogik einen Beitrag zu leisten, sowohl die *körperliche als auch die psychische Unversehrtheit* heranwachsender Menschen sicherzustellen.

---

[33] Nussbaum fokussiert sich hier sehr stark auf die körperliche Gesundheit und ihre Sicherstellung durch die Gesundheitsversorgung (Nussbaum, 2011, S. 33).

[34] Nussbaum nimmt vorrangig die körperliche Integrität in den Blick, etwa sich frei in der Welt bewegen zu können, vor gewaltsamen Übergriffen geschützt zu sein, sexuelle Erfüllung zu erleben und frei und selbstbestimmt über die eigene Reproduktion zu entscheiden (Nussbaum, 2011, S. 33).

Dies kann etwa bedeuten, Kindern und Jugendlichen ihr Recht auf körperliche und psychische Integrität bewusstzumachen, pädagogische Strukturen äußerst sorgfältig auf Anzeichen der (Re-)Produktion von Gewalt- oder Ohnmachtserfahrungen zu reflektieren und pädagogische Räume zu schaffen, in denen Kinder und Jugendliche sich sicher bewegen, gewaltfrei begegnen und angstfrei lernen können.

(4) Sinneswahrnehmung, Vorstellungskraft und (Nach-)Denken

> *4. Senses, imagination, and thought*
>
> Being able to use the senses, to imagine, think, and reason – and to do these things in a ‚truly human' way, a way informed and cultivated by an adequate education, including, but by no means limited to, literacy and basic mathematical and scientific training. Being able to use imagination and thought in connection with experiencing and producing works and events of one's own choice, religious, literary, musical, and so forth. Being able to use one's mind in ways protected by guarantees of freedom of expression with respect to both political and artistic speech, and freedom of religious exercise. Being able to have pleasurable experiences and to avoid nonbeneficial pain. (Nussbaum, 2011, S. 33)

Als vierte Capability führt Nussbaum (2011, S. 33) *Sinneswahrnehmung, Vorstellungskraft und (Nach-)Denken* an und verdeutlicht die Relevanz von *Bildung* für deren Entfaltung. Aus einer pädagogischen Perspektive ist diese Capability von zentraler Bedeutung, da sie die *Bildsamkeit* und das *Bildungsrecht* aller Menschen unterstreicht und zugleich auf die *Notwendigkeit von Bildung* für die Entfaltung individueller Potenziale hinweist. Ausgehend von der Bildsamkeit bedeutet dies, dass allen Menschen die prinzipielle Möglichkeit unterstellt wird, etwas wahrzunehmen, sich etwas vorzustellen und über etwas nachzudenken – die Entfaltung dieser Möglichkeiten aber (z. B. durch Erziehungs- und Bildungsprozesse) ermöglicht werden muss. Diesem Verständnis folgend kann Pädagogik mehr als nur einen Beitrag zu der hier verhandelten Capability leisten. Es kann als eine bedeutsame Verantwortung der Pädagogik verstanden werden, die *Sinneswahrnehmung, die Vorstellungskraft und das (Nach-)Denken* von Kindern und Jugendlichen *anzuregen.*[35] Dies kann beispielsweise bedeuten, Lernumgebungen und -materialien so aufzubereiten, dass die Heranwachsenden in und mit ihnen reichhaltige und anregende Lern- und Bildungserfahrungen (z. B. des Erkennens

[35] Gleichwohl bedeutet dies nicht, dass Bildung auf diese Aspekte reduziert werden könnte (siehe hierzu z. B. Abschnitt 4.3.3 zu Bildung).

und Erlebens, des Verstehens und Reflektierens, der Kreativität und Problemlösung etc.) machen können. Letztlich geht es darum, Kindern und Jugendlichen vielfältige Ausschnitte der Welt zu zeigen, sie Welt erleben und gestalten zu lassen und ihnen spannende und freudvolle Erfahrungen in Interaktion mit der Welt zu ermöglichen.

(5) Emotionen

> *5. Emotions*
>
> Being able to have attachments to things and people outside ourselves; to love those who love and care for us, to grieve at their absence; in general, to love, to grieve, to experience longing, gratitude, and justified anger. Not having one's emotional development blighted by fear and anxiety. (Supporting this capability means supporting forms of human association that can be shown to be crucial in their development). (Nussbaum, 2011, S. 33–34)

Als fünfte Capability führt Nussbaum (2011, S. 33–34) *Emotionen* an und betont damit die Bedeutsamkeit emotionaler Erfahrungen und sozialer Beziehungen für die Ausgestaltung eines guten Lebens. Nussbaum (2011, S. 33–34) bezieht sich hierbei sowohl auf *Beziehungen* mit der materiellen bzw. stofflichen Welt (z. B. zu einem spezifischen Gegenstand) als auch mit der sozialen Umwelt (d. h. zu anderen Menschen). Als bedeutsam stellt sie hierbei heraus, dass Menschen diese Beziehungen *emotional erfahren*, d. h., Dankbarkeit, Liebe, Sehnsucht, Sorge und Trauer und berechtigte Verärgerung erleben können, und dass die *eigene (Weiter-) Entwicklung nicht durch Furcht oder Angst zurückgehalten* wird (Nussbaum, 2011, S. 33–34). Auch die Pädagogik kann hierzu beitragen, wenn sie es Kindern und Jugendlichen ermöglicht, vielfältige emotionale und soziale Beziehungen mit sich, anderen und der Welt einzugehen. Hierzu gehört einerseits, pädagogische Räume zu gestalten, in denen heranwachsende Menschen Beziehungen eingehen und Emotionen erfahren können. Andererseits gehört hierzu aber auch, jene Verwirklichungschancen zu befördern, die es den heranwachsenden Menschen ermöglichen, Beziehungen eingehen und einen gelingenden Umgang mit den eigenen Emotionen zu erlernen (z. B. Vermittlung sozialer Kompetenzen; Unterstützung der Emotionsregulation; Aufzeigen von Möglichkeiten, die eigenen Gefühle wahrzunehmen und zu verstehen, sowie situationsgemäß sinnhaft auszudrücken und auszuleben).

(6) Praktische Vernunft

> *6. Practical reason*
>
> Being able to form a conception of the good and to engage in critical reflection about the planning of one's life. (This entails protection for the liberty of conscience and religious observance). (Nussbaum, 2011, S. 34)

Als sechste Capability führt Nussbaum (2011, S. 34) *Praktische Vernunft* an und betont damit die Möglichkeit und die Bedeutsamkeit der Entwicklung und der Ausgestaltung *eigener Vorstellungen eines guten Lebens.* Unter dem etwas sperrigen Begriff der „praktischen Vernunft" verbirgt sich demnach die Intention, Menschen die *Verwirklichung individueller Lebensvollzüge* zu ermöglichen. Wie zuvor herausgearbeitet wurde, stellt dies auch ein bedeutsames Ziel der Pädagogik dar. Aus einer pädagogischen Perspektive wird damit allen Kindern und Jugendlichen prinzipiell zugetraut, ein für sie subjektiv gutes Leben zu gestalten. Pädagogisches Handeln kann demnach zur Entfaltung dieser Capability beitragen, wenn es die *subjektiven Vorstellungen* der Kinder und Jugendlichen zu einem guten Leben anzuregen und zu berücksichtigen vermag, ihnen *Gestaltungsmöglichkeiten und Rechte* ihrer individuellen Lebensvollzüge aufzeigt und ihnen (wann immer möglich) *Wahl- und Handlungsfreiheiten* in ihrer Lebens- und Lernwelt eröffnet.

(7) Zugehörigkeit

> *7. Affiliation*
>
> (A) Being able to live with and toward others, to recognize and show concern for other human beings, to engage in various forms of social interaction; to be able to imagine the situation of another. (Protecting this capability means protecting institutions that constitute and nourish such forms of affiliation, and also protecting the freedom of assembly and political speech).
>
> (B) Having the social bases of self-respect and nonhumiliation; being able to be treated as a dignified being whose worth is equal to that of others. This entails provisions of nondiscrimination on the basis of race, sex, sexual orientation, ethnicity, caste, religion, national origin. (Nussbaum, 2011, S. 34)

Als siebte Capability führt Nussbaum (2011, S. 34) *Zugehörigkeit* an und verdeutlicht damit die Bedeutsamkeit von Teilhabe und Menschenwürde für die

Gestaltung eines guten Lebens. Nussbaum (2011, S. 34) unterstreicht damit nochmals die Relevanz sozialer Beziehungen und weitet sie auf Erfahrungen der *würdevollen Adressierung* sowie des *Einbezogenseins in* und des *Mitgestaltens der Gesellschaft* aus. Ausgehend von diesem Verständnis gilt es, sowohl die *Würde* als auch die *Teilhabemöglichkeiten* aller Menschen zu sichern. Pädagogisches Handeln kann einen Beitrag hierzu leisten, wenn es eine Atmosphäre schafft, in der sich *alle* Kinder und Jugendlichen zugehörig und wertgeschätzt erleben können, verletzlich und empfindsam zeigen dürfen sowie mit ihren Stärken und Potenzialen gesehen und zugleich mit ihren Schwächen und Herausforderungen anerkannt und in ihren Bedarfen, Bedürfnissen und Wünschen gehört werden. Dies kann auch bedeuten, Kindern und Jugendlichen ihre eigenen Rechte (z. B. auf Diskriminierungsfreiheit) bewusst zu machen, für individuelle Diversität und Vielfalt zu sensibilisieren und Differenzerfahrungen achtsam zu begleiten.

(8) Andere Spezies

> *8. Other species*
>
> Being able to live with concern for and in relation to animals, plants, and the world of nature. (Nussbaum, 2011, S. 34)

Als achte Capability führt Nussbaum (2011, S. 34) *Andere Spezies* an und betont damit die Relevanz eines rücksichtsvollen Zusammenlebens mit anderen Gattungen (z. B. mit Tieren, Pflanzen, der Natur etc.). Auch die Pädagogik kann hierzu beitragen, wenn ein achtsamer Umgang mit der Welt als wesentlicher Bestandteil einer verantwortungsvollen Lebensgestaltung verstanden wird und mittels Erziehungs-, Lern- und Bildungsprozessen befördert wird. Pädagogisches Handeln kann dann zur Ausgestaltung dieser Capability beitragen, wenn es Kinder und Jugendliche dafür sensibilisiert, dass die Welt achtens- und schützenswert ist, wenn sie ihnen vielfältige Erfahrungen in der Auseinandersetzung mit der Welt ermöglicht und sie dazu ermutigt, lebendige Beziehungen mit den unterschiedlichsten Phänomenen der Welt einzugehen.

(9) Spielen

> *9. Play*
>
> Being able to laugh, to play, to enjoy recreational activities. (Nussbaum, 2011, S. 34)

Als neunte Capability führt Nussbaum (2011, S. 34) *Spielen* an und betont damit die Bedeutsamkeit des Sich-Freuens und Sich-Vergnügens für ein gutes Leben. Die Pädagogik kann zur Sicherstellung dieser Capability beitragen, wenn sie Kindern und Jugendlichen Momente der Lernfreude und des Bildungsglücks ermöglicht. Dies kann bedeuten, Räume zu schaffen, in denen sich Kinder und Jugendliche frei und spielerisch mit Lern- und Bildungsgegenständen auseinandersetzen können. Es gilt folglich, Kinder und Jugendliche darin zu bestärken, die Welt zu entdecken und sich an ihren eigenen Lernzuwächsen und Bildungserfolgen erfreuen zu können.

(10) Kontrolle über die eigene (Lebens-)Umwelt

> *10. Control over one's environment*
>
> (A) Political. Being able to participate effectively in political choices that govern one's life; having the right of political participation, protections of free speech and association.
>
> (B) Material. Being able to hold property (both land and movable goods), and having property rights on an equal basis with others; having the right to seek employment on an equal basis with others; having the freedom from unwarranted search and seizure. In work, being able to work as a human being, exercising practical reason and entering into meaningful relationships of mutual recognition with other workers. (Nussbaum, 2011, S. 34)

Als zehnte Capability führt Nussbaum (2011, S. 34) *Kontrolle über die eigene (Lebens-)Umwelt* an und verdeutlicht damit nochmals die Relevanz, dass Menschen ihre eigenen Lebensvollzüge selbst aktiv beeinflussen können. Hierunter versteht sie sowohl die Möglichkeit, sich an politischen Entscheidungen zu beteiligen als auch über materielle Güter zu verfügen und einer von Anerkennung geprägter Arbeit nachgehen zu können (Nussbaum, 2011, S. 34). Die Pädagogik kann hierzu beitragen, wenn sie die Selbstbestimmung heranwachsender Menschen stärkt. Für das pädagogische Handeln ergibt sich daraus beispielsweise die Verantwortung, Kindern und Jugendlichen ihre *Rechte* aufzuzeigen (Recht auf politische Partizipation, Meinungs- und Versammlungsfreiheit, Diskriminierungsverbot etc.) und ihnen Möglichkeiten der *Mitbestimmung und -gestaltung* an pädagogischen Prozessen zu eröffnen. Dies kann bedeuten, ihre Interessen und Wünsche bewusst in Entscheidungssituationen einzubeziehen, ihnen Freiräume für die Entwicklung von Eigeninitiative, Selbstbestimmung und Verantwortungsbewusstsein zu eröffnen sowie Selbstwirksamkeitserfahrungen und Erfolgserlebnisse zu ermöglichen.

In der Zusammenschau wird deutlich, dass pädagogisches Handeln dann dazu beitragen kann, Kindern und Jugendlichen ein möglichst gutes Leben zu ermöglichen, wenn es ihnen Zugänge zu vielfältigen Capabilities eröffnet. Dies bedeutet in erster Linie, jene Bedingungen bereitzustellen, in denen Kinder und Jugendliche vielfältige Wahl- und Handlungsfreiheiten für ihr Leben und Zusammenleben in der Welt entwickeln können. Die hier in einer pädagogischen Lesart ausgeführten Central Capabilities nach Nussbaum (2011, S. 33–34) können ein erster Anknüpfungspunkt sein, sind aber nicht als abschließend zu verstehen. Vielmehr sollen sie dazu anregen, gemeinsam mit heranwachsenden Menschen zu reflektieren, was ein gutes Leben für sie bedeutet und welche Verwirklichungschancen für die Gestaltung dieses Lebens ermöglichend wirken können. Hierbei gilt es, die Heterogenität der individuellen Bedarfe, Bedürfnisse und Lebensbedingungen zu berücksichtigen, d. h., Chancengleichheit zu unterstützen und potenzielle Benachteiligungen abzubauen. Im Vordergrund steht folglich, heranwachsenden Menschen vielfältige, für sie selbst subjektiv bedeutsame Verwirklichungschancen eines guten Lebens zu eröffnen, „nicht aber die Realisierung bestimmter Fähigkeiten durchzusetzen" (Oelkers & Schrödter, 2010, S. 158).

4.3.4.3 Gutes Leben & Resonanzerfahrungen

Einen anderen Zugang zur Frage nach dem guten Leben wählt Hartmut Rosa in seiner Resonanztheorie (Rosa, 2016, 2018, 2021) und ihrer Überführung in die Pädagogik (Beljan, 2019; Beljan & Winkler, 2019; Rosa & Endres, 2016). Im Vordergrund stehen weniger objektive Kriterien eines guten Lebens als vielmehr die *subjektiven* Vorstellungen der Subjekte. Rosa (2016) geht davon aus, dass es keine allgemeingültige „gute" Art zu leben gibt, sondern dass Subjekte höchst unterschiedliche Vorstellungen davon entwickeln können, was ein gutes Leben für sie ausmacht:

> *Subjekte* verwirklichen, ja konstituieren sich dabei immer erst in historisch und kulturell bestimmten Kontexten; es gibt keine a priori richtige oder falsche Form des Lebens und mithin auch keine a priori bestimmbare Form des *guten Lebens* und des Glücks. (S. 38, Herv. i. Orig.)

Vor diesem Hintergrund fragt die Resonanztheorie danach, wann das Leben den Subjekten selbst als ein gutes Leben erscheint. Beantwortet wird diese Frage mit „einer Untersuchung der Art des Weltverhältnisses oder der Weltbeziehung" (Rosa, 2016, S. 52), die das Leben eines Subjekts vornehmlich bestimmen:

> Der Ausgangspunkt [...] ist die Überzeugung, dass die Qualität des menschlichen Lebens (und der sozialen Verhältnisse) nicht einfach an den Optionen und Ressourcen gemessen werden kann, die zur Verfügung stehen, sondern einer Untersuchung der Art des Weltverhältnisses oder der Weltbeziehung bedarf, die für dieses Leben prägend sind. (Rosa, 2016, S. 52)

Aus einer resonanztheoretischen Perspektive ist die Lebensqualität eines Subjekts folglich wesentlich davon bestimmt, wie ihr *Weltverhältnis bzw. ihre Weltbeziehung* gestaltet ist. Im Erkenntnisinteresse steht damit die Frage nach dem „Grad der *Verbundenheit mit* und der *Offenheit gegenüber* anderen Menschen (und Dingen)" (Rosa, 2016, S. 53). Rosa (2016) konkretisiert dies wie folgt: „Ob Leben gelingt oder misslingt, hängt davon ab, auf welche Weise Welt (passiv) erfahren und (aktiv) angeeignet oder anverwandelt wird und werden kann" (S. 53). Ein gutes Leben ist nun – diesem Verständnis folgend – durch ein aktives und responsives Weltverhältnis charakterisiert, das dem Subjekt vielfältige *Resonanzerfahrungen* ermöglicht (Rosa, 2016, S. 53).[36]

Damit stellt sich insbesondere die emotionale Qualität des In-der-Welt-Seins und die eigene Sichtweise auf die Welt als bedeutsamer Indikator für die Qualität des eigenen Lebens heraus, wie Rosa (2016) verdeutlicht: „Wenn wir sie lieben, entsteht so etwas wie ein vibrierender Draht zwischen uns und der Welt" (Rosa, 2016, S. 24). Dies bedeutet allerdings nicht, dass das Subjekt permanent mit sich und der Welt in Einklang stehen muss, um das eigene Leben als ein gutes Leben zu empfinden. Vielmehr kann das Leben in einer resonanztheoretischen Perspektive dann als gutes Leben charakterisiert werden, wenn es vielfältige (d. h. reichhaltige und „genügend häufige") Resonanzerfahrungen ermöglicht und damit auch temporäre Momente der Entfremdung einschließen (Steinfath, 2019, S. 49).

Als Implikation für das pädagogische Handeln ergibt sich, Kindern und Jugendlichen vielfältige Resonanzerfahrungen zu ermöglichen. Pädagog*innen

---

[36] Siehe hierzu ausführlicher Abschnitt 4.3.3.4. Wie dort noch ausführlicher dargelegt wird, beschreibt *Resonanz* jenen „Modus des In-der-Welt-Seins" (Rosa, 2016, S. 258), in der sich ein dialogisches Verhältnis zwischen Selbst und Welt entwickelt. Resonanz kann folglich verstanden werden als eine Antwortbeziehung, in der sich Subjekt und Welt mit eigener Stimme sprechend und aufeinander antwortend beidseitig verändern (Rosa & Endres, 2016, S. 124). D. h., ein gutes Leben zeichnet sich nach Rosa (2018, S. 348–349) dadurch aus, dass Subjekte immer wieder die Erfahrung machen, von etwas leiblich angesprochen, berührt oder ergriffen zu werden (Moment der Affizierung), auf das sie antworten, indem sie darauf (emotional) reagieren, selbst aktiv werden oder etwas mitvollziehen (Moment der Selbstwirksamkeit), sich und die Welt damit wechselseitig verändern oder (weiter-)entwickeln (Moment der Transformation) und hierauf bis zuletzt nicht instrumentell einwirken können (Moment der Unverfügbarkeit).

kommt damit eine *Resonanzverantwortung* zu (Beljan, 2019, S. 169): Ihre Aufgabe ist es, Resonanzerfahrungen zu initiieren, z. B., indem sie ihre eigene Begeisterung für einen Ausschnitt der Welt sichtbar machen, eine zugleich angenehme sowie anregende Atmosphäre schaffen, einen Bezug zur Lebenswelt der Kinder und Jugendlichen herstellen und ihnen eine selbsttätige Auseinandersetzung mit einem Lerngegenstand ermöglichen (Beljan, 2019, S. 208–216). Gleichwohl fungieren sie aber auch resonanzverstärkend, etwa, indem sie sich von den Interessen der Kinder und Jugendlichen anstecken, von ihren Fragen anregen und von ihren Ideen begeistern lassen oder ihnen Selbstwirksamkeitserfahrungen und Erfolgserlebnisse ermöglichen (Beljan, 2019, S. 169). Pädagogisches Handeln kann hierdurch wesentlich dazu beitragen, dass sich *Resonanzachsen* entwickeln, d. h. „stabile Bezugsfelder, auf denen Subjekte immer wieder Resonanzerfahrungen machen" (Rosa & Endres, 2016, S. 125).[37] Dies setzt allerdings auch eine gewisse *Entfremdungstoleranz* voraus (Beljan, 2019, S. 169): Resonanzerfahrungen können eher initiiert und verstärkt werden, „wenn das (gelegentliche) Desinteresse, das Unverständnis und die Demotivation nicht als ein Defizit des Schülers angesehen werden, sondern als eine natürliche Reaktion auf die asymmetrische Schulbeziehung" (Beljan, 2019, S. 170). Es gilt folglich, sich von (vorübergehenden) Phasen der Entfremdung nicht entmutigen zu lassen und vielmehr taktvoll nach Wegen zu suchen, Entfremdung produktiv in Resonanz zu überführen.[38]

Pädagogisches Handeln bedeutet damit auch, *Resonanzbereitschaft und Resonanzvertrauen* bei den Heranwachsenden zu wecken. In einer resonanztheoretischen Perspektive wird dabei auch von *dispositionaler Resonanz* gesprochen, d. h. einer „positiven Grundhaltung eines Subjektes gegenüber der Welt" (Rosa & Endres, 2016, S. 124). Diese ermöglicht es dem Subjekt, „sich auf Resonanzbeziehungen einzulassen, der Welt mit Offenheit und eigenem Zutrauen zu begegnen und dafür auch die nötige Verletzlichkeit in Kauf zu nehmen" (Rosa & Endres, 2016, S. 124). Pädagogisches Handeln kann dazu beitragen, wenn es Kinder und Jugendliche auf die Welt neugierig macht (Bereitschaft) und ihnen zeigt, dass sie selbstwirksam sein, d. h. Welt gestalten, oder sich selbst verändern und damit etwas bewirken können (Vertrauen). Gleichwohl bedarf pädagogisches Handeln auch einer *Entfremdungssensibilität*, um Phasen oder Verhältnisse

---

[37] Diese Resonanzachsen können sehr unterschiedliche Themenfelder oder Interessengebiete betreffen, z. B. Sport, Musik, Kunst etc. (Rosa & Endres, 2016, S. 125).

[38] Siehe hierzu ausführlicher Abschnitt 4.3.3.4 und der „Dialektik von Resonanz und Entfremdung". Jene Dialektik erweist sich nicht nur für die Zielperspektive eines „guten Lebens" relevant, sondern auch für „Bildung" wie in jenem Kapitel eingehender dargelegt wird.

(insbesondere blockierender oder destruktiver Entfremdung, bzw. übergreifender „Entfremdungszonen“) wahrnehmen und einer Verfestigung entgegenwirken zu können (Beljan, 2019, S. 149). Dies bedeutet, den pädagogischen Blick nicht nur auf die Subjekte zu lenken, sondern auch auf die *Verhältnisse*, in denen diese leben und lernen. Mit Jens Beljan und Michael Winkler (2019) kann dies wie folgt verdeutlicht werden:

> Aber es genügt nicht, die Subjekte resonanzfähig zu machen. Resonanzfähigkeit ist hier in einem umfassenden Sinn gemeint. Es bedarf auch einer Welt, die resonanzfähig ist. Dieses Resonanzpotential müsste auch in den sozialen Praktiken und den gesellschaftlichen Institutionen viel stärker verankert werden. (S. 64)

Insofern Resonanz ein Beziehungsgeschehen ist, kann dessen Gelingen nicht ausschließlich dem Verantwortungsbereich des Subjekts zugeschrieben werden. Vielmehr ist zu fragen, ob die Welt, in der die Kinder und Jugendlichen leben und lernen, ihnen Resonanzerfahrungen ermöglicht oder vielleicht sogar verhindert. Damit gerät auch die Reflexion und die (Um-)Gestaltung institutioneller Bedingungen und sozialer Verhältnisse in das Aufgabengebiet pädagogischen Handelns:

> Wenngleich sich Resonanzbeziehungen [...] nicht einfach willentlich und instrumentell herstellen lassen, lassen sich doch institutionelle, kontextuelle und dispositionale Bedingungen angeben, unter denen Resonanz wahrscheinlicher oder unwahrscheinlicher wird. Das bedeutet, dass Resonanz in der Regel eines *entgegenkommenden Resonanzraumes* bedarf, der aus physischen, psychischen, räumlich-materiellen, zeitlichen und sozialen Faktoren besteht. Die Bereitschaft und Fähigkeit, sich berühren zu lassen, erfordert ein Mindestmaß an Vertrauen, Offenheit, Angstfreiheit und korrespondierender Selbstwirksamkeitserwartung. Subjekte müssen offen genug sein, um sich berühren zu lassen *(Affizierung)*, aber auch hinreichend gefestigt oder geschlossen, um mit eigener Stimme zu antworten *(Selbstwirksamkeit)*. Zeitknappheit, Konkurrenzdruck, Angst, Stress oder traumatische Vorerfahrungen dagegen sind mit dispositionalen Haltungen der Schließung verbunden. (Rosa, 2018, S. 349–350, Herv. i. Orig.)

Da Resonanz immer auch mit Verletzlichkeit und Schutzlosigkeit einhergeht (sich von etwas berühren, mitreißen, überwältigen lassen, sich zeigen und zu erkennen geben), erfordert pädagogisches Handeln, pädagogische Räume zu errichten, in denen pädagogische Begegnungen (mit einer Person, Sache, sich selbst) angstfrei möglich sind.

Es geht demnach darum, Schutzräume zu errichten, in denen sich Kinder und Jugendliche auf Resonanzerfahrungen einlassen können (Beljan, 2019, S. 194–220; Rosa & Endres, 2016, S. 18). Für das pädagogische Handeln kann dies konkret bedeuten, *Resonanzräume zu gestalten,* in denen Kindern und Jugendlichen taktvoll begegnet wird, sie (auch räumlich-gestalterisch) einladend, offen und anregend adressiert werden, sie verlässliche und unterstützende Beziehungen erfahren können, ihre Bedarfe und Bedürfnisse gesehen und gehört werden und sie sich auch verletzlich, empfindsam und unsicher zeigen sowie gleichwohl angenommen, wertgeschätzt und sicher fühlen können.

4.3.4.4 Fazit

Fasst man die Aspekte des skizzierten Verständnisses eines guten Lebens und ihrer Konsequenzen für das pädagogische Handeln zusammen, so kann abschließend konstatiert werden, dass ein gutes Leben sowohl durch

- den Zugang zu vielfältigen Capabilities, d. h. Verwirklichungschancen der Gestaltung individueller Lebensvollzüge, als auch
- die Art der Weltbeziehung, d. h. Erfahrungsmöglichkeiten von Resonanz,

charakterisiert werden kann und damit

- die Sicherstellung bestmöglicher Bedingungen für die Entfaltung von Capabilities,
- die Anregung subjektiver Vorstellungen eines guten Lebens und die Eröffnung vielfältiger Wahl- und Handlungsfreiheiten für deren Ausgestaltung,
- die Ermöglichung von Selbstwirksamkeitserfahrungen und Erfolgserlebnissen,
- das Initiieren und Verstärken von Resonanzerfahrungen, die Beförderung von Resonanzachsen, das Wecken von Resonanzbereitschaft und Resonanzvertrauen, das Erkennen (produktiver und destruktiver) Entfremdung und deren Überführung in Resonanz sowie das Gestalten möglichst sicherer, d. h. zugleich angstfreien wie anregenden, Lern- und Lebensräumen

impliziert.

4.4 Konklusion: Arbeitsdefinition

Nachdem in den vorherigen Kapiteln ein grundlagentheoretischer Aufriss dessen erfolgt ist, was unter Pädagogik und pädagogischem Handeln grundsätzlich verstanden werden kann, und darauf aufbauend die eigene Lesart anhand ausgewählter Grundbegriffe konkretisiert wurde, soll nun eine eigene Begriffsbestimmung pädagogischen Handelns entfaltet werden.

Ausgehend von den hierbei gewonnenen Erkenntnissen und anschließend an die bisher zitierten Vertreter*innen wird *pädagogisches Handeln* verstanden als ein auf einem pädagogischen Menschenbild der prinzipiellen Achtung des Subjekts basierendes, responsives Geschehen des In-Beziehung-Tretens und des Welt-Selbst-Beziehungen-Initiierens, bei welchem Pädagog*innen Erziehungs-, Lern-, Bildungs- und Sozialisationsprozesse initiieren, anregen und achtsam begleiten, um heranwachsenden Menschen Möglichkeitsräume eines möglichst guten Lebens und Zusammenlebens in sowohl der gegenwärtigen als auch der zukünftigen Welt zu eröffnen.

Ein *pädagogisches Menschenbild der prinzipiellen Achtung des Subjekts* wird hierbei verstanden als die Anerkennung aller heranwachsenden Menschen als lernende und bildsame, soziale und sozialisierte sowie empfindsame und verletzliche Wesen, ebenso wie in ihrem Menschsein und ihrer Würde, sowie ihrem Sosein und ihrer Potenzialität zu achtende und niemals abschließend bestimmbare Subjekte. Dies ermutigt zu einem pädagogischen Handeln, das sich auf die *Individuallage* der Kinder und Jugendlichen einlässt, taktvoll zwischen Potenzialität und Sosein sowie Vorstellungen und Verhältnissen vermittelt und sich hierfür um ein möglichst umfassendes pädagogisches *Verstehen* ihrer Lern- und Lebenssituation, -bedingungen und -verhältnisse bemüht. Damit stellt ein so skizziertes pädagogisches Menschenbild ein eidetisches Fundament für die Ermöglichung von Erziehungs-, Lern-, Bildungs- und Sozialisationsprozessen dar.

Erziehungsprozesse zu initiieren, anzuregen und achtsam zu begleiten, bedeutet in diesem Verständnis, mit heranwachsenden Menschen *in eine responsive Beziehung zu treten* und ihnen vielfältige Ausschnitte der Welt so zu *zeigen*, dass sie mit dem Leben und Zusammenleben in sowohl der gegenwärtigen als auch der modernen Welt vertraut werden können. Dies impliziert ein pädagogisches Handeln, das eine Atmosphäre schafft, in der vertrauensvolle Begegnungen möglich sind und gesellschaftliche Anforderungen, Einflüsse und Erwartungen kritisch reflektiert und so transformiert werden können, dass sich Kinder und Jugendliche eigenaktiv und selbsttätig mit ihnen auseinandersetzen können. Damit werden die Grenzen zwischen Erziehung und Sozialisation im pädagogischen Handeln sehr flüssig.

Sozialisationsprozesse zu initiieren, anzuregen und achtsam zu begleiten, bedeutet dem Verständnis dieser Arbeit nach, heranwachsende Menschen in die sozialen Strukturen, kulturellen Praktiken und kollektiven Überzeugungen der Gesellschaft einzuführen, sie bei der Entwicklung ihrer Person in Interaktion mit dem Sozialen zu begleiten und sie bei der Auseinandersetzung mit Erfahrungen im Sozialen bestmöglich zu unterstützen. Dies erfordert ein pädagogisches Handeln, welches *soziale Räume* schafft, in denen Kinder und Jugendliche soziale Beziehungen ausleben und sich angstfrei mit Erlebnissen, Erfahrungen und Widerfahrnissen in ihrer sozialen Lebens(um)welt auseinandersetzen können. Dies stellt auch eine wesentliche Grundlage für Lernprozesse dar.

Lernprozesse zu initiieren, anzuregen und achtsam zu begleiten, bedeutet diesem Verständnis zufolge, heranwachsenden Menschen tiefgreifende Erfahrungen zu ermöglichen, in denen sie in der Auseinandersetzung mit einem Ausschnitt der Welt *neue und für sie subjektiv bedeutsame Erkenntnisse, Fertigkeiten und Haltungen* gewinnen können und sich einzelne Fragmente ihres bisherigen Selbst- und Weltverhältnisses damit wesentlich verändern. Dies ermutigt zu einem pädagogischen Handeln, welches Kindern und Jugendlichen vielfältige Erfahrungen in Interaktion mit der Welt ermöglicht und sie bei der Entdeckung neuer Einsichten und der Veränderung bisheriger Ansichten begleitet. Hierbei gestaltet sich der Übergang zu Bildung als fließend.

Bildungsprozesse zu initiieren, anzuregen und achtsam zu begleiten, bedeutet dem Verständnis dieser Arbeit nach, heranwachsenden Menschen vielfältige *Welt-Selbst-Beziehungen zu ermöglichen*, in denen sich Subjekt und Welt sowohl konstituieren als auch transformieren. Dies impliziert ein pädagogisches Handeln, welches Kindern und Jugendlichen ermöglicht, *responsive Beziehungen* zu vielfältigen Gegenständen der Welt einzugehen und dabei *Selbstwirksamkeit und Resonanz* zu erfahren. Weiterhin kann dies bedeuten, das für die heranwachsenden Menschen bereits Bekannte und Gewohnte infrage zu stellen, ihre intrinsische Motivation und Begeisterung für eine Sache zu wecken, sie im Umgang mit (herausfordernden) Erfahrungen, Problemlagen und Krisen zu begleiten und sich um die Sicherstellung und die (Um-)Gestaltung der hierfür notwendigen Bedingungen und Verhältnisse zu bemühen.

Dabei reflektiert pädagogisches Handeln jene Erziehungs-, Lern-, Bildungs- und Sozialisationsprozesse vor dem Hintergrund einer übergeordneten Zielsetzung. Im Verständnis dieser Arbeit fragt pädagogisches Handeln, welche Erkenntnisse, Fertigkeiten und Haltungen für ein *möglichst gutes Leben und Zusammenleben* von heranwachsenden Menschen *in sowohl der gegenwärtigen* (bereits vorgestalteten) *als auch zukünftigen* (und damit ungewissen, aber auch gestaltbaren) *Welt* bedeutsam sein können und wie Erziehungs-, Lern-,

Bildungs- und Sozialisationsprozesse so initiiert, angeregt oder achtsam begleitet werden können, dass heranwachsenden Menschen auch *scheinbar Unmögliches ermöglicht* werden kann. Dies ermutigt zu einem pädagogischen Handeln, das Kindern und Jugendlichen einerseits Zugänge zu vielfältigen *Capabilities* eröffnet, d. h., die (für sie subjektiv bedeutsamen) Verwirklichungschancen, Wahl- und Handlungsfreiheiten erweitert, und ihnen andererseits die Entwicklung reichhaltiger *Weltbeziehungen* ermöglicht, d. h., vielfältige Resonanzerfahrungen initiiert sowie Phasen oder Verhältnisse der Entfremdung achtsam wahrnimmt, umsichtig begleitet und taktvoll in Resonanz zu überführen versucht.

In der Zusammenschau wird erkennbar, dass sich zentrale Elemente pädagogischen Handelns identifizieren lassen, die im Sinne Schaeffers (1992) als „strukturelle Grundelemente" (S. 200) verstanden werden können.[39] So wird erstens deutlich, dass pädagogisches Handeln auf genuin *pädagogischen Grundannahmen* basiert (z. B. die Achtung des Subjekts als Subjekt). Zweitens wird deutlich, dass pädagogisches Handeln genuin *pädagogischen Zielsetzungen* folgt (z. B. die Vorbereitung auf ein möglichst gutes Leben und Zusammenleben in der Welt). Und drittens wird deutlich, dass pädagogisches Handeln durch genuin *pädagogische Wege und Vorgehensweisen* gekennzeichnet ist (z. B. Erziehungs-, Lern-, Bildungs- und Sozialisationsprozesse initiieren und achtsam begleiten).[40] In Abbildung 4.1 sind diese strukturellen Grundelemente zusammenfassend dargestellt.

[39] Obgleich Schaeffer (1992) die Bedeutung „strukturelle[r] Grundelemente pädagogischen Handelns" (S. 200) betont, lässt sie ihre Konkretisierung offen.

[40] Hierbei zeigt sich eine strukturelle Nähe zu den von Mikhail (2016) in seiner problemgeschichtlichen Analyse herausgearbeiteten *Prinzipien* pädagogischen Handelns (eidetische, teleologische und methodische Prinzipien), auch wenn diese inhaltlich teilweise anders akzentuiert sind (siehe hierzu Mikhail, 2016).

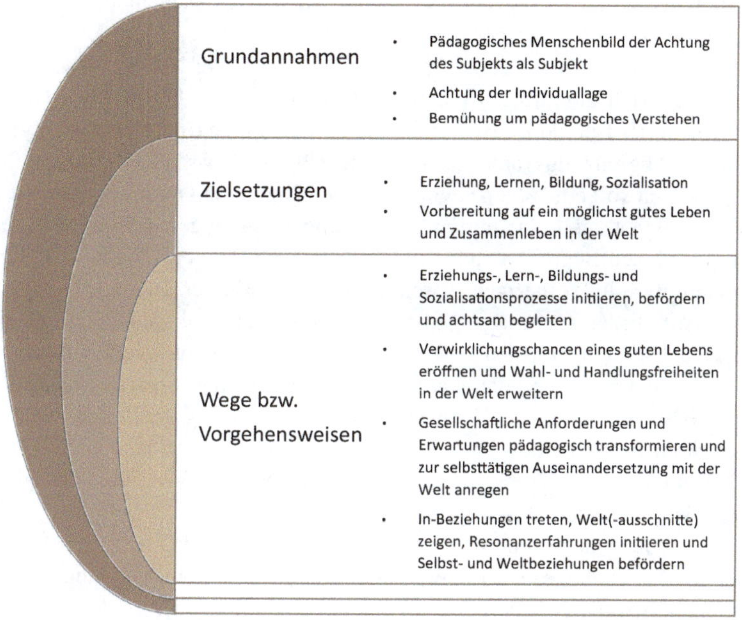

Abbildung 4.1 Strukturelle Grundelemente der Pädagogik: Grundannahmen, Zielsetzungen und Vorgehensweisen pädagogischen Handelns. (Eigene Darstellung)

Jene pädagogischen Grundelemente sollen nun im nächsten Kapitel mit therapeutischen Grundelementen verglichen werden. Sie fungieren demnach als Erkenntnisperspektiven, anhand derer ein systematischer Abgrenzungsversuch von pädagogischem und therapeutischem Handeln unternommen wird.

4.5 Abgrenzung: Pädagogisches vs. therapeutisches Handeln

Eine Differenzierung zwischen pädagogischen und außerpädagogischen Formen des Handelns erscheint in der Arbeit als essenziell, da die Arbeit die These verfolgt, dass sich aus dem Kontinuum von Gesundheit und Krankheit *Anfragen an die Pädagogik* ergeben, auf die es *pädagogische Antworten* zu finden gilt. Diese Antworten sollten sich demnach auch im *pädagogischen Handeln* manifestieren. Da in Bezug auf die in dieser Arbeit verhandelten Gegenstände Gesundheit und

Krankheit insbesondere die Grenzen zwischen pädagogischem und therapeutischem Handeln verschwimmen (siehe hierzu z. B. Bakels, 2020; Habermann & Moser, 2008; Hoanzl et al., 2009; Schaeffer, 1992; Spiel & Datler, 1984; Wertgen, 2012b), wird sich auf die Differenzierung dieser beiden Formen des Handelns fokussiert. In der Literatur bestehen hierzu bereits einige (mehr oder weniger differenzierte) Abgrenzungsversuche (für einen Überblick siehe z. B. Bakels, 2020). In dieser Arbeit soll eine eigene *systematische* Abgrenzung unternommen werden. Dafür wird eine aktuelle Definition von „Therapie" herangezogen und dem in der Arbeit vertretenen Begriffsverständnis des „pädagogischen Handelns" (wie in der Arbeitsdefinition im vorherigen Abschnitt 4.4 ausführlicher dargelegt) gegenübergestellt. Auf dieser Grundlage sollen Differenzierungsmöglichkeiten zwischen den beiden Handlungsformen entlang der drei zuvor identifizierten Erkenntnisperspektiven erarbeitet und dabei auf frühere Abgrenzungsversuche (insbesondere Bakels, 2020; Hoanzl et al., 2009; Schaeffer, 1992) Bezug genommen werden.

Folgt man der aktuellen Fassung des Pschyrembel[41], so lässt sich *Therapie* als „Behandlung von Krankheiten, Behinderungen und Verletzungen mit dem Ziel der Heilung, der Beseitigung oder Linderung von Symptomen und der Wiederherstellung der körperlichen und psychischen Funktionen" (Pschyrembel Online, 2024a, Therapie) definieren. Diese Definition soll nun entlang der ersten Erkenntnisperspektive hinsichtlich der ihr zugrunde liegenden *anthropologischen Grundannahmen* analysiert werden. Wie in der Definition des Pschyrembel deutlich wird, bezieht sich therapeutisches Handeln auf die „Behandlung von Krankheiten, Behinderungen und Verletzungen" (Pschyrembel Online, 2024a, Therapie). Damit rückt eine Erkrankung, eine Behinderung oder eine Verletzung des Subjekts in den Vordergrund der anthropologischen Betrachtung. Therapeutisches Handeln richtet sich folglich (vordergründig) an *erkrankte* Subjekte (Hoanzl et al., 2009, S. 407; Schaeffer, 1992, S. 205). Die Konzentration auf die *Erkrankung* oder ihre *Symptome* evoziert damit eine Verwandlung: Subjekte wandeln sich im therapeutischen Blick zu *Patient*innen*, deren Funktionen es wiederherzustellen gilt. Dies bedeutet, dass die Subjekte „pathologisiert und nur eingeschränkt als handlungsfähig betrachtet" (Bakels, 2020, S. 73) werden. Im Gegensatz hierzu basiert pädagogisches Handeln auf der *prinzipiellen* Achtung des Subjekts als lernendes, bildsames und niemals abschließend bestimmbares Wesen. D. h.: In einer pädagogischen Betrachtung bleiben Subjekte *Subjekte*, für die – unabhängig von ihrer körperlichen Verfasstheit oder ihrem bio-psycho-sozialem Sosein – ein

[41] Der Pschyrembel stellt ein prominentes Nachschlagewert vom Pschyrembel-Verlag De Gruyter dar. Er versteht sich selbst als „Klassiker der medizinischen Fachliteratur, der schon Generationen von Ärzten und andere in der Medizin Beschäftigte durch ihr Berufsleben begleitet hat" (Pschyrembel Online, 2024b, Über den Pschyrembel).

Erziehungs- und Bildungsauftrag besteht. Dies macht auch Doris Schaeffer (1992) deutlich:

> Selbst wenn sich pädagogisches Handeln an Menschen mit Autonomie- und Befindlichkeitseinbußen wendet – beispielsweise im Grenzbereich zwischen Pädagogik und Therapie –, tangieren diese Beeinträchtigungen seine Intention nur mittelbar. Sie werden als Teil der Wirklichkeit des Subjekts betrachtet, von wo aus pädagogische Bemühungen initiiert werden. Auch autonomiebeeinträchtigte Subjekte bleiben im Rahmen pädagogischer Interventionen also ‚Adressaten' und nehmen keinen solchen Sonderstatus ein, wie er mit der Rolle des Patienten verbunden ist. (S. 206)

Damit wird deutlich: Während therapeutisches Handeln sich vordergründig auf die *Erkrankung* eines Subjekts konzentriert und demzufolge mit der Zuschreibung eines *Patient*innenstatus* einhergeht, basiert pädagogisches Handeln auf der prinzipiellen Achtung des Subjekts als *Subjekt*, für das ein Erziehungs- und Bildungsauftrag besteht.

Sodann soll die zweite Erkenntnisperspektive analysiert werden, die *Zielsetzung* der beiden Handlungsformen. Erneut Bezug nehmend auf die Definition des Pschyrembel, zielt therapeutisches Handeln auf die „Wiederherstellung der körperlichen und psychischen Funktionen" (Pschyrembel Online, 2024a, Therapie) des Subjekts. Es geht folglich darum, das Subjekt (zurück) zu einem (rein biologisch oder auch bio-psycho-sozial gedachten bzw. konstruierten) *Grund-, Normal- oder Regelzustand* zu führen. Therapeutisches Handeln vertritt damit „per se den Anspruch auf *Gesundung*" (Hoanzl et al., 2009, S. 407, Herv. i. Orig.). Dieser Anspruch lässt sich für das pädagogische Handeln nicht konstatieren. Vielmehr zielt pädagogisches Handeln darauf ab, heranwachsenden Menschen (in ihrer körperlichen Verfasstheit oder ihrem bio-psycho-sozialen Sosein) ein gutes Leben und Zusammenleben in der Welt zu ermöglichen. Pädagogisches Handeln verfolgt damit die Intention, Kinder und Jugendliche mit der gegenwärtigen und modernen Welt vertraut zu machen, sie dabei zu unterstützen, hierfür bedeutsame Erkenntnisse, Fertigkeiten und Haltungen zu gewinnen und vielfältige Resonanzerfahrungen zu machen. Kurzum, ihnen vielfältige Verwirklichungschancen eines für sie subjektiv guten Lebens zu eröffnen. Hierzu wieder Schaeffer (1992):

> Während therapeutische Interventionen sich auf Störungen des Selbstbilds oder, anders gesagt, auf die *innere* Welt des Subjekts konzentrieren, bezieht sich pädagogisches Handeln auf die das Subjekt umgebene Welt, mithin auf die *soziale Wirklichkeit* (Schmitz 1984). Pädagogisches Handeln richtet seinen Blick also auf die Interaktion des Individuums mit seiner Umwelt und intendiert, es für die Bewältigung von Anforderungen der dem Subjekt äußerlichen Realität zu befähigen. (S. 208, Herv. i. Orig.)

Abschließend soll die dritte Erkenntnisperspektive angesprochen werden: Die *Wege und die Vorgehensweisen* im jeweiligen Handlungsvollzug: Dem Wortlaut der Definition des Pschyrembel zufolge setzt therapeutisches Handeln unmittelbar an einer Krankheit, einer Behinderung, einer Verletzung oder deren Symptome an und versucht, diese zu *behandeln, d. h., zu heilen, zu beseitigen oder zu lindern* (Pschyrembel Online, 2024a, Therapie). Therapeutisches Handeln manifestiert sich folglich als Heilung, Beseitigung oder Linderung eines *spezifischen Phänomens* (etwa einer Krankheit). Im Gegensatz hierzu fokussiert pädagogisches Handeln auf das Initiieren, Anregen und Begleiten von Erziehungs-, Lern-, Bildungs- und Sozialisationsprozessen. Es vollzieht sich als ein In-Beziehung-Treten von Pädagog*in, Kind und Sache und bedeutet, heranwachsenden Menschen Ausschnitte der Welt zu zeigen und sie zur selbsttätigen Auseinandersetzung mit einem Gegenstand anzuregen. Diese Differenzierung zeigt sich auch im pädagogischen bzw. therapeutischen Verstehen des Kindes und seines Erlebens, wie Martina Hoanzl und Kolleg*innen (2009) sehr anschaulich verdeutlichen:

> Der Versuch, Zusammenhänge zwischen dem Erleben des Kindes und seinem Verhalten zu *verstehen,* zeigt sich sowohl in therapeutischen wie auch in pädagogischen Prozessen. Jedoch besteht neben der gemeinsamen Intention auch ein entscheidender Unterschied (vgl. Setting, Arbeitsauftrag etc.). Aus Sicht des (Psycho-)Therapeuten bedeutet dies: ‚Ich verstehe Dich, *weil* – aus Sicht des Pädagogen bedeutet dies: Ich verstehe Dich, *aber* …‘. (Hoanzl 2002, 47). Das *Weil* ist Ausdruck der Bewusstwerdung und Deutung im Therapieprozess, indem das eigene Erleben des Kindes in das Zentrum der Betrachtungen rückt. Das *Aber* verweist jedoch auf den gesetzlich verankerten *Bildungsauftrag,* der immer auch das eigene Erleben des Kindes an *Bildungsinhalte* zu binden versucht. (S. 406, Herv. i. Orig.)

> Der Lehrer versucht, sich dem Erleben des Kindes anzunähern, jedoch ohne Deutung und Heilungsanspruch, vielmehr um das Kind und die Sache zusammenzubringen. In der Aneignung der Welt, die das Kind umgibt, liegt die pädagogische Arbeit begründet. (S. 406)

Phänomene des Soseins des Kindes (z. B. Aspekte des Krankheitserlebens) werden folglich auch im pädagogischen Handeln als (höchst) bedeutsam anerkannt, aber stets in ihrer Beziehung zur Sache und damit in ihrer Auswirkung auf (oder Hervorbringung durch) Erziehungs-, Lern-, Bildungs- und Sozialisationsprozesse gedacht. Während sich therapeutisches Handeln darin manifestiert, *an einem spezifischen* (problematisierten oder pathologisierten) *Phänomen der Verfasstheit des Subjekts zu arbeiten,* um dieses zu heilen, zu beseitigen, oder zu lindern, bedeutet pädagogisches Handeln, Erziehungs-, Lern-, Bildungs- und Sozialisationsprozesse so zu initiieren, anzuregen und zu begleiten, dass das Subjekt *in seiner Verfasstheit* bestmöglich auf das Leben in der Welt vorbereitet werden kann.

Damit lassen sich hinsichtlich aller drei Erkenntnisperspektiven, d. h. hinsichtlich der dem Handeln zugrunde liegenden anthropologischen Grundannahmen, der Wege und Vorgehensweisen im Handlungsvollzug sowie der Zielsetzung der beiden Handlungsformen, Möglichkeiten der Differenzierung aufspüren. Diese sind in Abbildung 4.2 dargestellt.

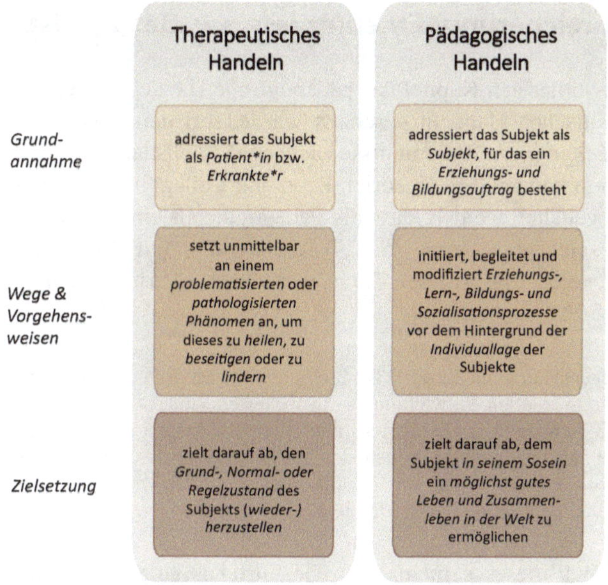

Abbildung 4.2 Pädagogisches vs. Therapeutisches Handeln. (Eigene Darstellung)

Werden alle drei Erkenntnisperspektiven zusammengesetzt, so lassen sich pädagogisches und therapeutisches Handeln zusammenfassend wie folgt differenzieren: Während sich therapeutisches Handeln an ein erkranktes Subjekt richtet *(Grundannahme)* und unmittelbar an einem (problematisierten oder pathologisierten) Phänomen ansetzt, um dieses zu heilen, zu beseitigen oder zu lindern *(Weg bzw. Vorgehensweise)* und damit den biologisch oder bio-psycho-sozial gedachten Grund-, Normal- oder Regelzustand des Subjekts wiederherzustellen *(Zielsetzung)*, basiert pädagogisches Handeln auf der prinzipiellen Achtung des Subjekts als Subjekt *(Grundannahme)* und fragt danach, wie Erziehungs-, Lern-,

Bildungs- und Sozialisationsprozesse so initiiert, angeregt und begleitet werden können *(Weg bzw. Vorgehensweise)*, dass diesem Subjekt in seinem Sosein ein möglichst gutes Leben und Zusammenleben in der Welt ermöglicht werden kann *(Zielsetzung)*. In dieser Systematik lassen sich die beiden Handlungsformen folglich recht dezidiert abgrenzen, wobei abschließend dennoch darauf hingewiesen sei, dass sich die Grenzen (insbesondere in der Handlungspraxis) als fließend erweisen (siehe hierzu die Studie von Bakels, 2020).

4.6 Anreicherung: Erkenntnisse aus Bezugsdisziplinen

Während im vorherigen Kapitel das pädagogische Handeln in seiner Abgrenzung zum therapeutischen Handeln geschärft wurde, soll nun eruiert werden, inwiefern *außerpädagogische* Erkenntnisse (dennoch) für pädagogisches Handeln von Bedeutung sein können. Mit Friedrich Kron und Kolleg*innen (2013) kann hierzu zunächst festgehalten werden, dass die Pädagogik „als eine interdisziplinäre Wissenschaft bezeichnet werden“ (S. 29) kann und – um der Komplexität ihres Gegenstands gerecht zu werden – „mit den verschiedensten Nachbardisziplinen“ (S. 27) kooperiert:

> Da der Gegenstand aller dieser Wissenschaften der Mensch in seiner gesellschaftlichen und individuellen Entwicklung – im weitesten Sinne – ist, überschneiden sich auch die Forschungen, die Theorien- und Modellbildungen sowie die Entwicklung von Handlungskonzepten. So bilden sich bis in die Gegenwart hinein Kooperationsfelder, die die Pädagogik und ihre Teildisziplinen mit den verschiedensten Nachbardisziplinen teilen. (Kron et al., 2013, S. 27)

Die Komplexität dieses gemeinsamen Gegenstands tangiert allerdings nicht nur die wissenschaftlichen Diskurse, sondern zeigt sich gerade in der pädagogischen Praxis als herausfordernd, weshalb pädagogisches Handeln auch als eine „Kunstfertigkeit“ (Hechler, 2022, S. 140) bezeichnet wird. Die Herausforderung besteht nun darin, die mannigfaltigen Erkenntnisse über den Gegenstand so heranzuziehen, dass sie der pädagogischen Handlungsintention zuträglich sind. Volker Ladenthin (2021b) verdeutlicht dies wie folgt:

> Der Handelnde kann […] nicht nur der Maxime einer einzigen Wissenschaft folgen, sondern muss im Regelfall handlungsbezogene Ergebnisse unterschiedlicher Wissenschaften aufeinander beziehen, ohne dass er auf ein Regelsystem zurückgreifen

> könnte, wie dies zu geschehen habe. […] Vielmehr müssen die Ergebnisse unterschiedlicher Wissenschaften gewichtet und wertend zueinander in Bezug gesetzt werden, damit die Handlungsintention gelingt. (S. 8)

Dies bedeutet, dass außerpädagogische Erkenntnisse für pädagogisches Handeln sehr ertragreich sein können, wenn sie bewusst ausgewählt, sorgfältig reflektiert und dann stimmig in die pädagogische Handlungspraxis überführt werden. In Bezug auf die hier verhandelten Gegenstände „Gesundheit“ und „Krankheit“ könnten beispielsweise Erkenntnisse aus den Gesundheitswissenschaften sowie aus der Psychologie, Medizin, Soziologie und Ethik wertvolle Impulse für die Handlungspraxis bieten. So könnten Erkenntnisse aus den *Gesundheitswissenschaften* aufzeigen, welche Phänomene im Kontinuum von Gesundheit und Krankheit sichtbar werden und eine pädagogische Relevanz entfalten können, Erkenntnisse aus der *Psychologie* Aspekte der Individuallage der Lernenden und ihre Auswirkungen auf pädagogische Prozesse aufspüren, Erkenntnisse aus der *Medizin* für die körperliche Verfasstheit und ihre Bedeutung für Lern- und Bildungsprozesse sensibilisieren, Erkenntnisse aus der *Soziologie* auf die Hervorbringung gesundheits- und krankheitsbezogener Wirkungen durch (außer-) pädagogische Verhältnisse und Strukturen hinweisen und Erkenntnisse aus der *Ethik* dazu ermutigen, auch erkrankte Subjekte vordergründig als Subjekte anzuerkennen und demnach in ihrem Menschsein zu achten.

Erkenntnisse aus Bezugswissenschaften können demzufolge außerpädagogische Einflussfaktoren auf pädagogische Prozesse sichtbar machen und die Ausgestaltung pädagogischer Handlungsvollzüge begleiten (Ladenthin, 2021b, S. 24). Sie können, die Komplexität der Erziehungswirklichkeit anerkennend, über pädagogisch relevante Phänomene und Prozesse aufklären und damit für die Gestaltung des pädagogischen Takts bedeutsam sein (Ladenthin, 2021b, S. 24; Wortmann, 2021, S. 41–42). Wie Hechler (2022) mit Bezugnahme auf Kobi feststellt, besteht bei der (insbesondere unreflektierten) Übernahme von Erkenntnissen aus Bezugswissenschaften allerdings die „Gefahr einer Überfremdung mit medizinischen, psychologischen, und teils auch soziologischen und theologischen Begriffen, Vorstellungen und Denkweisen“ (S. 136). Diese Gefahr ist für pädagogisches Handeln insofern von Bedeutung, als eine außerpädagogische Betrachtung „zu anderen Konsequenzen in der Handlungssteuerung [führt] als die pädagogische Betrachtung“ (Ladenthin, 2021b, S. 8). In der Pädagogik wird daher immer wieder mit Bezugnahme auf Herbart für eine Besinnung auf ihre „einheimischen Begriffe“ plädiert.[42] So konstatieren beispielsweise Herbert Gudjons und Silke Traub (2020):

> Folglich muss die Pädagogik gemäß ihren spezifischen Problem- und Aufgabenstellungen auch ihre ‚einheimischen Begriffe‘ entwickeln; sie darf die Begriffssysteme ‚fremder‘ Fragestellungen (z. B. aus der Ökonomie) nicht einfach auf pädagogische Sachverhalte ‚übertragen‘. (S. 33)

Dieses Plädoyer basiert auf der Annahme einer „eigenständigen Systematik der Pädagogik, die sich durch die Grundbegriffe ihrer Fachsprache (Dolch 1965) zu erkennen gibt“ (Hechler, 2022, S. 137). Für das pädagogische Handeln bedeutet dies nun aber nicht, dass die Pädagogik ausschließlich mit originär pädagogischen Begriffen (wie z. B. Erziehung, Bildung etc.) operieren und demnach keine Erkenntnisse aus Bezugswissenschaften heranziehen dürfe. Vielmehr „müssen ihre Erkenntnisse immer erst in die pädagogische Handlungsorientierung ‚übersetzt‘ werden“ (Giesecke, 2014, S. 158). Auf diesen *reflektierten* Umgang mit Erkenntnissen aus Bezugswissenschaften verweist auch Wimmer (2014), wenn er schreibt:

> Es gilt also heute ein pädagogisches wie erziehungswissenschaftliches Selbstverständnis zu formulieren, das weder in der Flucht vor den Irritationen bei den sogenannten einheimischen Begriffen und Theorien Sicherheit sucht, noch glaubt, sich der Traditionen, ihrer Ansprüche und Probleme einfach entledigen zu können, sei es durch die im Autopoiesistheorem in Aussicht gestellte Entlastung von handlungstheoretischen Problemen (Lenzen 1999; 2000), sei es durch die forcierte Psychologisierung, Therapeutisierung und Technisierung von Erziehung und Unterricht, sei es durch die Abschreibung des Bildungsbegriffs in der Affirmation des ökonomischen Imperativs einer Optimierung der Ausschöpfung von Humanressourcen in einer lernenden Wissensgesellschaft (vgl. Höhne 2003). (S. 21)

Die Frage, wie ein solcher reflektierter Umgang nun konkret auszusehen habe, scheint allerdings bislang nicht eindeutig geklärt zu sein. Dies stellt auch Wulfhorst (2002) fest:

---

[42] Wobei Prange (2014, S. 15) feststellt, dass keine allgemeingültige Auffassung dessen besteht, welche Begriffe konkret zu den „einheimischen Begriffen“ zählen und welche nicht. Für ihn steht allerdings fest: „Wenn es überhaupt einen ‚einheimischen Begriff‘ der Pädagogik als Wissenschaft gibt, dann ist es der Begriff der Erziehung, der sich dann weiter aufgliedern und spezifizieren lässt“ (Prange, 2014, S. 16).

> Die Feststellung, dass die Pädagogik [...] die Beiträge anderer wissenschaftlicher Disziplinen zu den aus erziehungswissenschaftlicher Perspektive erforschten Phänomenen berücksichtigen müsse, erfolgt in der Literatur einmütig und wird als selbstverständlich vorausgesetzt. Unklar bleibt aber zumeist, *in welcher Form* diese ‚fremd'-wissenschaftlichen [*sic*] Theorien, Konzeptionen, Ergebnisse usw. aufzugreifen sind. Die äußerst unterschiedliche Handhabung innerhalb der Erziehungswissenschaften von der bedingungslosen Akzeptanz bis zur skeptischen Musterung solcher Beiträge provoziert die Frage, inwieweit sich die Erziehungswissenschaften eine Psychologisierung oder Soziologisierung (hier als wichtigste Nachbardisziplinen genannt) leisten können, ohne die Dignität der eigenen Disziplin in Frage zu stellen. (S. 40, Herv. i. Orig.)

Erste Anknüpfungspunkte hierzu finden sich in den Werken von Prange. Er spricht von einer „sachgemäße[n] und produktive[n] Einarbeitung anderwärts formulierten Wissens" (Prange, 2005, S. 19). Es gilt folglich, Erkenntnisse aus den Bezugswissenschaften so in die Pädagogik zu übersetzen, dass die Handlung zwar *um die außerpädagogischen Erkenntnisse bereichert wird*, aber zugleich *eine pädagogische Handlung bleibt.* Wie Hechler (2022) mit Bezug auf Prange feststellt, wird es der Pädagogik damit möglich, „in disziplinärer Perspektive auswärtige Begriffe und Wissensbestände aus anderen Gebieten gemäß ihrer eigenen Prämissen und eigenen Leitbegriffen ‚in die Systematik der Pädagogik' (Prange 2014, S. 21) einzuarbeiten" (Hechler, 2022, S. 139).

Damit wird deutlich: Die Komplexität der Erziehungswirklichkeit kann die Hinzunahme von Erkenntnissen aus Bezugswissenschaften erforderlich machen. Pädagog*innen müssen demnach unter Umständen einen Schritt aus der Pädagogik heraus und in eine Bezugswissenschaft hineintreten. Damit die Handlung aber eine pädagogische Handlung bleibt, muss danach wieder aus den Bezugswissenschaften herausgetreten und in die Pädagogik und ihre Denk- und Handlungsweisen zurückgekehrt werden. Prange (2005) konkretisiert dies wie folgt:

> Was auch immer in die pädagogische Reflexion eingeht und aus anderen Bereichen aufgenommen wird, ist eben pädagogisch zu rezipieren und das heißt: es ist zu transformieren in die Prämissen eben dieser Reflexion, statt das ‚Pädagogische' nur als Anhang und Anwendung zu anderwärts gewonnener Erfahrung zu nehmen. [...] Dabei geht es nicht etwa nur um terminologische Konventionen, denen man sich anschließen oder die man durch andere Bezeichnungen ersetzen kann; es geht überhaupt nicht um Vokabeln und die Etablierung eines hinreichend abgehobenen Fachjargons, sondern darum, die spezifischen Grundlagen und Sachverhalte auszuweisen, auf die die Begriffe sich beziehen. (S. 19)

4.7 Zwischenfazit

Pädagogisches Handeln im Kontinuum von Gesundheit und Krankheit ist in erster Linie pädagogisches Handeln. Im Verständnis dieser Arbeit bedeutet dies

- ein auf einem pädagogischen Menschenbild der prinzipiellen Achtung des Subjekts basierendes,
- responsives Geschehen des In-Beziehung-Tretens und des Welt-Selbst-Beziehungen-Initiierens,
- bei welchem Pädagog*innen Erziehungs-, Lern-, Bildungs- und Sozialisationsprozesse initiieren, anregen und achtsam begleiten,
- um heranwachsenden Menschen Möglichkeitsräume eines möglichst guten Lebens und Zusammenlebens in sowohl der gegenwärtigen als auch der zukünftigen Welt zu eröffnen.

Wie die Analyse gezeigt hat, lassen sich damit wesentliche „strukturelle Grundelemente pädagogischen Handelns" (Schaeffer, 1992, S. 200) identifizieren. So basiert pädagogisches Handeln auf genuin pädagogischen Grundannahmen, folgt genuin pädagogischen Zielsetzungen und zeichnet sich durch genuin pädagogische Wege und Vorgehensweisen aus. Anhand jener Grundelemente lässt sich pädagogisches Handeln ferner auch von therapeutischem Handeln abgrenzen. Eine pädagogische Handlungspraxis ist demzufolge von einer therapeutischen Handlungspraxis zu differenzieren und eine therapeutische Betrachtung führt „zu anderen Konsequenzen in der Handlungssteuerung als die pädagogische Betrachtung" (Ladenthin, 2021b, S. 8). Gleichwohl zeigt die Analyse, dass Erkenntnisse aus Bezugswissenschaften, die Komplexität der Erziehungswirklichkeit anerkennend, über pädagogisch relevante Phänomene und Prozesse aufklären und damit die Ausgestaltung pädagogischer Handlungsvollzüge bereichern können (Ladenthin, 2021b, S. 24; Wortmann, 2021, S. 41–42). Hinsichtlich der in dieser Arbeit verhandelten Gegenstände könnten hierbei etwa Erkenntnisse aus den Gesundheitswissenschaften sowie aus der Psychologie, Medizin, Soziologie und Ethik wertvolle Impulse für die Handlungspraxis mit sich bringen. Hierbei zeigt sich allerdings als essenziell, dass jene außerpädagogischen Erkenntnisse bewusst ausgewählt, sorgfältig reflektiert und dann stimmig in die pädagogische Handlungspraxis überführt werden. Kurzum: Das Außerpädagogische „ist eben pädagogisch zu rezipieren und das heißt: es ist zu transformieren in die Prämissen eben dieser Reflexion" (Prange, 2005, S. 19). Damit wird deutlich: Um Antworten auf Anfragen geben zu können, die sich aus dem Kontinuum von Gesundheit und Krankheit ergeben, sind Erkenntnisse aus Bezugswissenschaften von Bedeutung. Damit diese Antworten dann aber auch *pädagogische* Antworten sind, müssen die Erkenntnisse in die Denk- und Handlungsweisen der Pädagogik bzw. die Grundelemente pädagogischen Handelns eingearbeitet werden. Im nächsten Kapitel sollen daher jene außerpädagogischen Erkenntnisse identifiziert werden, die für die Suche nach pädagogischen Antworten auf gesundheits- und krankheitsbezogene Anfragen relevant sein könnten, um diese dann im übernächsten Kapitel systematisch in die pädagogische Handlungsorientierung einarbeiten zu können.

Zur Perspektive: Salutogenese nach Aaron Antonovsky

5

5.1 Vorüberlegungen

Die Salutogenese wurde in den 1970er-Jahren von dem Medizinsoziologen Aaron Antonovsky (1979, 1987) begründet. Im Rahmen dieser Arbeit dient die Salutogenese als Reflexionsfolie für die Suche nach pädagogischen Antworten auf gesundheits- und krankheitsbezogene Anfragen. In den folgenden Kapiteln erfolgt daher eine eingehende Beschäftigung mit der Theorie der Salutogenese nach Aaron Antonovsky (1979, 1987). Um sowohl die Perspektive Antonovskys auf Gesundheit und Krankheit als auch ihre Implikationen vor dem Hintergrund des aktuellen Erkenntnis- und Forschungsstands erschließen zu können, erfolgt die Beschäftigung hierbei differenziert. In diesem Kapitel wird unter Bezugnahme auf Primärliteratur von Antonovsky in Originalsprache (Antonovsky, 1979, 1987) eine möglichst textnahe Lesart der Salutogenese entfaltet und abschließend eruiert, welche Erkenntnisbereiche für die Suche nach pädagogischen Antworten auf gesundheits- und krankheitsbezogene Anfragen von Bedeutung sein können. Im nachfolgenden Kapitel werden die aus der Salutogenese gewonnenen Einsichten zu diesen drei Erkenntnisbereichen zusammengeführt und jeweils in den aktuellen Erkenntnis- und Forschungsstand eingeordnet, bevor sie abschließend systematisch in die pädagogische Handlungsorientierung eingearbeitet werden.

K. Höglinger, *Pädagogik im Kontinuum von Gesundheit und Krankheit*,
https://doi.org/10.1007/978-3-658-51667-3_5

5.2 Aaron Antonovsky und die Begründung der Salutogenese

Aaron Antonovsky war ein amerikanisch-israelischer Medizinsoziologe. Er wurde 1923 in Brooklyn geboren und besuchte dort auch das College. Nach dem College begann er ein Studium der Geschichte und Wirtschaft, welches er während seines Diensts im Zweiten Weltkrieg unterbrechen musste (Antonovsky, 1979, S. xiii). Während des Studiums geriet er eher zufällig mit der Stressforschung und der Medizinsoziologie in Kontakt und erwarb dann einen Masterabschluss und einen Doktorgrad in Soziologie. 1960 emigrierte er gemeinsam mit seiner Frau Helen, einer Entwicklungspsychologin, nach Israel (Antonovsky, 1979, S. xiv). Dort trat er eine Professur der Medizinsoziologie am Institut für angewandte Stressforschung in Jerusalem an. Ab 1972 beteiligte er sich wesentlich am Aufbau einer gemeinschaftsorientierten medizinischen Fakultät an der Ben-Gurion-Universität des Negev. 1977/78 und 1983/84 nahm er jeweils ein Sabbatjahr und wirkte als Gastprofessor am Institut für Public Health an der Universität von Kalifornien in Berkeley (Antonovsky, 1979, S. xiv). Im Jahr 1994 verstarb Aaron Antonovsky in Beer-Sheba in Israel.[1]

Avishai Antonovsky, Aaron Antonovskys Sohn, und Shifra Sagy, eine der engsten Kolleg*innen und ehemalige Doktorandin Aaron Antonovskys, beschreiben den Begründer der Salutogenese als einen rebellischen und fragenden Geist – der gerne gängige Denkmuster infrage stellte und beharrlich nach den „richtigen Fragen“ suchte:

> Rebelling against the mainstream and searching for the right questions seem to be the two most salient characteristics that bridge between Aaron the scholar and Aaron the man. (Antonovsky & Sagy, 2022, S. 19)

Diese beharrliche, innehaltende und hinterfragende Haltung legte auch den Grundstein für die Theorie der Salutogenese:

> Aaron's mantra ‚Ask the right question!‘ has been following one of us (AA), first as a teenager, later as a young student, and to these days as a researcher in the social sciences; it is useful in the academia, but no less in solving ‚simple‘ daily problems, be it why the TV remote control does not work or where to go on the next vacation.

[1] Für eine noch detailliertere Nachzeichnung Antonovskys Leben und noch ausführlichere Einblicke in seine Person siehe z. B. die Texte von Avishai Antonovsky and Shifra Sagy (2022) oder Hege Forbech Vinje und Kolleg*innen (2022).

> Asking questions, in itself, is a kind of rebellion. It signifies resistance to blind acceptance. But Aaron wanted more. Aaron put into deeds the words attributed to Mark Twain: ‚Whenever you find yourself on the side of the majority, it's time to pause and reflect.' From a personal-developmental perspective, we see the roots of Aaron's salutogenic theory in his concrete childhood and adolescence experiences, from which he derived the tendency to question the world and rebel against what he believed was wrong. (Antonovsky & Sagy, 2022, S. 20)

Die der Salutogenese zugrunde liegende Idee entfachte sich 1970 in einem Forschungsprojekt zur Adaption von Frauen in der Menopause (Antonovsky, 1979, S. 6). In diesem Projekt untersuchte Antonovsky gemeinsam mit anderen Wissenschaftler*innen die soziale Anpassung von Frauen unterschiedlicher ethnischer Herkunft in den Wechseljahren (N = 1150) an ihre (neue) Lebensumwelt in Israel. Bei der Analyse der Daten fiel auf, dass ein wesentlicher Anteil der Frauen, die aus Zentraleuropa stammten (N = 287), Aufenthalte in Konzentrationslagern im Zweiten Weltkrieg (N = 77) überlebt hatten. Für die Forscher*innen wenig überraschend zeigten die Daten, dass signifikant weniger Frauen, die im Zweiten Weltkrieg in Konzentrationslagern stationiert waren, der Kategorie einer „guten" sozialen Anpassung zugeordnet wurden (1979, S. 6). Bei der genaueren Betrachtung dieser Daten stieß Antonovsky allerdings auf Erkenntnisse und Fragen, die als Ursprung der Salutogenese gelten können: Eine statistisch signifikante Differenz zwischen den beiden Gruppen bedeutet nur, dass *mehr* Frauen, die nicht in Konzentrationslagern stationiert waren, der Kategorie einer „guten" sozialen Anpassung zugeordnet wurden, nicht aber, dass *keine* Frauen, die eine Stationierung in Konzentrationslagern überlebt hatten, dieser Kategorie zugewiesen werden konnten (Antonovsky, 1979, S. 7). Tatsächlich wurden auch einige der Frauen, die eine Stationierung in Konzentrationslagern überlebt hatten, der Kategorie einer „guten" sozialen Anpassung zugeordnet, d. h., sie waren relativ gesund und zufrieden, hatten Familie und Freunde, arbeiteten und waren in gesellschaftliche Aktivitäten eingebunden, wie Antonovsky (1979) feststellte:

> More than a few women among the concentration camp survivors were well adapted, no matter how adaption was measured. Despite having lived through the most inconceivably inhuman experience, followed by Displaced Persons camps, illegal immigration to Palestine, internment in Cyprus by the British, the Israeli War of Independence, a lengthy period of economic austerity, the Sinai War of 1956, and the Six Day War of 1967 (to mention only the highlights), some women were reasonably healthy and happy, had raised families, worked, had friends, and were involved in community activities. (S. 8)

Daraufhin stellte sich für Antonovsky (1979, S. 9) die Frage, wie es diesen Frauen möglich war, ihre Gesundheit unter diesen desaströsen Bedingungen zu erhalten, oder was es ihnen ermöglicht hat, diese wiederzuerlangen. Diese Überlegungen eröffneten die Frage nach der Gesundheit und initiierten den Weg zur Entwicklung der Theorie der *Salutogenese.*

5.3 Die Theorie der Salutogenese

5.3.1 Zum Verhältnis von Gesundheit und Krankheit

Die Theorie der Salutogenese nach Aaron Antonovsky zeichnet sich wesentlich durch ihren spezifischen Blickwinkel auf Gesundheit und Krankheit aus. Ein wesentlicher Ausgangpunkt der Theorie ist Antonovskys (1979, S. VII; 12–14) Beobachtung, dass die gesundheits- und krankheitsbezogene Forschungslandschaft stark pathogenetisch orientiert ist. So stellte er fest, dass in der Forschung ein großes Interesse dahingehend besteht, nach Ursachen und Bedingungen von Krankheit zu fragen oder Risikofaktoren zu identifizieren, die die Entwicklung von Erkrankungen begünstigen (Antonovsky, 1979 VII; 13). Dieses Erkenntnisinteresse steht in der Denktradition der *Pathogenese,* d. h., es folgt der Frage nach Ursachen und Bedingungen von *Krankheit.* In jener pathogenetischen Denktradition werden und wurden inzwischen bereits diverse Variablen hinsichtlich ihrer Relation zu bestimmten Erkrankungsgruppen oder spezifischen Erkrankungsbildern untersucht. Im Kontrast hierzu eröffnet Antonovsky (1979, 1987) eine Denkweise, die erstens die *Gesundheit* in den Vordergrund stellt und zweitens einen *veränderten Blickwinkel auf Daten* einfordert:

Zum Ersten steht im Erkenntnisinteresse der Denkweise Antonovskys nicht in erster Linie Krankheit oder eine Erkrankung, sondern vielmehr die *Gesundheit* des Subjekts sowie die Bedingungen und die Prozesse, die diese hervorbringen (Antonovsky, 1979, S. VII). Um dieses Erkenntnisinteresse in eine Theorie zu überführen, führt Antonovsky den Begriff *Salutogenese* ein. Der Begriff ist ein Neologismus aus „Salus" (Gesundheit) und „Genese" (Entstehung) und zielt folglich auf die grundlegende salutogenetische Fragestellung: *Wie entsteht Gesundheit*? Zum Zweiten fordert Antonovsky (1987, S. 2, 11–12) einen veränderten Blickwinkel auf Daten ein, indem er die *Frage nach dem abweichenden Fall* stellt. Er fragt etwa: Weshalb werden manche Menschen trotz Variable A nicht krank? Wie erholen sich Menschen von Variable B? Was ermöglicht Gesundheit trotz Variable C? Salutogenetische Forschung endet folglich nicht mit der

Bestätigung von Hypothesen. Vielmehr richtet sie den Fokus auf „den abweichenden Fall", d. h. jenen Fall, bei der die ursprüngliche Hypothese gerade nicht bestätigt wurde, wie Antonovsky (1987, S. 11) betont. Im Fokus stehen demnach Bedingungen und Faktoren, unter denen eine Hypothese (auch wenn sie statistisch signifikant ist) eben nicht eintritt. Im Kontext der Gesundheit bedeutet dies zu eruieren, welche Faktoren und Bedingungen dazu führen, dass Menschen trotz widriger Umstände gesund bleiben, oder was es ihnen ermöglicht, auch im Leben mit einer Erkrankung Gesundheit zu erfahren. Diese Überlegungen verdeutlicht Antonovsky (1987) anhand einer *Flussmetapher*:

> My fundamental philosophical assumption is that the river is the stream of life. [...] My work has been devoted to confronting the question: ‚Wherever one is in the stream – whose nature is determined by historical, social-cultural, and physical environmental conditions – what shapes one's ability to swim well?' (S. 90)

Für Antonovsky bildet der Fluss die Lebensbedingungen und den Lebensverlauf eines Menschen ab. Aus der Denktradition der Pathogenese kann nun gefragt werden, an welchen Steinen oder in welchen Stromschnellen ein Mensch letztlich untergeht. Auch können Maßnahmen entwickelt werden, um Steine aus dem Fluss zu entfernen oder Stromschnellen zu verlangsamen. Aus der Perspektive der Salutogenese stellen die Steine und die Stromschnellen aber letztlich konstitutive Bedingungen im Leben jedes Menschen dar. Insofern stellt sich für Antonovsky die Frage, was einem Menschen ermöglicht, trotz dieser Bedingungen oder gerade in diesen Bedingungen relativ gut „schwimmen" zu können. Hintergrund dieser Frage und der Flussmetapher ist Antonovskys heterostatisches Verständnis körperlicher Prozesse und Parameter (Antonovsky, 1987, S. 130). Diesem Verständnis nach stehen körperliche Prozesse und Parameter in unmittelbarer Verbindung zu Ereignissen und Bedingungen der (inneren sowie äußeren) Umwelt. Ereignisse im Außen (d. h. der Umwelt) implizieren daher auch Geschehnisse im Inneren. Diese Vermittlungsleistung zeigt sich nach Antonovsky auch auf physiologischer Ebene. Seinem Verständnis zufolge werden physiologische Prozesse und Parameter beständig in Relation zu den Ereignissen und den Anforderungen der Umwelt reguliert (Antonovsky, 1987, S. 130). Diese Verwobenheit erfordert ein dynamisches Agieren in Relation zu den Ereignissen und Geschehnissen in der Umgebung (bzw. in der Flussmetapher – ein flexibles Reagieren auf die Steine und die Stromschnellen im Fluss).

Hieraus ergeben sich wesentliche Implikationen für Antonovskys Verständnis von Gesundheit und Krankheit: Erstens lassen sich, diesem Verständnis folgend, auch keine von der Umwelt unabhängigen konstanten Normwerte für physiologische Prozesse und Parameter definieren, die als „Normalzustand“ postuliert werden könnten. *Gesundheit* kann einem salutogenetischen Verständnis nach kein überdauernder Grundzustand des Körpers sein. Zweitens ist dann auch *Krankheit* nicht als Ergebnis einer Störung jenes Grundzustands, sondern vielmehr als eine notwendige physiologische Antwort des Körpers auf die jeweiligen Bedingungen und Erfahrungen der (biologischen, psychologischen, sozialen) Umwelt anzusehen. Sie ist keine überdauernde Kategorie, der ein Mensch zugeteilt werden kann, sondern vielmehr ein dynamischer Zustand, der sich aus der Interaktion mit der Umwelt ergibt. Damit wird deutlich, dass Krankheit diesem Verständnis zufolge (ebenso wie Gesundheit) als konstitutive Bedingung des Menschseins gilt, da jeder Mensch in Beziehung zur Umwelt steht und somit Bedingungen, Anforderungen und Ereignisse in der Interaktion mit dieser erfährt. Dies spiegelt sich auch in Antonovskys (1987) Beobachtung wider, dass Krankheit eben *kein seltenes Phänomen* oder *ungewöhnliches Auftreten* darstellt:

> My point of departure was grounded in the data which indicate that at any one time, at least one third and quite possibly a majority of the population of any modern industrial society is characterized by some morbid, pathological condition, by any reasonable definition of the term. Illness, then, is not a relatively rare deviance. (S. XII)

Zudem distanziert sich Antonovsky (1987, S. 2–4) von einer dichotomen Unterscheidung von Gesundheit und Krankheit und der damit einhergehenden Reduktion des Subjekts auf seine gesundheits- oder krankheitsbezogenen Zustände. In Abgrenzung hierzu stellt Antonovsky das Subjekt selbst in den Vordergrund. Dieses adressiert er nicht zuvorderst als Patient*in, d. h. als Erkrankte*r, die*der medizinischer Behandlung bedarf (Antonovsky, 1987, S. 4–5). Vielmehr betont er, dass das Subjekt, als niemals abschließend bestimmbare Person, in einem komplexen Bedingungsgefüge steht, eine individuelle Geschichte hat und damit viel mehr ist als nur „krank“ oder „gesund“ (Antonovsky, 1979, S. 44–45). Damit distanziert sich Antonovsky (1987, S. 12) klar von einer dichotomen Kategorisierung gesundheits- und krankheitsbezogener Zustände. Er konstatiert: „It leads us to reject the dichotomous classification of people as healthy or diseased in favor of their location on a multidimensional health ease/dis-ease continuum” (Antonovsky, 1987, S. 12). Antonovsky setzt Gesundheit und Krankheit folglich in ein kontinuierliches Verhältnis und postuliert ein *multidimensionales Gesundheitskontinuum*, über das sich die Gesundheit einer Person in vielfältiger Form ausbuchstabieren lässt. Dieses ist in Abbildung 5.1 dargestellt.

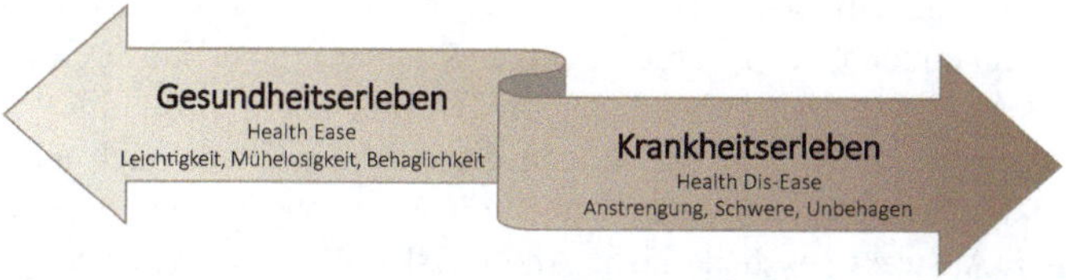

Abbildung 5.1 Health Ease/Dis-Ease Kontinuum nach Antonovsky (1979, 1987). (Eigene Darstellung)

Gesundheit stellt für Antonovsky somit eine prozesshafte Variable dar, welche sich beständig zwischen den Polen „health ease“ und „health dis-ease“ bewegt. Anhand der Begriffswahl „ease“ und „dis-ease“ wird hierbei sehr deutlich, dass Antonovsky mit den beiden Endpunkten des Kontinuums weniger den objektiven Befund als vielmehr das subjektive Befinden der Person fokussiert. „Ease“ beschreibt ein angenehmes Gefühl der Leichtigkeit, Mühelosigkeit und Behaglichkeit. „Health ease“ kann diesem Verständnis nach als *gesundheitsbezogenes Wohlbefinden* oder *Gesundheitserleben* beschrieben werden. Im Gegensatz dazu beschreibt „dis-ease“ ein subjektiv unangenehmes Empfinden von Anstrengung, Schwere und Unbehagen. „Health dis-ease“ kann damit als *gesundheitsbezogenes Unwohlsein* oder *Krankheitserleben* beschrieben werden.

Antonovsky vertritt demzufolge ein *subjektives Gesundheitsverständnis*, das eine Nähe zum Konstrukt des Wohlbefindens aufweist. Er betont jedoch, dass er sich davon distanziert, Gesundheit mit allem gleichzusetzen, was eine Gesellschaft als erstrebenswert erachtet, oder diese als koextensiv mit allen Dimensionen des Wohlbefindens des Subjekts anzusehen (Antonovsky, 1979, S. 68, 1987, S. 179). Antonovsky sieht Gesundheit und Wohlbefinden demzufolge nicht gänzlich als identisch an.[2] Vielmehr versteht er das Gesundheitskontinuum (d. h. sämtliche Abstufungen zwischen gesundheitsbezogenem Wohlbefinden und

[2] Antonovsky kritisiert daher auch die Definition der WHO, die Gesundheit als „Zustand des vollständigen körperlichen, geistigen und sozialen Wohlbefindens und nicht nur das Freisein von Krankheit und Gebrechen“ (WHO, 1948) deklariert. Während Antonovsky (1979) zwar positiv anerkennt, dass in dieser Definition explizit der Zielzustand der Gesundheit ausformuliert und biologische, psychische und soziale Aspekte benannt sind (S. 52), kritisiert er, dass die Interaktionen jener Aspekte nicht deutlich werden (S. 53) und Gesundheit als utopischer Zielzustand der Vollkommenheit (S. 52–53) formuliert und gänzlich mit Wohlbefinden gleichgesetzt wird (S. 53). Diese Gleichsetzung bewertet er als kritisch, da dieser Lesart zufolge sämtliche Aspekte des Lebens und des Erlebens einer Person unter die Gesundheit subsumiert und damit der Zuständigkeit des Gesundheitswesens und derjenigen, die dieses kontrollieren, zugeschrieben werden könnten (Antonovsky, 1979, S. 53).

gesundheitsbezogenem Unwohlsein) als *einen Teilaspekt* des umfassenderen Konstrukts „Wohlbefinden“ und verdeutlicht dies anhand einer Differenzierung. Er unterscheidet zwei Abstraktionsebenen von „Wohlbefinden“: Auf einer globaleren Abstraktionsebene umfasst Wohlbefinden diesem Verständnis nach allgemeinere Bezugspunkte wie die Lebenszufriedenheit einer Person. Auf einer spezifischeren funktionalen Abstraktionsebene sieht Antonovsky Wohlbefinden auch durch die subjektive Wahrnehmung oder Bewertung des eigenen funktionalen Gesundheitszustands determiniert (Antonovsky, 1987, S. 181). Das Gesundheitskontinuum versteht er im Sinne der spezifischeren funktionaleren Abstraktionsebene. Die beiden Endpunkte „health ease“ und „health dis-ease“ sind daher nicht mit allgemeinem Wohlbefinden gleichzusetzen, sondern beziehen sich lediglich auf *gesundheitsbezogene* Aspekte des Wohlbefindens im Verständnis einer *funktionalen Gesundheit*. Diese funktionale Gesundheit („functioning“) bezieht sich im Verständnis Antonovskys (1979, S. 60, 1987, S. 181) darauf, inwiefern es der Gesundheitszustand einer Person ermöglicht (oder verwehrt), gemäß *ihren* subjektiven Vorstellungen eines bedeutsamen Lebensvollzugs zu leben und zu handeln. Die funktionale Gesundheit wird damit von der Person selbst eingeschätzt. Sie kann im Verständnis von Antonovsky (1979, S. 60, 1987, S. 181) also nicht als objektiver Befund oder Vergleich mit anderen Personen erhoben, sondern lediglich durch eine Selbstbeschreibung der Person offenbart werden.[3] Eine mögliche *exemplarische* Frage, um sich dieser Innenperspektive anzunähern, könnte nach Antonovsky (1979) sein:

> To what extent, if at all, does the state or condition of your health prevent you from carrying out the activities of living that you feel is appropriate for you to engage in – no limitation, mild limitation, moderate limitation, severe limitation? (S. 60)

Bedeutsam ist demnach einerseits, dass sich die funktionale Gesundheit hierbei auf das *subjektive Befinden* des Subjekts bezieht, und andererseits, dass sich jenes Befinden dynamisch zwischen *gesundheitsbezogenem Wohlbefinden* und *gesundheitsbezogenem Unwohlsein* bzw. *Gesundheits- und Krankheitserleben* bewegt. Diesem Verständnis zufolge können Gesundheit und Krankheit nicht als kategorische Antonyme begriffen werden. Vielmehr verfügen alle Menschen jederzeit sowohl über Anteile gesundheitsbezogenen Wohlbefindens als auch über Anteile gesundheitsbezogenen Unwohlseins, die sich dynamisch verändern und damit die

[3] In diesem Punkt unterscheidet sich das funktionale Gesundheitsverständnis Antonovskys (1979, S. 60) beispielsweise von jenem funktionalen Gesundheitsverständnis, das der internationalen Klassifikation der Funktionsfähigkeit, Behinderung und Gesundheit (ICF) zugrunde liegt (WHO, 2005).

Position auf dem Kontinuum beeinflussen. Oder, wie Antonovsky (1987) es in bildkräftiger Sprache ausdrückt: „We are all terminal cases. And we all are, so long as there is a breath of life in us, in some measure healthy“ (S. 3).

Während sich die pathogenetische Orientierung auf Krankheit bzw. eine (spezifische) Erkrankung und ihre (spezifischen) Heilungs-, Linderungs- oder Präventionsmöglichkeiten konzentriert, richtet die Salutogenese ihren Blick folglich auf sämtliche Faktoren, die gesundheitsbezogenes Wohlbefinden befördern bzw. Gesundheitserleben initiieren können (Antonovsky, 1979, S. 56):[4]

> The salutogenic approach does not guarantee problem solution of the complex circularities of people's lives, but at the very least it leads to a more profound understanding and knowledge, a prerequisite for moving toward the healthy end of the continuum. (Antonovsky, 1987, S. 5)

5.3.2 Zum Stressbegriff im Kontext von Gesundheit und Krankheit

Folglich steht bei der Salutogenese die individuell erfahrene und subjektiv gedeutete Gesundheit eines Menschen sowie die Frage nach einer Bewegung in Richtung „health ease“ auf dem Kontinuum im Fokus. Zur Beantwortung dieser Frage greift Antonovsky auf Konzepte der *Stressforschung* zurück. Die Stressforschung beschäftigt sich mit den Bedingungen, den Wirkungsweisen und den Relationen von Stress (R. D. Brinkmann, 2021, S. 187). Aus einer *reizorientierten* Perspektive werden Stressoren untersucht, d. h. potenziell Stress auslösende Reize, Bedingungen und Situationen. Aus einer *reaktionsorientierten* Perspektive werden die (patho-)physiologischen Wirkungen von Stress im Körper erforscht. Aus einer *relationalen* Perspektive wird Stress als Relation zwischen einer Person und den Anforderungen oder Ereignissen der Umwelt gesehen und Aspekte der *Bewältigung* bzw. Prozesse des *Copings* fokussiert. Generell lässt sich dabei aber auch in der Stressforschung eine Dominanz der pathogenetischen Denktradition feststellen. Häufig werden Stressoren fokussiert und in ihrer pathogenen Wirkung untersucht. Zahlreiche Reize, Bedingungen und Situationen konnten als Stressoren oder Risikofaktoren für die Entstehung von Krankheit identifiziert werden. Auf dieses Übergewicht *reizbezogener Forschung* und die damit zumeist verbundene *pathogenetische Einengung* verweist auch Antonovsky (1987): „The risk

[4] Die Salutogenese ist damit auch von Prävention zu differenzieren, da der Präventionsgedanke, wie Antonovsky (1987, S. 3) betont, originär auch auf einem dichotomen Verständnis von Gesundheit und Krankheit basiert und eine Vermeidung von Krankheit intendiert.

factor, or the stressor, has captured the imagination. Consider, for example, the overwhelming investment in the Holmes-Rahe (1967) life events scale in the field of stress research“ (S. 6).

Exkurs: Einblicke in die reizbezogene Stressforschung

In *reizbezogenen Stresskonzeptionen* stehen Stressoren im Vordergrund, d. h. mit Stress assoziierte Bedingungen, Situationen und Ereignisse. Forschungsgegenstand sind folglich sämtliche Reize, die eine objektive Herausforderung, Bedrohung oder Gefahr für den Organismus darstellen können (R. D. Brinkmann, 2021, S. 187). Stressoren werden in der Literatur sehr unterschiedlich klassifiziert. Antonovsky (1987, S. 28–29) bezieht sich in seinen Ausführungen auf die in der Literatur häufig rezipierte Klassifikation in chronische Stressoren, kritische Lebensereignisse und Widrigkeiten des Alltags („daily hassles“). Als chronische Stressoren werden Anforderungen bezeichnet, die sich aus überdauernden Charakteristika im Leben einer Person ergeben, d. h. Lebenssituationen und -bedingungen, soziale Rollen und interpersonelle Beziehungen. Kritische Lebensereignisse stellen in Abgrenzung hierzu eher temporäre oder abrupte, aber besonders intensive oder außergewöhnliche Erfahrungen oder Veränderungen im Lebensverlauf einer Person dar, wie z. B. der Tod von Familienangehörigen oder der Verlust einer Arbeitsstelle. Widrigkeiten des Alltags stellen dagegen diskretere alltägliche Anforderungen und Probleme dar, die jeweils einzeln für sich betrachtet weniger intensiv erscheinen, aber summiert ein hohes Anforderungspotenzial entfalten können (Antonovsky, 1987, S. 30; Faltermaier, 2023, S. 106). In den 1960er-Jahren dominierte die Lebensereignisforschung die reizbezogenen Stresskonzeptionen. Prominent wurde dabei insbesondere die „Social Readjustment Rating Scale“ der amerikanischen Psychiater Thomas Holmes und Richard Rahe (1967). Holmes und Rahe (1967) identifizierten 43 kritische Lebensereignisse und ordneten diese anhand einer Fragebogenstudie quantitativen Werten (LCU: „life change units“) zu. Anhand dieser Werte hierarchisierten sie die Lebensereignisse und entwickelten eine Skala, mit der ein Indikator für die summative Stressbelastung einer Person anhand der in der Vergangenheit eingetretenen Lebensereignisse ermittelt werden kann (Faltermaier, 2023, S. 109). Die Skala reicht vom Tod des Ehepartners (LCU 100) bis zu kleineren Gesetzesübertretungen (LCU 11) und intendiert folglich eine Generalisierung und Quantifizierung kritischer Lebensereignisse mit dem Ziel der Einschätzung deren Bedeutung für die Entstehung einer Erkrankung.

Ein Großteil dieser reizbezogenen Forschung erfolgt aus einer pathogenetischen Denktradition und basiert auf der (impliziten) Annahme eines homöostatischen Grundzustands des Subjekts, der durch das Auftreten eines Risikofaktors bzw. Stressors gestört wird (Antonovsky, 1987, S. 2, 6). Wie bereits eingangs ausgeführt, distanziert sich Antonovsky von dieser Annahme. Seinem Verständnis zufolge zeichnen sich körperliche Prozesse und Parameter nicht durch ein homöostatisches Gleichgewicht, sondern vielmehr durch ein heterostatisches Ungleichgewicht aus (Antonovsky, 1987, S. 2, 130). Hierbei bezieht sich Antonovsky auf Überlegungen der *reaktionsbezogenen Stressforschung*.

Exkurs: Einblicke in die reaktionsbezogene Stressforschung

In *reaktionsbezogenen Stresskonzeptionen* stehen die (patho-)physiologischen Wirkungen von Stress im Körper im Vordergrund. Im zeitlichen Verlauf haben sich unterschiedliche Konzeptionen entwickelt, die jeweils auf unterschiedlichen Verständnissen des Organismus basieren.

Homöostase

Erste Gedanken eines inneren Gleichgewichtszustands des Organismus wurden von dem französischen Physiologen Claude Bernard konkretisiert, der 1865 in seiner „Introduction à la médecine expérimentale“ Ergebnisse seiner experimentellen Forschung darlegte. Anhand seiner Beobachtungen schlussfolgerte er, dass der Organismus nach der Aufrechterhaltung eines konstanten inneren Flüssigkeitsniveaus strebt (Goldstein & Kopin, 2007, S. 109). Bernard prägte hierfür den Begriff des *inneren Milieus* („milieu intérieur“) und entfachte damit die Idee des Organismus als selbstregulierendem System.

> To Claude Bernard (1878) belongs the credit of first giving to these general ideas a more precise analysis. He pointed out that in animals with complex organization the living parts exist in the fluids which bathe them, i.e., in the blood and lymph, which constitute the ‚milieu interne' or ‚intérieur' – the internal environment, or what we may call the *fluid matrix* of the body. This fluid matrix is made and controlled by the organism itself. And as organisms become

> more independent, more free from changes in the outer world, they do so by preserving uniform their own inner world in spite of shifts of outer circumstances. ‚It is the fixity of the ‚milieu interieur' which is the condition of free and independent life', wrote Bernard (1878, i, pp. 113 and 121), all the vital mechanisms, however varied they may be, have only one object, that of preserving constant the conditions of life in the internal environment. (Cannon, 1929, S. 399–400, Herv. i. Orig.)

Diese Idee wurde zu einem späteren Zeitpunkt von dem amerikanischen Physiologen Walter Bradford Cannon wieder aufgegriffen. Cannon wurde 1915 durch die Beschreibung von Kampf- oder Fluchtreaktionen („Fight or Flight") auf Bedrohung bekannt und beschrieb damit erste physiologische Reaktionsmuster auf Bedrohung, die noch heute mit dem erst später von Selye (1950) in den Fachdiskurs überführten Begriff „Stress" assoziiert sind (Faltermaier, 2023, S. 91):

> The increase of blood sugar, the secretion of adrenalin, and the altered circulation in pain and emotional excitement have been interpreted in the foregoing discussion as biological adaptions to conditions in wild life which are likely to involve pain and emotional excitement, i.e. the necessities of fighting or flight. (Cannon, 1915, S. 211)

1926 griff Cannon die von Bernard konkretisierte Idee des sich selbst regulierenden Organismus wieder auf und prägte den Begriff der „Homöostase" (Cannon, 1929, S. 400). In seinen Ausführungen beschreibt er den Organismus als offenes System, das mit seiner Umgebung in enger Verbindung steht. Veränderungen in der Umgebung implizieren in diesem Verständnis auch Veränderungen innerhalb des Organismus und können demzufolge internale Störungen im System evozieren. Cannon (1929, S. 400) zufolge werden diese Störungen nun durch automatische Anpassungen innerhalb des Systems ausgeglichen, damit die internen Bedingungen möglichst konstant gehalten werden:

> The coordinated physiological reactions which maintain most of the steady states in the body are so complex, and are so peculiar to the living organism, that it has been suggested (Cannon, 1926) that a specific designation for these states be employed – *homeostasis*. (Cannon, 1929, S. 400)

Der Begriff der Homöostase beschreibt demnach die Notwendigkeit des Organismus, konstante Bedingungen aufrechtzuerhalten, um die Stabilität des Systems gewährleisten zu können. Hierbei bezieht sich Cannon insbesondere auf physiologische Parameter (z. B. Blutzucker, Körpertemperatur), die im Verständnis der Homöostase entsprechend der Aufrechterhaltung bestimmter Sollbereiche reguliert werden (Cannon, 1929, S. 401–402, 424). Diesem Verständnis zufolge kann ein starker Umgebungsreiz (z. B. eine intensive Belastung) eine nachhaltige Störung der Homöostase bewirken, wodurch Parameter aus den Sollbereichen geraten und pathogene Prozesse initiiert bzw. die Entwicklung von Erkrankungen begünstigt werden.

Heterostase

Hans Selye, ein österreichisch-kanadischer Mediziner, brachte 1950 den Stressbegriff in den Fachdiskurs ein und leitete damit eine Neubewertung der bis dahin prominenten Annahme des homöostatischen Grundzustands des Organismus ein (Davies, 2016, S. 3). Vor dem Hintergrund seiner experimentellen Studien definiert Selye (1950, S. 1383) *Stress* als eine unspezifische Reaktion des Organismus auf Anforderungen und bezeichnet diese als *Generelles Adaptionssyndrom* („General Adaptation Syndrome"; GAS). Das GAS folgt nach Selye unspezifisch auf alle Stressoren und verläuft universell in drei Phasen: Einer Alarmphase, in der die Anforderung wahrgenommen und das sympathische Nervensystem aktiviert wird, einer Widerstandsphase, in der eine Anpassungsreaktion eingeleitet wird, und einer Erschöpfungsphase, die eintritt, wenn die Anpassung misslingt und die physiologischen Ressourcen des Organismus ausgeschöpft sind. Die Phasen sind mit unterschiedlichen pathophysiologischen Mechanismen assoziiert, wodurch der Zusammenhang zwischen Stress und der Pathogenese diverser (physischer und psychischer) Erkrankungen erklärt wird (Goldstein & Kopin, 2007, S. 110). Mit zunehmendem Bewusstsein dafür, dass der Organismus über Möglichkeiten verfügt, sich an die jeweiligen Anforderungen anzupassen, führte Selye den Begriff der *Heterostase* als Gegenbegriff zur Homöostase ein (Davies, 2016, S. 3). Selyes Überlegungen bezogen sich hierbei insbesondere auf externe (pharmakologische) Reize (z. B. eine Immunisierung), die den Organismus zu (unspezifischen) Adaptionsleistungen herausfordern und damit die Herstellung eines neuen stabilen Zustands einfordern:

> When such an abnormal equilibrium must be established to protect against potential pathogens, I propose to speak of heterostasis (heteros = other; stasis = fixity) as the establishment of a new steady state by exogenous (pharmacologic) stimulation of adaptive mechanisms through the development and maintenance of dormant tissue reactions. (Selye, 1973, S. 26, Herv. i. Orig.)

Ziel ist es folglich, mit der Änderung von Sollwerten den ungewöhnlich hohen Anforderungen standhalten zu können (Goldstein & Kopin, 2007, S. 110). Heterostase meint demnach die Etablierung eines neuen stabilen Zustands mittels der Änderung physiologischer Parameter durch adaptive Anpassungsleistungen des Organismus.

Allostase
1988 führten Sterling und Eyer ein ähnliches Konzept ein. Mit dem Begriff der *Allostase* beschrieben sie die Fähigkeit des Organismus, „Stabilität durch Änderung" zu erzielen:

> [...] to maintain stability an organism must vary all the parameters of its internal milieu and match them appropriately to environmental demands. We refer to this principle as allostasis, meaning ‚stability through change'. (Sterling & Eyer, 1988, S. 636)

Hintergrund ist die Beobachtung, dass sich physiologische Parameter (z. B. Blutdruck) unter unterschiedlichen Bedingungen verändern und demnach keine einheitlichen (d. h. alle Bedingungen umfassenden) Sollwerte definiert werden können (Sterling & Eyer, 1988, S. 633). Sterling und Eyer (1988, S. 636) bezeichnen diese temporären und kontextuellen Veränderungen der physiologischen Parameter als *Allostatische Fluktuationen.* Das Konzept der Allostase beinhaltet demnach auch Antizipations-, Bewertungs- und Feedbackprozesse, um die physiologischen Parameter zielgerichtet zu regulieren und die Ressourcen des Systems effektiv einzusetzen (Sterling & Eyer, 1988, S. 637). Stress ist diesem Verständnis nach somit der Versuch des Organismus, durch allostatische Anpassungsleistungen wieder ein stabiles inneres Gleichgewicht *(Äquilibrium)* herzustellen (Schubert, 2020, S. 106). Im Gegensatz zum Konzept der Homöostase wird dieses Gleichgewicht aber nicht als *statischer Normbereich*, sondern vielmehr als *dynamische Adaptionsleistung* des Organismus gedacht, die die beständige Regulation und die Adaption körperlicher Prozesse an die Bedingungen und Anforderungen der Umgebung erforderlich macht.

Das Konzept der Allostase weist damit eine hohe inhaltliche Nähe zum Konzept der Heterostase auf. Während sich die Herstellung von Stabilität durch die Änderung physiologischer Parameter bei Selye (1973) aber lediglich auf externe (pharmakologische) Reize bezog, wird sie bei Sterling und Eyer 1988 als natürlicher adaptiver Mechanismus des Organismus verstanden (Goldstein & Kopin, 2007, S. 110–111). Das Konzept der Allostase fand damit einen nachhaltigen Einzug in den wissenschaftlichen Diskurs und wurde insbesondere von McEwen und Stellar (1993) und McEwen (1998) weiterentwickelt. Diese beschreiben mit dem Begriff der *Allostatischen Last* die Grenzen der physiologischen allostatischen Fluktuationen. Während allostatische Anpassungsleistungen unter kurzzeitigen akuten Stressbedingungen (z. B. die Aktivierung des Sympathikus-Nebennierenmark-Systems, die Ausschüttung von Adrenalin und Noradrenalin, die Aktivierung der Hypothalamus-Hypophysen-Nebennierenrinden-Achse und die Ausschüttung von Cortisol) physiologische Reaktionen des Organismus auf die Umweltbedingungen darstellen und der Herstellung von Stabilität im Organismus dienen, kann eine Kumulation dieser Anpassungsleistungen zu einer Überlastung des Organismus führen (Knop & Heim, 2020, S. 89). McEwen (1998) beschreibt dies wie folgt:

> Through allostasis, the autonomic nervous system, the hypothalamic–pituitary–adrenal (HPA) axis, and the cardiovascular, metabolic, and immune systems protect the body by responding to internal and external stress. The price of this accommodation to stress can be allostatic load, which is the wear and tear that results from chronic overactivity or underactivity of allostatic systems. (S. 171)

Infolge besonders intensiver, langanhaltender oder wiederholter Stressreaktionen kommt es demnach zu einer Allostatischen Last mit potenziell pathogenen Konsequenzen. Die Beziehung zwischen Stress und der Entwicklung von Erkrankungen wird im Allostatic Load-Modell folglich durch eine Akkumulation von allostatischen Anpassungsreaktionen erklärt (McEwen, 1998, S. 172). Die ursprünglich stabilisierenden physiologischen Reaktionen des Körpers evozieren infolge der Überexposition einen gegenteiligen Effekt, wodurch die Entstehung von Krankheit begünstigt wird:

> The perception of stress is influenced by one's experiences, genetics, and behavior. When the brain perceives an experience as stressful, physiologic and behavioral responses are initiated, leading to allostasis and adaptation. Over time, allostatic load can accumulate, and the overexposure to mediators of neural, endocrine, and immune stress can have adverse effects on various organ systems, leading to disease. (McEwen, 1998, S. 172)

Antonovsky (1987, S. 130) distanziert sich von der Tradition der Homöostase und greift auf den zum damaligen Zeitpunkt von Selye eingebrachten Begriff der Heterostase zurück. Antonovskys Verständnis von Heterostase unterscheidet sich aber von Selyes (1973) initialer Idee des Begriffs und zeigt eine inhaltliche Nähe zu dem chronologisch erst später von Sterling und Eyer (1988) in den Fachdiskurs eingebrachten Begriff der Allostase:

> The fundamental philosophic view of the human organism as prototypically being in a dynamic state of heterostatic disequilibrium is at the heart of the salutogenic orientation. Whether the source of the stressors is the internal or external environment, whether they are daily hassles, acute or chronic and endemic, whether they are imposed on us or freely chosen, our lives are replete with stimuli to which we have no automatic, adequate adaptive response and in the face of which we must respond. (Antonovsky, 1987, S. 130)

Nach Antonovskys (1987, S. 9, 130) Verständnis zeichnen sich körperliche Prozesse und Parameter demnach durch beständige Anpassungsleistungen aus, die sich aus einer Omnipräsenz von Stressoren der (internen und externen) Umwelt ergeben. Analog zu Erkrankungen sieht Antonovsky demzufolge auch Stressoren als konstitutive Bedingungen im Leben jedes Menschen an. Damit wird die aktive Anpassung an wechselnde Bedingungen und Anforderungen zur „Grundtätigkeit“ des menschlichen Organismus, wie Antonovsky (1987) deutlich macht: „Salutogenesis, more pessimistic, leads us to focus on the overall problem of active adaption to an inevitable stressor-rich environment“ (S. 9).

Antonovsky (1987, S. 2) verwendet in diesem Kontext auch den Begriff der *Entropie*, um zu verdeutlichen, dass der menschliche Organismus infolge der beständigen Konfrontation mit Stressoren zu Ungleichgewicht, Unordnung und Chaos (= Entropie) tendiert. Im Erkenntnisinteresse stehen aus seiner Perspektive nun aber nicht diejenigen Bedingungen, die Entropie befördern (d. h. die Stressoren), sondern vielmehr die Möglichkeiten *negativer Entropie*, d. h. sämtliche Faktoren, die die Adaptionsleistungen des Organismus in Relation zu den Bedingungen und Anforderungen der Umwelt begünstigen. Entscheidend ist nach Antonovsky folglich nicht der Stressor selbst, sondern vielmehr die *Regulation* körperlicher Prozesse und Parameter *in Relation zu den Bedingungen und Anforderungen der* (sozialen, materiellen, kulturellen, physikalischen, physischen, psychischen) *Umwelt*. In Abgrenzung zu Selyes (1973) Überlegungen geht Antonovsky aber nicht von einer unspezifischen Reaktion des Körpers auf sämtliche Reize der Umgebung aus. Vielmehr sieht er die Beziehung zwischen der Person und der Umgebung als entscheidend für die Wirkung der Stressoren an (Antonovsky, 1987, S. 141). Damit lässt sich in Antonovskys Überlegungen eine relationale Perspektive auf Stress erkennen. Eine wichtige Grundlage für die Konzeption seiner Theorie stellt das transaktionale Stressmodell nach Lazarus dar.

Exkurs: Einblicke in die relationale Stressforschung: Transaktionales Stressmodell

In *relationalen Stresskonzeptionen* steht die Person-Umwelt-Beziehung im Vordergrund. Eine prominente Konzeption der relationalen Stressforschung stellt das transaktionale Stressmodell nach Richard S. Lazarus dar. Lazarus versteht Stress als *Transaktion*, d. h. dynamische Beziehung, zwischen einer Person und den (externen oder internen) Ereignissen oder Anforderungen der Umwelt:

> Psychological stress is a particular relationship between the person and the environment that is appraised by the person as taxing or exceeding his or her resources and endangering his or her well-being. (Lazarus & Folkman, 1984, S. 19)

Vor diesem Hintergrund fasst er unter den Begriff „Stressoren" alle (inneren und äußeren) Reize, die Ereignisse oder Anforderungen generieren, die die Ressourcen einer Person herausfordern oder übersteigen und ihr Wohlbefinden gefährden (Lazarus & Folkman, 1984, S. 21). Wichtig ist diesem Verständnis nach, dass diese Reize nicht isoliert, sondern stets in ihrer Transaktion, d. h. der Relation zwischen der Person und der (inneren und äußeren) Umwelt betrachtet werden. Damit bringt er die Aspekte der Bewertung („Appraisal") und der individuellen Auseinandersetzung mit Stressoren („Coping") in die Stressforschung ein: Unter *Appraisal* versteht Lazarus die Bewertung der Transaktion. Nach Lazarus und Folkman (1984, S. 19) stellt diese Bewertung einen evaluativen Prozess innerhalb des Copingprozesses dar, der darüber entscheidet, ob die Transaktion eine stressauslösende Wirkung erzeugt. Die Bewertung wird dabei aber nicht als individualistisches, sondern vielmehr als *relationales* Moment gedacht, das in der Beziehung bzw. der Transaktion zwischen Person und Umwelt entsteht (Lazarus & Folkman, 1984):

> A cognitive appraisal reflects the unique and changing relationship taking place between a person with certain distinctive characteristics (values, commitments, styles of perceiving and thinking) and an environment whose characteristics must be predicted and interpreted. (S. 24)

Unter *Coping* verstehen Lazarus und Folkman (1984) den Prozess der Auseinandersetzung mit den Ereignissen und den Anforderungen der als stressauslösend bewerteten Transaktion und den damit verbundenen Emotionen:

> Coping is the process through which the individual manages the demands of the person-environment relationship that are appraised as stressful and the emotions they generate. (S. 19)

Coping umfasst demnach sämtliche Aspekte des Umgangs mit Stressoren. Lazarus unterscheidet hierbei zwischen emotionsbezogenen und problembezogenen Formen des Copings. Während *emotionsbezogenes* Coping die mit der Transaktion einhergehenden *Emotionen* adressiert und folglich auf eine Reduktion negativer emotionaler Reaktionen abzielt (Lazarus & Folkman, 1984, S. 150), adressiert *problembezogenes* Coping die der Transaktion zugrunde liegende *Problemsituation* und zielt folglich auf die Lösung eines Problems, die Erfüllung von Anforderungen oder die Adaption an die Bedingungen der (internen oder externen) Umwelt (Lazarus & Folkman, 1984, S. 153). Im Deutschen wird „Coping" auch mit dem Begriff der *Bewältigung* übersetzt. Eine Herausforderung dieser Übersetzung ist, dass der Begriff der *Bewältigung* häufig ergebnisorientiert eingesetzt wird. Von *Bewältigung* wird demnach gesprochen, wenn eine Herausforderung gemeistert, ein Hindernis überwunden oder eine Anforderung erfüllt ist. Bezugnehmend auf die Auseinandersetzung mit Stressoren könnte der Begriff daher implizieren, dass die eingesetzten Strategien erfolgreich sein, d. h., die Stressoren „gänzlich" *bewältigt* werden müssten und entspricht demzufolge eher dem englischen Begriff „to overcome", d. h. etwas zu überwinden. Der von Lazarus geprägte Begriff des Copings ist dagegen insbesondere prozesshaft zu verstehen, wie auch anhand der Definition von Cohen und Lazarus (1979) sehr deutlich wird. Sie beschreiben Coping als

> efforts, both action-oriented and intrapsychic, to manage (that is, master, tolerate, reduce, minimize) environmental and internal demands, and conflicts among them, which tax or exceed a person's resources (Cohen & Lazarus, 1979, S. 219)

Coping beschreibt damit die *aktive* bzw. *prozesshafte* Beschäftigung mit einem Problem, den Umgang mit einer Anforderung, die Bearbeitung einer Herausforderung. D. h., *Coping* umfasst jegliche Bemühungen in der *Auseinandersetzung* mit subjektiv wahrgenommenen Stressoren, *unabhängig vom Erfolg* dieser Bemühungen. In der Arbeit werden die Begriffe *Coping* (bzw. Umgang oder Auseinandersetzung mit) und *Bewältigen* (bzw. Überwinden) daher differenziert eingesetzt. Ersteres, um die prozesshaften Bemühungen der Person im Umgang mit Stressoren zum Ausdruck zu bringen. Letzteres, um erfolgreiches Coping, d. h. den gelungenen Umgang mit Stressoren, zu verbalisieren.

Indem Lazarus die Aspekte der Bewertung („Appraisal") und der individuellen Auseinandersetzung mit Stressoren („Coping") in die Stressforschung einbringt, erweitert er auch die bisherigen Auffassungen von Stress als universelle Reiz-Reaktions-Verbindung. Stress beinhaltet nach Lazarus immer eine subjektive Komponente, indem die individuelle Bewertung („Appraisal") der Ereignisse der Umwelt und der Adaptionsmöglichkeiten der Person darüber entscheidet, ob Stress entsteht und welche Strategien im Umgang mit diesen Ereignissen („Coping") eingesetzt werden. Hierbei unterscheidet Lazarus unterschiedliche Formen der Bewertung, die sich alle auf die Transaktion beziehen, d. h. die Beziehung zwischen der Person und den Ereignissen der Umwelt.

Bei der *primären Bewertung („primary appraisal")* liegt der Schwerpunkt der Bewertung innerhalb der Transaktion auf den Ereignissen oder den Anforderungen der Umwelt (Lazarus & Folkman, 1984, S. 32–35). Hierbei werden drei Bewertungsqualitäten unterschieden: Erscheinen die Ereignisse oder die Anforderungen der Umwelt als neutral und wird kein Einfluss auf das persönliche Wohlbefinden erlebt oder erwartet, so erfolgt eine Bewertung der initialen Reize als *irrelevant („irrelevant")* (1). Aus der Transaktion wird kein Handlungsbedarf abgeleitet, weshalb nach Lazarus und Folkman (1984, S. 31) auch keine Stressreaktion ausgelöst wird. Erscheinen die Ereignisse oder Anforderungen der Umwelt als positiv und wird ein stärkender oder förderlicher Einfluss auf das persönliche Wohlbefinden erlebt oder erwartet, so erfolgt eine Bewertung der initialen Reize als *gutartig („benign-positive")* (2). Die Transaktion geht mit angenehmen Gefühlen wie Freude, Friedlichkeit oder Glückseligkeit einher, weshalb nach Lazarus und Folkman (1984, S. 32) auch hier keine Stressreaktion ausgelöst wird. Erscheinen die Ereignisse oder Anforderungen der Umwelt als negativ und wird eine Beeinträchtigung oder Gefährdung des persönlichen Wohlbefindens erlebt oder erwartet, so erfolgt eine Bewertung der initialen Reize als *stressauslösend („stressful")* (3). Die Transaktion wird als (potenziell) herausfordernd oder schädlich erlebt, weshalb nun nach Lazarus und Folkman (1984, S. 32) eine Stressreaktion ausgelöst wird. Die Bewertung kann hierbei noch weiter konkretisiert werden als *bereits eingetretener Schaden oder Verlust* („harm or loss"), als *erwartete Bedrohung* („threat") oder *anregende Herausforderung* („challenge"). Während die ersteren Bewertungsqualitäten mit *negativen Emotionen* („fear, anxiety, anger") assoziiert sind, kann die letztere auch mit *positiven Emotionen* („eagerness, excitement, exhilariation") einhergehen. Lazarus und Folkman (1984, S. 34) gehen davon aus, dass die Bewertung als „Herausforderung" die Adaptionsleistungen einer Person begünstigt und damit tendenziell seltener mit pathogenen Konsequenzen assoziiert ist. Gleichwohl betonen sie, dass die wenigsten Transaktionen eindeutig als „Herausforderung" oder „Bedrohung" bewertet werden und somit auch beide Bewertungsqualitäten gleichzeitig auftreten können. Generell kann die Bewertung der Ereignisse oder Anforderungen innerhalb der Transaktion nicht immer trennscharf erfolgen, zudem sind neben Vermischungen auch Veränderungen der Bewertungsqualität im Bewertungsprozess möglich (Lazarus & Folkman, 1984, S. 33).

Bei der *sekundären Bewertung („secondary appraisal")* liegt der Schwerpunkt der Bewertung innerhalb der Transaktion auf den Ressourcen und den Adaptionsmöglichkeiten der Person (Lazarus & Folkman, 1984, S. 35–37). Die sekundäre Bewertung wird Lazarus und Folkman (1984, S. 35) zufolge erforderlich, wenn die Ereignisse oder die Anforderungen der (internen oder externen) Umwelt als stressauslösend („stressful") bewertet wurden. Die Transaktion erfordert eine Reaktion oder eine Handlung der Person, eine Adaption an die Umwelt oder einen Einsatz der persönlichen Ressourcen. Folglich kommt es in der sekundären Bewertung zu einer formativen Evaluation der individuellen Ressourcen der Person und möglicher Optionen des Copings. Verschiedene Copingstrategien werden hinsichtlich ihrer Anwendbarkeit und ihres potenziellen Ertrags reflektiert und deren Einsatz in der konkreten Transaktion wird eingeleitet. Hierbei gehen Lazarus und Folkman (1984, S. 36) davon aus, dass sich eine positive Bewertung der persönlichen Ressourcen und Copingstrategien günstig auf den Copingprozess auswirkt. Die Termini „primär" und „sekundär" sind dabei weder als Hierarchisierung (die primäre Bewertung sei der sekundären übergeordnet) noch als Sequenzierung (die beiden Bewertungen erfolgten in einer klaren zeitlichen Abfolge) zu verstehen (Lazarus & Folkman, 1984, S. 31). Primäre und sekundäre Bewertungsprozesse interagieren vielmehr miteinander und ergänzen sich im Bewertungsprozess. Die Qualität der Transaktion wird präziser und die Qualität der Stressreaktion und der damit einhergehenden Emotionen können immer deutlicher bestimmt werden (Lazarus & Folkman, 1984, S. 35). Auch können sich positive oder negative Bewertungen gegenseitig verstärken und damit die initiale Einschätzung der Qualität der Transaktion weiter festigen. Auf diese Weise können auch kognitive Bewertungsprozesse Einfluss auf die Transaktion nehmen und damit Stress verstärken oder überhaupt erst auslösen (Lazarus & Folkman, 1984, S. 37).

Ändert sich im weiteren Copingprozess die Bewertung der Transaktion, sprechen Lazarus und Folkman (1984, S. 38) von einer *Neubewertung („reappraisal")*. Diese kann erfolgen, wenn Copingstrategien eingesetzt wurden oder sich die Informationen bezüglich der Transaktion ändern. Unter die Neubewertung fallen demnach sämtliche Feedbackprozesse, die die Bewertungs- und Copingprozesse begleiten und zu einer Modifikation der ursprünglichen Bewertung führen.

Wie zuvor dargelegt, greift Antonovsky das transaktionale Stressmodell nach Lazarus auf. Allerdings distanziert er sich an entscheidenden Stellen auch davon. Während Lazarus in seinen älteren Definitionen unter Stressoren alle Reize fasst, die die Ressourcen eines Systems herausfordern oder übersteigen (z. B. Cohen & Lazarus, 1979, S. 219), ergänzt er in einer späteren Definition, dass diese das Wohlbefinden einer Person gefährden müssen (Lazarus & Folkman,

1984, S. 19). Dieser Sichtweise auf Stressoren unterstellt Antonovsky (1987, S. 131) eine pathogenetische Orientierung. Für Antonovsky umfassen Stressoren alle Reize, die die Ressourcen eines Systems herausfordern oder übersteigen und damit potenziell Stress im Körper auslösen können. D. h., entscheidend ist nach Antonovsky zwar, dass die Reize als herausfordernd in Bezug auf die eigenen Ressourcen eingeschätzt werden, aber nicht, dass sie als negativ bewertet werden. Damit können auch als *positiv* oder *neutral* bewertete Reize zu Stressoren werden, wenn sie die eigenen Ressourcen herausfordern oder übersteigen. Weiterhin kritisiert Antonovsky (1987, S. 7), dass Stressoren nur hinsichtlich ihrer potenziell pathogenen Wirkung betrachtet werden und demnach auch in der Coping-Forschung nur nach Faktoren gesucht wird, die diese pathogene Wirkung abmildern oder verhindern können (z. B. Copingstrategien). Der Stressorbegriff erhält damit eine negative Konnotation, er gilt als zu vermeidender Faktor, als „Störfaktor" der Homöostase (Antonovsky, 1987, S. 8). Was hierbei aber unberücksichtigt bleibt ist die Frage, unter welchen Bedingungen Stressoren auch eine *salutogene* Wirkung entfalten können und welche Faktoren demnach unmittelbar zu Gesundheit beitragen können. Diese Unterscheidung ist für Antonovsky insofern zentral, als es sich ihm zufolge hierbei um unterschiedliche Faktoren handeln kann. Er betont:

> The salutogenic orientation, in contrast, leads one to think in terms of factors promoting movement toward the healthy end of the continuum. The point is that these are often *different* factors. One moves toward it not only by being low on risk factor A, B, or C. In the field of stress research, the idea is best understood if one contrasts the focus on stressors to the concern with coping mechanisms. But even in this field, the question most often asked is how one copes with a given stressor, rather than what factors not only act as buffers but contribute directly to health. (Antonovsky, 1987, S. 6, Herv. i. Orig.)

Während aus einer pathogenen Orientierung Risikofaktoren herausgearbeitet werden und angenommen wird, dass eine Reduktion der Risikofaktoren die pathogene Wirkung von Stressoren reduzieren oder verhindern kann, stellt sich aus salutogenetischer Orientierung die Frage, wie trotz der Risikofaktoren eine salutogene Wirkung erzielt werden kann. Damit erweitert Antonovsky die bisherige Stressforschung um die Frage, unter welchen Bedingungen Stressoren salutogen, d. h. potenziell gesundheitsförderlich, wirken können.

5.3.3 Zur Anspannung und deren Auflösung

Hinsichtlich der Frage, unter welchen Bedingungen Stressoren salutogen wirken können, sieht Antonovsky die Regulation körperlicher Prozesse und Parameter in Relation zur Umwelt als entscheidend an. Diese Regulation erfolgt nach Antonovsky (1979, 1987) auf physiologischer Ebene über die Auflösung von *Anspannung*, die bei der Konfrontation mit einem Stressor entsteht und das Subjekt zu einer Reaktion oder Handlung auffordert. Antonovsky (1979) konstatiert: „Stressors are omnipresent in human existence. In response to a stressor, the organism responds with a state of tension“ (S. 70–71). Antonovsky (1979, S. 96) differenziert demnach zwischen einem ersten *Anspannungszustand* – ausgelöst durch die (bewusste oder unbewusste) Konfrontation mit einem Stressor – und dem (pathogenen) *Stresszustand* des Körpers, wenn dessen Auflösung misslingt. Unter Anspannung versteht Antonovsky (1987) hierbei die erste physiologische Reaktion des Körpers, wenn ein Reiz oder eine Situation als Herausforderung oder Bedrohung eingeschätzt wurde bzw. der Körper auf diese nicht in bekannter, automatisierter Form reagieren kann:

> Tension, then, reflects the recognition in the brain that some need one has is unfulfilled, that a demand on one has to be met, that one must do something if one is to realize a goal. (S. 130)

Das Subjekt wird auf den Stressor aufmerksam gemacht, damit die in der spezifischen Situation benötigten Ressourcen ausgewählt, aktiviert und mobilisiert werden können. Antonovsky (1979) geht nun davon aus, dass der Anspannungszustand unterschiedliche physiologische Wirkungen entfalten kann:

> This state can have pathological, neutral, or salutary consequences. Which outcome results depends on the adequacy and efficiency of tension management. Poor tension management leads to the stress syndrome and movement toward dis-ease on the continuum. Good tension management pushes one toward health ease. (S. 70–71)

Damit wird deutlich, dass Antonovsky Stressoren nicht als genuin krankheitsförderlich versteht. Vielmehr geht er davon aus, dass Stressoren das Subjekt auffordern, auf unbekannte oder herausfordernde und damit (noch) nicht automatisierte Reize oder Bedingungen zu reagieren und damit neue Strategien in der Interaktion mit der Umwelt zu erlernen. Damit nimmt Antonovsky (im Vergleich zu den traditionellen Stressmodellen) auch eine veränderte Sichtweise auf Stressoren ein. Neben pathogenen und neutralen sieht er auch *salutogene*

Auswirkungen von Stressoren – und zwar, wenn der Umgang mit Anspannung, d. h. die Auflösung des Anspannungszustands, gelingt. Der traditionelle Stressbegriff verliert damit seine rein negative Konnotation. Stressoren lösen in diesem Verständnis im Körper in erster Linie neutrale physiologische Reaktionen aus. Hieraus können sich pathogene Konsequenzen ergeben, wenn der Körper langfristig in Alarmbereitschaft (d. h. unter Anspannung) bleibt. Es können sich aber auch salutogene Konsequenzen ergeben, wenn die Auseinandersetzung mit den Stressoren gelingt, die Anspannung rasch aufgelöst werden kann und damit Entspannung eintritt. Entscheidend ist nach Antonovsky (1979, S. 70–71) demnach weniger die Vermeidung von Stressoren als vielmehr die Auflösung der Anspannung, die sie erzeugen. Dies ist in Abbildung 5.2 schematisch veranschaulicht.

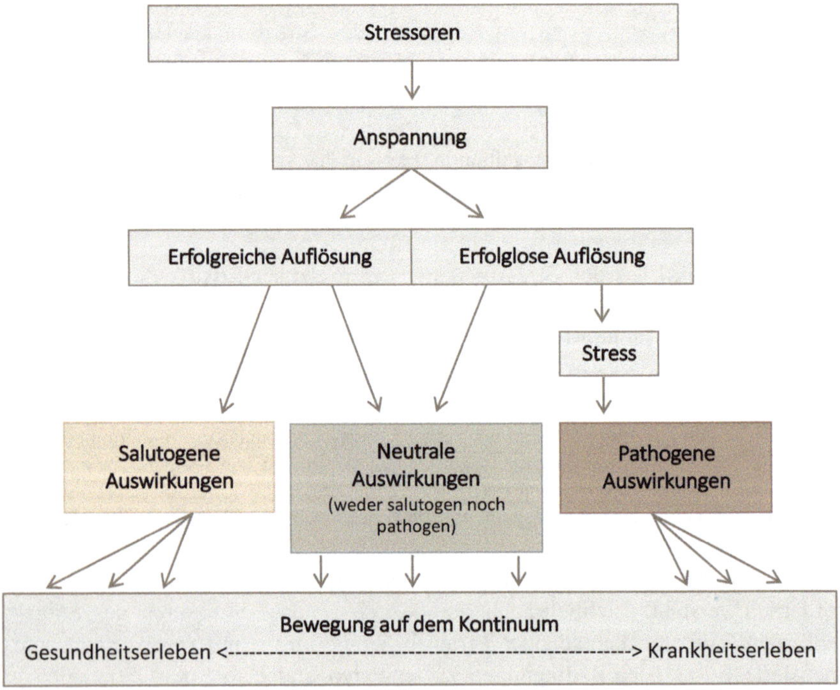

Abbildung 5.2 Potenzielle Auswirkungen von Stress nach Antonovsky (1979, 1987). (Eigene Darstellung)

Insofern Antonovsky davon ausgeht, dass die Auflösung von Anspannung potenziell gesundheitsfördernd wirken kann, wird die Transformation von Anspannung in Entspannung zu einem Kernaspekt der salutogenetischen Frage. Damit zweifelt Antonovsky (1987, S. 13) aber nicht an, dass Stressoren potenziell auch pathogen wirken können, wenn die Auflösung misslingt. Er intendiert auch keine gänzliche Aufgabe der pathogenetischen Sichtweise. Vielmehr plädiert er dafür, die beiden Orientierungen als *komplementär* zu betrachten. Es geht Antonovsky (1987) insofern nicht darum, dass Wissenschaft nicht mehr in pathogenetischer Orientierung betrieben werden sollte, sondern vielmehr darum, die Wissenschaft in salutogenetischer Orientierung zu bestärken und das bisherige Ungleichgewicht der Orientierungen auszugleichen, wie er in seinen Ausführungen sehr deutlich macht:

> I by no means advocate abandonment of the pathogenic orientation. It is important, for example, that work on the theory, prevention, and therapy of cancer continue; that the pathogenic consequences of stressors be considered; that we look for magic bullets. My plea, rather, is that we see the two orientations as complementary and that there be a more balanced allocation of intellectual and material resources than presently exists. (S. 13)

5.3.4 Zum Copingprozess und zu generalisierten Widerstandsressourcen

Insofern die Auflösung von Anspannung zu einer Bewegung auf dem Gesundheitskontinuum führen kann, rücken auch Copingprozesse in das Erkenntnisinteresse der salutogenetischen Orientierung: „Thinking salutogenically not only opens the way for, but compels us to devote our energies to, the formulation and advance of a theory of coping" (Antonovsky, 1987, S. 13). Im Fokus steht hierbei insbesondere die Frage nach einem möglichst guten Umgang mit Anspannung (Antonovsky, 1987, S. XII). Analog zu Lazarus' transaktionalem Stressmodell stellt Antonovsky Prozesse und Bedingungen des Copings ins Zentrum der Salutogenese. Für Antonovsky sind hierbei ebenfalls die Ressourcen des Subjekts relevant, da diese im Umgang mit Stressoren sehr hilfreich sein und damit die Auflösung von Anspannung begünstigen können. Insofern ist für eine Bewegung auf dem Gesundheitskontinuum zunächst entscheidend, dass das Subjekt über vielfältige Ressourcen verfügt, die es bei der Auseinandersetzung mit Stressoren bzw. im Umgang mit Anspannung flexibel einsetzen kann.

Antonovsky bezeichnet diese Ressourcen als *Generalisierte Widerstandsressourcen (GRR)*. Als GRR definiert er sämtliche Charakteristika einer Person,

Gruppe oder Umwelt, die den Umgang mit Anspannung begünstigen können (Antonovsky, 1979, S. 99). Mit *generalisierten* Widerstandsressourcen meint Antonovsky nun, dass diese Ressourcen allgemein wirksam sind und in verschiedenen Situationen eingesetzt werden können. Davon abzugrenzen sind *spezifische* Widerstandsressourcen, die nur für einzelne konkrete Situationen oder Stressoren wirksam sind. Antonovsky (1979, S. 99) betont zwar, dass auch spezifische Widerstandsressourcen zur Auflösung von Anspannung wirksam sein können, allerdings eben nur in der jeweils spezifischen Situation. Insofern sieht er ein Repertoire von GRR als besonders relevant an, da diese in sehr vielen unterschiedlichen Situationen und Stressoren wirksam werden können.[5]

Antonovsky (1979, S. 103–119) liefert auch einen Vorschlag zur Klassifikation der GGR, wobei er weniger einen strikten Kriterienkatalog vorlegt, sondern vielmehr eine grobe Orientierung zur Identifizierung einer GRR anbietet. Unter *physischen und biochemischen GRR* versteht Antonovsky (1979, S. 103–105) sämtliche Faktoren, die unmittelbar an physischen oder biochemischen Stressoren ansetzen, z. B., indem sie die Auflösung körperlicher Anspannung oder die Funktion des Immunsystems unterstützen. Unter *artefaktisch-materiellen GRR* fasst Antonovsky (1979, S. 106) insbesondere Wohlstand und finanzielle Mittel, da diese die Verfügbarkeit anderer GRR beeinflussen können. Weiterhin zählt er hierzu weitere materielle Ressourcen wie Schutz, Kleidung, adäquates Essen und interpersonelle Beziehungen wie Macht und Status (Antonovsky, 1979, S. 107). Unter den *kognitiven und emotionalen GRR* sieht er insbesondere wissensbezogene intellektuelle Fähigkeiten und eine starke Ich-Identität (als inneren Halt) als wesentlich an (Antonovsky, 1979, S. 109). Unter *wert- und einstellungsbezogenen GRR* fasst Antonovsky (1979, S. 109–114) Haltungen und Denkweisen einer Person, die die Bewertung (Appraisal) im Copingprozess beeinflussen, aber auch selbst als Copingstrategie wirksam werden können, etwa Rationalität, Flexibilität und Weitsichtigkeit. Mit *interpersonell-relationalen* GRR bezeichnet er jene Ressourcen, die einer Person einen starken und unmittelbaren zwischenmenschlichen Halt ermöglichen, wie soziale Unterstützung, die Einbindung in soziale Netzwerke und feste Bindungen zu unmittelbaren Bezugs- und Kontaktpersonen (Antonovsky, 1979, S. 114–117). Als letzte Gruppe führt Antonovsky (1979, S. 117–119) *makrosoziokulturelle GRR* an. Hierunter fasst Antonovsky sämtliche Ressourcen, die der Kultur einer Person inhärent sind. Neben kulturspezifischen

[5] Weiterhin betont Antonovsky, dass auch ein Mangel an Ressourcen zu einem Stressor werden kann. Er bezeichnet dies als „generalisierte Widerstandsdefizite“ (Antonovsky, 1987, S. 28). Insofern ist neben einem reichhaltigen Repertoire unterschiedlicher Ressourcen auch wichtig, dass einzelne zentrale Ressourcen nicht zu gering ausgeprägt sind.

Antworten auf Fragen bzw. Lösungen für Probleme nennt er hierbei auch Deutungsmöglichkeiten für unerwartete Ereignisse („religion", „magic"), für die die Kultur selbst keine Antwort bietet.

Unter dem Begriff der GRR versteht Antonovsky (1979, S. 121) somit sämtliche Ressourcen, die in der Auseinandersetzung mit diversen unterschiedlichen Stressoren wirksam sein können, indem sie eine wirksame Spannungsbewältigung begünstigen und damit negative Entropie evozieren. Der Einsatz von Ressourcen stellt folglich einen entscheidenden Schritt im Copingprozess dar. Während sich die Forschung bislang auf verschiedene Copingstrategien fokussiert hat, d. h., darauf, welche Ressourcen Menschen auf welche Weise bevorzugt einsetzen, stellt Antonovsky (1987, S. 138) die flexible Auswahl und den situationsangemessenen Einsatz als entscheidend heraus: Entscheidend ist ihm zufolge demnach nicht, welche Coping-Strategie oder Ressource Menschen bevorzugt anwenden, sondern dass sie ihre vielfältigen Ressourcen situationsangemessen auswählen, gezielt aktivieren und damit flexibel einsetzen können. Hierfür ist nach Antonovsky das Kohärenzerleben („sense of coherence") einer Person entscheidend.

5.3.5 Zum Konstrukt des Kohärenzerlebens

Das Konstrukt des Kohärenzerlebens („sense of coherence", SOC)[6] gilt als zentrale Antwort auf die salutogenetische Frage. Antonovsky zufolge beschreibt es eine bestimmte Art und Weise, wie Menschen ihr Leben und die Welt sehen. Dies konkretisiert er wie folgt:

> The sense of coherence is a global orientation that expresses the extent to which one has a pervasive, enduring though dynamic feeling of confidence that (1) the stimuli deriving from one's internal and external environments in the course of living are structured, predictable, and explicable; (2) the resources are available to one to meet

[6] Siehe hierzu ausführlicher Abschnitt 6.3. Das „Sense of Coherence" wird in dieser Arbeit als ein *Erleben* der Welt aufgefasst und daher als *Kohärenzerleben* bezeichnet. Die Begriffswahl soll verdeutlichen, dass das Kohärenzerleben zwar ein subjektives Moment des (Selbst-)Erlebens transportiert, dieses aber nicht unabhängig von den jeweiligen Erscheinungen der Welt gedacht werden kann. Dieses Begriffsverständnis wird in Abschnitt 6.3 – vor dem Hintergrund des aktuellen Erkenntnis- und Forschungsstands – entfaltet und noch näher ausgeführt. Es weist insbesondere eine Nähe zu dem von Richarz (2023) gewählten Begriff des *Kohärenzempfindens* auf. Andere gängige Übersetzungen des „Sense of Coherence" sind z. B. *Kohärenzgefühl* (siehe hierzu z. B. Antonovsky, 1997, in der Übersetzung von Franke; Faltermaier, 2023) oder *Kohärenzsinn* (siehe hierzu z. B. Meier Magistretti et al., 2019).

> the demands posed by these stimuli; and (3) these demands are challenges, worthy of investment and engagement. (Antonovsky, 1987, S. 19)

Das Kohärenzerleben meint folglich ein dynamisches und zugleich überdauerndes Gefühl der Zuversicht, dass die Ereignisse, Bedingungen und Strukturen in der Welt überwiegend (1) verstehbar, (2) handhabbar und (3) bedeutsam bzw. sinnhaft sind. Es setzt sich damit aus drei Komponenten zusammen, die in enger Verbindung stehen und somit nicht gänzlich getrennt zu verstehen sind. Dies ist in Abbildung 5.3 schematisch dargestellt.

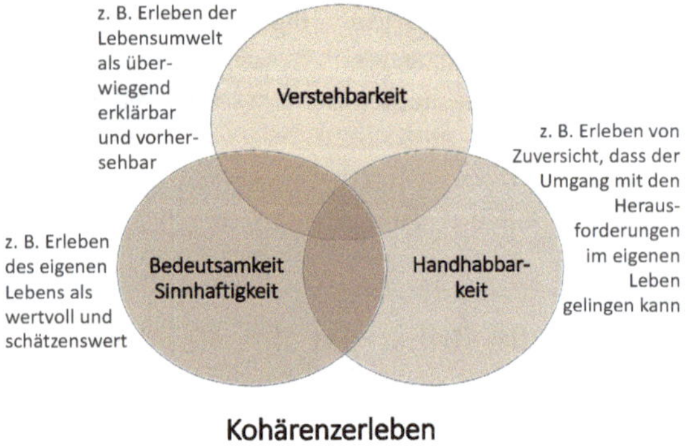

Abbildung 5.3 Das Kohärenzerleben nach Antonovsky (1979, 1987). (Eigene Darstellung)

Die Komponente der *„Verstehbarkeit"* („comprehensibility") beschreibt, inwiefern Menschen ihre Lebensumwelt und die Ereignisse in ihrem Leben als „verstehbar" erleben (Antonovsky, 1987, S. 16–17). Erleben Menschen ihre Lebensumwelt und die Ereignisse in ihrem Leben als überwiegend verstehbar, so können sie Strukturen und Regelmäßigkeiten in ihrer Umwelt entdecken sowie Bedingungen und Ereignisse in ihrem Leben nachvollziehen, wodurch diese bis zu einem gewissen Grad erklärbar und vorhersehbar werden. Antonovsky (1987) erläutert dies wie folgt:

> It refers to the extent to which one perceives the stimuli that confront one, deriving from the internal and external environments, as making cognitive sense, as information that is ordered, consistent, structured, and clear, rather than as noise – chaotic, disordered, random, accidental, inexplicable. (S. 16–17)

In der Komponente der Verstehbarkeit manifestiert sich somit, inwieweit die Welt für eine Person verstehbar ist, d. h., inwiefern Bedingungen und Ereignisse ihres Lebens für sie erklärbar und Strukturen und Prozesse nachvollziehbar sind.

Die Komponente der *„Handhabbarkeit“* („manageability“) beschreibt, inwiefern Menschen die Ereignisse in ihrem Leben als „handhabbar“ erleben (Antonovsky, 1987, S. 17). Erleben Menschen die Ereignisse in ihrem Leben als überwiegend handhabbar, schätzen sie ihre eigenen Ressourcen als ausreichend ein, um mit den Bedingungen und den Strukturen in ihrem Leben umzugehen. Dies schließt auch eine gewisse Zuversicht ein, dass sich Lösungen für Probleme finden lassen und „es schon gut gehen wird“, auch unabhängig von eigenem Zutun. Antonovsky (1987) schreibt hierzu:

> I came to call this second component manageability and formally define it as the extent to which one perceives that resources are at one's disposal which are adequate to meet the demands posed by the stimuli that bombard one. (S. 17)

In der Komponente der Handhabbarkeit manifestiert sich somit, inwieweit die Welt für das Subjekt handhabbar ist, d. h., inwiefern es das Gefühl hat, mit den Ereignissen und den Anforderungen in seinem Leben umgehen zu können bzw. mit ihnen schon irgendwie „zurechtzukommen“.[7]

Die Komponente der *„Bedeutsamkeit/Sinnhaftigkeit“* („meaningfulness“) beschreibt, inwiefern Menschen ihr Leben als „bedeutsam“ und „sinnhaft“ erleben (Antonovsky, 1987, S. 18–19). Erleben Menschen ihr Leben als überwiegend bedeutsam und sinnhaft, so empfinden sie ihr Leben trotz der Anforderungen, die es an sie stellt, als wertvoll und schätzenswert. Insofern das Leben trotz diverser Herausforderungen als persönlich wichtig erachtet wird, können Bedingungen und Anforderungen eher als (auch positiv anregende) Herausforderungen erfahren werden, für die sich Einsatz und Anstrengung lohnen. Antonovsky (1987) beschreibt dies wie folgt:

> Formally, the meaningfulness component of the SOC refers to the extent to which one feels that life makes sense emotionally, that at least some of the problems and demands posed by living are worth investing energy in, are worthy of commitment

[7] Der originale Begriff „manageability“ wird bisweilen auch als „Bewältigbarkeit“ übersetzt, wodurch die Komponente allerdings eine andere Konnotation erhält. Durch die Verwendung des Bewältigungsbegriff besteht die Gefahr, dass das erfolgreiche „Bewältigen“ aller Anforderungen als Zielperspektive der Komponente aufgefasst wird. Der originale Begriff „to manage“ enthält allerdings auch eine Prozesskomponente, im Sinne eines (nicht abgeschlossenen) Umgangs mit einer Herausforderung und eine gewisse Unvollkommenheit, im Sinne eines (nicht unbedingt perfekten) Zurechtkommens mit einem Ereignis im Leben. Auch wenn es keine perfekte Übersetzung des Begriffs „manageability“ gibt, erscheint der Begriff „Handhabbarkeit“ noch als geeigneter, um genau diese Aspekte zu transportieren.

> and engagement, are challenges that are ‚welcome' rather than burdens that one would much rather do without. (S. 18–19)

In der Komponente der Bedeutsamkeit/Sinnhaftigkeit manifestiert sich somit, inwieweit die Welt für das Subjekt emotional bedeutsam und sinnhaft ist und inwiefern das eigene Leben und die Lebensumwelt so wertgeschätzt werden, dass sie einen emotionalen Rückhalt ermöglichen, um herausfordernden Ereignissen und Anforderungen entgegenzutreten. Der originale Begriff „meaningful" beinhaltet somit sowohl den Aspekt der Bedeutsamkeit, d. h. das Erleben des eigenen Lebens als persönlich wichtig, als auch den Aspekt der „Sinnhaftigkeit", d. h. das Bewerten des eigenen Einsatzes als wertvoll und lohnend.

Antonovsky (1987, S. 147) zufolge stellt ein starkes Kohärenzerleben nun einen bedeutsamen Faktor bei der Auflösung von Anspannung in Entspannung im Copingprozess dar, da es einer Person ermöglicht, herausfordernden Bedingungen und Ereignissen möglichst zuversichtlich entgegenzutreten. Hierfür sind alle drei Komponenten – Verstehbarkeit, Handhabbarkeit und Bedeutsamkeit bzw. Sinnhaftigkeit – relevant. Dennoch lässt sich nach Antonovsky (1987, S. 22) eine gewisse Hierarchisierung der Komponenten vornehmen. So sieht er die Bedeutsamkeit bzw. die Sinnhaftigkeit als die wichtigste Komponente an, insofern sie eine emotionale und motivationale Grundlage für das Handeln in einer herausfordernden Umgebung schafft. Zudem sieht er die Komponente der Verstehbarkeit als entscheidend für das Erleben von Handhabbarkeit an, da Verstehbarkeit eine präzise Einschätzung der herausfordernden Situation oder Bedingung unterstützt und somit die Auswahl passender Ressourcen erleichtert (Antonovsky, 1987, S. 22).

Exkurs: Zur Konzeptionalisierung und Erfassung des Kohärenzerlebens

In die *Konzeptionalisierung* des Kohärenzerlebens bezog Antonovsky sowohl theoretische als auch empirische Erkenntnisse ein. Den ersten Entwurf des Kohärenzerlebens entwickelte Antonovsky anhand umfassender theoretischer Vorüberlegungen. Dieser Entwurf beinhaltete bereits eine explizite Definition des Konstrukts, die Antonovsky in seinem Buch „Health, Stress, and Coping" umfassend diskutierte (Antonovsky, 1987, S. 64). Dieses überwiegend theoretische Konstrukt konkretisierte er dann anhand einer Interviewstudie (Antonovsky, 1987, S. 16–17). Hierbei führte er 51 Tiefeninterviews mit Personen, die stark herausfordernde oder traumatische Bedingungen erfahren hatten, mit denen sie (den Berichten anderer

Personen zufolge) außergewöhnlich gut umgehen konnten. Der Interviewverlauf erfolgte überwiegend narrativ, als Gesprächseinstieg diente die Frage, wie sie ihr Leben sahen. Die Protokolle wurden hinsichtlich der theoretischen Konzeption des Kohärenzerlebens ausgewertet und hinsichtlich der Manifestierung eines starken oder niedrigen Kohärenzerlebens klassifiziert. Auf dieser Grundlage versuchte Antonovsky, Themen zu identifizieren, die in der einen Gruppe sehr präsent waren und der anderen Gruppe deutlich fehlten. Hierbei identifizierte er die drei Komponenten des Kohärenzerlebens Verstehbarkeit („comprehensibility"), Handhabbarkeit („manageability") und Bedeutsamkeit/ Sinnhaftigkeit („meaningfulness") und konkretisierte seine bisherige Konzeption des Kohärenzerlebens (Antonovsky, 1987, S. 16–19). Nach Abschluss der Konzeptualisierung des Kohärenzerlebens beschäftigte sich Antonovsky mit der Frage nach der weiteren Prüfung seines Konstrukts und dessen *Erfassung* bei unterschiedlichen Personengruppen (Antonovsky, 1987, S. 63–66). Antonovsky wählte hierfür die Konzeption eines geschlossenen Fragebogens und begründet dies damit, dass seine bisherigen Forschungserfahrungen insbesondere der quantitativen Forschung zugeordnet werden könnten und sein empirisches Denken somit von dieser Forschungstradition geprägt sei. Zudem ermögliche der Fragebogen ihm weitere Erkenntnisse hinsichtlich seiner Kernhypothese, dass das Kohärenzerleben in enger Verbindung zur Gesundheit einer Person steht (Antonovsky, 1987, S. 63). Mit der Entwicklung des Fragebogens gingen weitere konzeptionelle Konkretisierungen und Operationalisierungsbemühungen einher. Antonovsky (1987, S. 66) führte hierfür eine weitere Interviewstudie als Pretest durch, um konkrete Phrasen und Worte zu identifizieren, die die Komponenten des Kohärenzerlebens in Erfahrungswelt und Narrationen der Personen widerspiegelten. Auf dieser Grundlage entwickelte Antonovsky 36 Items, wovon er nach der Durchführung von Pretests und statistischen Analysen 29 in den finalen Fragebogen aufnahm. Alle Items des Fragebogens adressieren jeweils eine bestimmte Komponente des Kohärenzerlebens und sollen gemeinsam das Kohärenzerleben einer Person im Sinne der allgemeinen, übergeordneten Lebensorientierung repräsentieren (Antonovsky, 1987, S. 79). Gleichwohl gesteht Antonovsky ein, dass sein methodologischer Weg nicht der einzige sei, um das Kohärenzerleben einer Person zu erfassen oder seine Thesen weiter zu erforschen. Vielmehr betont er, dass die Hypothesenprüfung mittels Fragebogen nur einen Teil der salutogenetischen Fragestellung beantworten könne und ermutigt dazu, weitere Perspektiven und Techniken aus anderen Forschungstraditionen anzuwenden (Antonovsky, 1987, S. 63–64).

Hinsichtlich einer näheren Charakterisierung des Kohärenzerlebens grenzt sich Antonovsky (1987, S. 183) klar von (in seinen Worten „reduktionistischen") psychologischen Persönlichkeitstheorien ab. Er betont, dass das Kohärenzerleben für ihn weder eine Persönlichkeitseigenschaft noch einen Prädikator konkreter Inhalte beobachtbaren Verhaltens darstellt: „A crucial point [...] is that the SOC concept is not a basis for prediction for the concrete substance of overt behaviors" (Antonovsky, 1987, S. 186). Vielmehr beschreibt er es als eine *dispositionale Orientierung,* die auf der Grundlage von Lebenserfahrungen entsteht und mit der Zeit eine gewisse Beständigkeit entwickelt. Damit stellt Antonovsky das Kohärenzerleben einer Person in den Kontext der sozialen Umwelt. Er sieht das Kohärenzerleben somit nicht als isolierte personale Eigenschaft, sondern vielmehr als *relative Disposition*, die *im Kontext der Erfahrungen der sozialen Umwelt* steht: „Thinking in terms of dispositional orientations, by contrast, limits one to broader, more fundamental and universal issues of how one sees one's social world" (Antonovsky, 1987, S. 183).

Basierend auf den Ereignissen und den Bedingungen, die ein Mensch im Verlauf seines Lebens erfährt, werden die Welt und das eigene Leben als mehr oder weniger verstehbar, handhabbar und sinnhaft erlebt. Das Kohärenzerleben kann somit als *allgemeine Lebensauffassung oder Weltsicht* beschrieben werden oder, wie Antonovsky (1979) es ausdrückt, als: „a way of looking at the world" (S. 8), „a generalized, long-lasting way of seeing the world and one's life in it" (S. 124). Diese Lebensauffassung oder Weltsicht kann sich sowohl auf einzelne Personen als auch auf soziale Gruppen beziehen (Antonovsky, 1979, S. 134). Das Kohärenzerleben kann demnach auch eine *Gruppeneigenschaft* darstellen, die ausdrückt, inwiefern eine soziale Gruppe die Welt oder ihre Lebensumwelt als verstehbar, handhabbar und bedeutsam bzw. sinnhaft erlebt. Antonovsky sieht das Kohärenzerleben somit als übergreifende Disposition, die die Einordnung von Erfahrungen in sämtlichen Bereichen des Lebens beeinflussen kann und wiederum von ihnen beeinflusst wird.[8]

[8] Gleichwohl betont er, dass es auch Lebensbereiche geben kann, die das Kohärenzerleben weniger beeinflussen, da sie von der Person oder der Gruppe subjektiv als wenig bedeutungsvoll erlebt werden (Antonovsky, 1987, S. 22). Insofern geht er davon aus, dass Menschen *Grenzen* ziehen und für das Kohärenzerleben insbesondere die Lebensbereiche relevant sind, die innerhalb der individuell gesetzten Grenzen liegen. Einige Lebensbereiche (z. B. die

Da Bedingungen und Strukturen im Leben häufig relativ stabil sind, geht Antonovsky davon aus, dass sich einzelne Lebenserfahrungen zu größeren Mustern zusammensetzen, die dann die Grundlage für die Entwicklung des Kohärenzerlebens bilden. Diese Muster von Lebenserfahrungen können sich im Verlauf des Lebens festigen und damit die Wahrnehmung neuer Bedingungen und Situationen entsprechend dieser Muster beeinflussen. Antonovsky (1987, S. 123) nimmt daher an, dass sich das Kohärenzerleben im Verlauf des Lebens festigt und im Erwachsenenalter eine gewisse *Stabilität* erreicht. Das heißt aber nicht, dass Menschen, die ihre Lebensumwelt als überwiegend kohärent wahrnehmen, alle zukünftigen Ereignisse und Bedingungen ihres Lebens als kohärent erleben. Antonovsky (1987, S. 123) zufolge können auch Menschen, die ihre Lebensumwelt als überwiegend kohärent empfinden mit einem Ereignis konfrontiert werden, das sie (zumindest zunächst) als nicht verstehbar, handhabbar und sinnhaft erleben. Gleichwohl können auch Menschen, die ihre Lebensumwelt als kaum kohärent wahrnehmen, Bedingungen erfahren, die sie (zumindest kurzfristig) als verstehbar, handhabbar und sinnhaft empfinden. Antonovsky (1987, S. 24–26) unterscheidet daher zwischen einem starken und einem *rigiden Kohärenzerleben*. Während ein rigides Kohärenzerleben bedeuten würde, alle Erfahrungen im Leben per se und unreflektiert als verstehbar, handhabbar und sinnhaft einzuordnen, beinhaltet ein *starkes Kohärenzerleben* eine dynamische Komponente, wodurch das individuelle Erleben stets in Relation zu den konkreten Erfahrungen steht. Das Kohärenzerleben ist demnach kein starres Interpretationsmuster, sondern vielmehr ein *dynamisches Gefühl der Zuversicht*, das in enger Verbindung zu den jeweiligen Umwelterfahrungen steht. Dies macht Antonovsky (1987) in seinen Werken vielfach deutlich: „For any given person, a chance encounter, a courageous decision, or even a externally imposed change may initiate a considerable transformation of the level of the SOC, in either direction" (Antonovsky, 1987, S. 123). Eine solche dynamische Fluktuation des Erlebens von Verstehbarkeit, Handhabbarkeit und Sinnhaftigkeit bedeutet für Antonovsky (1987) aber (noch) keine nachhaltige Verwandlung des Kohärenzerlebens (als Lebensauffassung bzw. Weltsicht). Solche radikalen Veränderungen des Kohärenzerlebens infolge einzelner Lebenserfahrungen hält Antonovsky (1987, S. 123) für selten. Vielmehr geht er davon aus, dass es ganze Muster an Lebenserfahrungen bedarf, die sich über einen längeren Zeitraum nach und nach zunehmend zusammensetzen und damit

---

eigenen Gefühle, Beziehungen im direkten sozialen Umfeld, die hauptsächliche Beschäftigung oder Tätigkeit, existenzielle Fragen) hält er aber auch für so bedeutsam, dass sie nicht wirksam ausgeklammert werden könnten. Zudem betont er, dass das Setzen von Grenzen nicht bedeutet, dass die ausgeklammerten Bereiche das eigene Leben nicht mehr beeinflussen würden.

eine allmähliche Veränderung des Kohärenzerlebens (als Lebensauffassung bzw. Weltsicht) anstoßen (Antonovsky, 1987, S. 123).

5.3.6 Zur Entwicklung und Modifikation des Kohärenzerlebens

Insofern das Kohärenzerleben stets in Relation zu Lebenserfahrungen steht und durch stabile, ähnliche oder sich wiederholende Muster von Lebenserfahrungen gefestigt wird, wird die *Erfahrungsumwelt* zur entscheidenden Determinante der *Entwicklung des Kohärenzerlebens.* Antonovsky (1987, S. 92) sieht hierbei bestimmte Lebenserfahrungen (Konsistenz, Teilhabe, Balance des Anforderungsgrads) als besonders entscheidend für die Entwicklung eines starken Kohärenzerlebens. Diese sind in Abbildung 5.4 dargestellt.

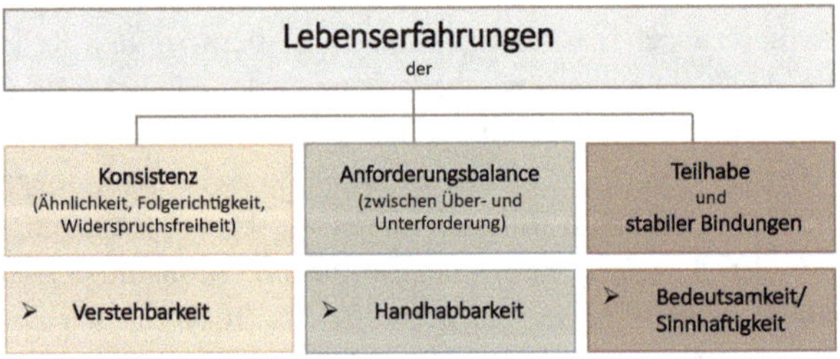

Abbildung 5.4 Quellen des Kohärenzerlebens nach Antonovsky (1979, 1987). (Eigene Darstellung)

Erfahrungen von Konsistenz schätzt Antonovsky (1987, S. 92) als entscheidend für die Entwicklung von Verstehbarkeit ein. Konsistenz kann erfahren werden, wenn sich bestimmte Ereignisse wiederholen, Anforderungen ähneln und Strukturen oder Regelhaftigkeiten in Lebensbedingungen entdeckt werden können. Erste Erfahrungen von Konsistenz können nach Antonovsky bereits im Säuglingsalter gemacht werden (Antonovsky, 1987, S. 94–95). Er bezieht sich hierbei auf die Bindungstheorie (Bowlby, 1969) und konstatiert, dass die Interaktionen zwischen dem Kind und seinen Bezugspersonen konsistente Erfahrungen evozieren können, wenn das Bindungsverhalten des Säuglings überwiegend mit promptem Verhalten der Bezugspersonen beantwortet wird. Das Kind entdeckt erste Ähnlichkeiten und Regelhaftigkeiten in der materiellen Umwelt und auch die soziale Umgebung wird zunehmend vertrauter (Antonovsky, 1987, S. 96). Erkennt das

Subjekt im Verlauf des Lebens immer mehr Muster in den eigenen Lebenserfahrungen, fügen sich neue Erfahrungen in bestehende Konzepte ein, und wird Unbekanntes stimmig erklärt, so wird die Welt für das Subjekt zunehmend verstehbar, ihre Ereignisse und Strukturen erklär- und nachvollziehbar (Antonovsky, 1987, S. 113). Erlebt das Subjekt dagegen sehr wechselhafte Bedingungen, immer neue Anforderungen, unerwartete Ereignisse oder unberechenbare Beziehungen im sozialen Umfeld, so wird es schwer, feste Strukturen im Leben zu erkennen. Das eigene Leben kann somit als unverständlich und unvorhersehbar, die Welt als unsicher und fremd erlebt werden.

Erfahrungen der Balance des Anforderungsgrads sieht Antonovsky (1987, S. 92) ebenso als entscheidend für die Entwicklung von Handhabbarkeit. Auch hier identifiziert er erste Einflüsse im frühen Kindesalter, da bereits in den ersten Lebensjahren Anforderungen an das Kind herangetragen werden (Antonovsky, 1987, S. 97). Als einflussreich sieht er hierbei insbesondere die soziale und kulturelle Lebensumwelt des Kindes an, da das Kind mit ihr in einer asymmetrischen Beziehung steht, die durch Macht- und Abhängigkeitsverhältnisse geprägt ist (Antonovsky, 1987, S. 98–99). Entscheidend ist in diesem Kontext demnach, dass die Anforderungen und die Strukturen der sozialen und kulturellen Umwelt dem Kind die Entfaltung seiner sozialen Identität ermöglichen und nicht verhindern, z. B. durch eine beständige Über- oder Unterforderung (Antonovsky, 1987, S. 98). Erlebt das Subjekt im Verlauf des Lebens dann immer wieder, dass Anforderungen mit den eigenen Ressourcen erfüllt und Herausforderungen aus eigener Anstrengung gemeistert werden können, kann das persönliche Leben als zunehmend handhabbar erlebt werden. Das Subjekt erlernt neue Strategien im Umgang mit unerwarteten Ereignissen und kann sich aufgrund vorheriger Erfolgserlebnisse neuen Herausforderungen zuversichtlich stellen. Schätzt das Subjekt die eigenen Fertigkeiten und Ressourcen dagegen als sehr gering ein oder wird es beständig mit Anforderungen konfrontiert, die es nicht erfüllen kann, so kann das Subjekt kaum die Zuversicht entwickeln, dass das eigene Leben handhabbar ist. Mit jedem neuen Misserfolgserlebnis können die Bedingungen im Leben zunehmend als überfordernd und beständige Anforderungen oder neue Ereignisse als bedrohlich erlebt werden. Allerdings kann Antonovsky (1987, S. 113) zufolge auch Unterforderung dazu führen, dass das Leben nicht als handhabbar wahrgenommen wird. Werden die eigenen Fähigkeiten nie gefordert, die eigenen Kompetenzen unterschätzt, das eigene Potenzial ignoriert, kann auch kein Vertrauen in die eigenen Handlungsmöglichkeiten entwickelt werden. Die Welt kann nicht als „handhabbar“ erlebt werden, weil keine Erfahrungen mit „realen“ Anforderungen gemacht wurden und das eigene Potenzial verkannt bleibt.

Zu guter Letzt betont Antonovsky (1987, S. 92) *Erfahrungen der Teilhabe* als grundlegend für die Entwicklung von Bedeutsamkeit bzw. Sinnhaftigkeit. Erste Erfahrungsmöglichkeiten verortet er wieder im frühen Kindesalter und in der Interaktion zwischen dem Kind und seiner sozialen Umwelt. Während für die Lebenserfahrungen der Konsistenz insbesondere prompte und verlässliche Reaktionen der Bezugspersonen entscheidend sind, ist für die Entwicklung von Bedeutsamkeit und Sinnhaftigkeit vordergründig die Qualität der Reaktionen relevant (Antonovsky, 1987, S. 97). Frühe Interaktionen können nach Antonovsky (1987, S. 97) insbesondere dann das Bedeutsamkeitsempfinden stärken, wenn sie feinfühlig sind und dem Kind positive Affekte ermöglichen, etwa sich geborgen, sicher, gesehen und wertgeschätzt zu fühlen. Kann das Subjekt das eigene Leben im weiteren Lebensverlauf dann weitestgehend selbstbestimmt gestalten, eigene Interessen verfolgen sowie an Entscheidungsprozessen und dem gesellschaftlichen Leben teilhaben, so kann es im Verlauf des Lebens immer mehr erfahren, dass das eigene Leben bedeutungsvoll ist. Das Subjekt erlebt Sinnhaftigkeit in den persönlichen Aufgaben und Beschäftigungen und findet Lebensbereiche, die es emotional als so wertvoll erachtet, dass es gerne Zeit und Anstrengung in sie investiert. Dabei ist nach Antonovsky (1987, S. 93) auch entscheidend, dass sich die Erfahrungen der Teilhabe auf sozial anerkannte Lebensbereiche, Aktivitäten oder Beschäftigungen beziehen. Ohne soziale Anerkennung können eigene Anstrengungen und Bemühungen ihm zufolge nur schwer als bedeutungsvoll erlebt werden (Antonovsky, 1987, S. 93). Im Gegensatz zu Erfahrungen der Teilhabe können Erfahrungen von Ausgrenzung, Fremdbestimmung und Entmündigung dazu führen, dass die Welt gleichgültig oder das eigene Leben als wenig bedeutungsvoll erlebt wird. Wenn das Subjekt in eigenen Angelegenheiten kein Mitspracherecht hat, an persönlichen Entscheidungsprozessen nicht teilhaben kann oder individuelle Herausforderungen und Probleme stets von anderen Personen gelöst werden, wird die Welt zunehmend unabhängig vom eigenen Zutun. Ohne die eigene Teilhabe und Mitwirkung, können Lebenserfahrungen folglich nur schwer als bedeutungsvoll und sinnhaft erlebt werden, wie Antonovsky (1987, S. 92) betont.

Mit dem Erleben ähnlicher Bedingungen und Strukturen stabilisiert sich das Kohärenzerleben Antonovsky (1987, S. 123) zufolge dann zunehmend. Muster von Lebenserfahrungen festigen sich und können damit die Wahrnehmung und die Interpretation neuer Bedingungen und Situationen entsprechend diesen Mustern beeinflussen. Während Antonovsky (1987, S. 123) annimmt, dass sich das Kohärenzerleben im Verlauf des Lebens festigt und im Erwachsenenalter eine gewisse Stabilität erreicht, hält er es im Kindes- und Jugendalter noch für sehr instabil (Antonovsky, 1987, S. 101). Ein möglicher Grund hierfür ist, dass sämtliche Lebenserfahrungen für Kinder zunächst noch neu sind, Muster müssen erst entdeckt werden und sind somit noch nicht so gefestigt wie im Erwachsenenalter. Ein weiterer möglicher Grund liegt in der Vulnerabilität und der Abhängigkeit der Kinder und Jugendlichen (Antonovsky, 1987, S. 98–99). Insofern Kinder und Jugendliche in einem Machtverhältnis zu ihrer sozialen Umgebung stehen, können Lebenserfahrungen potenziell stark beeinflussend oder überwältigend wirken. Das Jugendalter versteht Antonovsky (1987, S. 101) als eine besonders sensible Phase, da soziale Vergleichsprozesse die eigene Wahrnehmung und demnach auch die Einordnung von Lebenserfahrung beeinflussen können. Soziale Anforderungen können als widersprüchlich oder unerreichbar erlebt werden, soziale Strukturen und Praktiken können mit dem individuellen Selbst in Konflikt geraten, wie Antonovsky (1987) konstatiert: „If messages for the various worlds of the child were contradictory, how much more is this so for the adolescents! Yet this is not inherently necessary in human culture“ (Antonovsky, 1987, S. 101). Insofern schreibt Antonovsky (1987, S. 105) dem Jugendalter ein hohes Potenzial zu, die Welt eben nicht (überwiegend) als verstehbar, handhabbar und sinnhaft zu empfinden.[9]

Neben den Lebenserfahrungen sieht Antonovsky auch die *GRR* als Determinante für die Entwicklung eines starken Kohärenzerlebens. Wesentlich ist an den GRR für Antonovsky (1987, S. 129) insbesondere, dass sie Erfahrungen von Konsistenz, der Balance des Anforderungsgrads und Teilhabe begünstigen können und Menschen auf diese Weise vielfältige Lebenserfahrungen ermöglichen, die das Kohärenzerleben stärken können. Insofern ein starkes Kohärenzerleben dann wiederum dazu beiträgt, die GRR situationsangemessen auszuwählen und zielgerichtet einzusetzen, begünstigt es positive Lebenserfahrungen im Umgang mit Stressoren, die wiederum das Kohärenzerleben und die Ressourcen weiter stärken können (Antonovsky, 1987, S. 120–121). Somit entsteht ein Kreislauf, in dem sich das Kohärenzerleben, die GRR und die Lebenserfahrungen einer Person gegenseitig beeinflussen und in ihrer Ausprägung verstärken können (siehe hierzu Abbildung 5.5).

---

[9] Zwar hält Antonovsky (1987, S. 107) es für möglich, dass Jugendliche ein starkes Kohärenzerleben entwickeln, dieses sieht er aber lediglich als vorläufig an, da sich die Lebenserfahrungen von Kindheit und Jugend mit dem Übergang in das Erwachsenenalter nochmals nachhaltig ändern können.

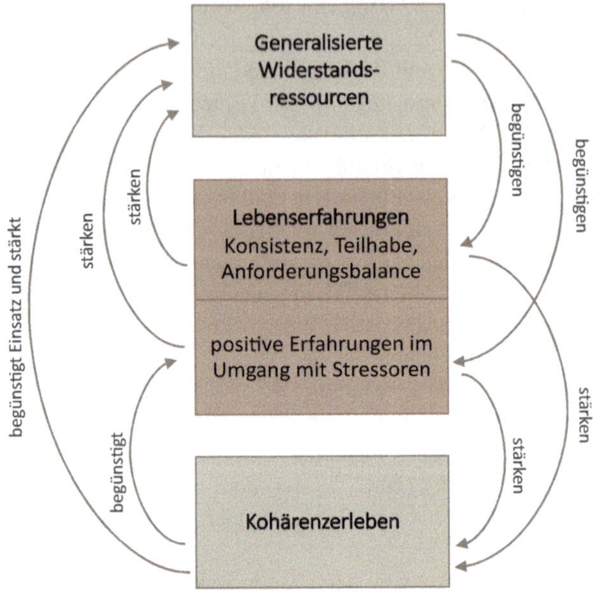

Abbildung 5.5 Beziehungen zwischen den generalisierten Widerstandsressourcen, den Lebenserfahrungen und dem Kohärenzerleben nach Antonovsky (1979, 1987). (Eigene Darstellung)

Antonovsky (1987, S. 122) geht daher davon aus, dass sich das Kohärenzerleben im Verlauf des Erwachsenenalters zunehmend festigt, da die Ereignisse und die Bedingungen dann sukzessive vor dem Hintergrund der bisherigen Kohärenzerfahrungen wahrgenommen und interpretiert werden. Folglich kann angenommen werden, dass die Lebensumwelt bis zu einem gewissen Grad auch durch das Kohärenzerleben strukturiert wird, indem Lebensereignisse und Bedingungen (bewusst oder unbewusst) hinsichtlich ihrer Verstehbarkeit, Handhabbarkeit und Bedeutsamkeit bzw. Sinnhaftigkeit reflektiert werden. Bei einem starken Kohärenzerleben, d. h. auf der Grundlage umfassender vorheriger Kohärenzerfahrungen, können demnach auch (spätere, einzelne) widrige Bedingungen als relativ kohärent und bis zu einem gewissen Grad als verstehbar, handhabbar und sinnhaft erlebt werden. Hierbei ist Antonovsky (1987, S. 105) allerdings wichtig zu betonen, dass es mehr als einen Weg zu einem starken Kohärenzerleben gibt und gerade soziokulturelle Einflüsse und Unterschiede nicht zu vernachlässigen sind. Seine Ausführungen versteht er daher nicht als „Wegweiser" zu einem starken oder schwachen Kohärenzerlebens, sondern vielmehr als exemplifizierte Darstellung potenzieller Determinanten in der Entfaltung, der Veränderung und der Festigung des Kohärenzerlebens im Lebensverlauf. Gleichwohl verdeutlicht er, dass sich das Kohärenzerleben einer Person zwar im Verlauf des Lebens zunehmend festigt, dies aber nicht bedeutet, dass es unveränderlich wäre: „I certainly am not committed to understanding the sense of coherence as being determined forever and anon by genes or early childhood experience. It is shaped and tested, reinforced and modified not only in childhood but throughout one's life" (Antonovsky, 1979, S. 125).

Als entscheidenden Faktor für die Entwicklung eines starken Kohärenzerlebens schätzt Antonovsky (1979, S. 226–227) die *Gesellschaft* ein.[10] Hierzu stellt er als essenziell heraus, ob die jeweilige soziale Umwelt vielfältige Ressourcen bereitstellt und (damit) Lebenserfahrungen von Konsistenz, Anforderungsbalance und Teilhabe ermöglicht:

> The real issue is whether the society in which our children grow up and in which we live our daily lives facilitate or impede the development and maintenance of a strong sense of coherence. Do they provide us with the generalized resistance resources that give us experiences of an appropriate underload-overload balance of stimuli, of consistency, and of participation in the shaping of outcome? (Antonovsky, 1979, S. 226–227)

Hierbei betont Antonovsky (1987, S. 95), dass Lebenserfahrungen von Konsistenz, Teilhabe und einer Balance aus Über- und Unterforderung eben nicht

---

[10] Basierend auf den Lebenserfahrungen und den Ressourcen, die diese bereitstellen, sieht Antonovsky einen bedeutsamen Einfluss in den *sozialen und kulturellen Strukturen sowie den politischen Systemen* einer Gesellschaft. Er betont, dass ein starkes Kohärenzerleben aus diversen unterschiedlichen sozialen und kulturellen Ordnungen hervorgehen kann. Dennoch distanziert er sich klar von totalitären Systemen, machtausübenden Strukturen und einem gänzlich normlosen Libertarismus und konstatiert, dass diese aus seiner Sicht nicht mit einem starken Kohärenzerleben kompatibel sind: „A strong sense of coherence is not compatible with a totalitarian or other type of regime based on terror and naked power (or with analogous personal situations). Nor is it compatible with normless libertarianism, ‚doing one's own thing'" (Antonovsky, 1979, S. 175–176).

einfach als gegeben vorausgesetzt werden können.[11] Insofern kann nicht angenommen werden, dass alle Menschen in ihren Lebensumwelten jene Bedingungen erfahren, die die Entwicklung eines starken Kohärenzerlebens unterstützen. Daher stellt sich die Frage, inwiefern das Kohärenzerleben als Lebensauffassung bzw. Weltsicht gezielt beeinflusst werden kann. Hierzu schreibt Antonovsky (1987, S. 124), dass er eine *intentionale Modifikation des Kohärenzerlebens* für schwierig erachtet, obgleich dies für viele Fachkräfte helfender Professionen („health professions") sicherlich eine ernüchternde Aussage darstelle. Bezugnehmend auf seine vorherigen Ausführungen, dass das Kohärenzerleben in besonderem Maße von den Lebenserfahrungen einer Person determiniert ist, schreibt Antonovsky (1987, S. 124), dass er nachhaltige Veränderung des Kohärenzerlebens ohne eine radikale Veränderung der institutionellen, sozialen und kulturellen Lebensbedingungen für utopisch hält, weshalb er auch nicht davon ausgeht, dass einzelne oder mehrere Begegnungen zwischen Subjekt und Praktiker*in ausreichen, um die Weltsicht einer Person nachhaltig zu verändern (Antonovsky, 1987, S. 124).

Dennoch hält er eine Veränderung des Kohärenzerlebens nicht für gänzlich ausgeschlossen und beschreibt drei Möglichkeiten, wie eine Modifikation zumindest potenziell denkbar sein könnte: Eine erste Anknüpfungsmöglichkeit liegt in einer *nachhaltigen Veränderung der unmittelbaren Lebenswelt der Betroffenen* (Antonovsky, 1987, S. 124–125). Insofern Antonovsky (1987, S. 124) schreibt, dass er eine nachhaltige Veränderung des Kohärenzerlebens ohne eine radikale Veränderung der institutionellen, sozialen und kulturellen Lebensbedingungen für utopisch hält, liegt in genau jener *radikalen und nachhaltigen Veränderung* großes Potenzial für die Modifikation des Kohärenzerlebens. Da Lebenserfahrungen von Konsistenz, Anforderungsbalance und Teilhabe maßgeblich für die Entwicklung eines starken Kohärenzerlebens sind, bedarf eine nachhaltige Veränderung des Kohärenzerlebens folglich auch einer nachhaltigen Veränderung der institutionellen, sozialen und kulturellen Lebensumwelt hinsichtlich genau jener Erfahrungsmöglichkeiten.

---

[11] Im Gegensatz hierzu stellt er fest, dass viele Menschen in Bedingungen leben, die weit davon entfernt sind, ein starkes Kohärenzerleben zu befördern: „If we wish to see the present and future soberly in our world, we must use words like *capitalism* and *totalitarianism*. The social structures in which most of humanity lives and the daily experiences to which we are exposed in these structures are far from conductive to a strong sense of coherence. […] Societies with a marketing mentality and a fetishism of commodities, with terror and arbitrary recasting of history, with grinding poverty and starvation cannot foster a view of the world as one that provides information and music except for the fortunate few" (Antonovsky, 1979, S. 227, Herv. i. Orig.).

Eine zweite Anknüpfungsmöglichkeit besteht hinsichtlich der *temporären Fluktuationen* des Kohärenzerlebens (Antonovsky, 1987, S. 124–125). Insofern Antonovsky das Kohärenzerleben nicht als statische Kategorie, sondern als prozesshafte Disposition begreift, ergibt sich das Potenzial einer Beförderung situativen Kohärenzerlebens. Antonovsky (1987, S. 124–125) geht davon aus, dass das Kohärenzerleben fluktuiert, diese Schwankungen aber temporär sind und demnach allein keine nachhaltigen Veränderungen des Kohärenzerlebens bewirken. Dennoch hält er auch diese kurzfristigen Veränderungen des Kohärenzerlebens für bedeutend, insofern sie das aktuelle Erleben der Person beeinflussen. Antonovsky (1987, S. 125) betont daher die Relevanz der bewussten Gestaltung der Begegnungen mit dem Subjekt. Diesbezüglich plädiert er dafür zu reflektieren, inwiefern die jeweiligen Begegnungen dem Subjekt Erfahrungen von Konsistenz, Anforderungsbalance und Teilhabe ermöglichen. Obgleich Antonovsky zugesteht, dass jenes Erleben selbstverständlich auch von internen individuellen Faktoren der Person selbst sowie sozialen Strukturen und Machtverhältnissen der Interaktion und der Sozialisation der Akteur*innen beeinflusst wird, sieht er zugleich Gestaltungsmöglichkeiten seitens der Praktiker*innen. Demnach können bewusst möglichst verstehbar, handhabbar und bedeutsam bzw. sinnhaft gestaltete Begegnungen zwischen Praktiker*in und Subjekt situatives Erleben von Kohärenz ermöglichen und damit nach Antonovsky (1987, S. 125) zumindest temporäres Kohärenzerleben befördern.

Als dritten Anknüpfungspunkt führt Antonovsky (1987, S. 126–127) Ansätze an, die Menschen langfristig bei der *Entwicklung von Ressourcen und Strategien* unterstützen, *die eine Neuinterpretation ihrer Lebenserfahrungen ermöglichen.* Diese Ansätze sieht er zwar in ihrer Wirkung begrenzt, da sie nicht die Lebenserfahrung selbst, sondern nur ihre individuelle Bewertung beeinflussen können. Gleichwohl sieht er in ihnen auch Potenzial, insofern sie es Subjekten nicht nur ermöglichen, ihre bisherigen Erfahrungen neu zu interpretieren, sondern auch bewusst nach Erfahrungen zu suchen, die ihr Kohärenzerleben stärken. Insofern geht Antonovsky (1987, S. 126) davon aus, dass auch eine langfristige Zusammenarbeit zwischen Partiker*in und Subjekt eine Veränderung des Kohärenzerlebens erwirken kann, wenn sie die Entwicklung jener Ressourcen und Strategien unterstützt – obgleich er den stärksten Einfluss in der langfristigen Veränderung der Lebensbedingungen selbst sieht.

5.3.7 Zur Wirkung des Kohärenzerlebens im Copingprozess

Insofern Antonovsky das Kohärenzerleben als entscheidende Antwort auf die salutogenetische Frage versteht, gilt es ferner zu ergründen, inwiefern das Kohärenzerleben die Gesundheit des Subjekts beeinflussen kann. Dies führt Antonovsky insbesondere auf dessen Wirkung im Copingprozess zurück und konstatiert: „The central thesis of the salutogenic model is that a strong SOC is crucial to successful coping with the ubiquitous stressors of living and hence to health maintenance“ (Antonovsky, 1987, S. 164). Antonovsky zufolge kann das Kohärenzerleben nun hinsichtlich verschiedener Teilprozesse des *Copings* wirksam sein. Hierbei orientiert er sich wieder am transaktionalen Stressmodell nach Lazarus und Kolleg*innen (Cohen & Lazarus, 1979; Lazarus & Folkman, 1984).[12]

In der *primären Bewertung („primary appraisal“)* liegt der Schwerpunkt der Bewertung innerhalb der Transaktion auf den Reizen der (internen oder externen) Umwelt. Hierbei erfolgt zunächst die Bewertung eines Reizes als stressauslösend oder nicht stressauslösend. Antonovsky (1987, S. 132) bezeichnet diese Bewertung als „primary appraisal-I“. Wird der Reiz als stressauslösend, d. h. als Stressor, eingeordnet, entsteht Anspannung im Körper. Antonovsky (1987, S. 132) geht nun davon aus, dass Subjekte mit einem starken Kohärenzerleben ihre Lebensumwelt als überwiegend verstehbar, handhabbar und bedeutsam/sinnhaft erleben und damit viele Reize als weniger bedrohlich oder herausfordernd einschätzen und demnach seltener als Stressor klassifizieren. Diesem Verständnis folgend kommt es womöglich gar nicht erst zu stressinduzierter Anspannung mit potenziell pathogenen Folgen, wenn das Subjekt die Lebensumwelt als überwiegend kohärent erlebt.

Allerdings betont Antonovsky (1987, S. 132), dass viele Reize, z. B. besonders intensive oder bedeutsame Ereignisse, auch von Subjekten mit einem starken Kohärenzerleben als Stressoren bewertet werden. Es entsteht folglich Anspannung im Körper und der Reiz wird einer weiteren Bewertung unterzogen, die Antonovsky „primary appraisal-II“ nennt (Antonovsky, 1987, S. 132). Die Qualität des Stressors wird näher bestimmt, z. B. als Bedrohung („threat“) oder Herausforderung („challenge“). Hier grenzt sich Antonovsky vom ursprünglichen Modell von Lazarus ab, indem er weitere positive und neutrale Bewertungsqualitäten wie

[12] Siehe hierzu ausführlicher den Exkurs „Einblicke in die relationale Stressforschung: Transaktionales Stressmodell“ in Abschnitt 5.3.2.

gutartig („benign“) und unerheblich/belanglos („irrelevant“) ergänzt. Im Gegensatz zu Lazarus geht Antonovsky (1987, S. 133) folglich davon aus, dass auch als positiv oder neutral bewertete Reize Anspannung im Körper auslösen können, wenn sie die Ressourcen des Organismus herausfordern. Diese neutralen oder positiven Bewertungsqualitäten ermöglichen ihm zufolge aber eine rasche Auflösung von Anspannung. Einer als positiv erlebten Herausforderung kann zuversichtlich entgegengetreten und mit weniger Energieaufwand oder gezielteren Strategien begegnet werden. Ein Reiz, der zunächst als Stressor eingeschätzt wurde, kann nach näherer Bestimmung als harmlos neubewertet und damit doch als nicht stressauslösend eingeordnet werden. Auch hier sieht er ein starkes Kohärenzerleben als wirksam an. Er geht davon aus, dass Subjekte Stressoren eher als gutartig oder belanglos definieren, wenn sie ihre Lebensumwelt grundsätzlich als eher kohärent erleben. Weiterhin sieht Antonovsky (1987, S. 148–189) die rasche Auflösung von Anspannung als wesentlich an. Hintergrund hierfür ist, dass die bei der Auseinandersetzung mit Stressoren evozierte Anspannung vom Körper nicht unendlich lange aufrechterhalten werden kann, wie Antonovsky (1987) feststellt: „The human organism cannot, without consequent damage, remain a high and intense level of emotional tension, even if the emotion is pleasurable. One must relax, if one is not to become exhausted“ (S. 149). Folgt auf die Phase der Anspannung keine Phase der Entspannung, transformiert sich der physiologische und emotionale Spannungszustand in einen Stresszustand, der potenziell mit pathogenen Folgen einhergehen kann. Antonovsky geht nun davon aus, dass das Kohärenzerleben die Auflösung von Anspannung über verschiedene Faktoren begünstigen kann:

Als ersten Faktor nennt er die *Zuversicht* einer Person (Antonovsky, 1987, S. 133). Da Subjekte mit einem starken Kohärenzerleben auf diverse Lebenserfahrungen zurückgreifen können, in denen sich Probleme als lösbar, Anforderungen als erfüllbar oder Herausforderungen als handhabbar erwiesen haben, können sie zuversichtlich sein, dass sich der Spannungszustand auch in der neuen Situation schnell wieder auslösen wird. Sie erleben sich selbst somit als handlungsfähig *(bedeutsam)* und schätzen ihre Bemühungen hinsichtlich des Erfolgs als lohnenswert *(sinnhaft)* ein. Hierbei sieht Antonovsky (1987, S. 133) eine Nähe zum Konzept der Selbstwirksamkeit von Bandura (1977).

Exkurs: Das Konzept der Selbstwirksamkeit

Das Konzept der *Selbstwirksamkeit* geht auf den kanadischen Psychologen Albert Bandura (1977) zurück. Bandura gilt als Begründer der sozial-kognitiven Lerntheorie bzw. des Lernens am Modell und wurde insbesondere über seinen Beitrag zur Lernpsychologie prominent. In den 1970er-Jahren prägte er den Begriff der Selbstwirksamkeit, um auszudrücken, dass Erwartungen hinsichtlich der eigenen Wirksamkeit sowohl die Initiierung als auch die Persistenz des eigenen Copingverhaltens beeinflussen können (Bandura, 1977, S. 193). Eine Selbstwirksamkeitserwartung drückt folglich aus, inwiefern das Subjekt die Erwartung hat, ein bestimmtes Verhalten ausführen zu können:

> An efficacy expectation is the conviction that one can successfully execute the behavior required to produce the outcomes (Bandura, 1977, S. 193).

Selbstwirksamkeit meint demnach die Überzeugung, selbst wirksam sein zu können und damit Vertrauen in die eigenen Handlungsmöglichkeiten zu gewinnen. Sie bezieht sich auf konkretes zukünftiges Verhalten in einer Anforderungssituation, die Anstrengung und Ausdauer erforderlich macht und den Einsatz persönlicher Kompetenzen und damit die Attribution des Erfolgs der Handlung auf die eigene Person erforderlich macht (Jerusalem, 2018, S. 129).

Nach Bandura (1977, S. 195–200) können vier Faktoren benannt werden, die die Selbstwirksamkeit einer Person potenziell beeinflussen können:

(1) Eigene Erfolgserlebnisse (performance accomplishments), d. h. erfolgreich ausgeführte Handlungen oder selbst bewältige Herausforderungen.
(2) Stellvertretende Erfahrungen (vicarious experience), d. h. die Beobachtung erfolgreich ausgeführter Handlungen oder bewältige Herausforderungen von anderen Personen.
(3) Sprachliche Überzeugungen (verbal persuasion), wie Ermutigungen durch andere Personen oder Selbstinstruktionen.
(4) Emotionale Erregung (emotional arousal), wie das Erleben physischer Anspannung oder Angstreaktionen.

Die genannten Faktoren können demnach beeinflussen, inwiefern das Subjekt in einer Anforderungssituation die Überzeugung hat, selbst wirksam zu sein und erfolgreich handeln zu können. Damit ist die Selbstwirksamkeitserwartung nach der sozial-kognitiven Lerntheorie von großer Bedeutung für erfolgreiches Handeln und Coping (Bandura, 1977, S. 193; Jerusalem, 2018, S. 128). Nach Bandura (1977, S. 193–194) hat die Selbstwirksamkeit einer Person Einfluss darauf, ob sie herausfordernde Situationen aufsucht oder diese vermeidet, ob sie in einer Anforderungssituation eigenaktiv Copingverhalten initiiert und wie ausdauernd sie dieses einsetzt. Selbstwirksamkeit kann demnach als Indikator für den Einsatz und die Effizienz von Copingbemühungen angesehen werden, wie Banduara (1977) verdeutlicht:

> The strength of people's convictions in their own effectiveness is likely to affect whether they will even try to cope with given situations. At this initial level, perceived self-efficacy influences choice of behavioral settings. People fear and tend to avoid threatening situations they believe exceed their coping skills, whereas they get involved in activities and behave assuredly when they judge themselves capable of handling situations that would otherwise be intimidating. Not only can perceived self-efficacy have directive influence on choice of activities and settings, but, through expectations of eventual success, it can affect coping efforts once they are initiated. (S. 193–194)

Analog zur Selbstwirksamkeitserwartung kann somit die Zuversicht des Subjekts, mit Ereignissen oder Anforderungen der (internen oder externen) Umwelt umgehen zu können, als wertvolle Ressource im Prozess des Umgangs mit Anspannung betrachtet werden (Antonovsky, 1987, S. 136).

Als weitere Faktoren führt Antonovsky die mit dem Anspannungszustand assoziierten *Emotionen* sowie die *Wahrnehmung* und die *Einschätzung der Problemsituation* an. Antonovsky (1987, S. 137) bezeichnet diese Faktoren als „primary appraisal-III". Insofern die Konfrontation mit Stressoren ihm zufolge sowohl mit physiologischer als auch mit emotionaler Anspannung verbunden ist, geht er davon aus, dass das Kohärenzerleben auch hinsichtlich der mit den Stressoren assoziierten *Emotionen* wirksam sein kann (Antonovsky, 1987, S. 136): Er geht davon aus, dass ein starkes Kohärenzerleben dazu führt, dass die durch die Stressoren ausgelösten Emotionen weniger diffus *(verstehbarer)* sind und damit bewusster und differenzierter vom Subjekt wahrgenommen werden können. Dadurch sind sie für das Subjekt besser zugänglich *(handhabbarer)* und der Spannungszustand folglich leichter auflösbar. Antonovsky (1987, S. 151) geht somit davon aus, dass emotionale Prozesse Auswirkungen auf die Auflösung der

Anspannung im Körper haben und Subjekte, die ihre Lebensumwelt als überwiegend kohärent erleben, ihre Emotionen klarer und differenzierter wahrnehmen und demnach den Spannungszustand leichter auflösen können.

Daneben identifiziert er auch Auswirkungen des Kohärenzerlebens auf die *Wahrnehmung* und die *Interpretation der Problemsituation* (Antonovsky, 1987, S. 136–137). Er geht davon aus, dass Menschen mit einem starken Kohärenzerleben die instrumentelle Problemsituation klarer und differenzierter wahrnehmen und die damit verbundene Herausforderung oder Bedrohung präziser einschätzen können. Die zugrunde liegende Situation oder die auslösende Bedingung wird demnach nachvollziehbarer *(verstehbar)* und damit auch *fassbarer (handhabbar)*. Durch die differenziertere Wahrnehmung wird demnach auch hier die Bewertung des Stressors beeinflusst: Dieser wird durch die differenzierte Wahrnehmung der Hintergründe leichter als Herausforderung, als Bedrohung eingeordnet und damit zugänglicher für die *Bewältigung*, wie Antonovsky (1987) annimmt: „The problems, moreover, are not only seen as more comprehensible and manageable, but also as challenges rather than as burdens“ (Antonovsky, 1987, S. 136–137).

Allerdings ist in Bezug auf die primäre Bewertung zu konstatieren, dass sich viele Reize nicht trennscharf als Bedrohung oder Herausforderung einordnen lassen (Antonovsky, 1987, S. 135). Auch ist nach Antonovsky die Bewertung eines Reizes als stressauslösend oder nicht stressauslösend nicht derart ausschlaggebend für die gesundheitsbezogene Wirkung des Kohärenzerlebens. Insofern Antonovsky davon ausgeht, dass positive gesundheitsbezogene Wirkungen insbesondere mit der Auflösung von Anspannung einhergehen, sieht er vielmehr einen möglichst guten Umgang mit Anspannung als entscheidend an. Das Ziel ist damit weniger die Vermeidung von Stressoren oder die Klassifikation jeglicher Reize als nicht stressauslösend, sondern vielmehr eine effektive Auflösung der mit den Stressoren einhergehenden emotionalen und physischen Anspannung, wie Antonovsky (1987) verdeutlicht:

> What I have proposed is that the extent to which one is capable of cognitively and emotionally ordering one's perception of the stressor and accepting a willingness to confront it is contributory to ultimate successful coping. Or, to put it in the terms of the SOC construct, the extent to which one approaches the world with the generalized expectation that stressors are meaningful and comprehensible lays the motivational and cognitive basis for managing and for preventing the transformation of tension into stress. (S. 137)

Der Umgang mit Anspannung wird neben der primären Bewertung jedoch entscheidend von der sekundären Bewertung beeinflusst. In der *sekundären Bewertung* („secondary appraisal“) liegt der Schwerpunkt der Bewertung innerhalb der Transaktion auf den Handlungsmöglichkeiten der eigenen Person. Folglich werden die eigenen Ressourcen und Strategien in Relation zu den jeweiligen Stressoren der (internen oder externen) Umwelt bewertet und Copingprozesse eingeleitet (Lazarus & Folkman, 1984, S. 35–37). Werden die eigenen Ressourcen als angemessen eingeschätzt und/oder erweisen sich die Copingbemühungen als wirksam, gelingt auch an dieser Stelle die Auflösung des Anspannungszustands. Analog zu der Bewertung der Stressoren sieht Antonovsky (1987, S. 138) das Kohärenzerleben hinsichtlich der *Bewertung der individuellen Handlungsmöglichkeiten innerhalb der Transaktion*, d. h. dem Verhältnis aus den Anforderungen der jeweiligen Stressoren und den eigenen Ressourcen und Copingstrategien, als wirksam an. Insofern Subjekte, die ihre Lebensumwelt als überwiegend kohärent erleben, auf diverse Lebenserfahrungen zurückgreifen können, in denen sie ihre Ressourcen und Strategien erfolgreich einsetzen konnten, um Probleme zu lösen, Anforderungen zu erfüllen oder Herausforderungen zu meistern, können sie zuversichtlich sein, dass sie ihr Potenzial auch in der aktuellen Situation erfolgreich einsetzen können. Auch in Bezug auf ihre individuellen Ressourcen und Copingstrategien können sie somit auf vergangene Selbstwirksamkeitserfahrungen zurückgreifen, wodurch der Umgang mit den jeweiligen Stressoren zunehmend realisierbar *(handhabbar)* erscheint.

Antonovsky (1987, S. 138) unterscheidet zudem zwischen den eigenen Ressourcen und Strategien als potenziell verfügbares Kapital und deren tatsächlicher Mobilisierung im Copingprozess. Entscheidend ist für ihn somit nicht (nur), dass Menschen über vielfältige Ressourcen verfügen, sondern insbesondere, dass sie diese im Umgang mit Stressoren gezielt einsetzen können. Antonovsky nimmt nun an, dass das Erleben von Kohärenz die *situationsangemessene Auswahl* und den *gezielten Einsatz der Ressourcen und Strategien* begünstigen kann. Das Kohärenzerleben ist demnach kein Coping-Stil (Antonovsky, 1987, S. 138), sondern vielmehr eine übergeordnete Ressource, die den Copingprozess moduliert und begleitet. Antonovsky (1987) konkretisiert dies wie folgt:

> The very first and fundamental point to be made is that a strong SOC is *not* a particular coping style. [...] To consistently adopt one pattern of coping [...] is precisely to fail to respond to the nature of the stressor and hence to decrease the chances of successful coping. (Antonovsky, 1987, S. 138, Herv. i. Orig.)

Insofern das Kohärenzerleben die differenzierte Wahrnehmung und Interpretation der Problemsituation unterstützt, können passgenauere Strategien und Ressourcen ausgewählt werden. Auch können diese zielgerichteter eingesetzt werden, da auf Erfolgserfahrungen vorheriger Copingbemühungen zurückgegriffen werden kann.

Insofern kann ein Subjekt eher aus einem Repertoire an Widerstandsressourcen jene Kombination auswählen, die für den Umgang mit der jeweils spezifischen Problemsituation oder Anforderung am geeignetsten erscheint, wenn es jene Problemsituation oder Anforderung als überwiegend kohärent erlebt (Antonovsky, 1987, S. 138).

Gleichwohl kann ein starkes Kohärenzerleben Antonovsky (1987, S. 139) zufolge dazu beitragen, dass das Subjekt den *Copingprozess selbst (auch) als positiv erlebt*: Insofern die Problemsituation oder die auslösende Bedingung größtenteils erklärbar *(verstehbar)* ist und die eigenen Ressourcen als wirksam *(sinnhaft)* eingeschätzt werden, wird der Erfolg der Auseinandersetzung mit dem Stressor zunehmend greifbar *(handhabbar)*. Der Stressor wird somit zu einer Challenge, die dazu herausfordert, die eigenen Potenziale einzusetzen, und damit zu eigenem Handeln ermutigt und zur Auseinandersetzung motiviert *(bedeutsam)*. Auch in der sekundären Bewertung sieht Antonovsky (1987, S. 139) die gesundheitsbezogenen Wirkungen des Kohärenzerlebens somit über die Begünstigung der Auflösung von Anspannung vermittelt: Indem die eigenen Ressourcen als ausreichend eingeschätzt, zielgerichtet ausgewählt und effektiv eingesetzt werden, kann Anspannung im Körper rasch wieder aufgelöst und damit Entspannung erzielt werden.

Weiterhin sieht Antonovsky (1987, S. 146–147) einen Einfluss des Kohärenzerlebens im Prozess *der Neubewertung* (Lazarus: „reappraisal" bzw. Antonovsky: „tertiary appraisal") der Stressoren. Er geht davon aus, dass Subjekte nicht nur die Problemsituation selbst, sondern auch den Erfolg der Copingmaßnahmen differenzierter einschätzen können, wenn sie ihre Lebensumwelt als überwiegend kohärent erleben (Antonovsky, 1987, S. 146–147). Wenn die Problemsituation und die eigenen Ressourcen und Strategien differenziert wahrgenommen werden, können demzufolge auch Copingprozesse und ihre Folgen transparenter und nachvollziehbarer (verstehbar) werden. Damit können Erfolg und Wirkungen der eingesetzten Strategien klarer abgeschätzt und die Maßnahmen entsprechend adaptiert werden. So geht Antonovsky (1987, S. 147) einerseits davon aus, dass das Kohärenzerleben zu einer präziseren Feinabstimmung der Copingstrategien beiträgt und damit eine Neubewertung eines ursprünglich als Stressor eingeschätzten Reizes (nun nach erfolgreichem Coping) als „nicht-stressauslösend" begünstigt, was wiederum die Auflösung von Anspannung ermöglicht. Andererseits geht Antonovsky (1987, S. 136) davon aus, dass Subjekte dieses erfolgreiche Coping besser auf ihre eigene Person oder Handlung zurückführen können, wenn sie die Auseinandersetzung mit den Stressoren noch als überwiegend verstehbar, handhabbar und sinnhaft erlebten. Hierbei steht das Kohärenzerleben folglich in Beziehung zu den individuellen Ressourcen, insofern jede erfolgreiche bewältigte

Herausforderung die eigene Zuversicht stärkt und damit selbst wieder zur Ressource wird (Antonovsky, 1987, S. 136). Der Copingprozess wird demnach zu einer positiven Lebenserfahrung, die zugleich anregend (über bestärkende Emotionen) und entspannend (über die Auflösung des Spannungszustands) wirkt und die eigenen Ressourcen stärkt.

Abschließend führt Antonovsky einige ergänzende Überlegungen zu den vorherigen Ausführungen an. Bezugnehmend auf die *Coping- und Appraisalprozesse* betont er, dass diese deutlich schneller und weniger bewusst ablaufen, als es nach deren umfassender Beschreibung erscheinen könnte (Antonovsky, 1987, S. 140). Obgleich ein starkes Kohärenzerleben dazu führt, dass die Prozesse insgesamt etwas zielgerichteter und für die Person nachvollziehbarer sind, sind sie bei Weitem *nicht so rational oder kognitiv beeinflussbar*, wie die Ausführungen eventuell vermuten ließen. Letztlich kann der gesamte Copingprozess auch sehr schnell und höchst unbewusst verlaufen. Zudem betont er, dass ein starkes Kohärenzerleben *nicht bedeutet, dass alles möglich ist* und sämtliche Probleme gelöst, Herausforderungen bewältigt und Anforderungen erfüllt werden können. Auch Menschen, die die Welt als überwiegend verstehbar, handhabbar und sinnhaft erleben, können mit Stressoren oder Bedingungen konfrontiert sein, mit denen sie nicht (einfach) umgehen können. Exemplarisch führt er hier auch *kulturelle Einflüsse* an, die Copingprozesse potenziell beeinflussen können (Antonovsky, 1987, S. 141, 147–148). Diese kulturellen Einflüsse lassen sich ihm zufolge auch durch ein starkes Kohärenzerleben nicht aufheben. Allerdings geht Antonovsky davon aus, dass Menschen mit einem starken Kohärenzerleben innerhalb ihrer kulturellen Grenzen flexibler agieren, indem sie ihre Strategien gezielter einsetzen können (Antonovsky, 1987, S. 141). Das Kohärenzerleben reduziert somit nicht die *Relevanz von Transaktion, Relation oder Beziehung* zwischen den Anforderungen und Bedingungen der Umgebung und den individuellen Bewertungen und Möglichkeiten der Person.

Zudem räumt Antonovsky ein, dass die *Beschreibung von Personen mit einem starken oder schwachen Kohärenzerleben* letztlich einer reduktionistischen Darstellung unterliegt. Das Kohärenzerleben lässt sich nicht in klar definierten, statischen Kategorien beschreiben. Vielmehr sieht er es analog zum Gesundheitsbegriff als Kontinuum, obgleich er in seinen Ausführungen zur vereinfachten Darstellung von einem starken oder schwachen Kohärenzerleben spricht. Wenn Antonovsky (1987, S. 147–148, 1979, S. 158) anführt, dass ein starkes Kohärenzerleben erfolgreiches Coping begünstigen kann, meint er folglich, dass es, bei der Konfrontation mit einem spezifischen Stressor, wahrscheinlicher ist, dass Coping gelingt, wenn das Subjekt die Lebensumwelt als überwiegend kohärent erlebt, wobei „überwiegend" im Sinne eines Kontinuums zu verstehen ist.

In diesem Kontext wirft Antonovsky (1987, S. 148–149) die Frage auf, wann von *erfolgreichem Coping*, d. h. der „Bewältigung“ im Prozess der Auseinandersetzung mit Stressoren, gesprochen werden kann. Er differenziert zwischen der instrumentellen *Bewältigung* eines Stressors (z. B. der Lösung eines Problems) und der physiologischen Auflösung des Anspannungszustands und konstatiert: „Resolution of the instrumental problem posed by the stressor does not mean that the problem of emotion regulation is automatically solved“ (Antonovsky, 1987, S. 148–149). Entscheidend ist für Antonovsky folglich die *Auflösung des Anspannungszustands*, d. h. die Transformation von Anspannung in Entspannung. Mit welchen instrumentellen Maßnahmen oder Strategien dies einhergeht, ist aber weder vorhersehbar noch generalisierbar. Der Erfolg der Transformation ist folglich (primär) anhand physiologischer Parameter der Entspannung beschreibbar. Konkrete instrumentelle Strategien, die zur Transformation beitragen, stehen außerhalb des Bestimmbaren. D. h., die Qualität der eingesetzten Copingstrategien kann nicht (ausschließlich) anhand instrumenteller Parameter beurteilt werden (z. B. inwiefern diese zur Lösung des Problems beitragen). Wodurch letztlich Entspannung eintritt, ist höchst individuell und situationsabhängig. Antonovsky (1987, S. 148–149) distanziert sich daher davon, erfolgreiches Coping anhand instrumenteller Parameter zu definieren oder an bestimmten Maßnahmen festzumachen. In Bezug auf diese emotionale und physiologische Regulation sieht er das Kohärenzerleben als wirksam an, da es das Subjekt zuversichtlich stimmt, dass Coping möglich ist. Insofern ein starkes Kohärenzerleben bedeutet, dass das eigene Leben als verstehbar, handhabbar und bedeutsam/sinnhaft wahrgenommen wird, ermöglicht es dem Subjekt, eine *tiefe Zuversicht* zu entwickeln, dass die Auseinandersetzung mit den Ereignissen und den Anforderungen der Umwelt gelingen kann. Und diese Zuversicht ermöglicht nach Antonovsky (1987) wiederum, den Ereignissen und den Anforderungen entgegenzutreten:

> But once this confidence is established – in my terms, once the generalized view of the world as meaningful and comprehensible is focused on the specific situation – one is ready to act. Such action can be directed, simultaneously or sequentially, at solving the instrumental problem and the emotional load. (S. 145)

5.3.8 Zur Wirkung des Kohärenzerlebens im Kontinuum von Gesundheit und Krankheit

In den vorherigen Ausführungen wurde dargestellt, dass das Kohärenzerleben als zentrale Determinante im Copingprozess angesehen werden kann. Im Folgenden soll nun weiter darauf eingegangen werden, wie das Kohärenzerleben damit Gesundheitserleben initiieren kann. Hintergrund dafür ist, dass Antonovsky (1987) das Kohärenzerleben als einen entscheidenden Faktor für die Positionierung auf dem Kontinuum und die Bewegung zwischen den Polen „health ease" und „dis-ease" versteht:

> I am quite persuaded, until data compel me to modify or change my position, that the sense of coherence is a very major determinant of maintaining one's position on the health ease/dis-ease continuum and of movement toward the healthy end. (S. 15)

Dies führt er insbesondere auf dessen Einfluss auf die Auflösung von Anspannung zurück und konstatiert: „Yet the whole point of the discussion has been that by managing tension well, the person with a strong SOC will indeed reinforce or improve his or her health status" (Antonovsky, 1987, S. 152). Folglich geht Antonovsky davon aus, dass ein starkes Kohärenzerleben das gesundheitsbezogene Wohlbefinden einer Person stärken kann, indem es die Transformation von Anspannung in Entspannung im Copingprozess begünstigt. Unklar ist allerdings noch, inwiefern die Auflösung des Anspannungszustands gesundheitsförderliche Prozesse initiieren kann. Hierbei bezieht sich Antonovsky auf Ausführungen von Cohen (1984).

Exkurs: Mechanismen, über die Coping die Ätiologie und die Erholung von Erkrankungen beeinflussen kann (nach Cohen 1984)
Cohen veröffentlichte 1984 einen Artikel zu gesundheitsbezogenen Wirkungen von Coping. Er geht davon aus, dass Coping die Gesundheit in *physiologischer, psychologischer und sozialer Hinsicht* beeinflussen kann, und erläutert dies wie folgt:

> Coping can have effects on psychological, social and physiological outcomes. Psychologically, coping could affect one's emotional reactions (e.g., how depressed or anxious one is), general sense of well-being, or performance on tasks. Social outcomes include the effect on interpersonal relationships, the fulfillment of social roles, and the ability to function effectively in the

work environment. Physiological outcomes include short-term physiological reactions (such as autonomic nervous system, hormonal, immunological, and neuroregulatory changes). (Cohen, 1984, S. 263–264)

Diese gesundheitsbezogenen Wirkungen führt Cohen (1984, S. 265) auf fünf *Mechanismen* zurück:

(1) Coping kann die Hormonausschüttung und darüber (die Widerstandsfähigkeit des Körpers gegen) die Entstehung von Erkrankungen beeinflussen (z. B. Adrenalin, Cortisol)
(2) Coping kann Gewohnheiten beeinflussen, die die Gesundheit unmittelbar beeinträchtigen (z. B. Rauchen, übermäßiger Alkoholkonsum) oder verbessern können (z. B. Bewegung, Wahrnehmung von Vorsorgeuntersuchungen)
(3) Coping kann adaptive Verhaltensweisen beeinflussen, die den Schweregrad einer Erkrankung mindern und den Verlauf der Rehabilitation begünstigen können (z. B. frühzeitige Konsultation von Expert*innen, Offenheit für Behandlungsmaßnahmen)
(4) Coping kann die Transaktionen mit Expert*innen des Gesundheitswesens beeinflussen (z. B. Compliance)
(5) Coping kann die Lebenseinstellung und den Lebenswillen und darüber physiologische Prozesse im Körper beeinflussen (z. B. können positive Emotionen die Endorphinausschüttung steigern und damit das Schmerzempfinden reduzieren und Genesungsprozesse begünstigen)

Analog zu Cohen nimmt Antonovsky (1987, S. 152) unterschiedliche gesundheitsbezogene Wirkungen des Kohärenzerlebens über die Auflösung des Anspannungszustands im Copingprozess an. Einerseits geht er davon aus, dass das Kohärenzerleben indirekt das gesundheitsbezogene Verhalten des Subjekts im Umgang mit Stressoren beeinflussen kann, andererseits sieht er aber auch direkte physiologische Auswirkungen auf die Gesundheit.

Bezüglich potenzieller indirekter Auswirkungen des Kohärenzerlebens auf das *gesundheitsbezogene Verhalten* des Subjekts bezieht sich Antonovsky auf die Mechanismen zwei bis vier von Cohen (1984, S. 265): Cohen zufolge können Copingprozesse gesundheitsbezogene Verhaltensweisen einer Person beeinflussen, etwa regelmäßige sportliche Betätigung, die Wahrnehmung präventiver oder rehabilitativer Maßnahmen oder die Compliance im Therapieprozess. Hierauf bezugnehmend führt Antonovsky (1987, S. 153) aus, dass er sich vorstellen kann, dass das Kohärenzerleben diese Verhaltensweisen im Umgang mit Stressoren beeinflussen könnte. Er distanziert sich allerdings davon, das Kohärenzerleben als direkte oder gar allgemeine Determinante gesundheitsbezogenen Verhaltens zu deklarieren. Vielmehr betont er, dass dieses insbesondere durch soziostrukturelle und kulturelle Faktoren determiniert ist (Antonovsky, 1987, S. 153). Einen möglichen Einfluss des Kohärenzerlebens auf gesundheitsbezogene Verhaltensweisen des Subjekts sieht er daher nur *indirekt*, d. h., einerseits begrenzt auf gesundheitsbezogene Verhaltensweisen im Umgang mit Stressoren und andererseits begrenzt auf gesundheitsbezogene Verhaltensweisen innerhalb des soziostrukturellen und kulturellen Rahmens der konkreten Person-Umwelt-Beziehung.

Als weitaus bedeutender sieht Antonovsky (1987, S. 153–154) jedoch *direkte physiologische Wirkungen* des Kohärenzerlebens. Er geht davon aus, dass das Kohärenzerleben unmittelbar im Copingprozess salutogene physiologische Prozesse initiieren kann. Hierbei bezieht er sich auf die Mechanismen 1 und 5 von Cohen (1984, S. 265). Cohen zufolge können Copingprozesse die Hormonausschüttung sowie die Lebenseinstellung und den Lebenswillen einer Person beeinflussen und darüber direkte physiologische Wirkungen im Körper erzielen. Analog hierzu geht Antonovsky davon aus, dass das Kohärenzerleben – wieder über die Begünstigung der Transformation von Anspannung in Entspannung – salutogene, d. h., gesundheitsfördernde physiologische Prozesse initiieren kann. Er konstatiert: „My hypothesis, then, is that the strength of the SOC has *direct* physiological consequences and, through such pathways, affects health status" (Antonovsky, 1987, S. 153–154, Herv. i. Orig.). Bezüglich der konkreten physiologischen Wirkmechanismen bekennt Antonovsky (1987, S. 154) allerdings, dass er lediglich Vermutungen anstellen kann, da sie einerseits außerhalb seines Fachgebiets liegen und andererseits generell wissenschaftlich als noch wenig erschlossen gelten. Dennoch stellt er einige Überlegungen an, um zum interdisziplinären Dialog und zu weiterer Erforschung anzuregen. Antonovsky geht davon aus, dass das Kohärenzerleben (z. B. über die situationsangemessene Auswahl von Ressourcen; den zielgerichteten Einsatz von Strategien; das Gefühl der Zuversicht, dass der Copingprozess gelingen kann) die rasche Auflösung von Anspannung im Copingprozess begünstigen und damit salutogene Prozesse im Körper initiieren kann. Vor dem Hintergrund eines heterostatischen bzw. allostatischen Verständnisses des Organismus des Subjekts ermöglicht ein starkes Kohärenzerleben damit, flexibel auf die jeweiligen Ereignisse und Anforderungen der (internen oder externen) Umwelt zu reagieren und den Organismus bestmöglich entsprechend diesen Bedingungen zu regulieren (Antonovsky, 1987, S. 156). Die Beziehung des Kohärenzerlebens zur Gesundheit sieht Antonovsky somit insbesondere in dessen Einfluss auf die Regulation des Organismus begründet. Zur Frage, wie eine bestmögliche Regulation des Organismus die Gesundheit positiv beeinflussen kann, sieht Antonovsky (1987, S. 157) großes Potenzial im Forschungsgebiet der *Psychoneuroimmunologie.*

Exkurs: Psychoneuroimmunologie (PNI)

Die *Psychoneuroimmunologie* (PNI) ist ein interdisziplinäres Forschungsfeld (u. a. Medizin, Biopsychologie), welches die Wechselbeziehung zwischen psychischen, neuronalen und immunologischen Prozessen untersucht. Sie entwickelte sich in den frühen 1980er-Jahren in Folge der Erkenntnis, dass das Immunsystem über psychische Prozesse (z. B. Emotionen, Stresserleben) beeinflusst werden kann (Pinel et al., 2019, S. 589). Neben der PNI hat sich mit der Psychoneuroendokrinologie (PNE) ein sehr ähnliches Forschungsfeld entwickelt. Die PNE erforscht die Wechselbeziehung zwischen psychischen, neuronalen und endokrinologischen Prozessen und fokussiert somit den Einfluss psychischer Parameter auf das Hormonsystem (Knop & Heim, 2020, S. 88). Beide Forschungsfelder werden zumeist miteinander verwoben gedacht, wodurch bisweilen auch der Begriff der Psycho-Neuro-Immuno-Endokrinologie (PNIE) verwendet wird oder die Begriffe PNE und PNI synonym verstanden werden. Insofern Antonovsky (1987) den Begriff der PNI verwendet, wird in den weiteren Ausführungen die Terminologie der PNI beibehalten – obgleich Antonovsky (1987, S. 157) dabei neben immunologischen auch endokrinologische Prozesse einbezieht. Insofern die PNI den Einfluss psychosozialer Faktoren auf das Hormon- und Immunsystem erforscht, forciert sie eine Veränderung der bisherigen „*bio*medizinischen Maschinen-Ideologie“ (Schubert, 2020, S. 105, Herv. i. Orig.) hinsichtlich eines Verständnisses des Menschen als „bio-psycho-sozialen Wesen, untrennbar verwoben mit seinen persönlichen, emotional bedeutsamen Beziehungen und geprägt von seinen innersten Gefühlen und Gedanken“ (Schubert, 2020, S. 105). Grundlegend hierfür ist die Erkenntnis, dass Nerven-, Hormon- und Immunsystem über Neurotransmitter, Hormone und Zytokine in enger Verbindung stehen und sich damit auch gegenseitig beeinflussen (Ehlert et al., 2013, S. 229).

Diese Interaktionen und ihre Wirkungen zeigen sich insbesondere bei den *physiologischen Prozessen der Stressreaktion*, wodurch die PNI einen immensen Beitrag zur reaktionsbezogenen Stressforschung leisten konnte (Schubert, 2020, S. 106). Stress wird in der PNI verstanden als

> eine psychophysiologische Reaktion, die in Anpassung an innere und äußere, somatisch-materielle und psychologisch-immaterielle Einflüsse (Stressoren) auftritt und die Aufgabe hat, ein physiologisches Äquilibrium im Organismus aufrechtzuerhalten (Allostase = Erreichen von Stabilität durch Änderung). (Schubert, 2020, S. 106)

Stress wird folglich als ein komplexes psycho-neuro-immunologisches Geschehen angesehen, das als eine physiologische Reaktion des Körpers auf Stressoren initiiert wird und dem Erlangen von (neuer) Stabilität durch eine Veränderung körperlicher Prozesse und Parameter dient (Allostase).

Bezugnehmend auf die Erkenntnisse der PNI kann nun angenommen werden, dass ein starkes Kohärenzerleben Gesundheitserleben initiieren kann, indem es eine rasche Auflösung des Anspannungszustands im Copingprozess und demnach eine zeitnahe Rückregulation der Stressreaktion und die (Wieder-)Herstellung eines neuen stabilen Zustands (Äquilibriums) begünstigt. In diesem Verständnis kann das Kohärenzerleben demnach insofern mit salutogenen Wirkungen im Stressprozess in Verbindung gebracht werden, als es die *Auflösung von Anspannung* unterstützt und damit die Dauer der Stressreaktion zu reduzieren vermag. Zusammenfassend geht Antonovsky (1987, S. 156–157) somit davon aus, dass ein starkes Kohärenzerleben die Transformation von Anspannung in Entspannung im Copingprozess und damit die bestmögliche Regulation des Organismus in Relation zu den Ereignissen und Anforderungen der (internen oder externen) Umwelt unterstützen kann, wodurch psychische, neurologische, immunologische und endokrinologische Prozesse ausgelöst und damit gesundheitsbezogenes Wohlbefinden („health ease") begünstigt werden kann. Allerdings sieht Antonovsky (1987, S. 13, 26, 90–91) das Kohärenzerleben nicht als alleinige Determinante der Gesundheit an. Vielmehr betont er vielfach in seinen Werken, dass das Kohärenzerleben nur *eine* Variable neben vielen weiteren ist,[13] die die

[13] Beispielsweise geht Antonovsky an unterschiedlichen Stellen seiner Werke auf soziokulturelle Faktoren wie Armut, Krieg, Arbeitslosigkeit und Umweltverschmutzung ein und

Position auf dem Kontinuum beeinflussen kann, und regt zur weiteren Forschung aus salutogenetischer Perspektive an.

5.4 Modell

Zur Verdeutlichung des integralen Charakters der zuvor sequenziell dargestellten Elemente, überführt Antonovsky (1979, S. 184–185) seine Überlegungen auch in eine grafische Darstellung, die er als „das salutogenetische Modell" bezeichnet. Hierbei benennt er allerdings auch Herausforderungen, die mit dieser Überführung einhergehen. So räumt er ein, dass das Modell sehr statisch wirkt, obwohl es eigentlich prozesshaft zu verstehen ist, dass die komplexen Wechselbeziehungen stark vereinfacht dargestellt werden müssen und weniger zentrale, aber dennoch vorhandene Beziehungen zwischen einzelnen Variablen verdeckt werden (Antonovsky, 1979, S. 183). Diese Aspekte treffen selbstverständlich auch auf die eigene Darstellung des salutogenetischen Modells (in Anlehnung an Antonovsky 1979, S. 184–185 und Faltermaier, 2023, S. 80) zu (siehe Abbildung 5.6). Dennoch soll das Modell einige der zuvor ausgeführten Kernaspekte zusammenführen und damit einen „Gesamteindruck" der Theorie ermöglichen.

---

bekräftigt, dass er diese durchaus ebenfalls als entscheidend für die Position auf dem Gesundheitskontinuum ansieht, obgleich sie nicht im Zentrum seiner Theorie stehen: „I did not inquire into the causes of poverty, war, unemployment, or pollution, never dreaming that anyone would understand my work as implying that these were not fundamental to understanding movement along the health ease/dis-ease continuum. I did commit myself to the argument that how well one swims is determined in good measure, though not solely, by one's SOC" (Antonovsky, 1987, S. 90–91).

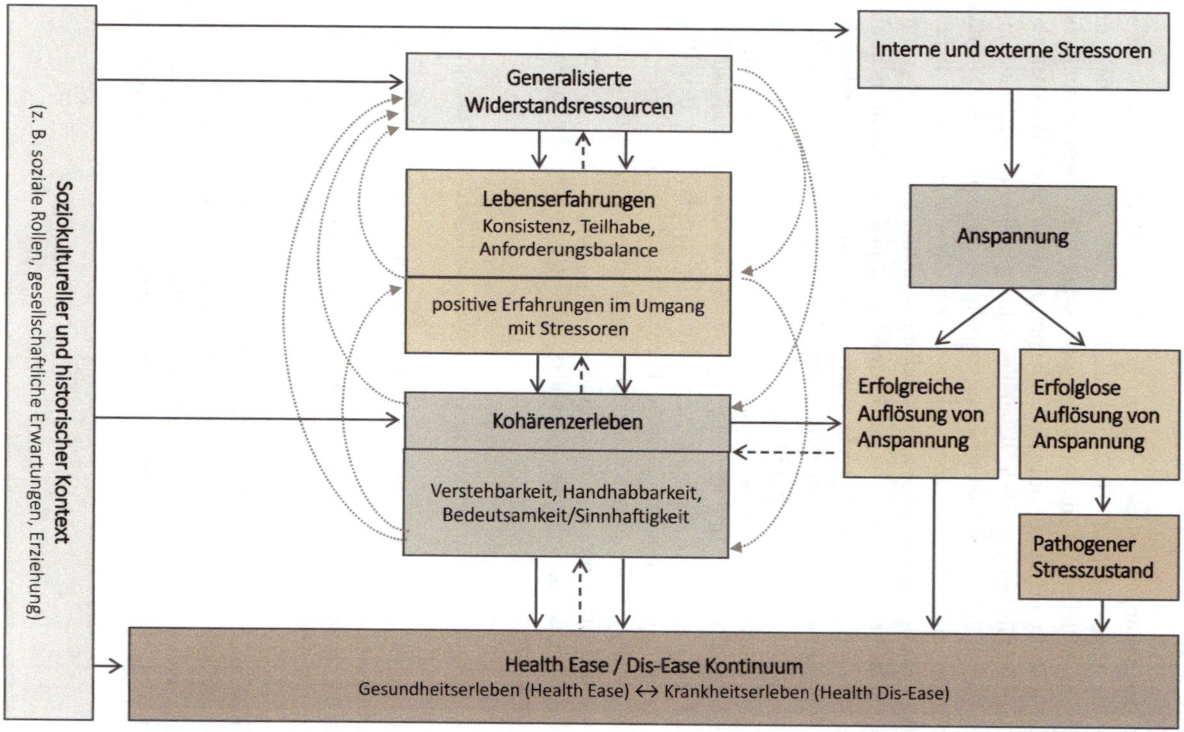

Abbildung 5.6 Das salutogenetische Modell nach Antonovsky (1979, 1987). (Eigene Darstellung in Anlehnung an Antonovsky, 1979, S. 184–185 und Faltermaier, 2023, S. 80)

5.5 Zwischenfazit

Die Theorie der Salutogenese nach Antonovsky (1979, 1987) ist eine der ersten umfassend ausgearbeiteten Theorien, in der explizit die Gesundheit im Erkenntnisinteresse steht. Aus dieser salutogenetischen Orientierung stellt sie eine umfangreiche Erkenntnisgrundlage zur Annäherung an das Phänomen der Gesundheit bereit. Mit der zugrunde liegenden salutogenetischen Fragestellung „Wie entsteht Gesundheit?“ eröffnet sie eine Perspektive, die explizit die Gesundheit in den Vordergrund stellt und versucht, diese (auch unabhängig von Krankheit bzw. einer Erkrankung) zu bestimmen. Gesundheit wird hierbei als eine dynamische Variable gedacht, die in Relation zur Umwelt steht und sich damit nicht als feststehende Kategorie bestimmen, sondern lediglich als temporäre Positionierung auf einem Kontinuum zwischen den Polen „health ease“ und „health dis-ease“, d. h. Gesundheits- und Krankheitserleben, beschreiben lässt (Antonovsky, 1987, S. 3–4). Obgleich sich Antonovskys Arbeiten (1979, 1987) primär der Gesundheit widmen, geht er damit auch auf Krankheit ein, wobei er Krankheit als subjektives Moment des Erlebens („dis-ease“ bzw. „Krankheitserleben“) in den Blick nimmt. Vor diesem Hintergrund entfaltet die Theorie der Salutogenese in der Lesart nach Antonovsky diverse gesundheits- und krankheitsbezogene Erkenntnisse. Es lassen sich drei übergeordnete Erkenntnisbereiche identifizieren, die für die Suche nach Antworten auf gesundheits- und krankheitsbezogene Anfragen von Bedeutung sein können:

(1) Erkenntnisse zum Begriffsverständnis und dem Verhältnis von Gesundheit und Krankheit
(2) Erkenntnisse zu gesundheits- und krankheitsbezogenen Wirkungen (insbesondere zu Stress)
(3) Erkenntnisse zu gesundheits- und krankheitsbezogenen Einflussfaktoren (insbesondere zu den Gesundheitsressourcen und dem Kohärenzerleben)

Im nächsten Kapitel werden die aus der Salutogenese gewonnenen Erkenntnisse zu diesen drei Erkenntnisbereichen zusammengeführt und jeweils in den aktuellen Erkenntnis- und Forschungsstand eingeordnet, bevor sie abschließend systematisch in die pädagogische Handlungsorientierung eingearbeitet werden.

Zu den Implikationen: Pädagogisches Handeln im Kontinuum von Gesundheit und Krankheit

6

6.1 Vorüberlegungen

Nachdem in den vorherigen Kapiteln nun sowohl die Pädagogik und das pädagogische Handeln als auch die Theorie der Salutogenese nach Antonovsky (1979, 1987) betrachtet wurden, soll nun im letzten Kapitel synthetisierend ergründet werden, *was pädagogisches Handeln im Kontinuum von Gesundheit und Krankheit bedeuten kann.* Da die vorliegende Arbeit aus einer (sonder- bzw. inklusions-) pädagogischen Perspektive geschrieben wird, orientiert sie sich hierbei an pädagogischen Vorgehensweisen. Konkret erfolgt das Vorgehen in der Arbeit in Anlehnung an eine kritisch-konstruktive Theoriebildung, wie sie von Wolfgang Klafki (1976, 1998a) entwickelt und von weiteren Vertreter*innen (Andresen, 2018; Braun, 2017, 2018; Braun et al., 2018; Köker & Störtländer, 2017; Kron et al., 2013; Wulf, 2018) rezipiert, angewandt oder weitergedacht wurde.[1] Hierbei folgt sie dem wissenschaftlichen Konsens, dass außerpädagogische Erkenntnisse (hier konkret gesundheits- bzw. krankheitsbezogene Erkenntnisse) für pädagogisches Handeln sehr ertragreich sein können (siehe hierzu u. a. Gudjons & Traub, 2020; Hechler, 2022; Kron et al., 2013; Ladenthin, 2021b; Wortmann, 2021), aber „erst [systematisch] in die pädagogische Handlungsorientierung ‚übersetzt' werden" (Giesecke, 2014, S. 158) müssen.[2]

[1] Siehe hierzu ausführlicher Abschnitt 1.4 und 4.6. Die Theoriebildung der vorliegenden Arbeit versteht sich dabei als konstruktiv, da sie zur Erweiterung pädagogischer Handlungsräume (im Kontext von Gesundheit und Krankheit) beitragen möchte. Ferner bezeichnet sie sich als kritisch, da sie diese Intention kritisch-reflektiert wahrnimmt und bestehende (gesundheits- bzw. krankheitsbezogene) Theorien, vorherrschende Praktiken sowie gesellschaftliche Bedingungen und Interessen dahingehend befragt, ob sie die Realisierung *pädagogischer* Zielsetzungen befördern.

[2] Siehe hierzu ausführlicher Abschnitt 4.4 bis 4.6.

K. Höglinger, *Pädagogik im Kontinuum von Gesundheit und Krankheit*,
https://doi.org/10.1007/978-3-658-51667-3_6

Die Theoriebildung erfolgt daher in zwei Schritten:

(1) Erarbeitung relevanter außerpädagogischer Erkenntnisse in drei Erkenntnisbereichen
- Begriffsverständnis und Verhältnis von Gesundheit und Krankheit
- Gesundheits- und krankheitsbezogene Wirkungen: Stress
- Gesundheits- und krankheitsbezogene Einflussfaktoren: Gesundheitsressourcen & Kohärenzerleben

(2) Einarbeitung dieser Erkenntnisse in die Pädagogik entlang der zuvor herausgearbeiteten Grundelemente pädagogischen Handelns
- Grundannahmen
- Zielsetzungen
- Vorgehensweisen

6.2 Erarbeitung relevanter außerpädagogischer Erkenntnisse

In einem *ersten Schritt* wird noch weiter in die Bezugswissenschaften eingetreten. Anhand der zuvor identifizierten Erkenntnisbereiche werden nun noch konkreter jene außerpädagogischen Erkenntnisse herausgearbeitet, die für die Suche nach pädagogischen Antworten auf gesundheits- und krankheitsbezogene Anfragen relevant sein könnten. Hierfür werden zu allen drei Erkenntnisbereichen zunächst die Erkenntnisse aus der Perspektive der Salutogenese zusammengeführt und in den aktuellen Erkenntnis- und Forschungsstand eingeordnet. Vor diesem Hintergrund wird zu allen hier verhandelten Erkenntnisgegenständen (Gesundheit; Krankheit; Stress; Gesundheitsressourcen; Kohärenzerleben) eine eigene Arbeitsdefinition herausgearbeitet, die die jeweils gewonnen Erkenntnisse zusammenführen soll.

6.2.1 Zum Begriffsverständnis und dem Verhältnis von Gesundheit und Krankheit

Perspektive der Salutogenese
Aus einer salutogenetischen Perspektive werden Gesundheit und Krankheit als *veränderliche Größen eines Kontinuums* verstanden. Eine dichotome Kategorisierung von Menschen als „gesund" oder „krank" wird abgelehnt. Diese widerspricht einem salutogenetischen Menschenbild, das den *Menschen als*

niemals abschließend bestimmbare Person versteht, die in komplexer Wechselbeziehung und beständiger Verwobenheit mit ihrer Umwelt steht (Antonovsky, 1979, S. 44–45, 1987, S. 4–5). Physiologische Prozesse und Parameter werden als Antworten auf die Bedingungen und Geschehnisse der (internen sowie externen) Umwelt angesehen (Antonovsky, 1979, S. 130, 1987, S. 2). Diesem Verständnis folgend können Gesundheit und Krankheit keine statischen Kategorien sein. Vielmehr stellen sie *dynamische Phänomene* dar, die sich beständig in Relation zur Umwelt verändern. Konkret postuliert Antonovsky (1987, S. 3–4) ein *Kontinuum*, anhand welchem der subjektive Gesundheitszustand des Subjekts als prozesshafte Entwicklung und Bewegung zwischen den Polen „health ease" (gesundheitsbezogenes Wohlbefinden) und „health dis-ease" (gesundheitsbezogenes Unwohlsein) beschrieben werden kann. Die Begrifflichkeiten „health ease" und „health dis-ease" verdeutlichen dabei, dass Gesundheit und Krankheit nicht als (objektiver) Befund, sondern als (subjektives) Befinden gedacht werden. Gesundheit wird folglich verstanden als *Gesundheitserleben* (Behaglichkeit, Leichtigkeit, Wohlgefühl), Krankheit als *Krankheitserleben* (Unwohlsein, Unbehagen, Schwere). Dem Kontinuumsgedanken folgend stehen Gesundheits- und Krankheitserleben in einer dynamischen Verbindung. Insofern Gesundheit und Krankheit als dynamische Phänomene verstanden werden, die sich in Relation zu den Bedingungen und den Erfahrungen der Umwelt verändern, wird Gesundheit dabei allerdings nicht als Grundzustand des Körpers und Krankheit nicht als Störung gedeutet. Vielmehr werden beide Phänomene als *notwendige* Reaktionen des Körpers auf die Ereignisse und Anforderungen der (internen und externen) Umwelt und damit als *konstitutive Bedingungen im Leben jedes Menschen* angesehen (Antonovsky, 1979, S. 130, 1987, S. 2, XII).

Obgleich beide Phänomene – Gesundheit wie Krankheit – als bedeutsame Einflussgrößen der Lebensvollzüge eines Menschen angesehen werden, steht in einer salutogenetischen Perspektive insbesondere die *Gesundheit im Erkenntnisinteresse.* Gesundheit wird dabei im Sinne eines subjektiven und funktionalen Gesundheitsverständnisses gedacht. Es lässt sich als *subjektiv* beschreiben, da die Begrifflichkeiten „health ease" und „health dis-ease" Momente des Empfindens transportieren. Sie beschreiben weniger einen (objektiven) Befund als vielmehr das (subjektive) Befinden von gesundheitsbezogenem Wohlbefinden bzw. gesundheitsbezogenem Unwohlsein. Damit stellen sie gesundheitsbezogene Teilaspekte des umfassenderen Konstrukts „Wohlbefinden" dar (Antonovsky, 1979, S. 68, 1987, S. 179). Gesundheitsbezogenes Wohlbefinden wird dabei im Kontext eines *funktionalen* Gesundheitsverständnisses gedacht. Antonovskys (1979, S. 60, 1987, S. 181) Perspektive zufolge beschreibt dieses das Ausmaß, in dem es der Gesundheitszustand einer Person ermöglicht oder verwehrt, ein gemäß ihren subjektiven

Vorstellungen gutes und erfülltes Leben zu führen und darin Leichtigkeit und Unbeschwertheit zu erleben (health ease). Vor diesem Hintergrund stellt sich aus einer salutogenetischen Perspektive die Frage, was einer Person (auch unabhängig von einer bestehenden Erkrankung) Gesundheitserleben ermöglicht.

Einordnung in den aktuellen Erkenntnis- und Forschungsstand
Das salutogenetische Verständnis von Gesundheit und Krankheit erfährt eine breite interdisziplinäre Beachtung. Es wird insbesondere in den *Gesundheitswissenschaften* (siehe hierzu z. B. Babitsch, 2022; Tielking, 2022) und ihren Teil- bzw. Bezugsdisziplinen wie der *Gesundheitspsychologie* (siehe hierzu z. B. R. D. Brinkmann, 2021; Faltermaier, 2023; Roch & Hampel, 2022; Vogt, 2022) oder der *Gesundheitssoziologie* (siehe hierzu z. B. Höfer & Straus, 2022; Hurrelmann & Richter, 2013; Richter & Hurrelmann, 2023b), aber auch in der *(Sonder- oder Sozial-)Pädagogik* (siehe hierzu u. a. Höglinger, 2025; Jennessen, 2017; Noack Napoles, 2019, 2023; Walter-Klose, 2016; Walter-Klose & Höglinger, 2025) rezipiert.

Besondere Beachtung finden dabei insbesondere zwei Aspekte: Die *salutogenetische Orientierung*, die im Gegensatz zur pathogenetischen Sichtweise die Gesundheit in den Vordergrund stellt, und der *Kontinuumsgedanke*, der die dichotome Betrachtungsweise von Gesundheit und Krankheit aufzulösen versucht. Die salutogenetische Orientierung wird im Diskurs überwiegend positiv konnotiert. So konstatiert Faltermaier (2023), dass „viele Gesundheitsforscher immer noch den pragmatischen Weg [gehen], zwar von Gesundheit zu reden, aber diese implizit als Gegenteil von Krankheit zu verstehen und entsprechend zu operationalisieren“ (S. 137), und verweist auf das konzeptuelle Potenzial, das in einer expliziten Begriffsbestimmung von Gesundheit liegt. Auch Abel (2021) plädiert für einen starken und positiven Gesundheitsbegriff, der ohne die „Referenzkategorie ‚Abwesenheit von Krankheit‘“ (S. 36) auskommt. Wie Hurrelmann und Richter (2013) konstatieren, liegt eine wesentliche Erkenntnisleistung der Theorie der Salutogenese folglich „in dem Perspektivenwechsel von einem pathogenetisch geprägten wissenschaftlichen Arbeiten zu einem salutogenetischen“ (S. 127). Allerdings bestehen im Diskurs auch einzelne kritische Stimmen, die vor einer ausschließlichen Betrachtung von Gesundheit bzw. einem „krampfhafte[n] Ausblenden von Krankheiten und pathogenen Stressoren“ (Hafen, 2014, S. 112) warnen. Sie weisen darauf hin, dass die salutogenetische Orientierung ihr konzeptuelles Potenzial insbesondere dann entfaltet, wenn sie die Forschung zu Krankheit um Erkenntnisse über Gesundheit erweitert, anstelle sie zu ersetzen. Damit stehen sie in Einklang mit Antonovskys (1987, S. 13) Plädoyer, salutogenetische und pathogenetische Orientierungen als komplementäre Orientierungen zu betrachten. In diesem Kapitel soll sich daher *beiden* Phänomenen, Gesundheit *und* Krankheit, weiter angenähert werden, um dann im nächsten Kapitel eine eigene Arbeitsdefinition beider Phänomene zu entfalten.

Hierfür zeigen sich insbesondere die Diskurse um den *Kontinuumsgedanken* als erkenntnisreich. Der Kontinuumsgedanke erfreut sich in aktuellen Diskursen einer breiten Zustimmung. So betonen Hurrelmann und Richter (2013), dass durch das Verständnis von Gesundheit und Krankheit als Kontinuum „die dichotome Betrachtungsweise der beiden Begriffe aufgebrochen“ (S. 127) werde. Positiv wird an diesem Verständnis insbesondere hervorgehoben, dass Gesundheit und Krankheit sich nicht gegenseitig ausschließen (Faltermaier, 2023, S. 178–179; Jennessen, 2017, S. 345). Beispielsweise konstatiert Faltermaier (2023), dass ein Mensch „krank sein und sich auf dem Gesundheitskontinuum nahe am positiven Pol befinden“ (S. 178–179) kann, und Jennessen (2017) folgert: „So ist kein Mensch jemals nur gesund und selbst sterbende Menschen verfügen noch über gesunde Körperfunktionen“ (S. 345). In ähnlicher Lesart werden Gesundheit und Krankheit im wissenschaftlichen Diskurs bisweilen auch unter dem Begriff der *relationalen oder bedingten Gesundheit bzw. Krankheit* verhandelt (Franzkowiak & Hurrelmann, 2022; Hurrelmann & Richter, 2013). Diese Diskurse schließen an den Kontinuumsgedanken der Salutogenese an und verdeutlichen, „dass es zwischen diesen beiden ‚absoluten‘ Stadien von Gesundheit und Krankheit, die in jeder Lebensphase und in jeder Lebenssituation immer erneut hergestellt werden müssen, auch Zwischenpositionen von vorübergehender Dauer geben kann“ (Hurrelmann & Richter, 2013, S. 147). Zusammenfassend kann damit konstatiert werden, dass das salutogenetische Verständnis von Gesundheit und Krankheit als Kontinuum in aktuellen Diskursen sehr positiv rezipiert wird. Der *Kontinuumsgedanke* soll daher auch maßgeblich in die im nächsten Kapitel entfaltete eigene Arbeitsdefinition von Gesundheit und Krankheit einfließen.

Obgleich diese salutogenetische Lesart von Gesundheit und Krankheit als Kontinuum insgesamt sehr positiv rezipiert wird, stellt sie *nicht die einzige Lesart der Phänomene* dar. So bestehen nehmen dem salutogenetischen noch weitere theoretische Verständnisse von Gesundheit und Krankheit.[3] Dabei wird im wissenschaftlichen Diskurs inzwischen zunehmend auf den *Mehrwert einer Integration unterschiedlicher Verständnisse* hingewiesen. So mahnen Hurrelmann und Richter (2013), dass es „durch eine disziplinär abgeschottete Begriffsbildung [...] nicht zu einem fruchtbaren Austausch über die Grenzen der jeweiligen

[3] Siehe hierzu ausführlicher Kapitel 2. In diesem Kapitel werden die unterschiedlichen theoretischen Verständnisse von Gesundheit und Krankheit ausführlicher besprochen und hinsichtlich ihrer Bedeutung für die Pädagogik reflektiert.

Denkansätze hinaus kommen [könne]" (S. 115). Und auch Faltermaier (2023) konstatiert, dass „eine multidimensionale Bestimmung von Gesundheit [...] notwendig [erscheint], um das Phänomen in ihren [*sic*] psychosomatischen und psychosozialen Zusammenhängen zu erfassen" (S. 175). Es besteht folglich die zunehmende Forderung nach paradigmatisch übergreifenden und brückenbildenden Begriffsbestimmungen von Gesundheit und Krankheit (Franzkowiak & Hurrelmann, 2022). Gerade der Salutogenese wird dabei ein hohes *brückenbildendes Potenzial* zugesprochen, da sie als besonders kompatibel für die Verbindung mit weiteren Verständnissen von Gesundheit und Krankheit gilt.[4] So kommen Hurrelmann und Richter (2013) zu der Einschätzung, dass die Salutogenese-Theorie „eine Integration von verschiedenen Theorieansätzen aus verschiedenen Disziplinen" (S. 148) ermöglicht. Faltermaier (2023) bezeichnet sie gar als „nach wie vor die am besten ausgearbeitete Rahmentheorie von Gesundheit mit hohem Integrationspotenzial" (S. 173).

Dabei scheinen insbesondere Integrationen mit einem bio-psycho-sozialen und einem subjektwissenschaftlichen Verständnis von Gesundheit und Krankheit als besonders fruchtbar angesehen zu werden. So lassen sich sowohl bei Faltermaier (2023) als auch bei Hurrelmann und Richter (2013) Anzeichen einer *bio-psycho-sozialen Lesart* des Kontinuums von Antonovsky feststellen. So weisen Hurrelmann und Richter (2013, S. 142) eine körperliche, eine psychische und eine soziale Dimension des Kontinuums aus und auch Faltermaier (2023) vertritt ein „multidimensionale[s] (körperlich-psycho-soziale[s]) Kontinuum" (S. 178). Positiv ist an dieser Integration hervorzuheben, dass sie das breite Spektrum an Teilaspekten von Gesundheit und Krankheit aufzuzeigen und einer einseitigen Betrachtung (z. B. rein biologischer oder psychologischer Faktoren) vorzubeugen vermag. Zudem scheint sie sehr kompatibel mit Antonovskys Ausführungen zu sein, da er die grundlegende bio-psycho-soziale Orientierung in der Gesundheitsdefinition der WHO (1948) positiv hervorhob (Antonovsky, 1979, S. 52). Der Aspekt einer *multidimensionalen und bio-psycho-sozialen Betrachtung von Gesundheit und Krankheit* soll daher ebenfalls in die im nächsten Kapitel entfaltete eigene Arbeitsdefinition aufgenommen werden. Hierbei sei betont, dass damit biologische, psychologische und soziale Aspekte gleichermaßen gemeint sind. Folglich sollen auch Faktoren der sozialen Lebenswelt explizit mitbedacht werden. Damit soll ein weiterer Kritikpunkt an der Salutogenese aufgegriffen werden: Die bisweilen bei der (Rezeption der) Theorie der Salutogenese in den

[4] Für weitere interparadigmatische Verständnisse von Gesundheit und Krankheit siehe u. a. Franzkowiak und Hurrelmann (2022).

Hintergrund geratenden gesundheits- bzw. krankheitsaktiven sozialen Faktoren und gesellschaftlichen Strukturen (Hurrelmann & Richter, 2013, S. 127).

Neben einem bio-psycho-sozialen Verständnis scheint aber auch ein *subjektwissenschaftliches Verständnis* von Gesundheit und Krankheit als fruchtbar hinsichtlich einer Integration angesehen werden. So wird im wissenschaftlichen Diskurs bisweilen angemerkt, dass die *aktive Gestaltungsleistung* und *persönliche Sichtweise des Subjekts* eine noch stärkere Berücksichtigung finden könnte, und auf das Integrationspotenzial der subjektiven Vorstellungen von Gesundheit und Krankheit verwiesen (Faltermaier, 2023, S. 237–238; Hurrelmann & Richter, 2013, S. 127). Hierzu kann angemerkt werden, dass auch Antonovsky in seinen Ausführungen immer wieder auf die Bedeutsamkeit des subjektiven Gesundheits- bzw. Krankheitserlebens der Subjekte verweist. So betonte er beispielsweise, dass die salutogenetische Perspektive dazu ermutigt, *alles* zu erkunden, was für erkrankte Menschen wichtig ist, und damit auch die subjektiven Deutungen ihres Gesundheitszustandes einzubeziehen:

> Salutogenesis, by contrast, opens up, or even compels us to examine, everything of important about people who are ill, including their subjective interpretations of their state of health. (Antonovsky, 1979, S. 37)

Zudem ist davon auszugehen, dass Antonovsky (1979) den Begriff „dis-ease" bewusst anstelle des Krankheitsbegriffs „disease" wählte, insofern er schrieb: „It is dis-ease, and not disease, that is of concern in this book" (S. 69). Dies legt eine Lesart nahe, die den Pol „disease" nicht im Sinne eines (objektiven) Befunds, sondern als (subjektives) Befinden versteht. Auf die Relevanz einer solchen subjektiven Lesart von Gesundheit und Krankheit wird auch in internationalen Diskursen der Salutogenese-Forschung verwiesen:

> In the health ease/dis-ease continuum, we find this expressed in the hyphen in dis-ease: dis-ease infers the subjective experience of illness, possibly including periods of being sick and diagnosed in the pathogenic sense. [...] Thus, to understand health in the salutogenic paradigm, we seem to need to define illness explicitly and differently than being sick because of diagnosis. (Vinje et al., 2022, S. 40)

Allerdings lässt sich feststellen, dass diese subjektive Lesart von Gesundheit und Krankheit bei neueren Rezeptionen der Salutogenese-Theorie bisweilen aus dem Blick gerät. So konstatieren Vinje und Kolleg*innen (2022, S. 32), dass der Bindestrich im Wort „dis-ease" in englischsprachigen Publikationen nicht immer übernommen wird, wodurch Antonovskys subjektive Lesart des Krankheitsbegriffs verloren geht:

> There are unfortunate examples in publications since Antonovsky, in which ‚dis-ease' turned into ‚disease', the hyphen being ignored. Antonovsky's point has then not been communicated. (Vinje et al., 2022, S. 32)

Und auch in einigen deutschsprachigen Übersetzungen geht die Differenzierung zwischen (objektivem) Befund und (subjektivem) Befinden bisweilen verloren, wenn das „health ease/dis-ease continuum" als „Gesundheits-Krankheits-Kontinuum" übersetzt wird (Antonovsky, 1997 in der Übersetzung von Franke), ohne das damit verbundene subjektive Begriffsverständnis zu erläutern.[5] Das von Hurrelmann und Richter (2013, S. 127) sowie Faltermaier (2023, S. 237) angeführte Plädoyer für eine subjektive Lesart von Gesundheit und Krankheit kann folglich bereits deshalb als bedeutsam anerkannt werden, da es sich dabei um eine mit Antonovsky geteilte Überzeugung zu handeln scheint, die aber in jüngeren Rezeptionen bisweilen verloren geht. Darüber hinaus scheint das Plädoyer für eine (noch) stärkere Integration der subjektiven Vorstellungen von Gesundheit bzw. Krankheit als ertragreich, da jene subjektiven Konstruktionsleistungen in Antonovskys funktionalem Gesundheitsverständnis zwar vor dem Hintergrund seiner Begriffswahl im Kontinuum erahnt werden können, aber nicht expliziter ausgeführt werden. Letztlich könnten sich die gesundheits- bzw. krankheitsbezogenen Vorstellungen der Subjekte auch von dem von Antonovsky vertretenen funktionalen Verständnis unterscheiden. Eine noch stärkere Betonung, dass Gesundheit und Krankheit letztlich *subjektiv erfahrene und damit subjektiv unterschiedlich gelesene Phänomene* darstellen, scheint folglich eine gewinnbringende Weiterführung der Ausführungen Antonovskys zu sein. Dieser Aspekt soll daher in der im nächsten Kapitel entfalteten eigenen Arbeitsdefinition von Gesundheit und Krankheit explizit berücksichtigt werden.

Interessant ist in diesem Kontext die Studie von Keyes (2005), die Gesundheit und Krankheit als zwei (getrennte) Axiome betrachtet und hinsichtlich ihrer Beziehungen zueinander untersucht. Die Analyse basiert auf der Hypothese, dass Gesundheit und Krankheit nicht als zwei Variablen oder Pole desselben Kontinuums zu verstehen sind, sondern letztlich zwei separate Dimensionen bzw. Kontinuen darstellen. Gesundheit wird hierbei subjektiv, Krankheit objektiv operationalisiert. Die Studie bestätigt empirisch, dass *subjektive* Aspekte von Gesundheit (emotionales, psychologisches und soziales Wohlbefinden) und *objektive* Aspekte von Krankheit (Diagnose einer Erkrankung wie Depression,

[5] Bei Faltermaier (2023) und Hurrelmann und Richter (2013) wird zwar bisweilen auch von einem Gesundheits-Krankheits-Kontinuum gesprochen, aber das zugrunde liegende subjektive Begriffsverständnis sehr differenziert erläutert.

generalisierte Angststörung, Panikstörung) zwar korrelieren, aber dennoch separate und unipolare Dimensionen darstellen (Keyes, 2005). Insofern die Studie Krankheit hierbei anhand *objektiver* Parameter erfasst, steht sie damit nicht im Widerspruch zu Antonovskys These, *subjektives* Gesundheits- und Krankheitserleben als zwei Variablen bzw. Pole eines *gemeinsamen* Kontinuums zu verstehen. Allerdings spricht sie dafür, hierbei (noch) explizit(er) zwischen *Krankheit als Befund* (bzw. der Diagnose einer Erkrankung) und als *Befinden* (bzw. Krankheitserleben) zu differenzieren. Auch dieser Aspekt wird als wesentlich angesehen und soll daher in die eigene Arbeitsdefinition einfließen.

Arbeitsdefinition Gesundheit und Krankheit

Nachdem das salutogenetische Verständnis von Gesundheit und Krankheit im vorherigen Kapitel in den aktuellen Erkenntnis- und Forschungsstand eingeordnet wurde, soll nun eine die bisherigen Erkenntnisse synthetisierende Arbeitsdefinition von Gesundheit und Krankheit entfaltet werden. Aus einer maßgeblich salutogenetischen – aber um bio-psycho-soziale[6] und subjektwissenschaftliche Erkenntnisse angereicherten – Orientierung sowie anschließend an die rezipierten Autor*innen gilt:

- *Gesundheit und Krankheit* werden in dieser Arbeit als subjektiv erfahrene und sich dynamisch verändernde Größen eines multidimensionalen Kontinuums verstanden,
- *Gesundheit* wird dabei als subjektives Gesundheitserleben, d. h. als Erleben von (biologisch, psychologisch und sozial hervorgebrachtem und beeinflusstem) Wohlbefinden, in den Blick genommen, *Krankheit* als subjektives Krankheitserleben, d. h. als Erleben von (biologisch, psychologisch und sozial hervorgebrachtem und beeinflusstem) Unwohlsein.

Wichtig erscheint in diesem Verständnis dann eine Differenzierung zwischen Krankheit und Erkrankung.

[6] Es sei hierbei nochmal explizit darauf hingewiesen, dass mit diesen *bio-psycho-sozialen Erkenntnissen* sowohl biologische, psychologische und soziale Erkenntnisse als auch ihre Interaktionen gemeint sind. Diese speisen sich demnach sowohl aus bio-psycho-sozialen, aber auch aus soziologischen und biomedizinischen Verständnissen von Gesundheit und Krankheit, da, wie in Kapitel 2 ausführlicher gezeigt wurde, alle diese Perspektiven wesentliche gesundheits- und krankheitsbezogene Anfragen an die Pädagogik sichtbar machen können.

- Während sich der Begriff „Krankheit" in dieser Arbeit auf das *Konstrukt* des Krankseins und -erlebens bezieht, umschreibt der Begriff „Erkrankung" die konkrete *Manifestation* jenes Krankseins und -erlebens im Leben einer Person.
- Dieser Differenzierung folgend stellt eine *Erkrankung* ein biologisch, psychologisch und sozial hervorgebrachtes und beeinflusstes Phänomen dar, bei dem der Körper psychisch, somatisch und/oder psycho-somatisch als Befund und/oder Befinden in Erscheinung tritt und die Lebensvollzüge und/oder das Wohlbefinden einer Person und damit ihre Positionierung und Bewegung auf dem Kontinuum von (subjektiv erlebter) Gesundheit und Krankheit beeinflussen kann (aber nicht muss).
- Hinter der Kategorie *Menschen mit chronischen Erkrankungen* verbirgt sich demzufolge eine äußerst heterogene Gruppe an Menschen, die langfristig, fortwährend oder wiederkehrend mit Erscheinungen von Krankheit oder Kranksein leben, die ihre Lebensvollzüge und/oder ihr Wohlbefinden und damit ihre Positionierung und Bewegung im Kontinuum zwischen Gesundheits- und Krankheitserleben wesentlich beeinflussen können (aber nicht müssen).

Auf diese Differenz aus Krankheit und Erkrankung verweist auch Abbildung 6.1, in der das Gesundheits- und Krankheitserleben im Leben mit einer Erkrankung schematisch veranschaulicht wird.

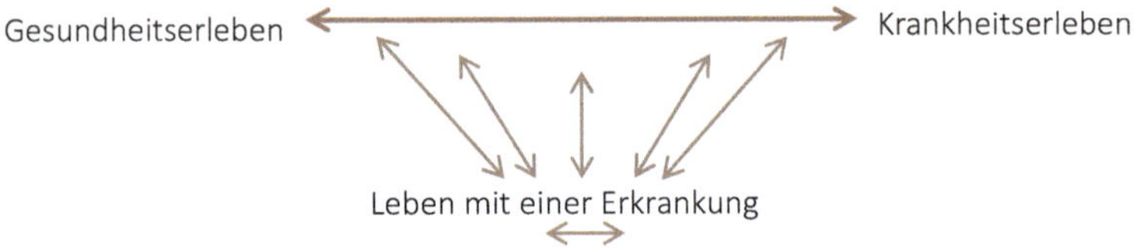

Abbildung 6.1 Gesundheits- und Krankheitserleben im Leben mit einer Erkrankung. (Eigene Darstellung)

6.2.2 Zu gesundheits- und krankheitsbezogenen Wirkungen: Stress

Perspektive der Salutogenese

Aus einer salutogenetischen Perspektive wird Stress als eine *physiologische* Reaktion des Körpers auf die Bedingungen und die Anforderungen der (internen sowie externen) Umwelt angesehen, die neben pathogenen oder neutralen auch salutogene Prozesse evozieren kann (Antonovsky, 1979, S. 70–71). Sie basiert auf einem heterostatischen Verständnis, das körperliche Prozesse und Parameter als *physiologische Antworten auf die Anforderungen und Ereignisse der Umwelt* versteht. Diesem Verständnis folgend besteht kein konstanter homöostatischer Grundzustand des Körpers. Vielmehr wird aus einer salutogenetischen Perspektive angenommen, dass körperliche Prozesse und Parameter beständig, dynamisch und variabel an die wechselnden Umweltbedingungen angepasst werden. Demzufolge werden *Stressoren als allgegenwärtige und konstitutive Momente* im Leben jedes Menschen angesehen (Antonovsky, 1987, S. 9). Aus einer salutogenetischen Perspektive stellen Stressoren damit keine außergewöhnlichen Ereignisse, sondern vielmehr allgegenwärtige Anfragen dar, auf die es zu antworten gilt.

Anschließend an Lazarus und Folkman (1984) versteht Antonovsky Stress als eine physiologische Antwort, die sich erst aus der *Beziehung zwischen Person und Umwelt* ergibt. Wie bei Lazarus und Folkman (1984) wird dabei der Bewertung der Stressoren eine hohe Bedeutung beigemessen. Allerdings versteht Antonovsky (1987, S. 131) unter Stressoren sämtliche Faktoren, die von einer Person (oder ihrem körperlichen System) als herausfordernd bewertet werden und schließt dabei neben negativen auch neutrale und positive Bewertungen ein. Folglich löst die salutogenetische Perspektive den Stressorbegriff von einer rein negativen Konnotation. Diese Sichtweise beschränkt sich allerdings nicht auf Stressoren, d. h. potenziell stressauslösende Bedingungen und Situationen, sondern bezieht auch die nachfolgenden Auswirkungen jener Stressoren im Körper ein. So werden aus einer salutogenetischen Perspektive neben pathogenen auch neutrale und salutogene Auswirkungen von Stress angenommen (Antonovsky, 1979, S. 70–71). Antonovsky (1979, S. 96) differenziert hierbei zwischen einem ersten *Anspannungszustand*, der unmittelbar bei der Konfrontation mit einem Stressor entsteht, und einem (pathogenen) *Stresszustand*, der eintritt, wenn der Anspannungszustand nicht rasch genug wieder aufgelöst wird. Er nimmt an, dass Stress zwar *pathogene Wirkungen* evozieren kann, sieht aber auch *salutogene Wirkungen*, wenn die initiale Anspannung rasch wieder aufgelöst wird und damit Entspannung eintritt (Antonovsky, 1979, S. 70–71). Im Zentrum der salutogenetischen Perspektive auf Stress steht demnach die Überzeugung, dass eine *Transformation von Anspannung in Entspannung* im Umgang mit Stressoren ein gesundheitsförderndes Potenzial entfalten kann. Hinsichtlich der zugrunde liegenden physiologischen Wirkmechanismen diskutiert Antonovsky unterschiedliche Hypothesen in Anlehnung an Cohen (1984) und erste *Erkenntnisse der Psycho-Neuro-Immunologie*. Hierbei geht er von indirekten Auswirkungen (z. B. vermittelt über das Gesundheitsverhalten) sowie direkten Auswirkungen auf die

Gesundheit aus (z. B. durch die Freisetzung von Hormonen und Emotionen) (Antonovsky, 1987, S. 152–154).

Einordnung in den aktuellen Erkenntnis- und Forschungsstand
Das salutogenetische Verständnis von Stress wird zwar häufig *in Rezeptionen und Aufsätzen zur Salutogenese-Theorie* ausgeführt (siehe hierzu z. B. R. D. Brinkmann, 2021; Faltermaier, 2023; Hurrelmann & Richter, 2013; Noack Napoles, 2019), eine *explizite Berücksichtigung in der Stressforschung* (wie z. B. bei Werdecker & Esch, 2022) ist allerdings selten. Vielmehr lässt sich in der Stressforschung nach wie vor eine *Dominanz pathogenetischer Fragestellungen und Deutungsversuche von Stress* feststellen (für eine Übersicht siehe Straub & Cutolo, 2018). Dabei sprechen aktuelle Befunde der insbesondere reaktionsbezogenen und relationalen Stressforschung, wie z. B. der Psychoneuroimmunologie, für das Potenzial einer (auch) salutogenetischen Sichtweise auf Stress. Im Folgenden wird daher der aktuelle *Erkenntnis- und Forschungsstand zur physiologischen Wirkungsweise von Stress im Körper* kurz vorgestellt, bevor dann das salutogenetische Verständnis von Stress in der Lesart von Antonovsky (1979, 1987) in diesen aktuellen Erkenntnis- und Forschungsstand der Stressforschung eingeordnet wird.

Vorbereitende Verarbeitungsprozesse in den Assoziations- und Motivationsarealen: Dem aktuellen Erkenntnis- und Forschungsstand zur physiologischen Wirkungsweise von Stress zufolge beginnt die Stressreaktion mit der *Detektion sensibler Reize* in der internen oder externen Umgebung des Organismus (vgl. Abbildung 6.2). Diese werden als elektrische Impulse im Körper registriert und zunächst primär in den *Motivations- und Assoziationsarealen* im Gehirn verarbeitet (Behrends et al., 2021, S. 749; Kaluza, 2018b, S. 22; Pinel et al., 2019, S. 195; Silverthorn, 2008, S. 447). Im *Thalamus* entsteht eine erste, noch sehr ungenaue Vorstellung der Situation, die dann in den cerebralen Cortex, die Großhirnrinde, projiziert wird (Kaluza, 2018b, S. 22). In der *Großhirnrinde* werden die eintreffenden Impulse hinsichtlich ihres Informationsgehalts konkretisiert und mit bereits gespeicherten Informationen abgeglichen (Kaluza, 2018a, S. 24). Werden die Impulse als Stressoren klassifiziert, werden unmittelbar phylogenetisch ältere, tiefer liegende Hirnregionen des limbischen Systems aktiviert und die Stressreaktion initiiert (Kaluza, 2018b, S. 22).

Das *limbische System* stellt ein komplexes System aus mehreren funktionell interagierenden Strukturen (primär Amygdala, Gyrus Cinguli und Hippocampus) dar und wird den Motivationsarealen zugeordnet (Rensing, 2006, S. 108; Silverthorn, 2008, S. 449). Bei der Verarbeitung von Stressoren ist insbesondere die Amygdala, der Mandelkern, von zentraler Bedeutung. Die *Amygdala* stellt das

„Zentrum der Emotionen im menschlichen Gehirn“ (Silverthorn, 2008, S. 459) dar. Hier wird die kortikale Erregung mit einer affektiven Qualität, also einer Emotion, versehen (Kaluza, 2018b, S. 22). Bei der Detektion von Stressoren erfolgt eine starke Aktivierung der Amygdala, die bei intensiven Reizen auch direkt vom Thalamus erfolgen kann (Kaluza, 2018a, S. 25).

Von der Amygdala führen absteigende Bahnen zum *Hirnstamm*, dem phylogenetisch ältesten Teils des Gehirns (Kaluza, 2018b, S. 22, 2018a, S. 23). Der Hirnstamm ist wesentlich an der Steuerung von reflexartigem und unwillkürlichem Verhalten beteiligt. Da die reflexartige Verarbeitung in Amygdala und Hirnstamm den umfassenderen Reflexionsleistungen der Großhirnrinde zeitlich überlegen ist, können unmittelbar mit der Wahrnehmung der Stressoren starke Emotionen und unwillkürliche Verhaltensweisen ausgelöst werden (Kaluza, 2018a, S. 25–26; Speckmann et al., 2013, S. 293).

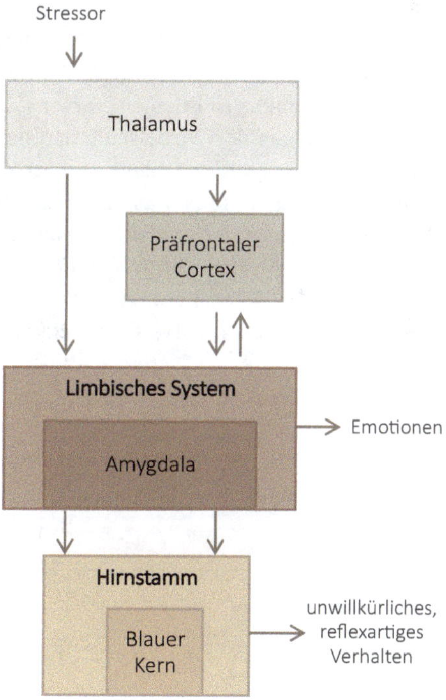

Abbildung 6.2 Erste Verarbeitungsprozesse bei der Detektion von Stressoren. (Eigene Darstellung)

Stressachse 1: Sympathikus-Nebennierenmark-Achse (SAM):
Über die absteigenden Bahnen der Amygdala wird insbesondere ein Kerngebiet des Hirnstamms aktiviert, der Locus coerulus bzw. der blaue Kern im Übergang vom Gehirn zum Rückenmark (Kaluza, 2018b, S. 22). Diese Nervenzellen sind ein wichtiger Bestandteil des zentralen noradrenergen Systems und produzieren, nach Aktivierung durch die Amygdala, den Transmitter Noradrenalin (Kaluza, 2018b, S. 22).

Die zunehmende Produktion und somit vermehrte Freisetzung von Noradrenalin bewirkt an dieser Stelle eine Aktivierung des vegetativen Nervensystems über die Stimulation der *Sympathikus-Nebennierenmark-Achse* (SAM: „sympathetic-adrenal-medullary axis“) (Kaluza, 2018b, S. 22; Pinel et al., 2019, S. 587). Das vegetative Nervensystem (auch autonomes Nervensystem) ist in erster Linie für die Regulierung der Organleistungen zuständig und lässt sich in das sympathische Nervensystem und das parasympathische Nervensystem unterteilen (Silverthorn, 2008, S. 540). Die vermehrte Freisetzung von Noradrenalin im Locus Coerulus bewirkt nun eine Aktivierung des *Sympathikus*, dem ersten Teil der Sympathikus-Nebennierenmark-Achse (vgl. Abbildung 6.3).

Der Sympathikus stellt einen Nervenstrang des vegetativen Nervensystems dar. Er verläuft entlang der Wirbelsäule und innerviert von dort ausgehend die Organe und die Gefäße des Körpers. Infolge der Aktivierung durch den blauen Kern des Hirnstamms setzen die Nervenenden des Sympathikus nun ebenfalls Noradrenalin frei und aktivieren die glatte Muskulatur der Organe (Kaluza, 2018b, S. 24). Auf diesem Weg wird das *Nebennierenmark*, ein spezialisiertes neuroendokrines Gewebe der Nebenniere, zur vermehrten Produktion von *Adrenalin* angeregt (Kaluza, 2018b, S. 24; Silverthorn, 2008, S. 549).

Abbildung 6.3
Sympathikus-Nebennierenmark-Achse (SAM). (Eigene Darstellung)

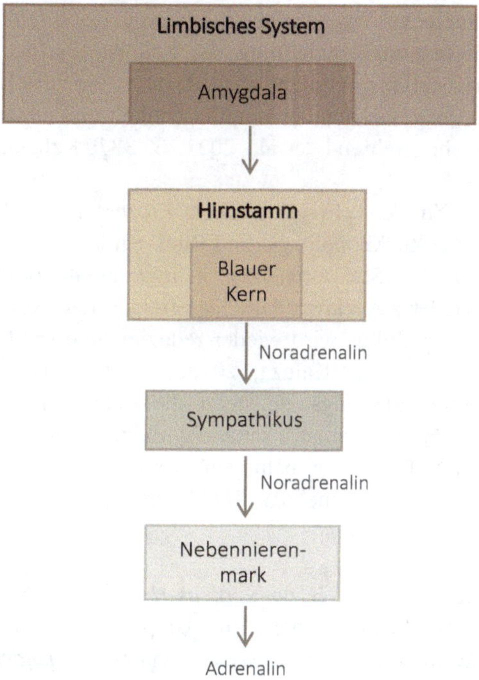

Aufgrund der aufeinanderfolgenden Aktivierung von Sympathikus und Nebennierenmark wird dieser Teil der physiologischen Stressreaktion Sympathikus-Nebennierenmark-Achse genannt. Zudem wird sie als „trockene“ Achse bezeichnet, da die Weiterleitung „trocken“ über elektrische Impulse von Nervenzelle zu Nervenzelle erfolgt (Kaluza, 2018b, S. 24). Dieser Teil der Stressreaktion dient evolutionsbiologisch der Vorbereitung auf eine akute Gefahrensituation und ermöglicht eine blitzschnelle Reaktion in für den Körper potenziell als lebensbedrohlich eingeschätzten Situationen. Er wird daher mit der von Cannon (1915) postulierten „Kampf-Flucht-Reaktion“ assoziiert. Die Aktivität überlebensnotwendiger Organsysteme wird verstärkt und die Ausschüttung proinflammatorischer Zytokine angeregt, wodurch die Entzündungsaktivität zugunsten der Immunabwehr im Körper steigt (Schubert, 2020, S. 107). Zusammenfassend bewirkt die „trockene“ Achse eine intensive Energetisierung des Organismus und geht mit diversen *kurzfristigen physiologischen Reaktionen* einher, wie einer erhöhten Aufmerksamkeit mit Fokussierung auf die Stressoren, einem erhöhten Muskeltonus, gesteigerten motorischen Reflexen (insbesondere des

Schreckreflexes), einer Steigerung der Atemfrequenz mit Schwerpunkt auf die Einatmung (Steigerung der Sauerstoffaufnahme), einer verstärkten Energiebereitstellung (Glukose- und Lipidstoffwechsel), einem erhöhten Blutdruck, einer reduzierten Schmerzempfindlichkeit und einer kurzfristig verbesserten Immunabwehr (Behrends et al., 2021, S. 387; Kaluza, 2018b, S. 19; Schächinger, 2016, S. 81).

Zu den physiologischen Prozessen der SAM gehören weiterhin verschiedene Rückkopplungs- und Rückregulationsmechanismen. Endet die Konfrontation mit den Stressoren oder gelingt deren „Bewältigung", wird die Stressreaktion wieder zurückreguliert. Das freigesetzte Noradrenalin zerfällt, die Aktivität des Sympathikus wird wieder reduziert und die körperlichen Prozesse normalisieren sich wieder (Kaluza, 2018b, S. 23). Hält die Konfrontation mit den Stressoren allerdings an, steigt die Entzündungsaktivität infolge der Ausschüttung der proinflammatorischen Zytokine weiter an. Diese hohe Entzündungsaktivität kann langfristig pathogen wirken, weshalb eine Gegenregulation mittels entzündungshemmender Rückkopplungsmechanismen erforderlich wird (Schubert, 2020, S. 107).

Stressachse 2: Hypothalamus-Hypophysen-Nebennierenrinden-Achse (HPA)
Einen wesentlichen Rückkopplungsmechanismus stellt die Aktivierung der *Hypothalamus-Hypophysen-Nebennierenrinden-Achse* (HPA: „hypothalamic-pituitary-adrenal axis") dar (vgl. Abbildung 6.4). Infolge der anhaltenden Konfrontation mit den Stressoren wird die Freisetzung von Noradrenalin und die Ausschüttung von Zytokinen weiter angeregt. Das Noradrenalin wird dann nicht mehr nur über den Sympathikus in periphere Organe geleitet, sondern steigt über afferente Nervenbahnen in höher gelegene Hirnregionen auf und verbreitet sich dort (Kaluza, 2018a, S. 27).

Abbildung 6.4 Hypothalamus-Hypophysen-Nebennierenrinden-Achse (HPA). (Eigene Darstellung)

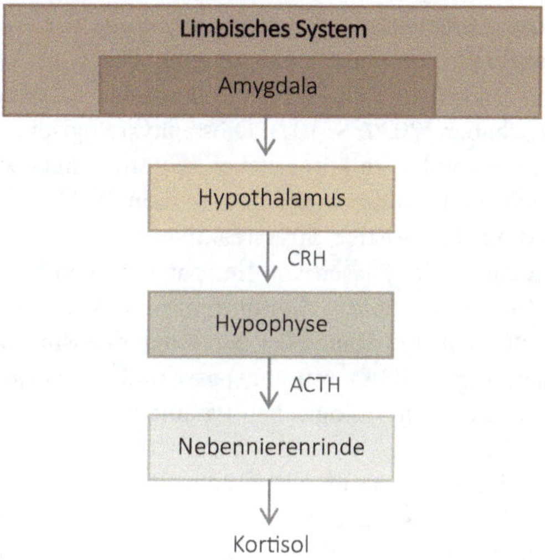

Auf diese Weise wird die Aktivität der Großhirnrinde und des limbischen Systems noch weiter verstärkt. In Verbindung mit der erhöhten Zytokinaktivität bewirkt dies eine Aktivierung spezieller Kerngebiete im *Hypothalamus* (Behrends et al., 2021, S. 350; Kaluza, 2018a, S. 27; Schubert, 2020, S. 107). Der Hypothalamus stellt eine wichtige Verbindung zwischen dem Nervensystem und dem endokrinen System her: Seine Aktivierung bewirkt die Ausschüttung des Corticotropin-Releasing-Hormons (CRH), auch Corticotropin-Releasing-Faktor (CRF) genannt (Behrends et al., 2021, S. 352).

CRH bzw. CRF stellt ein hormonelles Stresssignal dar und wird in das Blut abgegeben (Rensing, 2006, S. 147). Es gelangt nun über ein Gefäßsystem zur Hypophyse. Die *Hypophyse* ist die Hirnanhangdrüse und besteht aus einem Vorder- und einem Hinterlappen. Der Hypophysenvorderlappen sondert verschiedene Hormone ab, darunter auch das für die Stressreaktion relevante Corticotrophin (ACTH) (Silverthorn, 2008, S. 337). ACTH dient der Regulation der Synthese und Freisetzung von Kortisol in der Nebennierenrinde. Durch die vermehrte Abgabe von CRH wird nun auch die Hypophyse angeregt, vermehrt ACTH abzusondern. Auch dieses Hormon gelangt nun wiederum in den Kreislauf und stimuliert die Freisetzung von Kortisol in der *Nebennierenrinde* (Kaluza, 2018b, S. 24; Rensing, 2006, S. 148). *Kortisol* ist ein Glukokortikoid und wird auch als Stresshormon bezeichnet. Es dient der Bereitstellung weiterer Energieressourcen und der Entzündungshemmung (Brandes et al., 2019, S. 944).

Die Ausschüttung von Kortisol infolge der Aktivierung der HPA zielt demnach ebenfalls auf eine Unterstützung des Körpers in der Auseinandersetzung mit Stressoren und ermöglicht zudem eine Rückregulation der Entzündungsaktivität (Schubert, 2020, S. 107). Diese physiologischen Anpassungsreaktionen sind allerdings mit hohen körperlichen Anforderungen verbunden und können daher nicht unbegrenzt aufrechterhalten werden (Schubert, 2020, S. 107). Der Organismus ist auf kurzfristige Stressreaktionen ausgelegt, d. h. darauf, dass auf Phasen der Anspannung Phasen von Entspannung und Erholung folgen, welche die (Wieder-)Herstellung eines Äquilibriums ermöglichen (Behrends et al., 2021, S. 388). Intensität und Dauer der Stressreaktion sind optimal an die Anforderungen der jeweiligen Stressoren angepasst und die körperlichen Prozesse hinsichtlich dieser neuen physiologischen Parameter reguliert *(Allostase)* (Behrends et al., 2021, S. 387).

Eine dauerhafte, wiederholte oder besonders intensive Aktivierung der Stressreaktion kann dagegen zu einer Belastung des Organismus *(Allostatische Last)* führen und die Pathogenese vieler Erkrankungen begünstigen (McEwen & Stellar, 1993; Schubert, 2020, S. 106; Sterling & Eyer, 1988). So führt ein anhaltend erhöhter Kortisolspiegel beispielsweise zu einer Abnahme der entzündungshemmenden Signalwirkung und einer weiteren Begünstigung der Zytokinausschüttung. Hierdurch kommt es zu einer Reduktion bis Umkehr der antiinflammatorischen Wirkung, was eine weitere Erhöhung der Entzündungsaktivität im Körper zur Folge hat (Schubert, 2020, S. 108). Im Gegensatz zur ersten Stressachse verläuft die Signalübertragung bei der HPA „nass" über den Blutstrom (Kaluza, 2018b, S. 24). Zusammenfassend dient diese „nasse" Achse ebenfalls der Unterstützung des Körpers bei der Auseinandersetzung mit den Stressoren und der Rückregulation der Entzündungsaktivität, ist aber mit hohen körperlichen Anforderungen verbunden und kann daher zur Allostatischen Last führen. Eine anhaltende Aktivierung der Stressreaktion kann daher mit diversen (patho-)physiologischen Folgen assoziiert sein, wie eine langfristig erhöhte Aufmerksamkeit für die Stressoren und eine damit einhergehende reduzierte Aufmerksamkeit für Bedürfnisse und soziale Beziehungen sowie eine negative Befindlichkeit (z. B. Angstzustände, depressive Verstimmtheit). Es kann zudem zu einer Degeneration von Neuronen des Hippocampus (Reduktion der Gedächtnisfunktion), einer Reduktion der Immunfunktion und einer Erhöhung des Risikos für die Entstehung diverser weiterer Erkrankungen (z. B. Bluthochdruck, Herzerkrankungen, Hauterkrankungen, Magengeschwüre, Cushing-Syndrom) kommen (Behrends et al., 2021, S. 388; Pinel et al., 2019, S. 589, 593; Schächinger, 2016, S. 83; Schröger et al., 2022, S. 171–173).

Zusammenfassend macht die Stressreaktion ein komplexes psycho-neuro-immuno-endokrines Netzwerk sichtbar (Schubert, 2020, S. 106): Die verschiedenen Organsysteme sind über komplexe Wirkmechanismen miteinander verknüpft, verschiedene Teilprozesse der physiologischen Reaktionen greifen ineinander und ermöglichen eine gegenseitige Aktivierung und Rückregulation. Die PNI hat (trotz gewisser methodischer und inhaltlicher Herausforderungen) wesentlich dazu beigetragen, verschiedene Teilprozesse und Wechselwirkungen dieses Netzwerks verstehbar zu machen und mögliche Folgen der (Dys-)Regulation der physiologischen Prozesse aufzuzeigen (Schubert, 2020, S. 107). Allerdings zeigt sich in der PNI nach wie vor eine Dominanz pathogenetisch orientierter Studien (Straub & Cutolo, 2018). Nur selten wird auf potenziell salutogene Wirkungen der Stressreaktion hingewiesen, die aber durchaus vorhanden sind:

Segerstrom und Miller (2004) analysieren in ihrer Metastudie die Wirkung unterschiedlicher Stressoren auf die Aktivität und die Funktion des Immunsystems. Es zeigte sich, dass akute, kurzzeitige Stressoren (5–100 Minuten, z. B. öffentliches Sprechen, sportliche Wettkämpfe) im Gegensatz zu chronischen Stressoren zu einer *Verbesserung der Immunfunktion* führen können (Pinel et al., 2019, S. 591; Segerstrom & Miller, 2004, S. 11–12, 17). Dieser Effekt kann anhand der Erkenntnisse von Dhabhar (2014) bestätigt und erklärt werden: Dhabhar (2014) zeigt auf, dass die *Dauer der Stressreaktion* einen entscheidenden Einfluss auf deren gesundheitsbezogene Wirkung hat. Während eine lang anhaltende Stressreaktion (mehrere Stunden pro Tag für mehrere Wochen oder Monate, auch „chronischer Stress") mit pathogenen Wirkungen assoziiert ist, kann eine kurzzeitig andauernde Stressreaktion (Minuten bis Stunden) potenziell *salutogene Wirkungen* (z. B. Förderung der Wundheilung, Verbesserung der Immunabwehr und protektive Wirkung gegen die Entstehung und die Verschlechterung bestimmter Krankheiten, etwa Dermatitis, Herz-Kreislauferkrankungen, Parodontitis, Asthma, Autoimmunerkrankungen, Psoriasis, Arthritis, Multiple Sklerose) erzielen (Dhabhar, 2014, S. 194–197, 203). Diese Befunde werden unter anderem über bidirektionale Wirkungen der Zytokine erklärt. Während eine kurzfristige Zytokinausschüttung die Immunfunktion unterstützt, kann eine lang anhaltende Zytokinausschüttung die Widerstandskraft gegenüber Infektionen reduzieren und die Pathogenese und das Fortschreiten von (Auto-)Immunerkrankungen (z. B. rheumatische Erkrankungen wie JIA), neurologischen Erkrankungen (z. B. Alzheimer), onkologischen Erkrankungen, Herzkreislauferkrankungen (z. B. Bluthochdruck, Diabetes Mellitus), psychischen Erkrankungen (z. B. Depression) begünstigen (Dhabhar, 2014, S. 197; Pinel et al., 2019, S. 591; Straub & Cutolo, 2018, S. 76–77). Neben der Dauer der Stressreaktion konnte weiterhin die damit einhergehende *Qualität der Emotionen* als entscheidend für die gesundheitsbezogenen Wirkungen von Stress bestimmt werden (Schubert, 2010, S. 95): Hierbei konnten beispielsweise eine optimistische Grundhaltung (Segerstrom et al., 1998), ein ausgeprägtes Selbstbewusstsein (O'Donnell et al., 2008) und ein Fokus (auch) auf positive Aspekte (z. B. Krankheitsgewinn) (McGregor et al., 2004) mit salutogenen Konsequenzen assoziiert werden. Weiterhin unterstützen inzwischen einige empirische Befunde die insgesamt noch recht selten erforschte Annahme einer potenziell salutogenen Wirkung des Kohärenzerlebens im Umgang mit Stress (u. a. Amirkhan & Greaves, 2003; Betke et al., 2021; Kristofferzon et al., 2018; Maciejczyk & Liszka, 2013; McSherry & Holm, 1994; Richardson & Ratner, 2005).[7]

Zudem kann die insbesondere mit der von Cannons (1915) Kampf-Flucht-Reaktion in Verbindung gebrachte akute Stressreaktion eine kurzfristige *physische* (z. B. verstärkte Energiebereitstellung, erhöhte Sauerstoffaufnahme, verbesserte Durchblutung, Aufmerksamkeitssteigerung) und *emotionale* (z. B. Erfolgserwartungen, Steigerung des Selbstwertgefühls) *Aktivierung* evozieren (Becker-Carus & Wendt, 2017, S. 559; Behrends et al., 2021, S. 387; Schächinger, 2016, S. 81), die ebenfalls als (kurzfristige) salutogene Wirkung beschrieben werden kann. In diesem Kontext wird in der Literatur (z. B. Becker-Carus & Wendt, 2017, S. 559; Behrends et al., 2021, S. 388; Gazzaniga et al., 2017, S. 640) häufig auf die von Hans Selye (1974) geprägten Begriffe „Eustress" und „Disstress" Bezug genommen. *Eustress* wird hierbei verstanden als „der Stress", der mit positiven Ereignissen assoziiert ist, während *Disstress* mit negativen Ereignissen assoziiert ist (Gazzaniga et al., 2017, S. 640). Hierbei ist allerdings zu berücksichtigen, dass diese Begrifflichkeiten eine *Differenzierung in positiven bzw. negativen Stress* anhand der *Art* der Stressoren vornehmen. Es hat sich aber weder gezeigt, dass bestimmte Stressoren nur mit salutogenen oder pathogenen gesundheitsbezogenen Wirkungen assoziiert sind, noch, dass verschiedene Arten von Stressoren unterschiedliche (im Sinne salutogener oder pathogener) Stressreaktionen auslösen (Dhabhar, 2014, S. 195). Dagegen zeigen psychoneuroimmunologische Studienergebnisse, dass alle Stressoren eine *ähnliche physiologische Stressreaktion* initiieren, aber die *Dauer* der Stressreaktion und die *Qualität der damit einhergehenden Emotionen* entscheidend sein kann, ob salutogene oder pathogene Wirkungen evoziert werden (Dhabhar, 2009, 2014; Dhabhar & McEwen, 2007; Segerstrom et al., 1998; Viswanathan et al., 2005). Eine Differenzierung in positiven oder negativen Stress ist somit nicht möglich. Vielmehr stellt

[7] Siehe hierzu ausführlicher Abschnitt 6.3. Hier werden die empirischen Befunde zum Kohärenzerleben noch eingehender besprochen.

Stress – dem aktuellen Erkenntnis- und Forschungsstand zur physiologischen Stressreaktion zufolge – eine *neutrale* physiologische Reaktion des Körpers dar, die je nach Bedingungen (z. B. der Dauer der Stressreaktion) sowohl mit pathogenen als auch salutogenen Konsequenzen assoziiert sein kann. Zusammenfassend kann die Stressreaktion nach aktueller Befundlage folglich als eine physiologisch bedeutsame und überlebensnotwendige psycho-neuro-immuno-endokrine Anpassungsreaktion des Organismus verstanden werden, die mit kurz- und langfristigen körperlichen Prozessen und Veränderungen sowie sowohl pathogenen als auch salutogenen Konsequenzen einhergehen kann (Schröger et al., 2022, S. 169). Auf die Bedeutsamkeit eines solchen differenzierten Verständnisses von Stress verweist auch Dhabhar (2014), wenn er schreibt:

> Although the concept of stress has earned a bad reputation, it is important to recognize that the adaptive purpose of a physiological stress response is to promote survival during fight or flight. While long-term stress is generally harmful, short-term stress can be protective as it prepares the organism to deal with challenges. (S. 193)

Die aktuellen Erkenntnisse der Stressforschung sprechen damit für eine *komplementäre Betrachtung pathogener, neutraler und salutogener Auswirkungen* von Stress. Sie zeigen, dass Stress nicht zwangsweise mit pathogenen physiologischen Reaktionen einhergeht und bestätigen die salutogenetische Annahme eines gesundheitsfördernden Potenzials im Umgang mit Stressoren. Ebenso verdeutlichen sie, dass Stress eine überlebensnotwendige Funktion im Körper erfüllt, und liefern Hinweise auf mögliche Einflussfaktoren, wie die Dauer der Stressreaktion und die Qualität der mit ihr assoziierten Emotionen (Dhabhar, 2014; Schubert, 2010, S. 95). Die salutogenetische Überzeugung, dass Stress (neben pathogenen und neutralen) auch *salutogene Wirkungen* erzielen kann, steht damit in Einklang mit den aktuellen Befunden der Stressforschung. Dies gilt auch für die salutogenetische Annahme einer heterostatischen Wirkungsweise körperlicher Prozesse und Parameter, obgleich diese in aktuellen Diskursen unter dem Konzept der „Allostase" (Knop & Heim, 2020; McEwen, 1998; McEwen & Stellar, 1993; Schubert, 2020; Sterling & Eyer, 1988) diskutiert werden. Die diesbezüglichen Erkenntnisse zeigen eindrücklich, dass der Körper auf den (kurzzeitigen) Umgang mit Stressoren ausgelegt ist und körperliche Prozesse und Parameter (z. B. Intensität und Dauer der Stressreaktion) optimal an Umweltanforderungen (z. B. einen spezifischen Stressor) anpassen kann (Behrends et al., 2021, S. 387).

Hinsichtlich Antonovskys *Differenzierung zwischen einem (neutralen) Anspannungs- und einem (pathogenen) Stresszustand* lassen sich ferner Bezüge zu kurz- und langzeitigen Auswirkungen von Stress herstellen. So zeigen die empirischen Befunde zur Stressforschung eindrücklich, dass eine kurzzeitige Stressreaktion mit körperlichen Aktivierungsprozessen (z. B. Steigerung von Atemfrequenz und Sauerstoffaufnahme, verstärkte Energiebereitstellung, erhöhter Muskeltonus und gesteigerte Reflexbereitschaft, kurzfristig verbesserte Immunabwehr) einhergeht, welche langfristig zu pathogenen Folgen (z. B. Reduktion der Immunfunktion, erhöhtes Erkrankungsrisiko, negative Befindlichkeit) führen können (Behrends et al., 2021, S. 387–388; Kaluza, 2018b, S. 19; Pinel et al., 2019, S. 589, 593; Schächinger, 2016, S. 81–83; Schröger et al., 2022, S. 171–173). Die begriffliche Differenzierung zwischen Anspannung und Stress lässt sich in aktuellen Diskursen der Stressforschung so allerdings nicht bestätigen. Vielmehr sprechen die Erkenntnisse der Stressforschung dafür, sowohl die initialen und kurzzeitigen als auch die nachfolgenden und langfristigen physiologischen Wirkungsweisen im Körper unter denselben Begriff (Stress) zu subsumieren. Dies kann aber durchaus als positive Errungenschaft der Stressforschung angesehen werden, da der Stressbegriff damit noch neutraler wird, als Antonovsky ihn in Differenzierung zum Anspannungszustand verwendet.

Unabhängig von der konkreten Begriffsbestimmung zeigt sich die salutogenetische Annahme, dass die gesundheitsfördernden Prozesse neben der kurzzeitigen körperlichen Aktivierung insbesondere durch die *Auflösung von Anspannung* und das *Eintreten von Entspannung* initiiert werden, wiederum als übereinstimmend mit aktuellen Befunden der Stressforschung. So zeigen die Befunde der Allostaseforschung, dass der Körper zwar auf einen kurzzeitigen Umgang mit Stressoren ausgelegt ist, eine langfristige oder besonders intensive Aktivierung der Stressreaktion allerdings zu einer Überlastung (Allostatische Last) führen kann (Behrends et al., 2021, S. 388; McEwen & Stellar, 1993; Schubert, 2020, S. 106; Sterling & Eyer, 1988). Bedeutsam ist folglich, dass auf Phasen der Anspannung auch wirklich Phasen der Entspannung folgen, damit der Körper zu neuer Stabilität finden kann. *Entspannung* wird in der Stressforschung übereinstimmend mit diversen positiven physiologischen Veränderungen assoziiert, etwa einer Abnahme des Muskeltonus, einer Verminderung der Reflexbereitschaft, einer Zunahme der Herzraten-Variabilität, einer Senkung des arteriellen Blutdrucks sowie einer Abnahme der Atemfrequenz und des Sauerstoffverbrauchs (siehe hierzu z. B. Vaitl, 2020).

Die aktuellen Erkenntnisse unterstützen folglich die salutogenetische Überzeugung, dass den Antwortmöglichkeiten des Subjekts bzw. den Möglichkeiten einer raschen Auflösung von Anspannung eine hohe Aufmerksamkeit beizumessen ist. Allerdings spricht die Erkenntnis, dass eine allostatische Last sowohl durch langanhaltende als auch durch besonders intensive Konfrontationen mit Stressoren ausgelöst werden kann, auch dafür, die Stressoren nicht gänzlich aus dem Blickwinkel zu verlieren. Insofern Antonovsky (1987, S. 9) Stressoren als allgegenwärtige und konstitutive Momente im Leben jedes Menschen ansieht, finden sie in seinen Ausführungen nur eine geringe Berücksichtigung. Gerade vor dem Hintergrund der Erkenntnisse soziologischer Verständnisse von Gesundheit und Krankheit zeigt sich die soziale Umwelt aber als höchst bedeutsam, da sie gravierende Stressoren evozieren und damit einen erheblichen Einfluss auf die Gesundheit und das Wohlbefinden einer Person haben kann. Zu denken ist hierbei beispielsweise an traumatische Ereignisse, belastende Lebensbedingungen und strukturelle Ungleichheiten, die nicht durch eine alleinige Konzentration auf das Subjekt und seine Widerstandsmöglichkeiten ausgeblendet werden dürfen. Eine salutogenetische Orientierung sollte folglich nicht dazu führen, pathogenetische Prozesse und ihre (häufig sozial hervorgebrachten) Hintergründe unberücksichtigt zu lassen. Wird die salutogenetische Orientierung dagegen als komplementär zu einer pathogenetischen Orientierung gedacht, so liefert sie höchst wertvolle Erkenntnisse zur Stressforschung, indem sie das (auch) salutogene und transformative Potenzial von Stress sichtbar macht.

Arbeitsdefinition Stress

Nachdem das salutogenetische Verständnis von Stress im vorherigen Kapitel in den aktuellen Erkenntnisstand der Stressforschung eingeordnet wurde, soll nun eine an diese Erkenntnisse anschließende Arbeitsdefinition von Stress entfaltet werden.

Stress wird vorliegend verstanden als eine physiologische Antwort des Körpers auf eine durch Stressoren ausgelöste und subjektiv als herausfordernd erlebte Anforderungssituation. In Relation von Subjekt und Welt kann Stress potenziell

a) *pathogen* wirken, wenn die Anforderungen der Umwelt die Antwortmöglichkeiten des Subjekts wesentlich übersteigen. Dies gilt insbesondere bei besonders intensiven, lang anhaltenden und beständig wiederkehrenden Anforderungen, die das Subjekt für eine längere Zeit in Anspannung versetzen.
b) *neutral*, d. h. weder pathogen, noch salutogen wirken, wenn die Anforderungen der Umwelt die Antwortmöglichkeiten des Subjekts nicht wesentlich übersteigen. Dies gilt insbesondere bei kurzzeitigen und wenig intensiven Anforderungen, wenn dem Subjekt die notwendigen Ressourcen zur Verfügung stehen, um auf diese Anforderungen zu antworten.
c) *salutogen* wirken, wenn das Subjekt die Auseinandersetzung mit den Anforderungen als eine anregende Lebenserfahrung erlebt, die mit positiven Emotionen einher- und in Entspannung übergeht. Dies gilt insbesondere, wenn das Subjekt die Anforderungen noch als überwiegend kohärent erlebt, es nur

kurzzeitig in Anspannung verbleibt und dann in einer sich anschließenden Entspannungsphase zu neuer Stabilität finden kann.

Diese unterschiedlichen potenziellen Auswirkungen von Stress sind in Abbildung 6.5 schematisch veranschaulicht.

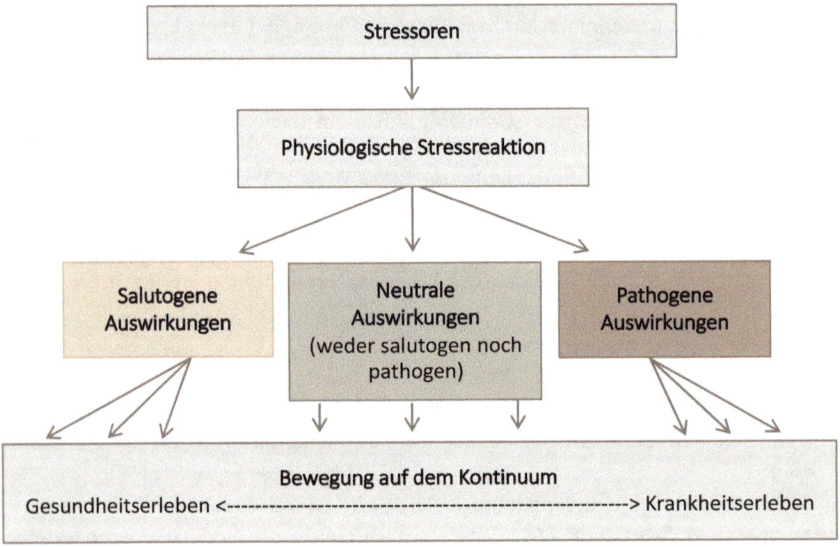

Abbildung 6.5 Potenzielle Auswirkungen von Stress in Relation von Subjekt und Welt. (Eigene Darstellung)

6.2.3 Zu gesundheits- und krankheitsbezogenen Einflussfaktoren: Gesundheitsressourcen und Kohärenzerleben

Perspektive der Salutogenese
Aus einer salutogenetischen Perspektive werden unter den Begriff „Ressourcen“ sämtliche Faktoren subsumiert, *die die Auflösung stressbedingter Anspannung begünstigen* und damit *zu Entspannung beitragen.* Antonovsky (1979, S. 99) sieht hierbei insbesondere jene Faktoren als bedeutsam an, die generell wirksam sind, d. h., in sehr vielen unterschiedlichen Anforderungssituationen eingesetzt werden

können. Er bezeichnet sie als GRR und führt hierfür exemplarisch physische und biochemische, artefaktisch-materielle, kognitive und emotionale, wert- und einstellungsbezogene, interpersonell-relationale und makrosoziokulturelle GRR an (Antonovsky, 1979, S. 103–119). Aus einer salutogenetischen Perspektive wird dabei als bedeutsam angesehen, dass das Subjekt über vielfältige Ressourcen verfügt, die es im Umgang mit Stressoren flexibel und zielgerichtet einsetzen kann. Neben einem reichhaltigen Repertoire an Ressourcen wird folglich auch die Art und Weise der Aktivierung jener Ressourcen im Umgang mit Stressoren als wesentlich angesehen. Hierfür wird das „Kohärenzerleben" („sense of coherence") des Subjekts als zentral herausgestellt. Dieses definiert Antonovsky (1987) wie folgt:

> The sense of coherence is a global orientation that expresses the extent to which one has a pervasive, enduring though dynamic feeling of confidence that (1) the stimuli deriving from one's internal and external environments in the course of living are structured, predictable, and explicable; (2) the resources are available to one to meet the demands posed by these stimuli; and (3) these demands are challenges, worthy of investment and engagement. (S. 19).

Das Kohärenzerleben beschreibt folglich ein überdauerndes Gefühl der Zuversicht, dass die Geschehnisse in der Welt und die Ereignisse im eigenen Leben überwiegend *verstehbar* (1), *handhabbar* (2) und *bedeutsam* bzw. *sinnhaft* (3) sind. Für Antonovsky (1987, S. 164) stellt es eine grundlegende Antwort auf die salutogenetische Frage dar. Er versteht das Kohärenzerleben als entscheidenden Aspekt der Antwortmöglichkeiten des Subjekts im Umgang mit Stressoren und damit als wesentlichen Einflussfaktor der Wirkungsweise von Stress im Körper (salutogen/pathogen/neutral). Wie zuvor herausgearbeitet wurde, wird in einer salutogenetischen Perspektive angenommen, dass Stress insbesondere dann gesundheitsförderlich wirken kann, wenn eine stressbedingte Anspannungsphase im Körper rasch wieder aufgelöst wird und der Körper in einer hieran anschließenden Entspannungsphase zu neuer Stabilität finden kann. Hierfür sieht Antonovsky das Kohärenzerleben in vielerlei Aspekten als bedeutsam an: Er geht davon aus, dass Ereignisse und Situationen *seltener als Stressoren eingeordnet* oder als weniger bedrohlich und vielmehr *als positiv herausfordernd wahrgenommen* werden, wenn das Subjekt seine Lebensumwelt als überwiegend verstehbar, handhabbar und sinnhaft erlebt (Antonovsky, 1987, S. 132). Zudem nimmt er an, dass ein starkes Kohärenzerleben dazu führt, dass das Subjekt herausfordernden Situationen mit einer gewissen *Zuversicht* entgegengetreten kann (Antonovsky, 1987, S. 133). Dies ist darauf zurückzuführen, dass sich die zugrunde liegende

Problemsituation als verstehbar erweist, das Subjekt über die notwendigen Ressourcen verfügt, um einen guten Umgang mit ihr zu finden und das eigene Leben dem Subjekt den notwendigen Halt gibt, sich der Herausforderung entgegenzustellen. Ferner geht Antonovsky (1987, S. 139) davon aus, dass ein starkes Kohärenzerleben dazu beiträgt, dass das Subjekt die Auseinandersetzung mit einer herausfordernden Situation auch als eine *positiv-anregende Erfahrung* erleben und in der Auflösung von Anspannung in Entspannung *zu neuer Kraft finden kann.* Aus einer salutogenetischen Perspektive begünstigt ein starkes Kohärenzerleben folglich, dass Stress salutogene Prozesse initiiert. Antonovsky (1987, S. 183–184) versteht das Kohärenzerleben dabei aber nicht als eine feststehende Eigenschaft, sondern vielmehr als eine dispositionale Orientierung einer Person, die sich in enger Beziehung zu ihren *Lebenserfahrungen* entwickelt. Als bedeutsam sieht er dabei insbesondere Lebenserfahrungen von *Konsistenz*, *Teilhabe* und *Balance des Anforderungsgrads* an (Antonovsky, 1987, S. 92). Dabei nimmt er an, dass die Stabilität des Kohärenzerlebens mit dem Alter ansteigt. Während er es im Kindes- und Jugendalter noch für sehr instabil hält (Antonovsky, 1987, S. 101), geht er davon aus, dass es im Erwachsenenalter eine *relative Stabilität* erreicht und somit weniger anfällig für Veränderungen ist (Antonovsky, 1987, S. 123). Daher sieht er auch eine *intentionale Modifikation* des Kohärenzerlebens (z. B. im Sinne einer therapeutischen Intervention) als schwierig an (Antonovsky, 1987, S. 124). Potenziale sieht er vielmehr in einer radikalen Veränderung der Lebensbedingungen, der Ermöglichung von temporärem und situativem Kohärenzerleben oder der Stärkung von Ressourcen und Strategien, die eine Veränderung der eigenen Deutungsweise von Lebenserfahrungen ermöglichen (Antonovsky, 1987, S. 123–127).

Einordnung in den aktuellen Erkenntnis- und Forschungsstand

Der *Ressourcenbegriff* wird in diversen unterschiedlichen Konzeptionen der Stress- und Gesundheitsforschung verwendet (z. B. in der transaktionalen Stresstheorie nach Lazarus und Folkman (1984) oder in der Resilienzforschung (u. a. Werner, 1971)). Diese unterschiedlichen Konstrukte weisen einerseits große inhaltliche Schnittmengen, andererseits aber auch konzeptionelle Unterschiede auf. Eine geteilte und unstrittige Überzeugung scheint hierbei zu sein, dass Ressourcen im Umgang mit Stressoren wirksam werden können und als wesentliche Einflussfaktoren der Gesundheit gelten (siehe hierzu u. a. Faltermaier, 2023; Frank, 2017; Franzkowiak & Hurrelmann, 2022; Fröhlich-Gildhoff & Rönnau-Böse, 2022). Allerdings bestehen sehr unterschiedliche Auffassungen dazu, welchen Faktoren diese Wirkung zugeschrieben werden kann. Jenen 1979 von Antonovsky vorgeschlagenen GRR lässt sich aus gegenwärtiger Sicht weniger eine empirisch belegte Aussagekraft als vielmehr ein heuristischer Wert zuschreiben. Es scheint daher nicht zielführend zu sein, auf die damals von Antonovsky angeführten GRR zu beharren. Dies gilt insbesondere, da in der Stress- und Ressourcenforschung mittlerweile diverse aktuellere Zusammenstellungen existieren. Eine solche, nach aktuellem Erkenntnisstand sowohl empirisch als auch konzeptionell sehr überzeugende Zusammenstellung liefert beispielsweise Toni Faltermaier (2023) unter dem Begriff der „Gesundheitsressourcen". Seine Zusammenstellung kann als eine Weiterentwicklung der GRR von Antonovsky (1979, 1987) unter Einbezug aktueller Erkenntnisse der Ressourcenforschung verstanden werden. Unter *Gesundheitsressourcen* versteht Faltermaier (2023) sämtliche „dauerhaft verfügbare Kräfte oder Merkmale einer Person, sozialen Gruppe oder Umwelt, die eine positive Einflussnahme auf das Gesundheitskontinuum ermöglichen oder erleichtern können" (S. 183–184). Damit erweitert er Antonovskys Ressourcenbegriff um jene Ressourcen, welche die Gesundheit einer Person potenziell stärken können, ihre Wirkung aber nicht (unmittelbar) in Copingprozessen entfalten (Faltermaier, 2023, S. 183). Gleichwohl grenzt er sie von Schutzfaktoren ab, die in pathogenetischer Orientierung formuliert sind, da sie auf die Vermeidung von bzw. den Schutz vor Krankheit abzielen (Faltermaier, 2023, S. 184). Basierend auf den Arbeiten von Antonovsky und Erkenntnissen der Ressourcenforschung erläutert Faltermaier (2023, S. 184–191) wesentliche interne und externe Ressourcen, die in Tabelle 6.1 zusammenfassend rezipiert werden:

Tabelle 6.1 Gesundheitsressourcen nach Faltermaier (2023). (Eigene Darstellung nach Faltermaier, 2023, S. 184–191)

Interne Ressourcen	
Personal-psychische Ressourcen	= Psychische Merkmale der Person
• Persönlichkeitsmerkmale	• Individuelle Dispositionen und spezifische Eigenschaften (z. B. Kontroll- und Selbstwirksamkeitsüberzeugungen, funktionaler Optimismus, Gesundheitswissen, Intelligenz) • Komplexe Persönlichkeitskonstrukte (z. B. Widerstandsfähigkeit („hardiness") nach Kobasa, Selbstwertgefühl, Ich-Identität nach Erikson)
• Handlungskompetenzen	• Copingstrategien (rational, flexibel, vorausschauend) • Soziale Kompetenzen (Selbst- und Fremdwahrnehmung, kommunikative Kompetenzen, Beziehungsgestaltung, Umgang mit Konflikten) • Präventive Lebensorientierung (vorsorgendes Denken und Handeln)
Körperlich-konstitutionelle Ressourcen	= Funktionen des Organismus und Kräfte des Körpers, die einen wirksamen Beitrag zu Coping und Gesundheit leisten
• Immunkompetenz	• Funktionsfähigkeit des Immunsystems, die mit psychischen (z. B. Emotionen) und sozialen Faktoren (z. B. soziale Einbindung) in Beziehung steht
• Stabilität des vegetativen und kardiovaskulären Systems	• Körperliche Disposition, die den Grad der Anfälligkeit für Herz- und Kreislauferkrankungen beeinflusst
• Körperliche Fitness	• Gesundheitliche Ressource mit wesentlichem Einfluss auf das körperliche und psychische Wohlbefinden und die Krankheits- und Verletzungsanfälligkeit • Physische Merkmale (Muskulatur, Kraft, Beweglichkeit, Ausdauer, Kondition)
• Körpergefühl	• Individuelle Wahrnehmung und Einstellung zum eigenen Körper, die dazu beitragen, körperliche Grenzen zu erkennen, den eigenen Körper als etwas Positives zu erleben und körperliches Wohlbefinden zu empfinden

(Fortsetzung)

Tabelle 6.1 (Fortsetzung)

Externe Ressourcen	
Sozial-interpersonale Ressourcen	= Ressourcen, die sich auf die soziale Umwelt, die Lebenswelt und die sozialen Beziehungen einer Person beziehen
• Soziale Ressourcen	• Soziale Beziehungen einer Person
• Soziales Netzwerk	• Strukturelles Netz aus sozialen Beziehungen, in das die Person eingebunden ist – Größe (Anzahl der Personen) – Dichte (Qualität der Beziehungen)
• Soziale Unterstützung	• In einem Copingprozess tatsächlich geleistete oder wahrgenommene Unterstützung durch Personen aus dem sozialen Umfeld • Quellen sozialer Unterstützung – Enge Vertrauenspersonen, Partner*innen, Familienmitglieder, Verwandte, Freund*innen, Kolleg*innen, Nachbar*innen • Funktionen sozialer Unterstützung – Emotionale Unterstützung (z. B. Empathie, Sorge, Liebe, Vertrauen) – Instrumentelle Unterstützung (z. B. direkte Hilfeleistung, praktische Unterstützung) – Informationelle Unterstützung (z. B. Information, Aufklärung) – Evaluative Unterstützung (z. B. Rückmeldung, Feedback)
Soziokulturelle Ressourcen	= Ressourcen, die in der gesellschaftlichen und kulturellen Umwelt verankert sind
• Kulturelle Stabilität	• Beständigkeit der im Lebenslauf sozialisierten Einstellungen und Fähigkeiten und des kulturell geprägten Wissens
• Religiöse oder philosophische Überzeugungen	• System von kollektiven Überzeugungen, die Antworten auf Grundfragen des Lebens und der Existenz geben
Materielle Ressourcen	= Verfügbarkeit von Geld, Vermögen, Gütern und Dienstleistungen, insofern sie die Bewältigung von Anforderungen und die Gestaltung einer gesunden Lebensweise beeinflussen können (z. B. finanzielle Mittel, um gesunde Lebensmittel kaufen zu können)

Diese von Faltermaier unter den Begriff der Gesundheitsressourcen subsummierten Faktoren sollen maßgeblich in die im nächsten Teilkapitel entfaltete eigene Arbeitsdefinition einfließen.

Neben den Ressourcen erfreut sich aber auch das *Kohärenzerleben* einem hohen interdisziplinären Interesse. Es wird insbesondere in den *Gesundheitswissenschaften* (siehe hierzu z. B. Babitsch, 2022; Tielking, 2022) und ihren Teil- bzw. Bezugsdisziplinen wie der *Gesundheitspsychologie* (siehe hierzu z. B. R. D. Brinkmann, 2021; Faltermaier, 2023; Roch & Hampel, 2022; Vogt, 2022) oder der *Gesundheitssoziologie* (siehe hierzu z. B. Höfer & Straus, 2022; Hurrelmann & Richter, 2013; Richter & Hurrelmann, 2023b), aber auch in der *(Sonder- oder Sozial-)Pädagogik* (siehe hierzu u. a. Bergeest & Boenisch, 2019; Höglinger, 2025; Jennessen, 2017; Noack Napoles, 2019, 2023; Schnoor, 2000, 2007; Theis-Scholz, 2007; Walter-Klose, 2016; Walter-Klose & Höglinger, 2025) rezipiert. Zudem zeigt sich in der Forschungslandschaft ein Anstieg an Studien, die Zusammenhänge zwischen dem Kohärenzerleben und der Gesundheit explorieren. Insgesamt konstatieren *systematische* Übersichtsarbeiten und große Kohortenstudien eine deutliche Unterstützung der von Antonovsky postulierten Zusammenhänge (u. a. da-Silva-Domingues et al., 2022; Eriksson & Lindström, 2005, 2006, 2007; Länsimies et al., 2017; Luutonen et al., 2011; Piiroinen et al., 2020; Rivera et al., 2013; Suominen et al., 2001).[8] So kommen inzwischen immer mehr quer- und längsschnittliche Studien zu dem Ergebnis, dass ein starkes Kohärenzerleben eine *übergeordnete gesundheitsfördernde Ressource* zu sein scheint, die die *subjektive Gesundheitseinschätzung* und die *Lebensqualität* in allen Altersgruppen positiv beeinflussen und sich *protektiv* auf die Gesundheit auswirken kann (Eriksson & Lindström, 2006, 2007; Luutonen et al., 2011; Suominen et al., 2001). Zudem deuten einige Studien darauf hin, dass das Kohärenzerleben *in negativer Verbindung zur Gesamtmortalität* der Bevölkerung steht (Geulayov et al., 2015; Kouvonen et al., 2010; Piiroinen et al., 2020; Surtees, 2003).

Allerdings erscheinen die Befunde hinsichtlich Indikatoren der *körperlichen* Gesundheit insgesamt weniger deutlich zu sein als jene hinsichtlich der *psychischen* Gesundheit (Benz et al., 2013; Eriksson & Lindström, 2006; Galletta et al., 2019; Wiesmann et al., 2009). Dieser Unterschied wurde van Galletta und Kolleg*innen (2019) näher untersucht. Die Autor*innen stellten mittels Mediationsanalyse fest, dass das Kohärenzerleben einen *indirekten* Einfluss auf Indikatoren der *körperlichen Gesundheit* ausübte, der über einen *direkten* Einfluss des Kohärenzerlebens auf Indikatoren der *psychischen Gesundheit* vermittelt

[8] Für einen Überblick siehe z. B. Eriksson (2020); Eriksson & Lindström (2005, 2006, 2007); Faltermaier (2023).

war. Sie schlussfolgern, dass das Kohärenzerleben mit psychischen Prozessen in Verbindung steht, die die körperliche Gesundheit beeinflussen können (Galletta et al., 2019). Diese Hypothese steht in Einklang mit weiteren Befunden, die verdeutlichen, dass das Kohärenzerleben negativ mit Symptomen und Begleiterscheinungen *stressassoziierter (psycho-)somatischer Erkrankungen*, z. B. Diabetes Mellitus (Márquez-Palacios et al., 2020), oder chronischen Schmerzen (Lillefjell et al., 2015) korreliert. Sie unterstützen die Annahme Antonovskys, dass das Kohärenzerleben seine gesundheitsfördernde Wirkung (primär) *im Umgang mit Stress* entfaltet. Diese Wirkungsweise ist in Studien grundsätzlich noch recht wenig erforscht. Dennoch sprechen einige Befunde für die salutogene Wirkung des Kohärenzerlebens in *Copingprozessen* (u. a. Amirkhan & Greaves, 2003; Betke et al., 2021; Kristofferzon et al., 2018; Maciejczyk & Liszka, 2013; McSherry & Holm, 1994; Richardson & Ratner, 2005). So zeigen Studien, dass ein starkes Kohärenzerleben die Stresswahrnehmung (Amirkhan & Greaves, 2003; García-Moya et al., 2013) und den Umgang mit kritischen Lebensereignissen positiv beeinflussen kann (Richardson & Ratner, 2005) und dazu beiträgt, dass Menschen grundsätzlich mehr adaptive und problemorientierte Copingstrategien einsetzen (Betke et al., 2021; Maciejczyk & Liszka, 2013) und weniger psychisch belastenden Stress erleben (García-Moya et al., 2013; McSherry & Holm, 1994). Zudem konnte das Kohärenzerleben als Mediator zwischen den Bewältigungsstrategien und der psychischen Lebensqualität von Menschen mit *chronischen Erkrankungen* identifiziert werden (Kristofferzon et al., 2018).

Diese Befunde sprechen dafür, das Kohärenzerleben sowohl als eine bedeutsame Meta-Ressource im Umgang mit Stress als auch als einen höchst gesundheitsrelevanten Faktor anzunehmen. Dieser Aspekt soll daher auch in die im nächsten Teilkapitel entfaltete eigene Arbeitsdefinition einfließen. Es sei aber nochmals darauf hingewiesen, dass das Kohärenzerleben nur *eine* Antwort auf die Frage nach der Gesundheit darstellt. Dies ermutigt dazu, neben dem Kohärenzerleben weitere gesundheits- bzw. krankheitsbezogene Faktoren mitzudenken. Zudem erscheint es als wesentlich, insbesondere jenen Faktoren eine hohe Aufmerksamkeit beizumessen, die zur *Entwicklung* des Kohärenzerlebens beitragen. Hierzu kann eine explizite Betrachtung des Kindes- und Jugendalters aufschlussreich sein.

Spezifisch hinsichtlich des *Kindes- und Jugendalters* zeigen empirische Befunde, dass das Kohärenzerleben neben der Lebensqualität und der psychischen Gesundheit auch mit gesundheitsbezogenen Verhaltensweisen (z. B. Ernährungsgewohnheiten, körperliche Betätigung, Substanz- und Alkoholkonsum, Zahnhygiene) und den Familienbeziehungen korreliert (da-Silva-Domingues et al., 2022; Länsimies et al., 2017). Besonders relevant erscheint in dieser Altersgruppe ferner das systematische Review von Rivera und Kolleg*innen (2013). Die Autor*innen stellten fest, dass das Kohärenzerleben im Jugendalter wesentlich von *Entwicklungskontexten* beeinflusst wird, einschließlich Familie, Schule und Gleichaltrigen. Obgleich Einflussfaktoren der Entwicklung des Kohärenzerlebens insgesamt noch wenig erforscht sind, bestätigen einige Befunde die hohe Bedeutsamkeit der *Kontext- und Umweltfaktoren* und der jeweiligen Ressourcen, die diese bereitstellen. Zu nennen sind hierbei für das Kindes- und Jugendalter insbesondere die Lebensbedingungen in der Kindheit (Volanen et al., 2004) und schulbezogene Faktoren wie die soziale Unterstützung durch Mitschüler*innen und Lehrkräfte sowie schulbezogene Anforderungen (García-Moya et al., 2013). Über das Kindes- und Jugendalter hinaus konnten weiterhin die soziale Unterstützung, die Qualität der Paarbeziehungen und die Qualität der Arbeit als wesentliche kontextuelle Faktoren des Kohärenzerlebens herausgestellt werden (Liukkonen et al., 2010; Volanen et al., 2004).

Die Befunde sprechen ferner dafür, das Kohärenzerleben nicht als feststehende *Eigenschaft*, sondern vielmehr als eine sich in Relation zur Umwelt entwickelnde *dispositionale Orientierung* aufzufassen. Diese bereits von Antonovsky (1987, S. 183–184) aufgestellte These wird auch durch empirische Befunde gestützt, die das Kohärenzerleben als eine (nur) relativ stabile Größe identifizieren, die sich infolge von Ereignissen in der Umwelt verändern kann (Feldt et al., 2011; Schnyder et al., 2000). Diese aktuellen empirischen Befunde zur Stabilität sprechen *für* Antonovskys These, dass das Kohärenzerleben keine überdauernde Persönlichkeitseigenschaft darstellt. Allerdings sprechen sie *gegen* seine Annahme, dass sich das Kohärenzerleben im Erwachsenenalter kaum noch verändern lässt (Antonovsky, 1987, S. 123). So zeigen die Studien zwar eine *relative* Stabilität des Konstrukts (Feldt et al., 2011; Schnyder et al., 2000), diese bedeutet allerdings nicht, dass sich das Kohärenzerleben ab dem Erwachsenenalter nicht mehr wesentlich verändert bzw. dass es sich nicht verändern ließe. So deuten aktuelle empirische Befunde darauf hin, dass das Kohärenzerleben mit dem Alter eher ansteigt (Eriksson & Lindström, 2005; Feldt et al., 2011) und sowohl im Kindes- und Jugendalter als auch im Erwachsenenalter noch wesentlich *beeinflussbar* ist, z. B. negativ durch kritische Lebensereignisse (Schnyder et al., 2000) oder positiv durch eine gezielte Intervention oder (Um-)Gestaltung von Schule und Unterricht (Blomberg et al., 2001; García-Moya et al., 2013; Jensen et al., 2017; Langeland et al., 2022; Lillefjell et al., 2015).

Diese Befunde sprechen dafür, das Kohärenzerleben als eine dynamische Größe anzusehen, die in einer *engen Beziehung zu den Bedingungen und den Ereignissen der Umwelt* steht. Das „Sense of Coherence" wird in dieser Arbeit daher als ein *Erleben* der Welt aufgefasst und als *Kohärenzerleben* bezeichnet.[9] Die Begriffswahl soll verdeutlichen, dass das Kohärenzerleben zwar ein subjektives Moment des (Selbst-)Erlebens transportiert, dieses aber nicht unabhängig von den jeweiligen Erscheinungen der Welt gedacht werden kann. Ferner soll sie dazu ermutigen, das Kohärenzerleben selbst ebenfalls als eine veränderliche Größe eines Kontinuums (von starkem zu schwachem Kohärenzerleben) zu begreifen und einem dichotomen und kategorisierenden Verständnis (Menschen mit einem starken Kohärenzerleben vs. Menschen mit einem niedrigen Kohärenzerleben) entgegenzuwirken.[10] Letztlich zielt die Begriffswahl aber auch darauf ab, die *Bedeutsamkeit der Umwelt* für sowohl das auf den jeweiligen Moment bezogene und damit temporäre Erleben von Kohärenz als auch für die Entwicklung eines tieferen Erlebens der Kohärenz im Sinne einer überdauernderen Lebensauffassung oder Weltsicht zu betonen. Dieser Aspekt soll auch maßgeblich in die im nächsten Teilkapitel entfaltete eigene Arbeitsdefinition einfließen.

Die hier vertretene Überzeugung, dass Kohärenz stets in Relation zur Umwelt zu denken ist, speist sich dabei einerseits aus den Erkenntnissen der aktuellen empirischen Befunde, die die Relevanz von Kontext- und Umweltfaktoren für die Entwicklung eines starken Kohärenzerlebens betonen (Liukkonen et al., 2010; Rivera et al., 2013; Volanen et al., 2004). Sie schließt andererseits aber auch an die über viele Stellen in seinen Werken verteilten Ermahnungen Antonovskys an, das *Soziale* als Erfahrungskontext und Entwicklungsgrundlage von Kohärenz nicht außer Acht zu lassen. So betont Antonovsky (1979, S. 226–227) etwa, dass die eigentliche Frage nach der Gesundheit laute, ob die Gesellschaft die jeweiligen Bedingungen für die Entwicklung eines starken Kohärenzerlebens bereitstellt, d. h., sowohl ein reichhaltiges Repertoire an Ressourcen zur Verfügung stellt als auch Erfahrungen von Konsistenz, Anforderungsbalance und Teilhabe ermöglicht. Mit Blick auf die aktuellen gesellschaftlichen Gegebenheiten konstatiert Antonovsky (1987, S. 95) an anderer Stelle ferner, dass jene Bedingungen eben nicht als gegeben vorausgesetzt werden können. Hieran schließt sich dann auch

---

[9] Diese Lesart weist insbesondere eine Nähe zu dem von Richarz (2023) gewählten Begriff des *Kohärenzempfindens* auf. Andere gängige Übersetzungen des „Sense of Coherence" sind z. B. *Kohärenzgefühl* (siehe hierzu z. B. Antonovsky, 1997, in der Übersetzung von Franke; Faltermaier, 2023) oder *Kohärenzsinn* (siehe hierzu z. B. Meier Magistretti et al., 2019), durch die das Konstrukt eine leicht andere Konnotation erfährt.

[10] Antonovsky betont in seinen Werken selbst an verschiedenen Stellen, dass die Beschreibung von Personen mit einem starken oder schwachen Kohärenzerleben letztlich einer reduktionistischen Darstellung unterliegt und plädiert dafür, Kohärenzerleben analog zu Gesundheit als Kontinuum zu verstehen (Antonovsky 1987, S. 147–148, 1979, S. 158). Dennoch verfällt er in seiner Sprache oft in einen dichotomisierenden Modus, wenn er über das Kohärenzerleben von Subjekten schreibt.

die Frage danach an, inwiefern das Kohärenzerleben gezielt gestärkt oder unterstützt werden kann. Die bereits ausgeführten Befunde deuten darauf hin, dass dies grundsätzlich möglich ist (Blomberg et al., 2001; García-Moya et al., 2013; Jensen et al., 2017; Langeland et al., 2022; Lillefjell et al., 2015), und sprechen damit für die Sinnhaftigkeit bereits bestehender Bestrebungen innerhalb der (Sonder-/Sozial-)Pädagogik, pädagogische Wege der Stärkung des Kohärenzerlebens zu formulieren (siehe hierzu z. B. Bergeest & Boenisch, 2019; Jennessen, 2017; Langeland et al., 2022; Schnoor, 2000, 2007; Theis-Scholz, 2007).

Arbeitsdefinition Gesundheitsressourcen & Kohärenzerleben
Nachdem im vorherigen Kapitel aktuelle konzeptuelle Arbeiten zu (Widerstands- bzw. Gesundheits-)Ressourcen dargestellt und empirische Befunde zum Kohärenzerleben vorgestellt wurden, soll nun jeweils eine – die bisherigen Erkenntnisse synthetisierende – Arbeitsdefinition entfaltet werden. Hinsichtlich der *Ressourcen* schließt die eigene Arbeitsdefinition dabei maßgeblich an das Ressourcenverständnis Antonovskys (1979, 1987) und dessen Weiterentwicklung durch Faltermaier (2023) an. Ressourcen werden in dieser Arbeit demnach als Gesundheitsressourcen[11] gedacht.

Maßgeblich anschließend an die genannten Autor*innen werden unter *Gesundheitsressourcen* hierbei sämtliche Potenziale verstanden, die Gesundheitserleben entweder

- direkt initiieren oder
- indirekt befördern, indem sie die Auflösung stressbedingter Anspannung begünstigen und damit zu Entspannung beitragen.

Das *Kohärenzerleben* kann in diesem Verständnis als eine Meta-Ressource verstanden werden, die über die gesundheitsbezogene Wirkung der Gesundheitsressourcen vermittelt. Maßgeblich basierend auf den Arbeiten Antonovskys

[11] Die Entscheidung gegen den von Antonovsky (1979, 1987) geprägten Begriff der *Widerstandsressourcen* erfolgte hierbei bewusst, da dieser Begriff suggerieren könnte, Ressourcen seien entscheidend, um *Widerstand* gegen Stress zu leisten. Wie die Analyse zu Stress im vorherigen Kapitel zeigt, geht es bei der Auseinandersetzung mit Stressoren aber (gerade aus salutogenetischer Perspektive) weniger darum, sich Stressoren zu widersetzen, als vielmehr einen adaptiven Umgang mit ihnen zu finden. Die Entscheidung für die Beibehaltung des von Faltermaier (2023) vorgeschlagenen Begriffs der *Gesundheitsressourcen* erfolgt, um zu verdeutlichen, dass es sich hierbei um Potenziale handelt, die *Gesundheitserleben* initiieren können. Hierbei sei nochmals betont, dass damit auch Gesundheitserleben im Leben mit einer (chronischen) Erkrankung eingeschlossen ist.

(1979, 1987) und anschließend an die im vorherigen Kapitel ausgeführten aktuellen empirischen Befunde wird das Kohärenzerleben im Rahmen dieser Arbeit wie folgt definiert:

Das *Kohärenzerleben* beschreibt eine bestimmte Art und Weise, wie eine Person ihr Leben und die Welt erlebt. Es manifestiert sich in einem relativen und damit sowohl überdauernden als auch dynamischen Erleben des eigenen Lebens und der Welt als verstehbar, handhabbar und bedeutsam bzw. sinnhaft und evoziert eine tiefe Zuversicht, dass die Auseinandersetzung mit den Ereignissen und den Anforderungen in der (eigenen Lebens-)Umwelt gelingen kann. Es steht in einer engen Beziehung zum Gesundheitserleben einer Person und kann damit ihre Bewegungen auf dem Kontinuum maßgeblich beeinflussen. Es entwickelt und entfaltet sich im Kontext von Lebenserfahrungen und ist damit stets in Relation zur Umwelt zu denken und zu verstehen.

6.3 Einarbeitung der Erkenntnisse in die Pädagogik

In einem zweiten Schritt werden die zuvor maßgeblich aus der Salutogenese abgeleiteten Erkenntnisse nun kritisch-konstruktiv in die Pädagogik eingearbeitet. Hierfür wird zunächst wieder aus den Bezugswissenschaften hinausgetreten und in die Denk- und Handlungsorientierungen der Pädagogik zurückgekehrt. Denn wie Prange (2005) betont, ist dieses Außerpädagogische „eben pädagogisch zu rezipieren und das heißt: es ist zu transformieren in die Prämissen eben dieser Reflexion, statt das ‚Pädagogische' nur als Anhang und Anwendung zu anderwärts gewonnener Erfahrung zu nehmen" (S. 19). Vor diesem Hintergrund erfolgt die Einarbeitung aus einer *pädagogischen* Denkrichtung und orientiert sich an den zuvor identifizierten Grundelementen pädagogischen Handelns. Um aufzuzeigen, was pädagogisches Handeln im Kontinuum von Gesundheit und Krankheit bedeuten kann, wird folglich systematisch entfaltet, welche Grundannahmen jenem Handeln zugrunde liegen, welche Zielsetzungen es verfolgt und welche Vorgehensweisen seine Handlungsvollzüge kennzeichnen.

6.3.1 Grundannahmen pädagogischen Handelns im Kontinuum von Gesundheit und Krankheit

Die Einarbeitung beginnt bei den pädagogischen *Grundannahmen.* Hierbei soll zunächst reflektiert werden, inwiefern die zuvor erarbeiteten und maßgeblich aus der Salutogenese abgeleiteten Erkenntnisse anschlussfähig an ein pädagogisches

Menschenbild sind. Ausgehend davon wird eruiert, welche Implikationen sich hinsichtlich der Individuallage und des pädagogischen Verstehens ableiten lassen.

Menschenbild

Wie in Kapitel 4 herausgearbeitet, basiert pädagogisches Handeln im Verständnis dieser Arbeit auf der prinzipiellen Achtung des Subjekts als Subjekt. Dies bedeutet, dass alle heranwachsenden Menschen grundsätzlich und voraussetzungslos als *lernende, bildsame und niemals abschließend bestimmbare Subjekte* anerkannt werden. Bedeutsam ist aus einer pädagogischen Perspektive folglich insbesondere, dass der Mensch in seiner Gesamtheit und Einzigartigkeit als niemals gänzlich fass- und greifbar verstanden wird (Bernasconi & Böing, 2015, S. 72; Dederich, 2013, S. 122; Liebau, 2013, S. 31). Dieser anthropologische Grundgedanke spiegelt sich auch in dem zuvor erarbeiteten und maßgeblich aus der Salutogenese abgeleiteten Verständnis von Gesundheit und Krankheit als Kontinuum wider. Insofern Gesundheit und Krankheit nicht als kategorische Antonyme verstanden werden (Antonovsky, 1987, S. 12), widerspricht jenes Verständnis nachdrücklich einer statischen Kategorisierung von Menschen als „gesund" oder „krank". Vielmehr betont der Kontinuumsgedanke, dass *alle Menschen Momente von Gesundheit und Krankheit erleben.* Dies zeigt sich insbesondere im Kontext chronischer Erkrankungen als bedeutsam: Gesundheit und Krankheit werden als komplexe und veränderliche Größen verstanden, die über die Funktionalität einzelner Körperfunktionen hinausgehen und diverse biologische, psychologische und soziale Prozesse und deren subjektive Deutungen durch das Subjekt einschließen. Diesem Verständnis folgend kann Gesundheit nicht (nur) durch die „Heilung" einer Erkrankung entstehen, sondern vielmehr durch jegliche Bewegungen in Richtung „health ease" auf dem Kontinuum hervorgebracht bzw. erfahren werden. Dies schließt folglich vielfältige „kleinere" Veränderungen ein, wie die Linderung von Krankheitsanzeichen und -symptomen, das Erlernen individueller Strategien im Umgang mit gesundheitsbezogenen Einschränkungen, die Verbesserung der Teilhabemöglichkeiten im Leben mit einer Erkrankung und (situatives) subjektives Gesundheitserleben. Die Diagnose einer Erkrankung bedeutet demnach auch nicht, dass eine Person gänzlich am health dis-ease Ende des Kontinuums verortet werden kann. Vielmehr kann die Diagnose einer Erkrankung als eine Determinante verstanden werden, die die Position auf dem Kontinuum potenziell beeinflussen kann – aber keine vollumfängliche Charakterisierung des Menschen als „krank" erlaubt. Eine Erkrankung („disease") ist folglich (nur) eine Variable im Leben eines Menschen, die (neben vielen weiteren) potenziell zu mehr Krankheitserleben („dis-ease") führen kann. Sie kann daher nicht automatisch mit Leid oder Unwohlsein gleichgesetzt werden, da Gesundheit im Verständnis von health-ease diverse weitere Faktoren einschließt.

Hierdurch wird das zuvor herausgearbeitete Verständnis von Gesundheit und Krankheit prinzipiell anschlussfähig an ein pädagogisches Menschenbild: Es regt dazu an, Menschen in erster Linie als *Menschen* anzusehen und erkennt sie damit in ihrer Unbestimmbarkeit und Einzigartigkeit an. Es verzichtet darauf, Menschen zu vermessen oder in distinkte Kategorien einzuteilen. Und es sieht entschieden davon ab, Menschen auf ihre gesundheits- bzw. krankheitsbezogenen Zustände zu reduzieren und widersetzt sich damit einer Pathologisierung. Diese Anschlussfähigkeit ist insbesondere deshalb bedeutsam, da das Menschenbild die Handlungspraxis wesentlich beeinflusst. Wie Dederich (2013, S. 117) verdeutlicht, bestimmt das Menschenbild maßgeblich darüber, wie Subjekte gelesen werden, welche Zielsetzungen für sie als möglich erachtet und welche Formen des Umgangs mit ihnen gewählt werden. Eine Kategorisierung von Subjekten als „gesund" oder „krank" würde demnach bedeuten, dass sich pädagogische Grundannahmen, Zielsetzungen und Vorgehensweisen per se in Abhängigkeit von der Kategorisierung ändern. Dass dies als kritisch angesehen werden kann, haben bereits diverse Vertreter*innen der (insbesondere Sonder- oder Inklusions-) Pädagogik und der Disability Studies festgestellt. So halten beispielsweise Bernasconi und Böing (2015, S. 72) resümierend fest, dass „eine pädagogische Anthropologie, die sich einseitig auf einen bestimmten Personenkreis fokussiert, [...] zu dichotomen Grenzziehungen, zu zwangsläufigen Verkürzungen [führt], die dem Menschen trotz intendierter positiver Absichten letztendlich nicht gerecht werden" (Bernasconi & Böing, 2015, S. 72). Das Resümee dieser Vertreter*innen unterstützend und kontrastierend zu jenen „sonderanthropologischen" Verkürzungen, die letztlich auf dichotomen Normalitätsvorstellungen basieren, zeigen die Erkenntnisse aus der Salutogenese, dass Gesundheit und Krankheit gar keine kontradiktorischen Zustände darstellen. Die aus der Salutogenese gewonnenen Erkenntnisse widersprechen daher entschieden dem Ansatz, pädagogische Grundannahmen, Zielsetzungen und Vorgehensweisen prinzipiell und ausschließlich aufgrund bestimmter gesundheits- oder krankheitsbezogener Zustände außer Kraft zu setzen. Vielmehr unterstützen die Erkenntnisse die genuin pädagogische Überzeugung, dass pädagogische Prämissen grundsätzlich für alle Kinder und Jugendlichen gelten. In Bezug auf die hier verhandelte Thematik bedeutet dies insbesondere eine Bekräftigung jener pädagogischen Prämisse, der zufolge heranwachsende Menschen per se als Subjekte anzuerkennen sind, für die ein Erziehungs- und Bildungsauftrag besteht. Spezifisch für chronisch erkrankte Kinder und Jugendliche impliziert dies, dass sie in pädagogischen Kontexten (je nach Handlungsfeld) weiterhin als „Schüler*innen", „Lernende", „Heranwachsende", oder „zu Erziehende“ zu adressieren sind. D. h.: Die grundsätzliche anthropologische Lesart des Subjekts wandelt sich diesem Verständnis zufolge nicht, auch chronisch erkrankte Kinder und Jugendliche sind als erziehungs-, lern- und bildungsbedürftig wie -fähig anzuerkennen. Sie bleiben Subjekte, für die voraussetzungslos und damit auch unabhängig von ihrer Verfasstheit oder ihrem Sosein ein *Erziehungs- und Bildungsauftrag* besteht.

Damit wird deutlich, dass erkrankten Kindern und Jugendlichen keineswegs die *Bildsamkeit* abgesprochen werden darf. Die Erkenntnisse der Salutogenese unterstützen damit einen genuin pädagogischen Grundgedanken, auf den diverse Vertreter*innen der (auch allgemeinen) Pädagogik immer wieder hinweisen (z. B. Benner, 2015; Heitger, 2011; Mikhail, 2016). Zu nennen ist hier beispielsweise Benner (2015, S. 81), der konstatiert: „Jemandem seine Bildsamkeit absprechen, hieße ihm sein Recht zur Mitwirkung an der Praxis und damit seine Menschlichkeit aberkennen“ (Benner, 2015, S. 81). Und auch Heitger (2011) argumentiert bezugnehmend auf die Menschenwürde:

> Wer versucht, Bildsamkeit den einen zuzusprechen, sie aber den anderen vorzuenthalten, verstößt gegen den allgemeinen Grundsatz, der die immer und überall anzuerkennende Menschenwürde meint. Man darf daher das ‚Als-Ob‘ der Bildsamkeit nicht als subjektive Fiktion abtun. Ihr unverzichtbarer Sinn definiert sich in einem kategorischen Imperativ, dass man pädagogisch immer so zu handeln hat, als ob der andere bildsam sei, Bildsamkeit also niemandem, der Mensch ist, abzusprechen, auch, wenn die Erwartungen eines pädagogischen Erfolges noch so gering erscheinen und äußerlich nicht wahrnehmbar sind. (S. 122)

Es gilt daher nochmals zu betonen, dass Bildsamkeit als eidetisches Fundament pädagogischen Handelns a priori gilt. Damit wird deutlich, dass auch pädagogisches Handeln im Kontinuum von Gesundheit und Krankheit auf der genuin pädagogischen Grundannahme basiert, dass *alle* Kinder und Jugendliche voraussetzungslos und damit unabhängig von ihrer körperlichen Verfasstheit oder ihrem bio-psycho-sozialen Sosein *erziehungs-, lern- und bildungsbedürftig wie -fähig* sind.

Individuallage

Gleichwohl basiert pädagogisches Handeln aber auch auf der pädagogischen Grundannahme, dass Kinder und Jugendliche *soziale und sozialisierte* sowie *empfindsame und verletzliche* Wesen sind, die es in ihrem Menschsein und ihrer Würde sowie in ihrem Sosein und ihrer Potenzialität zu achten gilt. Vor diesem Hintergrund machen die aus der Salutogenese herausgearbeiteten Erkenntnisse wiederum sehr deutlich, dass pädagogisches Handeln im Kontinuum von Gesundheit und Krankheit überaus *sensibel* für die körperliche Verfasstheit und das bio-psycho-soziale Sosein ihrer Adressat*innen sein muss. Die Erkenntnisse geben folglich auch Auskunft über die *Individuallage* der Subjekte, deren Achtung ein weiterer genuin pädagogischer Grundgedanke ist (siehe hierzu z. B. Mikhail, 2016). Erste Implikationen lassen sich hierbei aus der zuvor bereits ausgeführten Erkenntnis ableiten, dass Erfahrungen von Gesundheit und Krankheit für das menschliche Leben *konstitutiv* sind. Dies bedeutet, dass sich gesundheits- und krankheitsbezogene Phänomene zwangsläufig auch in pädagogischen Kontexten zeigen, sei es als temporäres Gefühl von Wohl- oder Unbehagen, als eine Erscheinungsform chronischer Erkrankung (z. B. wenn Symptome im Unterricht auftreten) oder als eine Bewegung auf dem Kontinuum (z. B. wenn Kinder und Jugendliche im System Schule erkranken oder genesen). Jene gesundheits- und krankheitsbezogenen Erscheinungen können als wesentliche Momente der Individuallage heranwachsender Menschen verstanden werden, da sie sowohl für die Art der Gestaltung als auch für das Gelingen pädagogischer Prozesse von Bedeutung sind. So betonten beispielsweise auch Rosa (2018, S. 350) und Beljan (2019, S. 139), dass (psycho-)somatische Erscheinungen Momente von Affizierung, Selbstwirksamkeit und Transformation beeinflussen und Resonanzerfahrungen damit wesentlich begünstigen oder erschweren können (Beljan, 2019, S. 139; Rosa, 2018, S. 350). Die Ausführungen verdeutlichen, dass pädagogisches Handeln im Kontinuum von Gesundheit und Krankheit sowohl eine *Sensibilität für gesundheitsbezogene Erscheinungen als auch eine Achtsamkeit für gesundheits- und krankheitsbezogene Prozesse und Wirkungen* voraussetzt, um die situative Verfasstheit der Subjekte reflexiv in die Gestaltung pädagogischer Prozesse einbeziehen zu können.

Dies gilt insbesondere, da Menschen *empfindsame und verletzliche* Wesen sind. Auf diese *Vulnerabilität* des Menschen wird in der Pädagogik bereits an vielen Stellen verwiesen (siehe hierzu z. B. Burghardt et al., 2017). Die Erkenntnisse aus der Salutogenese tragen nun dazu bei, Verletzlichkeit auch im Kontext von Gesundheit und Krankheit zu lesen und zu deuten. Konkret bedeutet dies, sowohl für gesundheits- und krankheitsbezogene *Erscheinungen* (wie z. B. Momente des Krankheitserlebens) als auch für gesundheits- und krankheitsbezogene *Prozesse* (wie z. B. Anzeichen dafür, dass Kinder und Jugendliche erkranken) sensibel zu sein. Es impliziert, die Verfasstheit der Subjekte im Blick zu behalten und damit auch achtsam für gesundheits- und krankheitsbezogene *Wirkungen* zu sein. Stress kommt hierbei eine besondere Bedeutung zu, da er sowohl salutogen als auch pathogen wirken kann (Antonovsky, 1979, S. 70–71). Erfahren Kinder und Jugendliche positive Herausforderungen im Unterricht, erleben sie sich als selbstwirksam und empfinden sie Lernfreude bei der Auseinandersetzung mit der Welt, so kann Stress Gesundheitserleben initiieren und potenziell gesundheitsbezogene Wirkungen entfalten. Erfahren Kinder und Jugendliche allerdings überwältigende Anforderungen im Unterricht, erleben sie sich regelmäßig als über- oder unterfordert, und empfinden sie die Auseinandersetzung mit der Welt als kaum verstehbar, handhabbar und sinnhaft, so kann Stress Krankheitserleben initiieren und potenziell krankheitsbezogene Wirkungen entfalten. Folglich impliziert eine Achtsamkeit für gesundheits- und krankheitsbezogene Wirkungen auch, sich der diesbezüglichen *Bedeutung von Stress* bewusst zu sein.

Dabei gilt es zu beachten, dass Menschen *soziale und sozialisierte Wesen* sind. Insofern sich Gesundheits- bzw. Krankheitserleben in einem salutogenetischen Verständnis stets in Relation zu den Ereignissen und den Anforderungen der Umwelt verhalten (Antonovsky, 1987, S. 130), machen die Erkenntnisse aus der Salutogenese hierbei sehr deutlich, dass gesundheits- und krankheitsbezogene Wirkungen stets *in einem sozialen Kontext (ent-)stehen*. Folglich gilt es auch zu bedenken, dass Stress zumeist sozial bedingt oder begünstigt ist. Hinsichtlich der Grundannahmen pädagogischen Handelns im Kontinuum von Gesundheit und Krankheit bedeutet dies, dass es sich der gesundheits- und krankheitsbezogenen Wirkungen der *eigenen Handlungspraxis* ebenso bewusst sein muss wie jener der *pädagogischen Verhältnisse und Strukturen*, in welche diese eingebettet ist. Die Erkenntnisse aus der Salutogenese verdeutlichen demnach, dass die Individuallage der Subjekte stets in ihrem sozialen Kontext zu deuten ist. Damit zeigt sich für die Individuallage auch als bedeutsam, welche *sozialen* Erfahrungen Kinder und Jugendliche in pädagogischen Kontexten machen. Die Forschung zeigt hierbei sehr deutlich, dass gerade chronisch erkrankte Kinder und Jugendliche häufig mit herausfordernden sozialen Erfahrungen in pädagogischen Kontexten konfrontiert sind (siehe hierzu z. B. Lum et al., 2019; Höglinger & Falkenstörfer, 2025; Janschewski et al., 2024, 2014; Walter-Klose & Seiler-Kesselheim, 2023).[12] Auch diese herausfordernden sozialen Erfahrungen können für die Individuallage bedeutsam sein, da sie die Aufnahmemöglichkeit in pädagogischen Kontexten reduzieren können. Denn, insofern Rosa (2018) betont, dass „Zeitknappheit, Konkurrenzdruck, Angst, Stress oder traumatische Vorerfahrungen […] mit dispositionalen Haltungen der Schließung verbunden" (S. 350) sind, ist anzunehmen, dass belastende soziale Erfahrungen Resonanzbeziehungen blockieren und damit Bildungserfahrungen erheblich beeinträchtigen können. Damit wird deutlich, dass neben gesundheits- und krankheitsbezogenen *Erscheinungen*

[12] Siehe hierzu ausführlicher Kapitel 3. In diesem Kapitel werden diese empirischen Befunde eingehender besprochen.

auch ihre möglichen *sozialen Begleiterscheinungen* als wesentliche Momente der Individuallage heranwachsender Menschen zu verstehen sind.

Zusammenfassend lässt sich damit konstatieren, dass pädagogisches Handeln im Kontinuum von Gesundheit und Krankheit eine *gesundheits- und krankheitssensible Haltung* voraussetzt, die gesundheits- und krankheitsbezogene Phänomene als pädagogisch grundlegend bedeutsame Dimensionen menschlicher Existenz anerkennt. Folglich beschreibt dies eine Haltung, die die Verfasstheit der Subjekte ernst nimmt, ihre jeweilige Individuallage reflexiv in pädagogische Überlegungen einbezieht und auf der Überzeugung gründet, dass Gesundheit und Krankheit untrennbar mit Bildungs- und Erziehungsprozessen verwoben und damit per se für die Realisierung des Erziehungs- und Bildungsauftrags von Bedeutung sind.

Pädagogisches Verstehen

Eine solche gesundheits- und krankheitssensible Haltung erweist sich damit auch als wesentliche Voraussetzung, um den Erziehungs- und Bildungsauftrag in einer Weise realisieren zu können, die sowohl der Individuallage der Kinder und Jugendlichen als auch den Bedingungen ihrer Lern- und Lebenswelt hinreichend Rechnung trägt. Die Erkenntnisse der Salutogenese können hierzu erkenntnisreich sein, da sie dazu beitragen, sich einem *pädagogischen Verstehen* des Kindes und seiner Lern- und Lebenssituation anzunähern. Die Bedeutung jenes pädagogischen Verstehens brachte bereits Paul Moor (1965) in seinem vielzitierten Satz „Wir müssen das Kind verstehen, bevor wir es erziehen" (S. 295) auf den Punkt. Die Erkenntnisse der Salutogenese ermutigen nun dazu, auch Momente des Gesundheits- bzw. Krankheitserlebens in diese Deutungsversuche einzubeziehen. Hinsichtlich des *Gesundheitserlebens* kann beispielsweise reflektiert werden, inwieweit Kinder und Jugendliche sich in pädagogischen Kontexten wohlfühlen, wann sie sich als selbstwirksam erleben und wie sich ihre Lernfreude wecken lässt. Zudem kann das Kohärenzerleben in den Blick genommen werden. Hierbei kann beispielsweise reflektiert werden, ob ein Lerngegenstand so aufbereitet ist, dass er für Kinder und Jugendliche verstehbar ist, ob eine Lernaufgabe so gestellt ist, dass Kinder und Jugendliche sie als handhabbar erleben und ob ein Ausschnitt der Welt so gezeigt wird, dass Kinder und Jugendliche ihn als für sie subjektiv bedeutsam erleben und sich für ihn begeistern lassen können. Hinsichtlich des *Krankheitserlebens* kann ferner bedacht werden, in welchen Situationen sich Kinder und Jugendliche in pädagogischen Kontexten unwohl fühlen, welche Anforderungen überwältigend wirken könnten oder welche Strukturen ihre Lernfreude ersticken lassen könnten. Auch ist zu eruieren, ob Krankheitsanzeichen oder -symptome bestehen, die bislang vielleicht unsichtbar geblieben sind, etwa Müdigkeit oder Schmerzen (siehe hierzu z. B. Höglinger & Falkenstörfer, 2025). Empirische Erkenntnisse zeigen sehr deutlich, dass diese Krankheitsanzeichen oder -symptome pädagogische Prozesse erheblich beeinflussen können (Lum et al., 2019; Janschewski et al., 2024, 2014; Walter-Klose & Seiler-Kesselheim, 2023). Folglich ist es unabdingbar, Aspekte des Gesundheits- und Krankheitserlebens in *pädagogische Deutungsversuche* einzubeziehen.

Insofern pädagogisches Handeln aber auf der prinzipiellen Achtung des Subjekts als Subjekt basiert, sei hierbei darauf verwiesen, dass jene Deutungen nicht zu einer *Pathologisierung* führen dürfen. Denn, wie Bakels (2020) in ihrer Studie zur Handlungspraxis von Kliniklehrkräften feststellte, können jene Pathologisierungen „sowohl die Lehrkraft als auch die Schülerin oder den Schüler von der Wissensvermittlung befreien" (S. 296) und folglich mit einer generalisierten „Zuschreibung von schulischer Inkompetenz" (S. 305) einhergehen, was wiederum eine Stigmatisierung chronisch erkrankter Kinder und Jugendlicher zur Folge hätte. Pädagogisches Handeln im Kontinuum von Gesundheit und Krankheit impliziert demnach, gesundheits- und krankheitsbezogene Erkenntnisse heranzuziehen, um sich einem pädagogischen Verstehen des Kindes anzunähern, das Kind dabei aber weiterhin als *Subjekt* zu achten und damit in seiner Individualität und Unbestimmtheit anzuerkennen. Kurzum: Wenn Pädagog*innen Kinder und Jugendliche in ihrem Sosein und ihrer Potenzialität achten wollen, so müssen sie auch reflektieren, inwiefern das jeweilige Gesundheits- bzw. Krankheitserleben der Subjekte hierfür bedeutsam ist. Und wenn Pädagog*innen Kinder und Jugendliche in ihrem Menschsein und ihrer Würde achten wollen, so müssen sie die gesundheits- und krankheitsbezogene Verfasstheit der Kinder und Jugendlichen im Blick behalten und bei der konkreten Ausgestaltung des Erziehungs- und Bildungsauftrags beachten. Damit wird deutlich, dass pädagogisches Handeln im Kontinuum von Gesundheit und Krankheit auf der zentralen Grundannahme basiert, dass gesundheits- und krankheitsbezogene Phänomene für pädagogisches Handeln von grundlegender Bedeutsamkeit sind und prinzipiell auch pädagogisch (nicht nur therapeutisch) adressiert werden können, wenn das Subjekt dabei weiterhin als ein *Subjekt* in den Blick genommen wird, *für das ein Erziehungs- und Bildungsauftrag besteht.*

6.3.2 Zielsetzungen pädagogischen Handelns im Kontinuum von Gesundheit und Krankheit

Nachdem im vorherigen Kapitel herausgearbeitet wurde, dass Gesundheit und Krankheit pädagogisch höchst relevante Phänomene darstellen, soll nun reflektiert werden, inwiefern aus den Phänomenen dann auch pädagogische *Zielsetzungen* abgeleitet werden können. Sodann sollen unter Einbezug der Erkenntnisse aus der Salutogenese exemplarische (Teil-)Ziele pädagogischen Handelns im Kontinuum von Gesundheit und Krankheit konkretisiert werden.

Bedeutung von Gesundheit und Krankheit für das Leben und Zusammenleben in der Welt

Im Verständnis dieser Arbeit zielt pädagogisches Handeln darauf ab, heranwachsenden Menschen mittels Erziehungs-, Lern-, Bildungs- und Sozialisationsprozessen ein möglichst gutes Leben und Zusammenleben in der Welt zu ermöglichen. Insofern pädagogisches Handeln im Kontinuum von Gesundheit und Krankheit im Verständnis dieser Arbeit in erster Linie *pädagogisches Handeln* ist, gilt es, diese übergeordnete pädagogische Zielsetzung zu bewahren. Das bedeutet, dass genuin pädagogische Zielsetzungen auch im Kontext von Gesundheit und Krankheit nicht einfach unreflektiert durch therapeutische Zielsetzungen ersetzt werden können, wie etwa die Erzeugung bzw. die (Wieder-)Herstellung bestimmter gesundheits- bzw. krankheitsbezogener Zustände des Subjekts.

Pädagogisches Handeln im Kontinuum von Gesundheit und Krankheit verfolgt damit in erster Linie genuin pädagogische Zielsetzungen. Gleichwohl ist zu konstatieren, dass Gesundheit und Krankheit diese genuin pädagogischen Zielsetzungen wesentlich beeinflussen und pädagogische Teilzielsetzungen evozieren können. Hierbei stellt sich das konkrete Verständnis der Phänomene als wesentlich heraus: In dem vorliegend vertretenen Verständnis werden Gesundheit und Krankheit als konstitutive Bedingungen des Menschseins begriffen. Damit wird zunächst erkennbar, dass sie im Leben jedes Menschen (wenn auch in unterschiedlicher Gestalt) erscheinen und somit *das Leben und das Zusammenleben in der Welt wesentlich beeinflussen können*. Insofern sich im Verhältnis von Selbst und Welt weiterhin vielfältige Anforderungen an das Subjekt ergeben können, für deren Bewältigung es auf Erziehungs- und Bildungserfahrungen angewiesen ist (Dewey, 1915/1993, S. 68), ist ferner zu konstatieren, dass dabei auch *gesundheits- bzw. krankheitsbezogene Anforderungen* entstehen können, *die Erziehungs-, Lern-, Bildungs- und Sozialisationsprozesse erforderlich machen*: So sind Kinder und Jugendliche in ihrem Leben im sozialen und kulturellen Kontext vor die Aufgabe gestellt, mit Normen und Erwartungen an „Gesundheit" und „Normalität" reflexiv umzugehen sowie eigene Vorstellungen von Gesundheit und Wohlbefinden zu entwickeln und auszuleben. Ebenso können sie mit der Anforderung konfrontiert sein, Erfahrungen von Krankheit und Kranksein stimmig in ihr Selbst zu integrieren und mit Situationen umzugehen, in denen sie ihre soziale Teilhabe neu aushandeln müssen – etwa, wenn eine chronische

Erkrankung zu sozialem Rückzug oder sozialer Exklusion führt. Damit wird deutlich, dass Pädagog*innen Räume eröffnen müssen, in denen gesundheits- und krankheitsbezogene Lern- und Bildungserfahrungen möglich sind, wenn sie heranwachsende Menschen bestmöglich auf ein gutes Leben und Zusammenleben in der Welt vorbereiten möchten. Gesundheit und Krankheit können damit auch selbst zu *Bildungsgegenständen* werden, anhand derer heranwachsende Menschen mit der Welt in Beziehung treten und dabei vielfältige Selbst- und Weltverknüpfungen ausbilden. Diesem Verständnis folgend können gesundheits- und krankheitsbezogene Erfahrungen als *wesentliche Momente der Selbst- und Weltbeziehung* verstanden werden, in der sich Subjekt und Welt sowohl konstituieren als auch transformieren.

Bedeutung von Gesundheit und Krankheit für Selbst- und Weltbeziehungen
Bezugnehmend auf *(neu-)humanistische Bildungsverständnisse* (z. B. Humboldt, 1794/1980) bedeutet dies, dass die Phänomene Gesundheit und Krankheit „die Verknüpfung unsres Ichs mit der Welt“ (Humboldt, 1794/1980, S. 235–236) und damit die *Konstitution des Selbst* wesentlich beeinflussen können. In diesem Verständnis tangieren gesundheits- und krankheitsbezogene Erfahrungen die Entwicklung des Selbst. Sie beeinflussen, was Gesundheit bzw. Krankheit für heranwachsende Menschen bedeutet und wie sie sich selbst und die Welt erleben. Wie Bernhard Richarz (2023) in seiner phänomenologischen Studie zu körperlichen Umbruchsprozessen bemerkenswert herausgearbeitet hat, kann das Kohärenzerleben im Leben mit einer chronischen Erkrankung nun erheblich beeinträchtigt und die Selbst- und Weltsicht des Subjekts damit massiv erschüttert sein. So können körperliche Geschehnisse für das Subjekt als unverstehbar und unvorhersehbar erlebt werden und damit als inkonsistent erscheinen (Richarz, 2023, S. 61–62). Denkbar ist dies beispielsweise, wenn krankheitsbezogene Erscheinungen (z. B. Schmerzen) unerwartet auftreten, sich plötzlich verschlechtern oder nach einer Phase der Remission rezidivieren. Auch können Anforderungen an das Subjekt herangetragen werden, die seine körperlichen Grenzen überschreiten, die es als bedrohlich erlebt und ihm als nicht handhabbar erscheinen (Richarz, 2023, S. 63–64). In pädagogischen Kontexten könnten dies etwa übersteigerte Leistungserwartungen, nicht angepasste Schulumwelten, als unkontrollierbar erlebte Krankheitsanzeichen und -symptome oder negative soziale Reaktionen von Lehrkräften oder Mitschüler*innen sein. Hierdurch kann sich das Subjekt körperlichen Prozessen, sozialen Systemen und gesellschaftlichen Strukturen als machtlos ausgesetzt erleben und damit einen erheblichen Verlust an Bedeutsamkeit und Sinnhaftigkeit im eigenen Leben erfahren (Richarz,

2023, S. 64). Denkbar ist dies insbesondere, wenn sich das Subjekt im eigenen Leben nicht gehört, gesehen und beteiligt fühlt, wenn bedeutsame soziale Lebensbereiche oder tragende Beziehungen brüchig werden und das Subjekt damit an Halt verliert. Die Selbst- und Weltsicht kann damit massiv erschüttert und die Konstitution eines gefestigten Selbst erschwert sein. Gleichwohl zeigt Richarz (2023) eindrücklich, dass sich die Selbst- und Weltsicht gerade im Verlauf des Lebens mit einer Erkrankung auch bedeutsam weiterentwickeln kann. So arbeitet er heraus, dass das Subjekt die Erkrankung mit der Zeit zunehmend stimmig in das eigene Selbst zu integrieren, gesundheits- bzw. krankheitsbezogene Ressourcen vermehrt einzusetzen und Hilfe anzunehmen lernt (Richarz, 2023, S. 563–564). Kurzum: Die Welt- und Selbstsicht kann positiv befördert werden, wenn das Subjekt ein Kohärenzerleben entwickelt, das die Erkrankung einschließt (Richarz, 2023, S. 563). Dies bedeutet, dass sich Menschen im Leben mit einer Erkrankung auch selbst neu kennenlernen und krankheitsbezogene Erfahrungen neu zu deuten lernen. Sehr eindrücklich zeigt dies beispielsweise die Interviewstudie „Body-As-Information" von Annie T. Chen (2015). Chen (2015) macht sichtbar, dass Menschen mit chronischen Erkrankungen (hier: Fibromyalgie) in der Auseinandersetzung mit gesundheits- und krankheitsbezogenen Erfahrungen auch zunehmend lernen können, ihren Körper zu lesen. So arbeitet sie heraus, dass die von ihr befragten Personen im Verlauf ihres Lebens mit Fibromyalgie sukzessive lernten, Fibromyalgie-Schmerzen von anderen Formen von Schmerzen zu unterscheiden, Schmerzauslöser („trigger") zu erkennen und physiologische Empfindungen ganz grundsätzlich differenzierter zu interpretieren. Diese differenzierteren Interpretationen ermöglichten es den Betroffenen, ihre Erkrankung als versteh- und handhabbarer zu erleben, wie ein Interviewausschnitt der Studie sehr deutlich macht:

> For once in a very long time, I felt like I could handle the fibromyalgia. I don't think I had ever felt like I could handle the fibromyalgia… or the flare-ups, but I was starting to realize: ok, it's a part of my life, and I started noticing some of the triggers a little bit better, also the best way to manage some of the symptoms, and also not being so mad at myself or my body (P05). (Chen, 2015, S. 3)

In humboldtscher Lesart erweisen sich gesundheits- und krankheitsbezogene Erfahrungen damit als spezifische Momente der „Verknüpfung unsres Ichs mit der Welt" (Humboldt, 1794/1980, S. 235–236): Sie markieren Momente, in denen die Konstitution des Selbst durch Erfahrungen von Krankheit irritiert, unterbrochen und neu ausgebildet werden muss. Das Subjekt tritt in eine neue Beziehung zu sich selbst und der Welt und entwickelt allmählich die Fähigkeit, Krankheitserscheinungen differenzierter zu deuten und in ein kohärenteres Selbst- und Weltverständnis einzubetten. Hieraus können pädagogische (Teil-)Zielsetzungen resultieren, etwa die Gestaltung pädagogischer Erfahrungsräume, in denen Kinder und Jugendliche gesundheits- und krankheitsbezogene Erfahrungen reflektieren und in ein möglichst kohärentes Selbst- und Weltverhältnis zu integrieren lernen.

Bezugnehmend auf *transformatorische Bildungsverständnisse* (z. B. Kokemohr, 2007; Koller, 2023; Marotzki et al., 2021; Peukert, 2015) können Erfahrungen von Gesundheit und Krankheit aber nicht nur die Konstitution des Selbst beeinflussen, sondern auch eine grundlegende *Transformation des Welt- und Selbstverhältnisses* anstoßen. Denkbar ist dies beispielsweise, wenn aus gesundheits- und krankheitsbezogenen Erfahrungen neue Einsichten erwachsen, die ein „Andersdenken oder Anderswerden" (Koller, 2023, S. 9, Herv. i. Orig.) evozieren. Hinsichtlich der Erkenntnisse aus der Salutogenese bedeutet dies, dass Stressoren auch Bildungserfahrungen initiieren können. Denkbar ist dies beispielsweise, wenn in der Auseinandersetzung mit Stressoren, im Umgang mit einer gesundheitsbezogenen Herausforderung oder bei der Lösung einer krankheitsbezogenen Problemlage neue Einsichten gewonnen, individuelle Stärken entdeckt oder persönliche Ressourcen entwickelt werden, die eine grundlegende Veränderung des bisherigen Welt- und Selbstverhältnisses ermöglichen. Auch hierzu finden sich einige Hinweise in der Studie von Richarz (2023). So arbeitet Richarz (2023) heraus, dass eine chronische Erkrankung zwar zu einer Destabilisierung der bisherigen Selbst- und Weltsicht führen kann, sich hieraus aber auch neue Deutungsmuster – etwa von Vulnerabilität oder Sinnhaftigkeit – entwickeln können, die als „Zeichen der wiedergewonnenen bzw. neu gefundenen Kohärenz" (Richarz, 2023, S. 566) interpretiert werden können. Zudem zeigt eine qualitative Studie mit Einzel- und Gruppeninterviews von Olöf Birna Kristjansdottir und Kolleg*innen (2018) sehr eindrücklich, dass aus dem Leben mit einer chronischen Erkrankung persönliche Stärken erwachsen können. So arbeiten die Autor*innen heraus, dass Menschen mit chronischen Erkrankungen im Leben mit ihrer Erkrankung sowohl *innere Stärken* (z. B. gütig und fürsorglich zu anderen und sich selbst zu sein) als auch *externe Stärken* entwickelten (z. B. soziale Unterstützung von Familie und Freunden anzunehmen, sich mit anderen Betroffenen auszutauschen) und *neue Strategien für die Alltagsgestaltung* erlernten (z. B. Planen und Priorisieren, Umgang mit Stress) (Kristjansdottir et al., 2018). Diese Beobachtungen können als Anzeichen transformatorischer Bildungsprozesse im Sinne Kollers (2023) gedeutet werden: Gesundheits- bzw. krankheitsbezogene Erfahrungen konfrontieren das Subjekt mit einer Krise, die die bisherigen Selbst- und

Weltdeutungen brüchig werden lässt. Das Subjekt tritt verändert aus dieser Auseinandersetzung hervor, indem es neue Wertorientierungen entwickelt und eine neue Kohärenz im Leben entdeckt. Die Bildungserfahrungen liegen folglich in der Heraus*bildung* neuer Deutungs- und Handlungshorizonte bzw. im Prozess des „*Andersdenken[s]* oder *Anderswerden[s]*“ (Koller, 2023, S. 9, Herv. i. Orig.) angesichts gesundheits- und krankheitsbezogener Erfahrungen. Auch hieraus können pädagogische (Teil-)Zielsetzungen erwachsen, etwa die Gestaltung pädagogischer Reflexionsräume, in denen Kinder und Jugendliche krisenhafte Erfahrungen teilen, alternative Deutungen erproben und bei der Suche nach (neuer) Kohärenz pädagogisch begleitet werden können.

Bezugnehmend auf *resonanztheoretische Bildungsverständnisse* (z. B. Beljan, 2019; Rosa, 2016, 2018) können gesundheits- und krankheitsbezogene Erfahrungen ferner die *Weltbeziehung*, sprich die „Art und Weise des In-Beziehung-Tretens zwischen Subjekt und Welt“ (Rosa, 2016, S. 285) beeinflussen. Diesem Verständnis zufolge können gesundheits- und krankheitsbezogene Erfahrungen dazu beitragen, dass die Weltbeziehung heranwachsender Menschen durch Resonanz oder aber Entfremdung geprägt ist. So können Erfahrungen des Wohlbefindens, der Freude, des Sich-Angesprochen-Fühlens oder des Ergriffen-Seins Momente der Affizierung entzünden und damit Resonanzerfahrungen befördern. Gleichwohl können Erfahrungen des Unwohlseins, der Nicht-Verstehbarkeit, Nicht-Handhabbarkeit und Nicht-Sinnhaftigkeit dazu führen, dass die Welt als indifferent oder repulsiv erlebt wird, und damit zu einer Entfremdung von Selbst und Welt beitragen. Auch hierzu finden sich Hinweise bei Richarz (2023). So zeigt er, dass das Subjekt seinem *Körper* infolge körperlicher Veränderungen im Leben mit einer Erkrankung als entfremdet gegenüberstehen kann: „Der Körper wurde zu einem äußeren Objekt, das dem Selbst fremd, beunruhigend und bisweilen sogar feindlich gegenübersteht“ (Richarz, 2023, S. 147). Diese Entfremdung von Körper und Selbst kann nun dazu führen, dass auch die *Selbst- und Weltbeziehung* brüchig wird. So konstatiert Richarz (2023):

> In den verschiedenen Dimensionen der Körperlichkeit geschieht dem Subjekt etwas, das ihm fremd ist. Wenn dieses Geschehen deutlich über das hinausgeht, was von ihm ansonsten in seinem Alltag aus den bisherigen Erfahrungen heraus verarbeitet werden kann, weiß es nicht, wie es damit umzugehen hat. Wenn dazu noch die Ressourcen in den sozialen Systemen, auf die das Subjekt üblicherweise zurückgreift, unzureichend sind, wird das Geschehnis kritisch. (S. 169)

Die Entfremdung von Körper und Selbst kann sich folglich ausweiten und weitere Aspekte der Selbst- und Weltbeziehung des Subjekts betreffen. So stellt Richarz

(2023) weiterhin eine „*Fremdheit in vertrauten Beziehungen*“ (S. 127, Herv. i. Orig.) fest:

> Wenn die gewohnte Körperlichkeit verloren geht, kommen nicht nur die Beziehungen zu den Spezialisten des Gesundheitswesens und den Mitpatienten zur Alterität neu hinzu, sondern infolge der veränderten Körperlichkeit enden auch lange bestehende vertraute Beziehungen zu Angehörigen, Bekannten, Freunden, Nachbarn oder Kollegen. Selbst wenn sie fortbestehen, ändert sich die Alterität dadurch, dass die vertrauten Beziehungen oft eine Qualität erhalten, die ihnen zuvor fremd war. (S. 127)

Aus resonanztheoretischer Perspektive können solche Erfahrungen eine Unterbrechung zentraler Resonanzachsen markieren. Insofern *überdauernde* Entfremdung in einem resonanztheoretischen Verständnis als Störfaktor von Bildung verstanden werden kann (Beljan, 2019, S. 12–14; Rosa, 2016, S. 408), ist davon auszugehen, dass jene Erfahrungen der Indifferenz oder der Repulsion Bildungsprozesse erheblich beeinträchtigen können. Gleichwohl ist nicht außer Acht zu lassen, dass *temporäre* Entfremdung in einem resonanztheoretischen Verständnis sogar als konstitutiver Moment in Bildungsprozessen gilt (Beljan, 2019, S. 125, 146–147). Demzufolge kann angenommen werden, dass herausfordernden gesundheits- bzw. krankheitsbezogenen Erfahrungen sogar ein Bildungspotenzial innewohnt, wenn es gelingt, die damit einhergehenden Entfremdungserfahrungen so in Resonanzerfahrungen zu überführen, dass „Selbst und Welt anverwandelnd und durch Ausbildung neuer Resonanzverhältnisse in eine neue Beziehung eintreten“ (Beljan, 2019, S. 147). Dies bedeutet auch, dass pädagogische Bemühungen nicht darauf abzielen können, dass Kinder und Jugendliche die Welt durchweg als kohärent erleben und jegliche Geschehnisse als verstehbar, handhabbar und sinnhaft empfinden müssen. Schließlich stellen sowohl die Vertreter*innen eines transformatorischen als auch jene eines resonanztheoretischen Bildungsverständnisses heraus, dass Bildung auch temporärer Entfremdung bzw. einer Irritation der bisherigen Weltbeziehung bedarf (u. a. Beljan, 2019, S. 125; Marotzki, 1990, S. 153; Rosa, 2016, S. 325; Wortmann, 2021, S. 35). Dies bedeutet, dass temporäre Erfahrungen der Nichtverstehbarkeit, -handhabbarkeit oder -sinnhaftigkeit als fruchtbare Momente in Bildungsprozessen verstanden werden können, wenn sie taktvoll initiiert und achtsam in Resonanz überführt werden. Dies erfordert aber gerade im Kontext chronischer Erkrankungen ein äußerst sensibles Vorgehen, da das Selbst- und Weltverhältnis erkrankter Kinder und Jugendlicher womöglich bereits erheblich erschüttert ist oder sie die Welt womöglich bereits als sehr widerständig, indifferent oder bedrohlich erleben. Auch hieraus können pädagogische (Teil-)Zielsetzungen abgeleitet werden. So gilt es pädagogisch zu befördern, dass heranwachsende Menschen ihr eigenes Leben und die Ereignisse in der

Welt grundsätzlich als überwiegend verstehbar, handhabbar und bedeutsam erleben können und demzufolge eine „sichere Basis“ oder ein „fester Halt“ besteht, von wo aus dann auch unbekanntes Terrain betreten werden kann. Damit wird deutlich, dass ein wesentliches Anliegen pädagogischen Handelns im Kontinuum von Gesundheit und Krankheit ist, Kinder und Jugendliche darin zu unterstützen, vielfältige *Kohärenzerfahrungen* zu machen, die es ihnen ermöglichen, eine tiefe Zuversicht zu entwickeln, dass die Auseinandersetzung mit den Ereignissen und Anforderungen in der (eigenen Lebens-)Umwelt grundsätzlich gelingen kann, und sie dann wiederum zu ermutigen, sich auf Neues einzulassen oder ungewohnte Wege zu gehen.

Gesundheits- und krankheitsbezogene Verwirklichungschancen eines guten Lebens
Somit lässt sich konstatieren, dass pädagogisches Handeln im Kontinuum von Gesundheit und Krankheit auch darauf abzielt, spezifische *gesundheits- und krankheitsbezogene* Erziehungs-, Lern-, Bildungs- und Sozialisationsprozesse zu initiieren bzw. achtsam zu begleiten, die für das gegenwärtige oder zukünftige Leben heranwachsender Menschen von Bedeutung sein können. Diesem Verständnis folgend lassen sich aus den Phänomenen Gesundheit und Krankheit *Teilziele* pädagogischen Handelns ableiten, die im Rahmen dieser Arbeit im Sinne pädagogisch zu adressierender *Verwirklichungschancen eines guten Lebens* gedacht werden. Verstanden als jene von Amartya Sen (1985/1999, 1999) in den Diskurs eingeführten und von Martha Nussbaum (2000, 2007, 2011, S. 11, 2020) weiterentwickelten *Capabilities*, bestimmen diese wesentlich darüber, was „eine Person tatsächlich befähigt zu tun und zu sein“ (Nussbaum, 2011, S. 20) ist. Ausgehend von diesem Verständnis gilt es folglich zu ergründen, welche pädagogisch zu adressierenden Verwirklichungschancen eines guten Lebens sich aus den Phänomenen Gesundheit und Krankheit ableiten lassen. Hierfür stellt sich wieder das konkrete Verständnis von Gesundheit und Krankheit als wesentlich heraus.

Gesundheit und Krankheit werden im Rahmen dieser Arbeit als subjektiv erfahrene und sich dynamisch verändernde Größen eines multidimensionalen Kontinuums verstanden. In der Salutogenese steht dabei primär *Gesundheit* im Erkenntnisinteresse. Gesundheit wird hierbei als subjektives Gesundheitserleben, d. h. als Erleben von (biologisch, psychologisch und/oder sozial hervorgebrachtem und beeinflusstem) Wohlbefinden gedacht und damit prinzipiell als für alle Menschen erfahrbar verstanden. Hierbei ermutigt die subjektive Lesart des Phänomens dazu, aufzuspüren, was Gesundheit für die heranwachsenden Menschen selbst bedeutet, und hiervon ausgehend gesundheitsbezogene Verwirklichungschancen eines guten Lebens zu befördern. Dass dies sehr herausfordernd ist, stellen beispielsweise Ohlbrecht und Winkler (2016) fest und betonen:

> Die Herausforderung besteht folglich darin, die Balance zwischen subjektivem Wohlbefinden und objektivierbarer Gesundheit herzustellen, ohne dass die Erweiterung der Verwirklichungschance (capability-Ebene) in eine, an die gesundheitsbezogene Normalitätserwartung der Gesellschaft ausgerichtete, Disziplinierung abgleitet, welche die ‚Autonomie und Authentizität der Lebenspraxis' bedroht. (S. 5)

Die Autor*innen machen deutlich, dass die Beförderung gesundheitsbezogener Verwirklichungschancen eines guten Lebens nicht unreflektiert bleiben darf: Ohne kritische Distanz droht Pädagogik, gesellschaftliche Vorstellungen von Normalität und Leistungsfähigkeit zu reproduzieren. Damit würde Gesundheit nicht als *individuelle Verwirklichungschance*, sondern als *normative Pflicht* verhandelt. Pädagogisches Handeln darf sich folglich nicht darin erschöpfen, gesellschaftliche Gesundheitsnormen zu reproduzieren, sondern muss *Lern- und Bildungsprozesse anstoßen*, die Kinder und Jugendliche befähigen, eigene Vorstellungen von Gesundheit und Wohlbefinden zu entwickeln, kritisch über Normalität nachzudenken, und ihnen vielfältige Wege zu Gesundheitserleben eröffnen. Dies kann dann beispielsweise bedeuten, Kindern und Jugendlichen ihre gesundheitsbezogenen Rechte bewusstzumachen, das Gesundheitssystem für sie verstehbar zu machen, ihnen Möglichkeiten einer gesundheitsorientierten Lebensführung aufzuzeigen, aber auch gesundheitsbezogene Normalitätserwartungen kritisch mit ihnen zu reflektieren, sie bestmöglich auf den Umgang mit Stressoren vorzubereiten, ihre Gesundheitsressourcen zu befördern oder sie Gesundheitserleben erfahren zu lassen.

Gesundheitserleben kann aus einer salutogenetischen Perspektive nun insbesondere durch Kohärenzerfahrungen befördert werden (Antonovsky, 1987, S. 15). Diesem Verständnis folgend entsteht Gesundheitserleben in allen Momenten des Lebens und Erlebens, in denen etwas verstehbar wird, sich als handhabbar erweist oder als persönlich bedeutsam oder subjektiv sinnhaft wahrgenommen wird. Damit wird ein starker Bezug zu (genuin) pädagogischen Zielsetzungen deutlich. So wird in der pädagogischen Literatur vielfach (wenn auch in leicht differenter Gestalt) darauf verwiesen, dass pädagogisches Handeln darauf abzielt, dass heranwachsende Menschen *(Er-)Kenntnisse* (Wissen) gewinnen, *Fertigkeiten* (Können) ausbilden und *Haltungen* (Überzeugungen, Orientierungen, Einstellungen) entwickeln, die für das Leben und Zusammenleben in der modernen Welt bedeutsam sind:

> Es ist diese ‚Dreifaltigkeit des Lernens', wie Prange (2005) sagt, die von Otto Willmann (1909) als ‚pädagogischer Ternar' bezeichnet wird und die sich durch die Geschichte der Pädagogik und der Erziehung mit Variation bis heute durchzieht.

> Sprach man seit Platons ‚Menon' (2007) in der griechischen Antike von ‚physis', ‚mathesis' und ‚askesis', auf die sich Aristoteles (2006) mit der Dreiheit ‚physis', ‚ethos' und ‚logos' bezogen hat, so benennt Rousseau (1998) die ‚Natur', den ‚Menschen' und die ‚Dinge' als die maßgeblichen drei Erzieher, Nietzsche (1999) wiederum sieht die Einheit der Person im Zusammenspiel von ‚Kunst', ‚Heiligtum' und ‚Philosophie', und Pestalozzi (1954) verweist auf das Lernen mit ‚Kopf', ‚Herz' und ‚Hand'. Schließlich ist noch Wolfgang Sünkel (2011) zu nennen, der von ‚Kenntnissen', ‚Fertigkeiten' und ‚Willenseinstellungen' spricht, die sich der Mensch lernend aneignen muss, um sein Leben in personaler Selbstbestimmung führen zu können. (Hechler, 2022, S. 141–142)

Bei genauerer Betrachtung kann nun festgestellt werden, dass eben dieser „pädagogische Ternar" (Willmann, 1909) einen starken Bezug zu den drei Komponenten des Kohärenzerlebens aufweist. So kann angenommen werden, dass (Er-)Kenntnisse zur *Verstehbarkeit* beitragen, Fertigkeiten *Handhabbarkeit* befördern und Haltungen und Orientierungen *Bedeutsamkeit bzw. Sinnhaftigkeit* im Leben ermöglichen. Diesem Verständnis folgend kann pädagogisches Handeln zu Gesundheit beitragen, indem immer dann Gesundheitserleben initiiert wird, wenn ein Ausschnitt der Welt plötzlich verstehbar wird, sich eine Anforderung im Selbst- und Weltverhältnis als handhabbar erweist oder die Auseinandersetzung mit einem Lern- oder Bildungsgegenstand als persönlich bedeutsam oder subjektiv sinnhaft erlebt wird. Gesundheit wird damit auch pädagogisch anschlussfähig, wenn sie – wie von Martha Nussbaum (2011, S. 20) vorgeschlagen – als Verwirklichungschance eines guten Lebens verstanden wird, wobei das hier vertretene Gesundheitsverständnis (wie zuvor näher ausgeführt) weit über die von Nussbaum (2011, S. 33) als „bodily health" bezeichnete Capability hinausgeht und insbesondere subjektives Gesundheitserleben intendiert. Im Verständnis dieser Arbeit können diese gesundheitsbezogenen Verwirklichungschancen als exemplarische Teilziele einer Pädagogik im Kontinuum von Gesundheit und Krankheit verstanden werden. Gleichwohl vertritt die Arbeit nachdrücklich die These, dass Gesundheit nicht als *übergeordnete* oder gar *alleinige* Zielsetzung pädagogischen Handelns gelten kann. Wie zuvor bereits ausgeführt, zielt pädagogisches Handeln in erster Linie darauf ab, heranwachsende Menschen in die Gesellschaft einzuführen, sie auf ein möglichst gutes Leben und Zusammenleben in der Welt vorzubereiten und ihnen die hierfür relevanten Erkenntnisse, Fertigkeiten und Haltungen mit auf den Weg zu geben. Gesundheit kann als *eine* Verwirklichungschance dieser Zielsetzung verstanden werden, diese aber nicht ersetzen. Ein „gutes Leben" umfasst weit mehr als Gesundheit und auch das Wohlbefinden der Heranwachsenden geht über ihre Gesundheit hinaus. Pädagogische Zielsetzungen dürfen folglich auch im Rahmen einer Pädagogik im Kontinuum von Gesundheit und Krankheit nicht auf Gesundheit reduziert werden.

Pädagogik im Kontinuum von Gesundheit und Krankheit geht demnach über eine rein (bzw. radikal) salutogenetische Herangehensweise hinaus, die ausschließlich Gesundheit in den Blick nimmt. Vielmehr plädiert sie dafür, auch *Krankheit* als pädagogisch relevanten Faktor anzuerkennen und explizit im pädagogischen Handeln zu berücksichtigen. Krankheit wird im Rahmen dieser Arbeit als subjektives Krankheitserleben, d. h. als Erleben von (biologisch, psychologisch und/oder sozial hervorgebrachtem und beeinflusstem) Unwohlsein gedacht. Wie die Erkenntnisse aus der Salutogenese deutlich machen, stellt Krankheit hierbei keine seltene oder außergewöhnliche Abweichung von einem Normalzustand dar (Antonovsky, 1987, S. XII). Daher vertritt die Arbeit die Überzeugung, dass mit dem Leben und dem Zusammenleben in der Welt unumgänglich auch Erfahrungen von Krankheit und Kranksein verbunden sind, mit denen es sich auseinanderzusetzen gilt. *Krankheitserleben* kann dabei vielfältige Gestalt annehmen: akute körperliche Schmerzen, anhaltende Erschöpfungszustände, das Erfahren von Autonomieverlust oder Entfremdung sowie die Konfrontation mit Endlichkeit und Verletzlichkeit. Hinzu treten soziale Aspekte wie die Konfrontation mit einer Barriere oder die Hinderung an sozialer Teilhabe im Leben mit einer Erkrankung, das Erleben von sozialer Ausgrenzung und Stigmatisierung im Kontext sichtbarer Erkrankungen oder das Erfahren von Unverständnis und Gaslighting im Kontext unsichtbarer Erkrankungen. All diese krankheitsbezogenen Erfahrungen können grundlegende Selbst- und Weltbezüge destabilisieren und damit Veränderungen von Selbst- und Weltverhältnissen anstoßen, die es pädagogisch zu begleiten gilt. Damit wird deutlich, dass sich auch aus dem hier vertretenen Krankheitsverständnis Teilziele für das pädagogische Handeln ergeben können. Möchte Pädagogik heranwachsende Menschen bestmöglich auf ihr gegenwärtiges wie zukünftiges Leben in der Welt vorbereiten, so hat sie sich folglich auch mit Erfahrungen von Krankheit und Kranksein zu befassen. Im Gegensatz zu therapeutischem Handeln zielt pädagogisches Handeln nun aber nicht darauf ab, Krankheit zu überwinden, eine Erkrankung des Subjekts zu heilen oder ein pathologisiertes Phänomen zu beseitigen. Vielmehr zielt pädagogisches Handeln im Kontext von Krankheit darauf ab, krankheitsbezogene Verwirklichungschancen eines guten Lebens zu befördern. Zu diesen krankheitsbezogenen Verwirklichungschancen zählt beispielsweise die Auseinandersetzung mit temporärem Krankheitserleben, der Umgang mit neuen körperlichen Grenzen und die Entwicklung von Strategien zur Selbstfürsorge im Leben mit einer chronischen Erkrankung. Aber auch die Gestaltung neuer Zukunftsperspektiven angesichts fortschreitender Erkrankungen sowie die Befähigung, Erfahrungen von Schmerz, Angst oder Scham zu artikulieren, Unterstützung anzunehmen und soziale Netzwerke zu aktivieren, können als krankheitsbezogene Verwirklichungschancen verstanden werden. Insofern diese Verwirklichungschancen aber nicht vorausgesetzt werden können, wird deutlich, dass Krankheit auch pädagogisch adressiert werden muss. Folglich können neben gesundheitsbezogenen auch *krankheitsbezogene* Verwirklichungschancen als exemplarische Teilziele pädagogischen Handelns im Kontinuum von Gesundheit und Krankheit ausgewiesen werden.

6.3.3 Wege und Vorgehensweisen pädagogischen Handelns im Kontinuum von Gesundheit und Krankheit

Nachdem im vorherigen Kapitel herausgearbeitet wurde, dass aus den Phänomenen Gesundheit und Krankheit bedeutsame pädagogische Teilziele abgeleitet werden können und einige dieser Teilziele exemplarisch konkretisiert wurden, sollen nun die Wege und Vorgehensweisen pädagogischen Handelns im Kontinuum von Gesundheit und Krankheit näher betrachtet werden. Hierbei sollen unter Einbezug der Erkenntnisse aus der Salutogenese zunächst *allgemeine* Vorgehensweisen pädagogischen Handelns im Kontinuum von Gesundheit und Krankheit herausgearbeitet und dann *spezifische* Wege gesundheits- bzw. krankheitssensiblen pädagogischen Handelns exemplarisch konkretisiert werden.

Gestaltung pädagogischer Beziehungen im Kontinuum von Gesundheit und Krankheit

Wie bereits in den vorherigen Kapiteln herausgestellt wurde, bedeutet pädagogisches Handeln im Kontinuum von Gesundheit und Krankheit in erster Linie pädagogisches Handeln. Es orientiert sich folglich auch an *pädagogischen Wegen und Vorgehensweisen.* Im Verständnis dieser Arbeit bedeutet dies insbesondere, Erziehungs-, Lern-, Bildungs- und Sozialisationsprozesse so zu initiieren und achtsam zu begleiten, dass sie Kindern und Jugendlichen die für sie subjektiv bedeutsamen Verwirklichungschancen eines guten Lebens eröffnen und ihre Wahl- und Handlungsfreiheiten in der Welt erweitern. Es bedeutet auch, ihnen Ausschnitte der Welt so zu zeigen und sie so zur selbsttätigen Auseinandersetzung mit der Welt anzuregen, dass ihre Selbst- und Weltbeziehung bereichert wird. Und es bedeutet weiterhin, vielfältige Resonanzerfahrungen zu befördern, d. h., intrinsische Weltberührungen zu initiieren sowie Phasen oder Verhältnisse der Entfremdung achtsam wahrzunehmen, umsichtig zu begleiten und taktvoll in Resonanz zu überführen. All diese pädagogischen Wege sind eingebettet in *pädagogische Beziehungen*, d. h. in Verhältnisse, Begegnungen und Interaktionen zwischen Pädagog*innen, heranwachsenden Menschen und der Welt (Buber, 1923/1979, 1925/1964; H. Nohl, 1933/1988). Wird pädagogisches Handeln nun im Kontinuum von Gesundheit und Krankheit gedacht, so erweist es sich in vielerlei Hinsicht als essenziell, diese *Beziehungen äußerst sensibel zu gestalten.* So ist einerseits zu konstatieren, dass Menschen „stets verletzlich und vulnerabel" (Dederich, 2016, S. 317) sind und pädagogischen Beziehungen damit immer auch ein Verletzungspotenzial innewohnt. Wird diese Verletzlichkeit im Kontinuum von Gesundheit und Krankheit gelesen, so wird deutlich, dass pädagogische Beziehungen *krankheitsbezogene Bewegungen auf dem Kontinuum* initiieren können. Dies gilt insbesondere, wenn Kinder und Jugendliche in pädagogischen Beziehungen in ihrer Würde verletzt werden, wie Studien zu Verletzungen in pädagogischen Interaktionen zeigen (siehe hierzu z. B. Ali et al., 2019; McLaughlin & Clarke, 2010; Prengel, 2019; Prengel & Zschipke, 2014). Umgekehrt ist anzunehmen, dass anerkennende, verlässliche und partizipative pädagogische Beziehungen *gesundheitsbezogene Bewegungen auf dem Kontinuum* befördern können, insofern sie vielfältige Anlässe für Kohärenzerfahrungen eröffnen. Andererseits gilt es aber auch zu bedenken, *dass Kinder und Jugendliche mit chronischen Erkrankungen mit vielfältigen Erfahrungen konfrontiert sein können, die ihre Beziehung zu Pädagog*innen belasten.* So zeigt etwa die Studie von Bethan K. C. Spencer und Kolleg*innen (2024), dass fehlende Anerkennung und mangelnde Unterstützung das Vertrauen chronisch erkrankter Schüler*innen in pädagogischen Beziehungen erschüttern und zu Beziehungsabbrüchen führen können:

> Underpinning most participant accounts was the feeling they were not acknowledged and listened to within school in a way that would make them feel safe, supported, and able to comfortably engage in school life. [...] Many had negative experiences of unwanted attention from teachers or in front of a class, unpleasant comments or harmful misconceptions from peers and staff, and verbal or physical bullying. Sometimes, this had a profound impact on school life, with some experiencing feelings of fear and dread in relation to school, school avoidance, and in some instances changing schools as a result. [...] Many participants felt unsupported and described their relationship with the school and staff as conflictual. They said staff lacked understanding of their health and how it affected school, which reduced their willingness to engage with teachers or ask for help. This occasionally had a profound impact on participants' trust in the school and made them look forward to leaving. (S. 343–344)

Gerade wenn Pädagogik im Kontinuum von Gesundheit und Krankheit gedacht wird, gilt es folglich, pädagogische Beziehungen äußerst sensibel zu gestalten und behutsam Vertrauen anzubahnen. Dies kann bedeuten, pädagogische Begegnungen so zu gestalten, dass sich Kinder und Jugendliche gehört und ernst genommen fühlen und achtsam für stille Signale gesundheits- bzw. krankheitsbezogener Anfragen zu sein, aus denen – mit Levinas (1989, 2008) gesprochen – eine ethische Verantwortung für und Sorge um die Heranwachsenden entsteht.

Achtung der Individuallage im Kontinuum von Gesundheit und Krankheit
Gerade auch vor diesem Hintergrund erfordert pädagogisches Handeln im Kontinuum von Gesundheit und Krankheit, sich in die *Individuallage* der Kinder und Jugendlichen einzufühlen und ihren *Subjektstandpunkt* nachzuvollziehen zu versuchen. Individuallage und Subjektstandpunkt können nun durch gesundheits- bzw. krankheitsbezogene Erfahrungen beeinflusst sein, wie im vorherigen Kapitel zu den Grundannahmen deutlich wurde. Ausgehend hiervon impliziert pädagogisches Handeln im Kontinuum von Gesundheit und Krankheit, gesundheits- und krankheitsbezogene Zustände als Teil des Soseins der Kinder und Jugendlichen anzuerkennen, aber zugleich ihre Lern- und Entwicklungsmöglichkeiten nicht zu verkennen. Diese „Koinzidenz von Sein und Sollen" (Mikhail, 2016, S. 155) zeigt sich gerade im Kontext chronischer Erkrankungen als wesentlich, damit die Handlungsvollzüge auch wirklich pädagogische Handlungsvollzüge bleiben. Wird das *Sosein* der Kinder und Jugendlichen verkannt, so geht die Handlung in eine einseitige Vermittlungsleistung (z. B. *Be*lehrung) über. Die potenziellen Bedarfe chronisch erkrankter Kinder und Jugendlicher werden nicht adressiert, Symptome gegebenenfalls ignoriert. Werden hingegen das *Können* und das *Sollen* verkannt, werden erkrankte Kinder und Jugendliche pathologisiert und objektiviert. Wie Bakels (2020, S. 217) in ihrer Studie zur Handlungspraxis von Kliniklehrkräften herausstellt, kann dies dazu führen, dass die pädagogische Rolle der Kinder und Jugendlichen als Schüler*innen oder Lernende entwertet oder gänzlich aufgehoben wird. Pädagogisches Handeln im Kontinuum von Gesundheit und Krankheit bedeutet folglich auch, eine Balance aus *fürsorglicher Unterstützung* und *zutrauender Forderung* zu finden und bewegt sich damit stets in einem Spannungsfeld bzw. Kontinuum aus *Erziehungs- und Bildungsanspruch* und *gesundheits- bzw. krankheitsbezogener Rücksichtnahme*. Das theoretische Wissen über gesundheits- und krankheitsbezogene Phänomene und die Achtsamkeit für deren Manifestation im konkreten Fall können damit auch für die Gestaltung des pädagogischen Takts aufschlussreich sein. Schließlich gilt es, das Handeln vor dem Hintergrund gesundheits- und krankheitsbezogener Erscheinungen taktvoll zwischen Sein und

Sollen auszubalancieren und dabei zwischen Gestaltungswünschen und -räumen zu vermitteln.

Realisierung des Erziehungs- und Bildungsauftrags im Kontinuum von Gesundheit und Krankheit

Pädagogische Wege und Vorgehensweisen unterscheiden sich damit auch im Kontinuum von Gesundheit und Krankheit maßgeblich von *therapeutischen* Wegen und Vorgehensweisen. Therapeutisches Handeln nimmt Gesundheit und Krankheit als Regel- und Abweichungszustände in den Blick. Krankheit gilt als Abweichung von der Regel, die es zu behandeln, d. h. zu heilen, zu beseitigen oder zu lindern gilt (Pschyrembel Online, 2024a). Therapeutische Handlungsvollzüge manifestieren sich folglich als Heilung, Beseitigung oder Linderung eines als pathologisch oder anderweitig problematisch klassifizierten Phänomens. Sie adressieren unmittelbar das pathologisierte oder problematisierte Phänomen selbst, d. h. eine spezifische Erkrankung, ein konkretes Symptom oder eine andere Erscheinungsform des Erlebens oder des Verhaltens, indem sie es vom Abweichungs- zum Regelzustand zurückzuführen versuchen. Pädagogisches Handeln impliziert nun eine andere Herangehensweise. Es nimmt Gesundheit und Krankheit nicht als therapeutisch zu erzielende bzw. zu korrigierende Zustände in den Blick, sondern *reflektiert sie hinsichtlich ihrer Bedeutung für die Realisierung des Erziehungs- und Bildungsauftrags*. Es versucht nicht, das Subjekt zu einem „Normal- bzw. Regelzustand" (zurück) zu führen, sondern fragt, wie pädagogische Prozesse so ausgestaltet werden können, dass diesem Subjekt *in seinem Sosein* Erziehung und Bildung ermöglicht wird.[13] Pädagogisches Handeln im Kontinuum von Gesundheit und Krankheit erfordert folglich, Gesundheit und Krankheit aus einer *pädagogischen* Perspektive heraus zu betrachten. Insofern sich pädagogische Handlungsvollzüge als In-Beziehung-Treten von Pädagog*in, Kind und Sache vollziehen, werden gesundheits- oder krankheitsbezogene Phänomene aus dieser

[13] Damit soll explizit *keine* Abwertung therapeutischer Handlungsorientierungen einhergehen. Wie beispielsweise auch Heitger (2011) feststellt, kann die Individuallage des Subjekts außerpädagogische Handlungsorientierungen (etwa Therapie) erforderlich machen: „Gerade in der Heilpädagogik können und dürfen angesichts der konkreten Individuallage außerpädagogische Maßnahmen nicht ausgeschlossen werden; eine medikamentöse Behandlung, eine Bewegungstherapie etc. Aber alles das bestätigt die Voraussetzung von möglicher Bildsamkeit und findet in dieser Hoffnung deren Sinngebung" (S. 125). Vielmehr geht es darum zu verdeutlichen, dass es sich hierbei um zwei *divergente* Handlungslogiken (Heilungsanspruch vs. Erziehungs- und Bildungsauftrag) im Umgang mit *demselben* Phänomen (Gesundheit bzw. Krankheit) handelt.

Perspektive heraus stets in ihrer *Beziehung zur Sache* gedacht und folglich hinsichtlich ihrer *Bedeutung für die Gestaltung von Erziehungs-, Lern-, Bildungs- und Sozialisationsprozessen* reflektiert (Hoanzl et al., 2009, S. 406; Schaeffer, 1992, S. 208). Demzufolge kann pädagogisches Handeln im Kontinuum von Gesundheit und Krankheit auch nur dann als pädagogisches Handeln ausgewiesen werden, wenn es weiterhin genuin pädagogische Zugänge wählt, kurzum, das Initiieren, Anregen und Begleiten, aber auch das gesundheits- und krankheitsbezogene Modifizieren von Erziehungs-, Lern-, Bildungs- und Sozialisationsprozessen meint.

Auch pädagogisches Handeln im Kontinuum von Gesundheit und Krankheit verfolgt demnach einen genuin pädagogischen *Bildungs- und Erziehungsauftrag*. Hierfür nähert es sich gesundheits- bzw. krankheitsbezogenen Zuständen, Erscheinungen und Erfahrungen heranwachsender Menschen an, jedoch ohne Heilungsanspruch, sondern vielmehr, um ihnen die Welt so *zeigen* zu können, dass sie sich mit ihr auseinandersetzen und eine Beziehung zu ihr entwickeln können. Im pädagogischen Handlungsvollzug ermöglicht das Zeigen, dass sich Kinder und Jugendliche Ausschnitte der Welt so erschließen können, dass ihnen ein *möglichst gutes Leben und Zusammenleben in der modernen Welt* möglich wird. Dabei stellt Prange (2012) heraus, dass es insbesondere bedeutsam ist, *wie* etwas gezeigt wird, damit sich die Heranwachsenden das Gezeigte auch aneignen können:

> Zum ersten: Was immer wir zeigen, haben wir so zu zeigen, dass es sachlich richtig, einsichtig und nachvollziehbar ist [...]. (S. 146)
>
> Damit hängt, wie leicht zu sehen ist, die zweite Maßgabe zusammen. Was wir zeigen und dem Lernen ansinnen, muss zumutbar sein. (S. 146)
>
> Bleibt die letzte Maßgabe: Anschlussfähigkeit. (S. 147)

Prange (2012, S. 146–147) zufolge muss das, was im pädagogischen Handeln gezeigt wird, für die heranwachsenden Menschen somit *nachvollziehbar*, *zumutbar* und *anschlussfähig* sein. Damit wird ein starker Bezug zu den drei Komponenten des Kohärenzerlebens deutlich. So kann bei genauerer Betrachtung festgestellt werden, dass die Art des Zeigens (*wie* gezeigt wird) und der Gegenstand des Zeigens (*was* gezeigt wird) *verstehbar* sein müssen, um nachvollziehbar sein zu können; *handhabbar* sein müssen, um zumutbar sein zu können; und *bedeutsam* bzw. *sinnhaft* sein müssen, um anschlussfähig sein zu können.

Werden pädagogische Handlungsvollzüge im Kontinuum von Gesundheit und Krankheit gedacht, so kann es nun sein, dass die Art oder der Gegenstand des Zeigens angesichts gesundheits- oder krankheitsbezogener Phänomene verändert werden müssen. Denkbar ist dies beispielsweise, wenn eine Lernaufgabe angesichts gesundheits- oder krankheitsbezogener Erscheinungen – etwa durch anhaltende Schmerzen, starke Müdigkeit oder Nebenwirkungen von Medikamenten – für Kinder und Jugendliche nicht mehr verstehbar ist. Ebenso können gesundheits- oder krankheitsbezogene Begleitphänomene – etwa häufige Therapiezeiten, lange Krankheitshausaufenthalte und damit verbundene Fehlzeiten oder eine erkrankungsbedingte Erschöpfung – dazu führen, dass Aufgaben in der vorgesehenen Form nicht handhabbar sind. Hier gilt es, das Anforderungsniveau so zu gestalten, dass Überforderung vermieden wird, ohne den Bildungsanspruch aufzugeben. Schließlich kann die Sinnhaftigkeit des Lernangebots in den Blick geraten, wenn eine akut schwere oder chronisch-progrediente Erkrankung dazu führt, dass schulische Inhalte als lebensfern oder irrelevant erlebt werden. Pädagogisches Handeln muss daher Möglichkeiten eröffnen, die Bedeutung des Gezeigten auch unter veränderten Lebensbedingungen erfahrbar zu machen – etwa indem es das Gezeigte in eine subjektiv bedeutsame Erfahrungswelt einbettet. Pädagogisches Handeln im Kontinuum von Gesundheit und Krankheit bedeutet folglich, auch gesundheits- und krankheitsbezogene Phänomene im Zeigen zu achten, d. h., sowohl den *Gegenstand des Gezeigten* vor dem Hintergrund gesundheits- und krankheitsbezogener Erfahrungen achtsam auszuwählen als auch die *Art des Zeigens* unter Berücksichtigung gesundheits- und krankheitsbezogener Erscheinungen taktvoll auszugestalten.

In diesem Kontext ist weiterhin zu bedenken, dass die moderne Welt gesundheits- und *krankheitsbezogene Anforderungen und Erwartungen* an heranwachsende Menschen stellt, die es gemäß Benner (2015, S. 152) *pädagogisch zu reflektieren und zu transformieren* gilt. So lassen sich etwa dahingehend gesellschaftliche Erwartungen identifizieren, dass alle Mitglieder der Gesellschaft ein gesundheitsbewusstes Leben führen oder trotz gesundheits- oder krankheitsbezogener Einschränkungen jederzeit leistungsfähig und belastbar sind. Für pädagogisches Handeln ergibt sich hieraus der Auftrag zu reflektieren, wie heranwachsende Menschen bestmöglich auf diese Erwartungen vorbereitet werden können. Hierzu gehört einerseits, sie in gesellschaftliche Anforderungen einzuführen, ihnen also beispielsweise aufzuzeigen, wie eine gesundheitsbewusste Lebensweise aussehen kann oder welche Leistungsnormen in Schule und Gesellschaft bestehen. Gleichwohl gilt es aber auch, die gesellschaftlichen Anforderungen selbst pädagogisch zu reflektieren und heranwachsende Menschen zu einem kritisch-reflektierten Umgang mit sozialen Erwartungen zu befähigen. Dies kann bedeuten, heranwachsende Menschen dazu anzuregen, gesellschaftliche Ansprüche an eine gesundheitsorientierte Lebensweise (z. B. „Healthismus“,

„Pflicht zur Gesundheit") oder ständige Leistungsfähigkeit (z. B. „Machbarkeit") kritisch zu hinterfragen, sie dazu einzuladen, eigene Maßstäbe für ein gutes Leben zu entwickeln, sie dabei zu unterstützen, ihre eigenen Grenzen zu erkennen und zu achten, und sie dazu zu befähigen, aktiv für sich selbst und andere einzustehen. Pädagogisches Handeln im Kontinuum von Gesundheit und Krankheit bedeutet demnach auch, Kindern und Jugendlichen Möglichkeiten eines kritisch-reflektierten Umgangs mit gesundheits- und krankheitsbezogenen Anforderungen und Erwartungen aufzu*zeigen.*

Zeigen bedeutet in pädagogischen Kontexten aber nicht nur, *etwas* zu zeigen, sondern auch *sich* zu zeigen oder zu verbergen (M. Brinkmann, 2015, S. 540–541). Dies bedeutet, dass heranwachsende Menschen in der Auseinandersetzung mit einer Sache auch selbst sichtbar werden, beispielsweise indem sie sich von etwas angesprochen, ergriffen oder aber irritiert oder verunsichert zeigen. Zeigen impliziert somit auch ein Erscheinen und Sichtbar-Werden (M. Brinkmann, 2015, S. 540) und ist damit immer mit einem Verletzungspotenzial verbunden, mit dem es verantwortungsvoll umzugehen gilt. Dies gilt insbesondere, wenn Kinder und Jugendliche mit chronischen Erkrankungen leben, die für die Umwelt (partiell) *unsichtbar* sind. So zeigt eine Studie von Höglinger und Falkenstörfer (2025), dass sich Unsichtbarkeit im Kontext chronischer Erkrankungen in tiefgreifenden Diskrepanzerfahrungen aus Erleben und Erscheinen, Können und Wollen sowie Sein und Sollen manifestiert, die einerseits das Erkennen und Anerkennen verhindern, aber andererseits auch einen wichtigen Schutz vor Stigmatisierung darstellen können. Für pädagogisches Handeln ergibt sich hieraus ein Spannungsfeld: Sichtbar werden bedeutet, sich in seiner Verletzlichkeit zu zeigen – ein Prozess, der potenziell beschämend wirken kann. Unsichtbar bleiben bedeutet hingegen, Risiken der Missachtung und des Nicht-Gesehen-Werdens in Kauf zu nehmen. Diese Ambivalenz unterstreicht, dass pädagogisches Handeln im Kontinuum von Gesundheit und Krankheit auch erfordert, achtsam für Anzeichen gesundheits- oder krankheitsbezogener (Un-)Sichtbarkeit zu sein und sensibel mit Prozessen gesundheits- oder krankheitsbezogenen (Un-)Sichtbarmachens umzugehen. Dies kann bedeuten, eigene Deutungen des scheinbar Sichtbaren zu hinterfragen, achtsam für subtile Anzeichen des Unsichtbaren zu sein und das subjektive Erleben heranwachsender Menschen ernst zu nehmen und bei der Ausgestaltung pädagogischer Handlungsvollzüge zu beachten (Höglinger & Falkenstörfer, 2025).

Gesundheitssensibles pädagogisches Handeln

Aus den bisherigen Überlegungen verdichtet sich die Einsicht, dass pädagogisches Handeln im Kontinuum von Gesundheit und Krankheit impliziert, pädagogische Wege und Vorgehensweisen sowohl gesundheits- als auch krankheitssensibel zu gestalten. Im Folgenden soll zunächst weiter auf das *gesundheitssensible* pädagogische Handeln eingegangen werden. Im Verständnis dieser Arbeit bedeutet dieses, gesundheitsbezogene Erkenntnisse bei der Ausgestaltung pädagogischer Handlungsvollzüge zu berücksichtigen und pädagogische Lern- und Lebenswelten möglichst kohärent zu gestalten.

Gesundheitsbezogene Erkenntnisse bei der Ausgestaltung pädagogischer Handlungsvollzüge zu berücksichtigen, meint hierbei, sich der potenziell gesundheitsbezogenen Wirkungen pädagogischen Handelns bewusst zu sein und das eigene Handeln vor diesem Hintergrund bewusst und verantwortungsvoll zu gestalten (Walter-Klose & Höglinger, 2025, S. 248–249). Es bedeutet ferner, pädagogische Interaktionsstrukturen hinsichtlich ihrer gesundheitsbezogenen Wirkungen zu reflektieren und überwältigende Machtverhältnisse zu enttarnen. Es bedeutet auch, vertrauensvolle pädagogische Beziehungen und sichere soziale Räume zu schaffen, in denen Kinder und Jugendliche als Subjekt anerkannt, in ihrer Würde geachtet und in ihrer Individualität wertgeschätzt werden. Und es bedeutet, achtsam für gesundheitsbezogene Erscheinungen zu sein und das Sosein und die Verfasstheit heranwachsender Menschen bei der Ausgestaltung von Erziehungs-, Lern-, Bildungs- und Sozialisationsprozessen zu achten. Kurzum: Es bedeutet, gesundheitsreflektiert zu handeln. Hierzu gehört auch, sich der *potenziell salutogenen und pathogenen Wirkungen von Stress* bewusst zu sein und bei der Gestaltung pädagogischer Prozesse zu beachten. Die Erkenntnisse aus der Salutogenese regen hierbei beispielsweise dazu an, auf eine *Balance aus Anspannung und Entspannung* zu achten. Sie bestärken Pädagog*innen darin, das salutogene Potenzial von Stressoren auszuschöpfen, d. h., heranwachsenden Menschen auch zuzutrauen und sie dazu zu ermutigen, über sich hinaus zu wachsen. Pädagogisch zu handeln, bedeutet demnach auch, Kinder und Jugendliche anzuregen, sie zu inspirieren und ihre Lernfreude zu wecken, weshalb Phasen der Anspannung in pädagogischen Kontexten konstitutiv sind. Gleichwohl verdeutlichen die Erkenntnisse aus der Salutogenese, dass auf Phasen der Anspannung Phasen der Entspannung folgen sollten, was auch aktuelle Befunde der Stressforschung bekräftigen (siehe hierzu z. B. Behrends et al., 2021, S. 388; McEwen & Stellar, 1993; Schubert, 2020, S. 106; Sterling & Eyer, 1988). Sie regen Pädagog*innen daher dazu an, heranwachsenden Menschen auch zu ermöglichen, An- und Aufregendes loszulassen, zur Ruhe zu kommen und zu neuer Kraft und Energie zu finden. Für gesundheitssensibles pädagogisches Handeln ergibt sich hieraus die Aufgabe, Anspannung und Entspannung bei der konkreten Ausgestaltung pädagogischer Prozesse in Balance zu halten.

Weiterhin regen die Erkenntnisse aus der Salutogenese dazu an, Kinder und Jugendliche bestmöglich auf den Umgang mit Stressoren vorzubereiten und sie bei der Entfaltung gesundheitsaktiver Kräfte zu unterstützen. Für pädagogisches Handeln ergibt sich hieraus zudem der Auftrag, die Gesundheitsressourcen der Kinder und Jugendlichen in den Blick zu nehmen. Gesundheitsreflektiertes pädagogisches Handeln beinhaltet demzufolge auch, sämtliche Potenziale heranwachsender Menschen zu stärken, die ihren Umgang mit Stressoren unterstützen und/oder ihnen zu (temporärem oder überdauerndem) Gesundheitserleben verhelfen können. Dies kann bedeuten, ihr Selbstwert- und Körpergefühl zu stärken, ihre Copingstrategien zu befördern und sie bei der Ausbildung enger sozialer Beziehungen und tragfähiger sozialer Netzwerke zu unterstützen (Faltermaier, 2023, S. 184–192).

Gleichwohl bedeutet pädagogisches Handeln im Kontinuum von Gesundheit und Krankheit aber ebenso, Grenzen der Antwortmöglichkeiten des Subjekts anzuerkennen und die Förderung von Ressourcen nicht in eine Logik des Machbaren kippen zu lassen. Insofern sich Stress als eine *Relation* zwischen den Antwortmöglichkeiten des Subjekts und den Anforderungen der Umwelt vollzieht (Antonovsky, 1987, S. 141; R. D. Brinkmann, 2021, S. 187; Lazarus & Folkman, 1984, S. 19), sind folglich auch die Anforderungen der Umwelt nicht zu verkennen. Zu bedenken ist hierbei, dass pädagogische Kontexte gravierende Stressoren evozieren und damit die Gesundheit und das Wohlbefinden heranwachsender Menschen erheblich gefährden können (siehe hierzu z. B. Boen et al., 2020; Kalogeratos et al., 2024; Seiffge-Krenke, 2008, 2021). Vor diesem Hintergrund gilt es zu vermeiden, dass die Logik der Beförderung von Ressourcen implizit zur Norm der Überwindung wird. Aus einer machtkritischen Perspektive, wie Pusch (2017) sie etwa in Bezug auf Traumata entfaltet, zeigt sich, dass pädagogische Diskurse Gefahr laufen, Belastungen zu individualisieren und damit gesellschaftliche Machtverhältnisse auszublenden. Pusch (2017) spricht hierbei von einer „individualisierenden Akteursperspektive“ (S. 347) und konstatiert:

> Zusammenfassend bestehen die Gefahren einer individualisierenden Akteursperspektive in pädagogischen Handlungsfeldern in einer Überbetonung individueller Faktoren in der Bewältigung und Prävention von belastenden Situationen genauso wie in Entwicklungen (wie dem Lernen), während Einflüsse gesellschaftlicher Bedingungen, alltägliche Gewalt gesellschaftlicher Strukturen sowie Vulnerabilität, Abhängigkeit und Begrenztheit des Einzelnen leicht übersehen werden. Dies hat gesellschaftspolitische Auswirkungen: Gesellschaftlichen Akteur_innen – wie Politiker_innen, Institutionen, bis hin zu pädagogischen Einrichtungen und Fachkräften – wird ein Maß an Verantwortung abgenommen, die dem Individuum in einer vermeintlich mehr auf Augenhöhe befindlichen Beziehung zugeschoben wird. (Pusch, 2017, S. 374)

Die von Pusch (2017) beschriebene Tendenz, Verantwortung auf das Individuum zu verlagern, verschärft sich in einer Gesellschaft, die Selbststeuerung und Leistungsfähigkeit als zentrale Werte setzt. Dass dieses Spannungsfeld zwischen Autonomieideal und realer Vulnerabilität gerade für Kinder und Jugendliche mit unsichtbaren Erkrankungen besonders herausfordernd ist, verdeutlicht die Unsichtbarkeitsstudie von Höglinger und Falkenstörfer (2025) und zeigt, wie aus dem gesellschaftlichen Erwartungsdruck Situationen entstehen, die nicht nur das Vertrauen in die eigene Person erschüttern, sondern auch die Erfahrung von Verstehbarkeit, Handhabbarkeit und Sinnhaftigkeit im Leben mit einer unsichtbaren Erkrankung erheblich beeinträchtigen können. Umso mehr wird deutlich, dass gesundheitsreflektiertes Handeln auch bedeutet, achtsam für potenziell traumatische Ereignisse, belastende Bedingungen und erdrückende Strukturen zu sein und aktiv am Abbau potenziell überwältigender Stressoren in pädagogischen Kontexten mitzuwirken. Ziel ist demzufolge eine Atmosphäre, in der Kinder und Jugendliche die Welt als (noch grundlegend) verstehbar, handhabbar und sinnhaft erleben können.

Pädagogische Wege und Vorgehensweisen möglichst gesundheitssensibel zu gestalten, impliziert im Verständnis dieser Arbeit daher insbesondere, *pädagogische Lern- und Bildungswelten möglichst kohärent zu gestalten.* Es geht darum, eine pädagogische Atmosphäre zu schaffen, die Kindern und Jugendlichen Bedingungen für reichhaltige Lebenserfahrungen von Konsistenz, Anforderungsbalance und Teilhabe bereitstellt, tiefgreifende Kohärenzerfahrungen ermöglicht und Gesundheitserleben initiiert. Kurzum: Es bedeutet, pädagogische Räume, Beziehungen und Prozesse so zu gestalten, dass Kinder und Jugendliche sie als grundlegend verstehbar, handhabbar und bedeutsam erleben können.

Eine pädagogische Atmosphäre, die Kindern und Jugendlichen tiefgreifende Kohärenzerfahrungen ermöglicht, bedeutet beispielsweise:

- *Erfahrungen von Verstehbarkeit und Konsistenz zu befördern, d. h., etwa*
  - Lerngegenstände so zu zeigen, dass sie in einen erkennbaren Zusammenhang mit dem bisherigen Welt- und Selbstverständnis treten
  - Erklärungen und Deutungen an die Erfahrungswelt der Kinder und Jugendlichen anzuschließen
  - Gelegenheit für Nachfragen und Klärungen zu geben, um Missverständnisse zu vermeiden
  - klare, konsistente Strukturen zu etablieren, die Orientierung ermöglichen und Sicherheit schaffen
  - Übergänge und Veränderungen in diesen Strukturen so zu rahmen, dass Brüche nachvollziehbar werden

- *Erfahrungen von Handhabbarkeit und Anforderungsbalance zu befördern, d. h., etwa*
  - Lerngegenstände so aufzubereiten, dass sie eine Irritation des bisherigen Welt- und Selbstverhältnisses ermöglichen, aber keine Überwältigung evozieren
  - Lernaufgaben so zu stellen, dass sie als herausfordernd, aber zugleich als lösbar erlebt werden können und damit Selbstwirksamkeitserfahrungen und Erfolgserlebnisse ermöglichen
  - Anspannung und Entspannung bei der konkreten Ausgestaltung pädagogischer Prozesse in Balance zu halten
  - gesundheits- bzw. krankheitsbezogene Rücksichtnahme und Erziehungs- und Bildungsanspruch in Balance zu halten
- *Erfahrungen von Bedeutsamkeit bzw. Sinnhaftigkeit und Teilhabe zu befördern, d. h., etwa*
  - Bedingungen für responsive Weltbegegnungen zu schaffen, in denen sich Kinder und Jugendliche von einem Lern- oder Bildungsgegenstand berühren lassen können
  - Kinder und Jugendliche für die Auseinandersetzung mit der Welt zu begeistern und ihnen Ausschnitte der Welt so zu zeigen, dass diese für sie subjektiv bedeutsam werden
  - Momente des gemeinsamen Erlebens zu befördern, um geteilte Weltbezüge entstehen lassen zu können und dialogische Formate zu etablieren, in denen Kinder und Jugendliche ihre Perspektiven einbringen und gemeinschaftlich aushandeln können
  - Barrieren abzubauen, die eine gleichberechtigte Teilhabe an pädagogischen Aktivitäten erschweren (z. B. aufgrund gesundheits- oder krankheitsbezogener Erscheinungen)
  - atmosphärische Schutzräume zu schaffen, in denen Kinder und Jugendliche erfahren, dass sie als Subjekt geachtet, in ihrer Person wertgeschätzt und in ihrem Sosein gesehen und gehört werden

Pädagogisches Handeln kann demzufolge immer dann zu Gesundheitserleben beitragen, wenn es einen Ausschnitt der Welt so zeigt, dass dieser für heranwachsende Menschen verstehbar wird, wenn es Lern- und Bildungsgegenstände so aufbereitet, dass diese sich für heranwachsende Menschen als handhabbar erweisen, oder es Erfahrungen initiiert, die heranwachsende Menschen als persönlich bedeutsam oder subjektiv sinnhaft erleben. Erfahren Kinder und Jugendliche dann regelmäßig, dass sich pädagogische Räume, Beziehungen und Prozesse als verstehbar, handhabbar und bedeutsam erweisen, kann sich ihr Kohärenzerleben festigen und damit zu einem „sicheren Anker“ für die Auseinandersetzung mit der Welt erwachsen.

Krankheitssensibles pädagogisches Handeln
Gleichwohl erfordert pädagogisches Handeln im Kontinuum von Gesundheit und Krankheit aber auch, pädagogische Handlungsvollzüge möglichst *krankheitssensibel* zu gestalten. Im Verständnis dieser Arbeit bedeutet dies, Erscheinungen von Krankheit und Kranksein per se als pädagogisch bedeutsam anzuerkennen und explizit bei der Ausgestaltung pädagogischer Prozesse zu berücksichtigen.

Erscheinungen von Krankheit und Kranksein per se als pädagogisch bedeutsam anzuerkennen, zeigt sich insbesondere dann als essenziell, wenn Kinder und Jugendliche mit chronischen Erkrankungen leben und demzufolge sehr häufig und/oder intensiv mit Erfahrungen von Krankheit und Kranksein konfrontiert sind. Für pädagogisches Handeln ergibt sich hieraus der Auftrag, achtsam für potenzielle Auswirkungen chronischer Erkrankungen in pädagogischen Kontexten zu sein. Diese können sich etwa auf Konzentration, Aufmerksamkeit und Merkfähigkeit, Mobilität, Bewegung und Feinmotorik oder das Ablegen von Prüfungen beziehen, aber auch die Gestaltung sozialer Beziehungen sowie die Kommunikation mit Mitschüler*innen oder Lehrenden betreffen, wie Walter-Klose und Seiler-Kesselheim (2023) anhand ihrer explorativen Fragebogenerhebung deutlich machen. Folglich sind auch die sozialen Räume in den Blick zu nehmen und bewusst möglichst krankheitssensibel zu gestalten. Hierzu gehört beispielsweise, sensibel mit krankheitsbezogenen subjektiven Theorien und normativen Erwartungen von Mitschüler*innen umzugehen und Dynamiken von Diskriminierung, Stigmatisierung oder sozialer Ausgrenzung im Blick zu behalten. Pädagogisches Handeln muss Räume eröffnen, in denen diese Dynamiken erkannt, reflektiert und aktiv bearbeitet werden können, um Exklusionserfahrungen vorzubeugen und Inklusion zu befördern. Für eine möglichst krankheitssensible Gestaltung pädagogischen Handelns ergibt sich hieraus die Implikation, soziale Schutzräume zu schaffen, die einerseits auch Kinder und Jugendliche mit chronischen Erkrankungen bewusst und explizit am sozialen Miteinander teilhaben lassen und es andererseits ermöglichen, auch herausfordernde soziale Erfahrungen zu reflektieren.

Krankheitssensibles pädagogisches Handeln bedeutet folglich auch, Kinder und Jugendliche mit chronischen Erkrankungen bei der Auseinandersetzung mit krankheitsbezogenen Erfahrungen zu unterstützen und zu begleiten. Dies stellt auch Wertgen (2009) bezugnehmend auf die Pädagogik bei Krankheit heraus, wenn er schreibt, dass diese erkrankte Kinder und Jugendliche (u. a. auch) „bei der intellektuellen, emotionalen und sozialen Auseinandersetzung mit den

Erfahrungen im Zusammenhang mit Krankheit, deren Behandlung und Krankenhausaufenthalten [unterstützt]“ (Wertgen, 2009, S. 309). Die Bedeutsamkeit dieser reflexiven Unterstützung ergibt sich aus einer pädagogischen Perspektive nun insbesondere, da diese Erfahrungen das bisherige Selbst- und Weltverhältnis der Kinder und Jugendlichen, wie zuvor herausgearbeitet wurde, auch wesentlich irritieren, erschüttern oder überwältigen können. Kinder und Jugendliche bei der Auseinandersetzung mit jenen herausfordernden Erfahrungen zu unterstützen und zu begleiten, kann dann bedeuten, sie zum Erzählen anzuregen, gemeinsam über das Nicht-Verstehbare, Nicht-Handhabbare und Nicht-Sinnhafte nachzudenken und taktvoll nach Kohärenz zu suchen.

Pädagogische Handlungsvollzüge möglichst krankheitssensibel zu gestalten, impliziert demzufolge ein Handeln, das sensibel dafür ist, dass bei heranwachsenden Menschen mit chronischen Erkrankungen in pädagogischen Kontexten spezifische Anfragen entstehen können, für die es gemeinsam mit den heranwachsenden Menschen gelingende pädagogische Antworten zu finden gilt (Höglinger, 2025, S. 138). Es bedeutet, Erfahrungen von Krankheit als wesentliche Momente der Individuallage der Kinder und Jugendlichen anzuerkennen und bei der Ausgestaltung von Erziehungs-, Lern-, Bildungs- und Sozialisationsprozessen zu berücksichtigen. Dies bedeutet, dass krankheitssensibles Handeln in pädagogischen Kontexten insbesondere auch meint, das *Erziehungs- und Bildungsrecht* (chronisch) erkrankter Kinder und Jugendlicher sicherzustellen. Dies betont auch Wertgen (2012a) mit Bezug auf die „Pädagogik bei Krankheit“, wenn er schreibt:

> Kinder und Jugendliche, auch solche, die langfristig erkrankt sind und die eine Behinderung haben, haben ein Recht auf schulische Bildung und Erziehung. Dem Recht auf Unterricht entspricht die allgemeine Pflicht zum Schulbesuch. Diese allgemeinen, gesetzlich festgeschriebenen Rechte und Pflichten werden durch eine langdauernde oder chronische Krankheit oder Behinderung grundsätzlich nicht infrage gestellt. Kranke Kinder und Jugendliche sind weiterhin bildungsfähig und erziehungsbedürftig. Sie sind weiterhin Schüler einer Schule. *(S. 75)*

Damit sei nochmals betont, dass auch pädagogisches Handeln im Kontinuum von Gesundheit und Krankheit primär einem Erziehungs- und Bildungsauftrag folgt. Allerdings erfordert die Anerkennung krankheitsbezogener Phänomene als wesentliche Momente der Individuallage von Kindern und Jugendlichen, Erfahrungen von Krankheit und Kranksein bei der Realisierung dieses Erziehungs- und Bildungsauftrags zu berücksichtigen. So können krankheitsbezogene Erscheinungen dazu führen, dass die Art des Zeigens verändert, der pädagogische Handlungsvollzug angepasst oder die Gestaltung bzw. die Begleitung von Erziehungs-, Lern-, Bildungs- und Sozialisationsprozessen modifiziert werden müssen, wie zuvor näher ausgeführt wurde. Infolgedessen bedarf krankheitssensibles pädagogisches Handeln einer *grundlegend krankheitssensiblen Handlungsorientierung*, die Krankheit und Vulnerabilität als integrale Bestandteile des Menschseins versteht, die sich unvermeidlich in die Dynamik von Lern- und Bildungsprozessen einschreiben und deshalb nicht randständig, sondern als konstitutives Moment in pädagogischen Kontexten mitzudenken sind. Eine solche Handlungsorientierung konkretisiert sich etwa darin, pädagogische Handlungsvollzüge so flexibel zu gestalten, dass sie den variablen und oft unvorhersehbaren Dynamiken krankheitsbedingter Lern- und Lebenslagen gerecht werden. Damit verbunden ist die explizite Bereitschaft, krankheitsbezogene Modifikationen vorzunehmen und diese nicht als Ausnahme, sondern als legitimen Bestandteil pädagogischer Verantwortung zu verstehen. Ferner gehört hierzu, sensibel für Prozesse der Stigmatisierung, Diskriminierung und sozialen Ausgrenzung zu sein und diesen in pädagogischen Räumen systematisch entgegenzuwirken. Fundament hierfür ist ein auf Empathie, Anerkennung und Wertschätzung gegründetes In-Beziehung-Treten, das sich durch Hinsehen, Zuhören und das Ernstnehmen des subjektiven Erlebens auszeichnet. Kurzum: Krankheitssensibles pädagogisches Handeln bedarf einer Handlungsorientierung, die *ganz grundsätzlich* und damit *per se* krankheitssensibel ist und es auf diese Weise auch erkrankten Kindern und Jugendlichen ermöglicht, „ihr Recht auf Bildung zu verwirklichen" (Höglinger, 2025, S. 138).

Darüber hinaus ist es aber auch möglich, dass *spezifische* krankheitsbezogene Anfragen an die Pädagogik herangetragen werden, die passgenaue Antworten hinsichtlich der konkreten Erscheinungsform chronischer Erkrankung erforderlich machen.[14] Folglich können Antworten notwendig werden, die noch spezifischer die Bedarfe eines bestimmten Erkrankungsbilds adressieren. Im Folgenden seien einige dieser *erkrankungsbildspezifischen Anfragen* und *mögliche Antworten* zu den eingangs konkretisierten Erkrankungsbildern exemplarisch für das pädagogische Handlungsfeld der Schule benannt (siehe hierzu die Tabellen 6.2, 6.3 und 6.4).[15]

[14] Siehe hierzu ausführlicher Abschnitt 3.3.2. In diesem werden potenzielle krankheitsbezogene Anfragen eingehender expliziert.

[15] Diese erkrankungsbildspezifischen Anfragen und potenziellen pädagogischen Antworten wurden, vor dem Hintergrund der Einsichten aus Abschnitt 3.3.2 und der in diesem Kapitel erfolgten Analyse dreier exemplarischer Erkrankungsbilder und ihrer potenziellen Auswirkungen auf die Lern- und Lebenswelt der betroffenen Kinder und Jugendlichen, maßgeblich aus der Literatur herausgearbeitet (bei Angststörungen: Eckert, 2022; bei JIA und ME/CFS: Höglinger, 2025).

Tabelle 6.2 Potenzielle erkrankungsbildspezifische Anfragen und mögliche pädagogische Antworten bei Kindern und Jugendlichen mit Juveniler Idiopathischer Arthritis. (Eigene Darstellung in Anlehnung an Höglinger, 2025)

Kinder und Jugendliche mit Juveniler Idiopathischer Arthritis	
Erkrankungsbildspezifische Anfragen	Mögliche pädagogische Antworten
• Entzündungen in den Fuß-, Knie- und Hüftgelenken können grobmotorische Aufgaben und die Mobilität innerhalb der Schule und im Klassenzimmer beeinflussen (z. B. längere Strecken gehen, Treppensteigen) • Entzündungen in den Hand- und Fingergelenken können feinmotorische Aufgaben und die Schreibgeschwindigkeit und -präzision beeinflussen • Begleitend können weitere Symptome auftreten, z. B. Morgensteifigkeit und Anlaufschmerz, Nebenwirkungen von Medikamenten sowie eine tiefgreifende Müdigkeit (Fatigue), die die aktive Teilhabe am Unterricht beeinflussen kann • Herausforderungen im sozialen Miteinander sind möglich (z. B. Irritationen durch Morgensteifigkeit und Anlaufschmerz)	• Gestaltung eines rheumagerechten Arbeitsplatzes (z. B. Keilkissen, schräge Arbeitsplatte, rheumagerechte Sitzmöbel, zweiter Satz Schulbücher) • Reflexion des Transfers innerhalb der Schule (z. B. Klassenzimmer im Erdgeschoss, Nutzung eines Sitzrollers etc.) • Einsatz rheumagerechter Schreibhilfen (z. B. Stiftverdicker, Laptop) und Gestaltung rheumagerechter Arbeitsmaterialien (z. B. genügend Zeilenabstand bei Beteiligung der Handgelenke, ausreichend Kontrast bei Beteiligung der Augen) • Bewusste Unterrichtsplanung unter Berücksichtigung der krankheitsbezogenen Bedarfe (z. B. Einplanung von Bewegungs- und Entspannungspausen, Reflexion der erforderlichen Lern- und Hausaufgabenzeit) • Aufklärung der Mitschüler*innen (nur in Rücksprache mit dem Kind und den Eltern), um sozialen Konflikten entgegenzuwirken (z. B. ausgewählte krankheitsbedingte Erscheinungen für die Mitschüler*innen verstehbar machen)

Tabelle 6.3 Potenzielle erkrankungsbildspezifische Anfragen und mögliche pädagogische Antworten bei Kindern und Jugendlichen mit Angststörungen. (Eigene Darstellung in Anlehnung an Eckert, 2022)

Kinder und Jugendliche mit Angststörungen	
Erkrankungsbildspezifische Anfragen	Mögliche pädagogische Antworten
• Es können Angstzustände in der Schule und im Unterricht auftreten. Diese können mit starken Schamgefühlen verbunden sein. Während der Angstzustände wird die Aufmerksamkeit auf die als bedrohlich erlebten Reize fokussiert, die Aufmerksamkeit für die schulischen Anforderungen kann demzufolge reduziert sein. • Anzeichen von Kampf, Flucht oder Erstarren können auftreten (z. B. sich nicht bewegen oder nicht auf Fragen antworten können; Impulse, sich zu wehren oder zu verstecken) • Die Kinder und Jugendlichen können sich im Schulalltag als hilf- und schutzlos erleben. Das Vertrauen in die Schule, den Unterricht, die pädagogischen Fachkräfte oder die Mitschüler*innen kann (erheblich) erschüttert sein. • Psycho-soziale Belastungen sind möglich (z. B. Erleben von Kontrollverlust; hohe Unsicherheit, geringes Selbstwertgefühl) • Die (schulische) Selbstwirksamkeit kann (erheblich) reduziert sein, was sich auch auf die Schulleistungen auswirken kann.	• Die Schule und die Klasse sind bestmöglich als „sicherer Ort" zu gestalten, hierzu gehört z. B. Struktur, Transparenz, Vorhersagbarkeit in den Abläufen, eine angstfreie Lernatmosphäre, eine positive Interaktions-, Fehler und Feedbackkultur, eine wertschätzende Haltung sowie eine Nichttoleranz von (körperlichen wie seelischen) Verletzungen • Adaption des Schulalltags (z. B. Ermöglichung und aktive Gestaltung von Entspannungspausen, da Angst mit einer erhöhten Anspannung einhergeht; Gestaltung von Rückzugsmöglichkeiten) • Adaption der Lernaufgaben (z. B. sensible Anpassung an den Lernstand des Kindes, um Erfolgserlebnisse und Selbstwirksamkeitserfahrungen zu ermöglichen) • Sensibilität für psycho-soziale Belastungen, Einfühlen in die Perspektive der Kinder und Jugendlichen und ihre Angst würdigen (die Angst ist subjektiv sinnvoll und begründet). Den Schüler*innen signalisieren, dass sie verstanden und angenommen werden. Behutsam Vertrauen in pädagogische Beziehungen und soziale Räume anbahnen.

Tabelle 6.4 Potenzielle erkrankungsbildspezifische Anfragen und mögliche pädagogische Antworten bei Kindern und Jugendlichen mit ME/CFS. (Eigene Darstellung in Anlehnung an Höglinger, 2025)

Kinder und Jugendliche mit ME/CFS	
Erkrankungsbildspezifische Anfragen	Mögliche pädagogische Antworten
• Bei hoher Symptomlast (Fatigue, PEM, Crashs, Überempfindlichkeit gegenüber sensorischen Reizen) kann es sein, dass gar kein regulärer Schulbesuch möglich ist • Bei niedriger Symptomlast (oder in Phasen niedriger Symptomlast) kann es sein, dass ein regulärer Schulbesuch partiell (z. B. bei reduziertem Stundenkontingent) möglich ist • Auch wenn eine Teilnahme am Unterricht möglich ist, kann die Teilhabe am Unterricht beeinträchtigt sein (z. B. können Aufmerksamkeits- und Konzentrationsschwierigkeiten auftreten oder die Reiz- und Informationsverarbeitung kann beeinträchtigt sein) • Der Unterrichtsalltag kostet für die betroffenen Kinder zumeist enorm viel Energie und Kraft. Dennoch wird Schule von betroffenen Kindern häufig als ein äußerst wichtiger Teil des eigenen Lebens beschrieben (MacLean et al., 2023) • Gravierende psycho-soziale Belastungen sind möglich (die Erkrankung bedeutet häufig eine radikale Veränderung der bisherigen Lebensvollzüge) • Gravierende Herausforderungen im sozialen Miteinander sind möglich (z. B. soziale Isolation, Einsamkeit)	• Sensibilität für psycho-soziale Belastungen • Bewusste Förderung sozialer Kontakte • Abklärung, ob ein regulärer Schulbesuch (grundsätzlich oder partiell) möglich ist. Wenn ein regulärer Schulbesuch möglich ist: • Anwenden von Techniken des Energiemanagements *(Pacing)*, z. B., indem Aufgaben priorisiert, verändert, abgewechselt, beständig reflektiert und ggf. abgebrochen werden • Adaption der Lernaufgaben (z. B. Erprobung gelingender Maßnahmen der individuellen Unterstützung, des Nachteilsausgleichs und Notenschutzes; Einsatz von Gedankenstützen, Visualisierungen und Checklisten, Aufteilung größerer Aufgaben in kleinschrittigere Vorgehensweisen) • Adaption des Schulalltags (z. B. Veränderung der Beschulungszeiten, Einplanung zusätzlicher Regenerationszeiten, Einsatz sensorischer Hilfsmittel wie Gehörschutz und Schlafbrillen) Wenn ein regulärer Schulbesuch *nicht* möglich ist: • Möglichkeiten des Hausunterrichts prüfen • Synchrone Beschulungsmöglichkeiten prüfen (z. B. Einsatz von Telepräsenzsystemen, Online-Zuschaltung zum Unterricht) • Asynchrone Beschulungsmöglichkeiten prüfen (z. B. Erstellung einer individuellen Lernlandschaft) • Möglichkeit alternativer Beschulungskonzepte und Härtefallregelungen prüfen • Anbahnen von Techniken des Energiemanagements *(Pacing)*

Hierbei sei allerdings betont, dass Erkrankungsbilder keine homogene Erfahrungsrealität abbilden und folglich auch innerhalb eines bestimmten Erkrankungsbilds sowohl hinsichtlich des Gesundheits- und Krankheitserlebens der Kinder und Jugendlichen als auch hinsichtlich der konkreten Anfragen und der erforderlichen Antworten in pädagogischen Kontexten erhebliche Differenzen bestehen können. Die Antworten sind folglich nicht als starre Handlungs*anweisungen*, sondern vielmehr als bewegliche Handlungs*impulse* zu verstehen, die es dann gemeinsam mit den erkrankten Kindern und Jugendlichen auszuwählen, zu erproben und individuell zu adaptieren gilt. Hierbei sind die Kinder und Jugendlichen als Expert*innen ihrer eigenen Erkrankung anzuerkennen und einzubeziehen. Dies bedeutet, gemeinsam nach gelingenden Wegen zu suchen, die es diesem Kind bzw. Jugendlichen in seiner Verfasstheit ermöglichen, möglichst gut zu lernen und Bildungserfahrungen zu machen. Abschließend sei daher nochmals betont, dass pädagogisches Handeln im Kontinuum von Gesundheit und Krankheit darauf abzielt, *allen* Kindern und Jugendlichen zu ermöglichen, *in der Auseinandersetzung mit der Welt für sie Verstehbares, Handhabbares und Bedeutsames zu entdecken* und dass dafür eine *gemeinsame* Suche nach pädagogischen Antworten auf gesundheits- und krankheitsbezogene Anfragen konstitutiv ist.

Resümee und Ausblick

7

Ausgangspunkt der Arbeit war die These, dass die Phänomene Gesundheit und Krankheit Anfragen an die Pädagogik stellen, auf die es pädagogische Antworten zu finden gilt. Hierzu konnte die Arbeit sowohl aus theoretischer als auch aus empirischer Perspektive diverse gesundheits- und krankheitsbezogene Anfragen sichtbar machen und aufzeigen, dass sich Antworten auf diese Anfragen formulieren lassen, die sich (explizit) im pädagogischen Handeln manifestieren. Anschließend an eine salutogenetisch akzentuierte Lesart von Gesundheit und Krankheit wurde hierfür ein möglicher Weg skizziert, welcher Grundannahmen, Zielsetzungen und Vorgehensweisen eines solchen pädagogischen Handelns im Kontinuum von Gesundheit und Krankheit konkretisiert und auf diese Weise eine Antwort auf die leitende Frage sowie ihre Teilfragestellungen gibt. Dieser Weg eröffnet einen Zugang zu Gesundheit und Krankheit, der sowohl an allgemein-, sonder-, inklusions-, sozial- und schulpädagogische Diskurse als auch an die Gesundheitspädagogik und die Pädagogik bei Krankheit anschlussfähig ist, da er das pädagogische Handeln als verbindendes Element und Schnittstelle sämtlicher Pädagogiken in den Mittelpunkt der Auseinandersetzung stellt.

7.1 Limitationen

Gleichwohl ist darauf hinzuweisen, dass der in dieser Arbeit skizzierte Weg auch genau in dieser Hinsicht limitiert ist. So beschränkt er sich auf eine Auseinandersetzung mit *pädagogischem Handeln* (im Kontinuum von Gesundheit und Krankheit). Damit erhebt die Arbeit nicht den Anspruch, alle relevanten Handlungsperspektiven im Umgang mit Gesundheit und Krankheit in pädagogischen Kontexten abzudecken. Sie vertritt auch nicht die Überzeugung, dass in pädagogischen Kontexten nur pädagogisch (und beispielsweise nicht therapeutisch oder

K. Höglinger, *Pädagogik im Kontinuum von Gesundheit und Krankheit*,
https://doi.org/10.1007/978-3-658-51667-3_7

sozialpädagogisch) gehandelt werden sollte oder dürfte. Ihr Ziel ist es vielmehr, diese Handlungsorientierungen im Kontext von Gesundheit und Krankheit um eine genuin pädagogische zu ergänzen, nicht aber zu ersetzen. Damit impliziert die Arbeit ferner eine *normative Ausrichtung*, die zwar der Sichtbarmachung einer bislang marginalisierten Perspektive dient und Handlungsorientierungen auf der Ebene pädagogischer Grundannahmen, Zielsetzungen und Vorgehensweisen vorschlägt, Fragen nach den institutionellen, organisatorischen, bildungspolitischen und gesellschaftlichen Rahmenbedingungen ihrer Umsetzung aber weitestgehend unbeantwortet lässt. Deren Untersuchung und Reflexion stellen einen wichtigen Gegenstand für weitere Forschung dar. Außerdem sei erwähnt, dass sich die Überlegungen dieser Arbeit auf ein *Pädagogikverständnis* stützen, das die Achtung des Subjekts und die Gestaltung responsiver Beziehungen ins Zentrum stellt. Es ist anzunehmen, dass anders akzentuierte Lesarten von Pädagogik auch zu anders akzentuierten Handlungsorientierungen führen würden. Dies gilt ebenso für das vertretene *Verständnis von Gesundheit und Krankheit*. Schließlich ist die theoretische Rahmung dieser Arbeit maßgeblich durch ein salutogenetisches Verständnis von Gesundheit und Krankheit bestimmt. Andere Verständnisse wurden zwar ergänzend berücksichtigt, jedoch ist auch hier davon auszugehen, dass eine gänzlich andere Rahmung von Gesundheit und Krankheit auch zu anders gerahmten Handlungsorientierungen führen würde. Darüber hinaus bediente sich die Arbeit eines *theorieorientierten Zugangs*, der zwar neben theoretischen Erkenntnissen auch empirische Befunde berücksichtigte, aber keine eigenen empirischen Daten erhob. Zukünftige qualitative oder quantitative Studien könnten die hier entwickelten Überlegungen in Zukunft weiter konkretisieren und ergänzen. Hinsichtlich der *partizipativen Forschung* lässt sich ferner festhalten, dass durch die Einbindung von Betroffenenperspektiven in die Formulierung der Fragestellungen und Schwerpunktsetzungen der Arbeit ein „gemeinsame[r] Erkenntnisprozess" (Bergold & Thomas, 2020, S. 118) angestoßen wurde. Dies erwies sich als große Bereicherung der theoretischen Forschungspraxis – nicht zuletzt, da betroffenen Menschen hierdurch eine Stimme gegeben und die reflexive Haltung im Forschungsprozess (Innehalten, Zurücktreten, die eigene Lesart hinterfragen, die Perspektive ändern, andere Positionen zulassen, verschiedene Deutungen berücksichtigen) befördert wurde. Jedoch lässt sich konstatieren, dass in der Literatur bislang kaum Orientierungen für die Umsetzung partizipativer Ansätze im Rahmen theoretischer Forschung und/oder in Qualifikationsprojekten bestehen. Insofern stellt die Ausarbeitung entsprechender methodischer Kriterien und Standards eine vordringliche Aufgabe künftiger wissenschaftlicher Diskurse dar.

Gleichwohl erbrachte die Arbeit sowohl auf einer konzeptionellen als auch auf einer inhaltlichen Ebene einen wesentlichen Erkenntnisgewinn:

7.2 Konzeptioneller Erkenntnisgewinn

Auf einer *konzeptionellen* Ebene konnte die Arbeit einen Weg aufzeigen, wie außerpädagogische Erkenntnisse in die Pädagogik eingearbeitet werden können, ohne dass dabei die Eigenlogik pädagogischen Denkens und Handelns verloren geht. Hierfür wurde – in Anlehnung an eine kritisch-konstruktive Theoriebildung (Klafki, 1976, 1998a) – ein prozesshaftes Vorgehen für einen solchen reflektierten Umgang mit außerpädagogischen Erkenntnissen ausgearbeitet (siehe hierzu Abbildung 7.1).

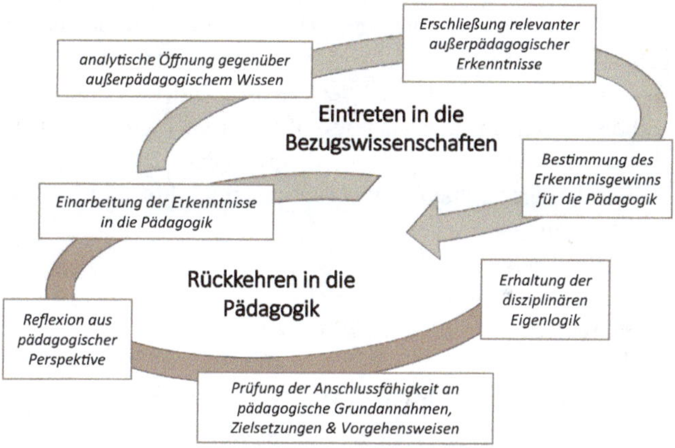

Abbildung 7.1 Vorgehensweise bei der Übersetzung außerpädagogischer Erkenntnisse in pädagogische Denk- und Handlungsweisen. (Eigene Darstellung)

Dieses Vorgehen sei an dieser Stelle kurz zusammenfassend expliziert: In einem ersten Schritt erfolgt eine analytische Öffnung gegenüber außerpädagogischem Wissen. Hierbei wird in die Bezugswissenschaften eingetreten, um relevante außerpädagogische Erkenntnisse erschließen und ihren Erkenntnisgewinn für die Pädagogik bestimmen zu können. In einem zweiten Schritt wird die pädagogische Rezeption jener Erkenntnisse sichergestellt: Die gewonnenen

Erkenntnisse werden kritisch-konstruktiv in die Denk- und Handlungsorientierungen der Pädagogik eingearbeitet. Hierfür wird wieder aus den Bezugswissenschaften hinausgetreten und in die Denk- und Handlungsorientierungen der Pädagogik zurückgekehrt. Dies bedeutet, dass die Einarbeitung in diesem zweiten Schritt aus einer pädagogischen Denkrichtung heraus erfolgt, damit die disziplinäre Eigenlogik erhalten bleibt und keine Grundelemente pädagogischen Handelns (z. B. genuin pädagogische Grundannahmen, Zielsetzungen und Vorgehensweisen) verloren gehen. Diese als zirkulärer Prozess zu verstehende *doppelte Bewegung* – das Eintreten in die Bezugsdisziplinen und das Rückkehren in die Pädagogik – verdeutlicht, dass ein kritisch-reflektierter Umgang mit außerpädagogischen Erkenntnissen nicht bereits durch eine Übernahme, sondern erst durch eine *Übersetzungsleistung außerpädagogischer Erkenntnisse in pädagogische Denk- und Handlungsweisen* entsteht.

Folglich besteht der konzeptionelle Mehrwert der Arbeit in der Ausarbeitung einer Vorgehensweise, die es erlaubt, außerpädagogische Erkenntnisse kritisch-konstruktiv in pädagogische Denk- und Handlungsweisen einzuarbeiten. Mit diesem Vorgehen wird *ein* methodologischer Vorschlag unterbreitet, wie sich die vielfach geforderte kritische und reflektierte Auseinandersetzung mit außerpädagogischen Erkenntnissen in der Pädagogik theoretisch fundiert realisieren lässt. Auf diese Weise wird ein Beitrag zu einer grundlegenden disziplinären Frage geleistet, die über den hier behandelten Themenbereich hinaus für die Pädagogik insgesamt von Relevanz ist.

7.3 Inhaltlicher Erkenntnisgewinn

Auf einer *inhaltlichen Ebene* leistet die Arbeit einen Beitrag zu der im Diskurs vielfach erhobenen, jedoch bislang kaum eingelösten Forderung nach einem genuin pädagogischen Umgang mit Gesundheit und Krankheit (siehe hierzu u. a. Goldfriedrich & Hurrelmann, 2021; Hoanzl et al., 2009; Höfler, 2013; Jantzen, 2002). Hierzu konnte sie zentrale Grundannahmen, Zielsetzungen und Vorgehensweisen bestimmen, die pädagogisches Handeln im Kontinuum von Gesundheit und Krankheit leiten können. Diese Ergebnisse sind in Abbildung 7.2 zu einem Rahmenmodell verdichtet. Das Rahmenmodell bietet eine theoretisch fundierte Orientierung für die Gestaltung pädagogischer Handlungsvollzüge im Kontinuum von Gesundheit und Krankheit und schafft damit eine theoretische Grundlage, die sowohl in der Praxis als auch in weiteren wissenschaftlichen Auseinandersetzungen in sämtlichen Pädagogiken herangezogen werden kann.

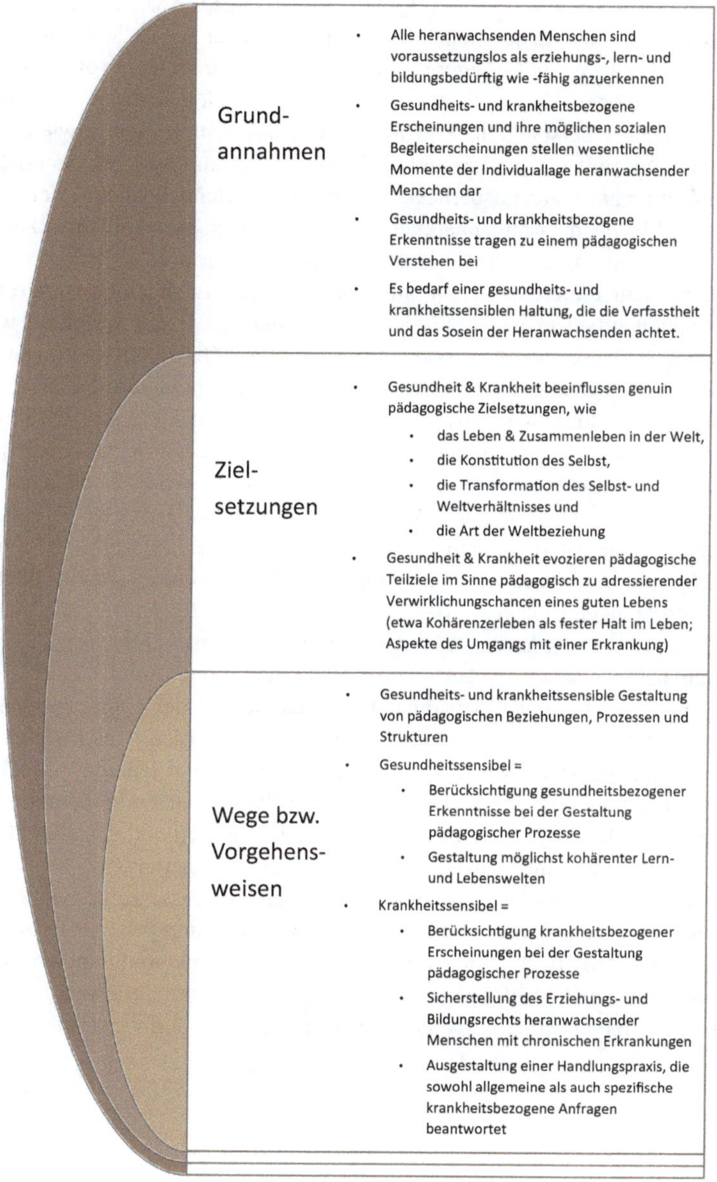

Abbildung 7.2 Rahmenmodell pädagogischen Handelns im Kontinuum von Gesundheit & Krankheit. (Eigene Darstellung)

Auf diese Weise eröffnet das Rahmenmodell auch Ansatzpunkte für weitere Forschung. So ließe sich empirisch erforschen, wie sich die in der Arbeit vorgeschlagenen *Grundannahmen* (z. B. Vorstellungen von Gesundheit und Krankheit oder Menschenbilder) im professionellen Selbstverständnis von Pädagog*innen widerspiegeln. Zudem könnte analysiert werden, inwiefern Pädagog*innen gesundheits- und krankheitsbezogene Erkenntnisse bei ihren pädagogischen Deutungsversuchen berücksichtigen oder welche Spannungsfelder zwischen verschiedenen Grundannahmen (z. B. pädagogischen und medizinischen Menschenbildern) in der Praxis bestehen und wie diese ausgehandelt werden. Auch ließe sich eruieren, ob und in welchem Umfang die hier vorgeschlagenen Grundannahmen in pädagogischen Ausbildungskontexten vermittelt werden und inwiefern diese zur Professionalisierung von Lehrkräften beitragen. Hinsichtlich der *Zielsetzungen* ließe sich ferner ergründen, inwiefern Pädagog*innen gesundheits- und krankheitsbezogene Zielsetzungen verfolgen und ob diese mit ihren pädagogischen Zielsetzungen in Einklang oder aber in Widerspruch stehen. Ebenso wäre zu klären, inwiefern Gesundheit und Krankheit in pädagogischen Kontexten als Lerngegenstände anerkannt und fruchtbar gemacht werden. Weiterhin könnte analysiert werden, wie bildungspolitische Programme Gesundheit und Krankheit adressieren und in welches Verhältnis diese zu genuin pädagogischen Zielsetzungen gesetzt werden. Mit Blick auf die *Vorgehensweisen* ließe sich ferner eruieren, welche Wege Pädagog*innen vorwiegend wählen, um Gesundheit und Krankheit in pädagogischen Kontexten zu adressieren, und welche Formen gesundheits- und krankheitssensiblen Handelns sich in der pädagogischen Praxis bereits etabliert haben. Ferner könnte untersucht werden, welche Wirkungen bestimmte pädagogische Vorgehensweisen hinsichtlich der Bildungsteilhabe von Kindern und Jugendlichen mit chronischen Erkrankungen entfalten und welche institutionellen, organisatorischen, bildungspolitischen und gesellschaftlichen Rahmenbedingungen ihre Umsetzung begünstigen oder hemmen.

Auf diese Weise möchte die Arbeit zu weiterer Forschung zu gesundheits- und krankheitsbezogenen Fragestellungen in der Pädagogik anregen, zur Entwicklung weiterer Wege ermutigen und zu gemeinsamer Anschlusskommunikation einladen. Denn, um wieder auf Antonovskys (1987) Worte zurückzukommen: „As in all of science, the question is always more important than a given answer" (S. 13).

Literaturverzeichnis

Abel, T. (2021). Der funktionale Gesundheitsbegriff – Reflexionen zwischen Theorie und Praxis der Gesundheitsförderung. Ein Essay. *Swiss Academies Reports, 16*(10), 33–36.

Agoston, A., Gray, L., & Logan, D. (2016). Pain in School: Patterns of Pain-Related School Impairment among Adolescents with Primary Pain Conditions, Juvenile Idiopathic Arthritis Pain, and Pain-Free Peers. *Children, 3*(4), 39. https://doi.org/10.3390/children3040039

Albert, M., Quenzel, G., Moll, F. de, Leven, I., McDonnell, S., Rysina, A., Schneekloth, U., & Wolfert, S. (2024). *Jugend 2024–19. Shell Jugendstudie: Pragmatisch zwischen Verdrossenheit und gelebter Vielfalt*. Beltz Juventa.

Ali, M. R., Ashraf, B. N., & Shuai, C. (2019). Teachers' Conflict-Inducing Attitudes and Their Repercussions on Students' Psychological Health and Learning Outcomes. *International Journal of Environmental Research and Public Health, 16*(14), 2534. https://doi.org/10.3390/ijerph16142534

Amirkhan, J. H., & Greaves, H. (2003). Sense of Coherence and Stress: The Mechanics of a Healthy Disposition. *Psychology & Health, 18*(1), 31–62. https://doi.org/10.1080/0887044021000044233

Andresen, S. (2014). Weiterführend ist der Blick auf die Brüche der Pädagogik. In S. Maschke, & L. Stecher (Hrsg.), *Fragen an die Pädagogik* (S. 25–36). Kallmeyer in Verbindung mit Klett.

Andresen, S. (2018). Dem Kindeswohl zum Ausdruck verhelfen. In K.-H. Braun, F. Stübig, & H. Stübig (Hrsg.), *Erziehungswissenschaftliche Reflexion und pädagogisch-politisches Engagement: Wolfgang Klafki weiterdenken* (S. 277–291). Springer. https://doi.org/10.1007/978-3-658-18595-4_18

Andresen, S., Otto, H.-U., & Ziegler, H. (2006). *Education and Welfare: A Pedagogical Perspective on the Capability Approach. Freedom and Social Justice. Documentation of the 2006 International Conference of the Human Development and Capability Association.* https://pub.uni-bielefeld.de/record/1943033

Antonovsky, A. (1979). *Health, Stress and Coping*. Jossey-Bass.

Antonovsky, A. (1987). *Unraveling the mystery of health: How people manage stress and stay well*. Jossey-Bass.

Antonovsky, A. (1997). *Salutogenese: Zur Entmystifizierung der Gesundheit* (Bd. 36). Dgvt-Verlag.

K. Höglinger, *Pädagogik im Kontinuum von Gesundheit und Krankheit*,
https://doi.org/10.1007/978-3-658-51667-3

Antonovsky, A., & Sagy, S. (2022). Aaron Antonovsky (1923–1994): The Personal, Ideological, and Intellectual Genesis of Salutogenesis. In M. B. Mittelmark, G. F. Bauer, L. Vaandrager, J. M. Pelikan, S. Sagy, M. Eriksson, B. Lindström, & C. Meier Magistretti (Hrsg.), *The Handbook of Salutogenesis* (S. 19–27). Springer International Publishing. https://doi.org/10.1007/978-3-030-79515-3_4

Babitsch, B. (2022). Gesundheitswissenschaften – eine Einführung. In R. Haring (Hrsg.), *Gesundheitswissenschaften* (S. 3–13). Springer. https://doi.org/10.1007/978-3-662-65219-0_2

Bakels, E. (2020). *Klinikschulen der Kinder- und Jugendpsychiatrien: Eine rekonstruktive Studie zum professionellen Habitus von Kliniklehrkräften*. Springer. https://doi.org/10.1007/978-3-658-28836-5

Bandura, A. (1977). Self-efficacy: Toward a unifying theory of behavioral change. *Psychological Review, 84*(2), 191–215. https://doi.org/10.1037/0033-295X.84.2.191

Becker-Carus, C., & Wendt, M. (2017). *Allgemeine Psychologie: Eine Einführung* (2. Aufl.). Springer. http://nbn-resolving.org/urn:nbn:de:bsz:31-epflicht-1531815

Behrends, J., Bischofberger, J., Deutzmann, R., Ehmke, H., & Frings, S. (2021). *Duale Reihe Physiologie* (4. Aufl.). Thieme. http://nbn-resolving.org/urn:nbn:de:bsz:24-epflicht-1909625

Beljan, J. (2019). *Schule als Resonanzraum und Entfremdungszone: Eine neue Perspektive auf Bildung* (2. Aufl.). *Beltz.*

Beljan, J., & Winkler, M. (mit Rosa, H.). (2019). *Resonanzpädagogik auf dem Prüfstand: Über Hoffnungen und Zweifel an einem neuen Ansatz*. Beltz.

Bellmann, J. (2020). Theoretische Forschung – Unterscheidung und Bezeichnung eines spezifischen Modus der Wissensproduktion. *Zeitschrift für Pädagogik, 66*(6), 788–806.

Benner, D. (2014). Auf dem Weg von der Philosophie zur Pädagogik und Erziehungswissenschaft. In S. Maschke, & L. Stecher (Hrsg.), *Fragen an die Pädagogik* (S. 37–59). Kallmeyer in Verbindung mit Klett.

Benner, D. (2015). *Allgemeine Pädagogik: Eine systematisch-problemgeschichtliche Einführung in die Grundstruktur pädagogischen Denkens und Handelns* (8. Aufl.). Beltz Juventa.

Benner, D., & Brüggen, F. (2010a). Bildsamkeit/Bildung. In D. Benner, & J. Oelkers (Hrsg.), *Historisches Wörterbuch der Pädagogik: Studienausgabe* (S. 174–215). Beltz.

Benner, D., & Brüggen, F. (2010b). Mündigkeit. In D. Benner, & J. Oelkers (Hrsg.), *Historisches Wörterbuch der Pädagogik: Studienausgabe* (S. 689–699). Beltz.

Benz, T., Angst, F., Lehmann, S., & Aeschlimann, A. (2013). Association of the sense of coherence with physical and psychosocial health in the rehabilitation of osteoarthritis of the hip and knee: A prospective cohort study. *BMC Musculoskeletal Disorders, 14*, 159. Crossref. https://doi.org/10.1186/1471-2474-14-159

Berdelmann, K., & Fuhr, T. (2020). *Zeigen*. Kohlhammer.

Bergeest, H., & Boenisch, J. (2019). *Körperbehindertenpädagogik: Grundlagen – Förderung – Inklusion* (6. Aufl., Bd. 3478). Julius Klinkhardt; UTB. https://doi.org/10.36198/9783838551548

Berger, C., Valenzuela, J., Tsikis, J., & Fletcher, C. (2018). School Professionals' Knowledge and Beliefs About Youth With Chronic Illness. *Journal of School Health, 88*(8), 615–623. https://doi.org/10.1111/josh.12646

Bergold, J., & Thomas, S. (2020). Partizipative Forschung. In G. Mey, & K. Mruck (Hrsg.), *Handbuch Qualitative Forschung in der Psychologie* (Bd. 2: Designs und Verfahren, S. 113–133). Springer. https://doi.org/10.1007/978-3-658-26887-9_25

Bernasconi, T., & Böing, U. (2015). *Pädagogik bei schwerer und mehrfacher Behinderung.* Kohlhammer.

Betke, K., Basińska, M. A., & Andruszkiewicz, A. (2021). Sense of coherence and strategies for coping with stress among nurses. *BMC Nursing, 20*(1), 107. https://doi.org/10.1186/s12912-021-00631-1

BfArM (Bundesinstitut für Arzneimittel und Medizinprodukte). (2024). *Internationale statistische Klassifikation der Krankheiten und verwandter Gesundheitsprobleme (ICD): 10. Revision. German Modification (ICD-10-GM), Version 2024.* Im Auftrag des Bundesministeriums für Gesundheit (BMG) unter Beteiligung der Arbeitsgruppe ICD des Kuratoriums für Fragen der Klassifikation im Gesundheitswesen. https://www.bfarm.de

Bilz, L. (2008). *Schule und psychische Gesundheit: Risikobedingungen für emotionale Auffälligkeiten von Schülerinnen und Schülern.* VS Verlag für Sozialwissenschaften/GWV Fachverlage. https://doi.org/10.1007/978-3-531-91072-7

Bilz, L. (2013). Die Bedeutung des Klassenklimas für internalisierende Auffälligkeiten von 11- bis 15-Jährigen. *Psychologie in Erziehung und Unterricht, 60*(4), 282–294. https://elibrary.utb.de/doi/10.2378/peu20130404

Bilz, L., & Ravens-Sieberer, U. (2013). Psychische Auffälligkeiten bei Schülerinnen und Schülern: Prävention und Früherkennung. In P. Kolip, A. Klocke, W. Melzer, & U. Ravens-Sieberer (Hrsg.), *Gesundheit und Gesundheitsverhalten im Geschlechtervergleich: Ergebnisse des WHO-Jugendgesundheitssurveys „Health Behaviour in School-aged Children"* (S. 168–189). Beltz.

Blomberg, J., Lazar, A., & Sandell, R. (2001). Long-Term Outcome of Long-Term Psychoanalytically Oriented Therapies: First Findings of the Stockholm Outcome of Psychotherapy and Psychoanalysis Study. *Psychotherapy Research, 11*(4), 361–382. https://doi.org/10.1093/ptr/11.4.361

Boen, C. E., Kozlowski, K., & Tyson, K. D. (2020). "Toxic" schools? How school exposures during adolescence influence trajectories of health through young adulthood. *SSM – Population Health, 11*, 100623. https://doi.org/10.1016/j.ssmph.2020.100623

Bouaddi, I., Rostom, S., El Badri, D., Hassani, A., Chkirate, B., Amine, B., & Hajjaj-Hassouni, N. (2013). Impact of juvenile idiopathic arthritis on schooling. *BMC Pediatrics, 13*(1), 2. https://doi.org/10.1186/1471-2431-13-2

Bowlby, J. (1969). *Attachment and loss: Vol. 1. Attachment.* Basic Books.

Brandes, R., Lang, F., & Schmidt, R. F. (Hrsg.). (2019). *Physiologie des Menschen: Mit Pathophysiologie* (32. Aufl.). Springer. http://nbn-resolving.org/urn:nbn:de:bsz:31-epflicht-1528877

Braun, K.-H. (2017). *Erziehungswissenschaftliche Reflexion und Pädagogisch-Politisches Engagement: Wolfgang Klafki Weiterdenken.* Springer.

Braun, K.-H. (2018). Pädagogische Hermeneutik in kritisch-konstruktiver Perspektive. In K.-H. Braun, F. Stübig, & H. Stübig (Hrsg.), *Erziehungswissenschaftliche Reflexion und pädagogisch-politisches Engagement: Wolfgang Klafki weiterdenken* (S. 233–261). Springer. https://doi.org/10.1007/978-3-658-18595-4_16

Braun, K.-H., Stübig, F., & Stübig, H. (2018). Pädagogische und diskursive Traditionsbezüge sowie innere Systematik der kritisch-konstruktiven Erziehungswissenschaft. In

K.-H. Braun, F. Stübig, & H. Stübig (Hrsg.), *Erziehungswissenschaftliche Reflexion und pädagogisch-politisches Engagement: Wolfgang Klafki weiterdenken* (S. 1–12). Springer. https://doi.org/10.1007/978-3-658-18595-4_1

Brezinka, W. (1975). *Von der Pädagogik zur Erziehungswissenschaft: Eine Einführung in die Metatheorie der Erziehung* (3. Aufl., Bd. 22). Beltz.

Brinkmann, M. (2015). Pädagogische Empirie. Phänomenologische und methodologische Bemerkungen zum Verhältnis von Theorie, Empirie und Praxis. *Zeitschrift für Pädagogik, 61*(4), 527–545. https://doi.org/10.25656/01:15376

Brinkmann, R. D. (2021). *Angewandte Gesundheitspsychologie* (2. Aufl., Bd. 4392). Pearson.

Brügelmann, H. (2014). An der Seite der Kinder. In S. Maschke, & L. Stecher (Hrsg.), *Fragen an die Pädagogik* (S. 60–72). Kallmeyer in Verbindung mit Klett.

Buber, M. (1923/1979). *Ich und du* (10. Aufl.). Schneider.

Buber, M. (1925/1964). *Reden über Erziehung* (8. Aufl.). Schneider.

Burghardt, D., Dziabel, N., Höhne, T., Dederich, M., Lohwasser, D., Stöhr, R., & Zirfas, J. (Hrsg.) (2017). *Vulnerabilität: Pädagogische Herausforderungen.* Kohlhammer.

Cannon, W. B. (1915). *Bodily changes in pain, hunger, fear and rage: An account of recent researches into the function of emotional excitement.* D. Appleton & Company. https://doi.org/10.1037/10013-000

Cannon, W. B. (1929). Organization for physiological homeostasis. *Physiological Reviews, 9*(3), 399–431. https://doi.org/10.1152/physrev.1929.9.3.399

Cassens, M. (2014). *Einführung in die Gesundheitspädagogik.* UTB. https://doi.org/10.36198/9783838585970

Castello, A., & Pülschen, S. (2018). Unterricht an Klinikschulen in Schleswig-Holstein. *Zeitschrift für Heilpädagogik, 69*(7), 327–333.

Chen, A. T. (2015). Body-as-information: Learning to listen to the body in the context of chronic illness. *Proceedings of the Association for Information Science and Technology, 52*(1), 1–4. https://doi.org/10.1002/pra2.2015.145052010085

Clay, D. L., Cortina, S., Harper, D. C., Cocco, K. M., & Drotar, D. (2004). Schoolteachers' Experiences With Childhood Chronic Illness. *Children's Health Care, 33*(3), 227–239. https://doi.org/10.1207/s15326888chc3303_5

Clery, P., Linney, C., Parslow, R., Starbuck, J., Laffan, A., Leveret, J., & Crawley, E. (2022). The importance of school in the management of Myalgic Encephalomyelitis/Chronic Fatigue Syndrome (ME/CFS): Issues identified by adolescents and their families. *Health & Social Care in the Community, 30*(6), e5234–e5244. https://doi.org/10.1111/hsc.13942

Coffey, J. (2019). Young people's health. In J. Germov (Hrsg.), *Second opinion: An introduction to health sociology* (6. Aufl., S. 228–249). Oxford University Press.

Cohen, F. (1984). Coping. In J. D. Matarazzo (Hrsg.), *Behavioral health: A handbook of health enhancement and disease prevention* (S. 261–274). Wiley.

Cohen, F., & Lazarus, R. S. (1979). Coping with the stresses of illness. In G. C. Stone, F. Cohen, & N. Adler (Hrsg.), *Health psychology: A handbook: Theories, applications, and challenges of a psychological approach to the health care system (S. 217–254).* Jossey-Bass.

Collin, S. M., Nuevo, R., Van De Putte, E. M., Nijhof, S. L., & Crawley, E. (2015). Chronic fatigue syndrome (CFS) or myalgic encephalomyelitis (ME) is different in children compared to in adults: A study of UK and Dutch clinical cohorts. *BMJ Open, 5*(10), e008830. https://doi.org/10.1136/bmjopen-2015-008830

Comenius, J. A. (1628/1970). *Böhmische Didaktik* (K. Schaller, Hrsg.). Schöningh.

Copei, F. (1930). *Der fruchtbare Moment im Bildungsprozess.* Quelle & Meyer.

Dadaczynski, K. (2012). Stand der Forschung zum Zusammenhang von Gesundheit und Bildung: Überblick und Implikationen für die schulische Gesundheitsförderung. *Zeitschrift für Gesundheitspsychologie, 20*(3), 141–153. https://doi.org/10.1026/0943-8149/a000072

Dadaczynski, K., Okan, O., De Bock, F., & Koch-Gromus, U. (2022). Schulische Gesundheitsförderung und Prävention in Deutschland. Aktuelle Themen, Umsetzung und Herausforderungen. *Bundesgesundheitsblatt – Gesundheitsforschung – Gesundheitsschutz, 65*(7–8), 737–740. https://doi.org/10.1007/s00103-022-03558-3

da-Silva-Domingues, H., del-Pino-Casado, R., Palomino-Moral, P. Á., López Martínez, C., Moreno-Cámara, S., & Frías-Osuna, A. (2022). Relationship between sense of coherence and health-related behaviours in adolescents and young adults: A systematic review. *BMC Public Health, 22*(1), 477. https://doi.org/10.1186/s12889-022-12816-7

Davies, K. J. A. (2016). Adaptive homeostasis. *Molecular Aspects of Medicine, 49*, 1–7. https://doi.org/10.1016/j.mam.2016.04.007

De Lijster, J. M., Dieleman, G. C., Utens, E. M. W. J., Dierckx, B., Wierenga, M., Verhulst, F. C., & Legerstee, J. S. (2018). Social and academic functioning in adolescents with anxiety disorders: A systematic review. *Journal of Affective Disorders, 230*, 108–117. https://doi.org/10.1016/j.jad.2018.01.008

Dederich, M. (2013). *Philosophie in der Heil- und Sonderpädagogik* (Bd. 2). Kohlhammer. https://doi.org/10.17433/978-3-17-024428-3

Dederich, M. (2016). Ethik. In M. Dederich, & U. Bleidick (Hrsg.), *Handlexikon der Behindertenpädagogik: Schlüsselbegriffe aus Theorie und Praxis* (3. Aufl., S. 316–320). Kohlhammer.

Dewey, J. (1915/1993). *Demokratie und Erziehung: Eine Einleitung in die philosophische Pädagogik* (J. Oelkers, Hrsg.; 5. Aufl.). Beltz. http://nbn-resolving.org/urn:nbn:de:bsz:31-epflicht-1168877

Dhabhar, F. S. (2009). Enhancing versus suppressive effects of stress on immune function: Implications for immunoprotection and immunopathology. *Neuroimmunomodulation, 16*(5), 300–317. https://doi.org/10.1159/000216188

Dhabhar, F. S. (2014). Effects of stress on immune function: The good, the bad, and the beautiful. *Immunologic research, 58*(2–3), 193–210. https://doi.org/10.1007/s12026-014-8517-0

Dhabhar, F. S., & McEwen, B. S. (2007). Bi-directional Effects of Stress on Immune Function: Possible Explanations for Salubrious as Well as Harmful Effects. In R. Ader (Hrsg.), *Psychoneuroimmunology* (4. Aufl., S. 723–760). Elsevier. https://doi.org/10.1016/B978-012088576-3/50041-1

Dilthey, W. (1927). *Gesammelte Schriften: Der Aufbau der geschichtlichen Welt in den Geisteswissenschaften* (B. Groethuysen, Hrsg.; Bd. 7). B. G. Teubner.

Eckert, M. (2022). *Umgang mit psychischen Störungen im Unterricht: Klinisches Classroom Management.* Beltz.

Ehlert, U., La Marca, R., Abbruzzese, E., & Kübler, U. (2013). *Biopsychologie* (Bd. 722). Kohlhammer. https://doi.org/10.17433/978-3-17-023971-5

Elbracht, S., Langnickel, R., Lieberherr, B., Hoanzl, M., & Gingelmaier, S. (2023). Pädagogik bei Krankheit (PbK) als Handlungsfeld der ESE-Pädagogik? Eine wissenssoziologische Diskursanalyse der Pädagogik bei Krankheit. *Emotionale und soziale Entwicklung in der Pädagogik der Erziehungshilfe und bei Verhaltensstörungen: ESE, 5*(5), 50–69. https://doi.org/10.25656/01:26903

Elbracht, S., Schroeder, R., Höglinger, K., Willke, M., & Gingelmaier, S. (2025). Lehrkräfte an Klinikschulen: Eine reflexive thematische Analyse professioneller Anforderungen im Licht des COACTIV-Modells. *Empirische Pädagogik, 39*(3), 282–302. https://doi.org/10.62350/HWDR3255

Engel, G. L. (1977). The Need for a New Medical Model: A Challenge for Biomedicine. *Science, 196*(4286), 129–136. https://doi.org/10.1126/science.847460

Eriksson, M., & Lindström, B. (2005). Validity of Antonovsky's sense of coherence scale: A systematic review. *Journal of epidemiology and community health, 59*(6), 460–466. https://doi.org/10.1136/jech.2003.018085

Eriksson, M., & Lindström, B. (2006). Antonovsky's sense of coherence scale and the relation with health: A systematic review. *Journal of epidemiology and community health, 60*(5), 376–381. https://doi.org/10.1136/jech.2005.041616

Eriksson, M., & Lindström, B. (2007). Antonovsky's sense of coherence scale and its relation with quality of life: A systematic review. *Journal of epidemiology and community health, 61*(11), 938–944. https://doi.org/10.1136/jech.2006.056028

Ewers, M. (2023). Schulgesundheitspflege und ihre Rolle bei der Förderung von Gesundheitskompetenz im Setting Schule – Erfahrungen aus der modellhaften Erprobung. In K. Rathmann, K. Dadaczynski, O. Okan, & M. Messer (Hrsg.), *Gesundheitskompetenz* (S. 575–584). Springer. https://doi.org/10.1007/978-3-662-67055-2_105

Falkenstörfer, S. (2020). *Zur Relevanz der Fürsorge in Geschichte und Gegenwart*. Springer. https://doi.org/10.1007/978-3-658-30482-9

Falkenstörfer, S. (2022). Grundzüge einer Pädagogik der Ermöglichung: Zum Umgang mit Verhaltensauffälligkeiten aus phänomenologischer Sicht – Ein Perspektivwechsel. In B. Badstieber, & B. Amrhein (Hrsg.), *(Un-)mögliche Perspektiven auf herausforderndes Verhalten in der Schule: Theoretische, empirische und praktische Beiträge zur De- und Rekonstruktion des Förderschwerpunkts Emotionale und Soziale Entwicklung* (S. 166–186). Beltz Juventa.

Faltermaier, T. (2023). *Gesundheitspsychologie* (3. Aufl., Bd. 21). Kohlhammer.

Faulstich, P. (2013). *Menschliches Lernen: Eine kritisch-pragmatistische Lerntheorie* (Bd. 30). Transcript.

Faulstich-Wieland, H. (2014). Reflexive Erziehungswissenschaft und soziales Engagement. In S. Maschke, & L. Stecher (Hrsg.), *Fragen an die Pädagogik* (S. 111–122). Kallmeyer in Verbindung mit Klett.

Fazaa, A., Ben Messaoud, F., Miladi, S., Souabni, L., Ouenniche, K., Kassab, S., Chekili, S., Ben Abdelghani, K., & Laatar, A. (2021). Impact of Juvenile Idiopathic Arthritis on schooling. *Rheumatology, 60*(5), keab722.020. https://doi.org/10.1093/rheumatology/keab722.020

Felden, H. (2014). Jean Jacques Rousseau, der Bildungsbegriff und die Bedeutung für die Pädagogik. In S. Maschke, & L. Stecher (Hrsg.), *Fragen an die Pädagogik* (S. 139–150). Kallmeyer in Verbindung mit Klett.

Feldt, T., Leskinen, E., Koskenvuo, M., Suominen, S., Vahtera, J., & Kivimäki, M. (2011). Development of sense of coherence in adulthood: A person-centered approach. The population-based HeSSup cohort study. *Quality of Life Research, 20*(1), 69–79. https://doi.org/10.1007/s11136-010-9720-7

Finning, K., Ukoumunne, O. C., Ford, T., Danielson-Waters, E., Shaw, L., Romero De Jager, I., Stentiford, L., & Moore, D. A. (2019). Review: The association between anxiety and poor attendance at school – a systematic review. *Child and Adolescent Mental Health, 24*(3), 205–216. https://doi.org/10.1111/camh.12322

Flitner, E. (Hrsg.). (2014). *Chronisch kranke Kinder in der Schule*. Kohlhammer. https://doi.org/10.17433/978-3-17-025510-4

Flitner, W. (1933/1983). *Gesammelte Schriften* (Bd. 2: Pädagogik. Systematische Pädagogik und Allgemeine Pädagogik). Schöningh.

Frank, R. (2017). *Therapieziel Wohlbefinden: Ressourcen Aktivieren in der Psychotherapie* (3. Aufl.). Springer.

Franke, A. (2012). *Modelle von Gesundheit und Krankheit* (3. Aufl.). Hans Huber.

Franzkowiak, P., & Hurrelmann, K. (2022). *Gesundheit.* In Bundesinstitut für Öffentliche Gesundheit (BIÖG) (Hrsg.), *Leitbegriffe der Gesundheitsförderung und Prävention. Glossar zu Konzepten, Strategien und Methoden.* https://doi.org/10.17623/BZGA:Q4-I023-1.0

Frey, H., & Wertgen, A. (Hrsg.). (2012). *Pädagogik bei Krankheit: Konzeptionen, Methodik, Didaktik, Best-Practice-Beispiele.* Pabst Science Publishers.

Fritz-Schubert, E., Saalfrank, W.-T., & Leyhausen, M. (Hrsg.). (2015). *Praxisbuch Schulfach Glück: Grundlagen und Methoden.* Beltz.

Fröhlich-Gildhoff, K., & Rönnau-Böse, M. (2022). *Resilienz* (6. Aufl., Bd. 3290). Ernst Reinhardt.

Fuhr, T., & Schultheis, K. (Hrsg.). (1999). *Zur Sache der Pädagogik: Untersuchungen zum Gegenstand der allgemeinen Erziehungswissenschaft*. Julius Klinkhardt.

Galletta, M., Cherchi, M., Cocco, A., Lai, G., Manca, V., Pau, M., Tatti, F., Zambon, G., Deidda, S., Origa, P., Massa, E., Cossu, E., Boi, F., & Contu, P. (2019). Sense of coherence and physical health-related quality of life in Italian chronic patients: The mediating role of the mental component. *BMJ open, 9*(9), 030001. https://doi.org/10.1136/bmjopen-2019-030001

García-Moya, I., Rivera, F., & Moreno, C. (2013). School context and health in adolescence: The role of sense of coherence. *Scandinavian Journal of Psychology, 54*(3), 243–249. https://doi.org/10.1111/sjop.12041

Gazzaniga, M., Heatherton, T., & Halpern, D. (2017). *Psychologie: Mit Online-Material.* Beltz. http://nbn-resolving.org/urn:nbn:de:bsz:31-epflicht-1169216

Geraghty, K. J., & Adeniji, C. (2019). The Importance of Accurate Diagnosis of ME/CFS in Children and Adolescents: A Commentary. *Frontiers in Pediatrics, 6*, 435. https://doi.org/10.3389/fped.2018.00435

Germov, J. (2019). Imagining health problems as social issues. In J. Germov (Hrsg.), *Second opinion: An introduction to health sociology* (6. Aufl., S. 2–23). Oxford University Press.

Geulayov, G., Drory, Y., Novikov, I., & Dankner, R. (2015). Sense of coherence and 22-year all-cause mortality in adult men. *Journal of Psychosomatic Research, 78*(4), 377–383. https://doi.org/10.1016/j.jpsychores.2014.12.010

Geulen, D., & Hurrelmann, K. (1980). Zur Programmatik einer umfassenden Sozialisationstheorie. In K. Hurrelmann, & D. Ulich (Hrsg.), *Handbuch der Sozialisationsforschung* (S. 51–67). Beltz.

Giesecke, H. (2014). Anmerkungen zum pädagogischen Zeitgeist. In S. Maschke, & L. Stecher (Hrsg.), *Fragen an die Pädagogik* (S. 151–164). Kallmeyer in Verbindung mit Klett.

Goldfriedrich, M. (2020). *Erziehung, Bildung und Gesundheit: Theoretische und empirische Grundlegungen zur Gesundheitspädagogik.* Schöningh.

Goldfriedrich, M., & Hurrelmann, K. (Hrsg.). (2021). *Gesundheitsdidaktik.* Beltz.

Goldstein, D. S., & Kopin, I. J. (2007). Evolution of concepts of stress. *Stress, 10*(2), 109–120. https://doi.org/10.1080/10253890701288935

Gossmann, E., Erlewein, K., & Fegert, J. M. (2023). Psychische Gesundheit von Kindern und Jugendlichen in Krisenzeiten: Direkte und indirekte Auswirkungen und ihre Prävention. *Nervenheilkunde, 42*(10), 685–694. https://doi.org/10.1055/a-2131-9884

Greiner, F., & Saalbach, H. (2024). Editorial: Editorial zum Themenschwerpunkt: Psychische Gesundheit von Schüler:innen. *Psychologie in Erziehung und Unterricht, 71*(2), 93–95.

Gudjons, H., & Traub, S. (2020). *Pädagogisches Grundwissen.* utb. https://doi.org/10.36198/9783838555232

Habermann, C., & Moser, S.-F. (2008). *Pädagogik mit Behindertenpädagogik: Unterrichts- und Praxisbuch für die Therapiewissenschaften.* Schulz-Kirchner.

Hackl, B. (Hrsg.). (2017). *Lernen: Wie wir werden, was wir sind* (Bd. 4339). Julius Klinkhardt. https://doi.org/10.36198/9783838543390

Hafen, M. (2014). *Mythologie der Gesundheit: Zur Integration von Salutogenese und Pathogenese* (3. Aufl.). Carl-Auer.

Hartung, S., Wihofszky, P., & Wright, M. T. (2020). Partizipative Forschung – ein Forschungsansatz für Gesundheit und seine Methoden. In S. Hartung, P. Wihofszky, & M. T. Wright (Hrsg.), *Partizipative Forschung: Ein Forschungsansatz für Gesundheit und seine Methoden* (S. 1–19). Springer. https://doi.org/10.1007/978-3-658-30361-7_1

Hechler, O. (2022). Erziehung als Grundbegriff der Pädagogik. *Vierteljahrsschrift für wissenschaftliche Pädagogik, 98*(2), 135–149. https://doi.org/10.30965/25890581-09703038

Heitger, M. (2011). Das „Als-Ob", die Grundlage eines kategorischen Imperativs der Pädagogik? *Vierteljahrsschrift für wissenschaftliche Pädagogik, 87*(1), 112–131.

Herbart, J. F. (1802/1982). *Kleinere pädagogische Schriften* (W. Asmus, Hrsg.; 2. Aufl., Bd. 1). Klett-Cotta.

Herbart, J. F. (1835/1964). *Umriß pädagogischer Vorlesungen* (2. Aufl.). Schöningh.

Hoanzl, M., Baur, W., Bleher, W., Thümmler, R., & Käppler, C. (2009). Unterricht in psychiatrischen Klinikschulen. In G. Opp, & G. Theunissen (Hrsg.), *Handbuch schulische Sonderpädagogik* (Bd. 8426, S. 404–411). utb; Julius Klinkhardt.

Höfer, R., & Straus, F. (2022). Identität und Gesundheit. In R. Haring (Hrsg.), *Gesundheitswissenschaften* (S. 217–228). Springer. https://doi.org/10.1007/978-3-662-65219-0_20

Höfler, M. (2013). (K)eine pädagogische Perspektive auf Gesundheit? Theoretischer Beitrag zu einem erziehungswissenschaftlichen Selbstverständnis der Gesundheitspädagogik. *Pädagogische Rundschau, 67*(1), 67–77.

Höglinger, K. (2025). Kinder und Jugendliche mit chronisch-somatischen Erkrankungen im Schulalltag. Impulse für eine krankheitssensible Gestaltung von Schule und Unterricht. In N. Sommer, S. Müller, & R. Langnickel (Hrsg.), *Brücken zur Teilhabe: Wo Krankheit und Schule sich begegnen* (S. 134–147). Julius Klinkhardt. https://doi.org/10.35468/6197-11

Höglinger, K., Elling-Audersch, C., Korinth, M., & Wiegand, J. (im Druck). Gesundheit im Kontext chronischer Krankheit. Erkenntnisse aus der Salutogenese-Theorie. *mobil.*

Höglinger, K., & Falkenstörfer, S. (2025). Zur Unsichtbarkeit chronischer Erkrankungen und ihrer Bedeutung für die Pädagogik: Eine meta-ethnographische Studie. *Empirische Pädagogik, 39*(3), 335–355. https://doi.org/10.62350/OTOT8612

Holmes, T. H., & Rahe, R. H. (1967). The Social Readjustment Rating Scale. *Journal of psychosomatic research, 11*(2), 213–218. https://doi.org/10.1016/0022-3999(67)90010-4

Holzer, J., Korlat, S., Bürger, S., Spiel, C., & Schober, B. (2022). Profiles of School-Related Well-Being and Their Links to Self-Esteem and Academic Achievement. *Zeitschrift für Psychologie, 230*(3), 189–200. https://doi.org/10.1027/2151-2604/a000498

Holzkamp, K. (1993). *Lernen: Subjektwissenschaftliche Grundlegung*. Campus-Verlag.

Holzrichter, T. (2023). *Positive Schulgestaltung: Wohlbefinden und Schulqualität gemeinsam stärken.* Beltz Juventa.

Höwler, E. (2020). *Kinder- und Jugendpsychiatrie für Gesundheitsberufe, Erzieher und Pädagogen.* Springer. https://doi.org/10.1007/978-3-662-62058-8

Humboldt, W. (1794/1980). *Schriften zur Anthropologie und Geschichte: Theorie der Bildung des Menschen* (3. Aufl., Bd. 1). Wiss. Buchgesellschaft.

Huppertz, H.-I. (2019). Rheumatologie. In C. Speer, M. Gahr, & J. Dötsch (Hrsg.), *Pädiatrie* (5. Aufl., S. 265–278). Springer.

Huppertz, H.-I., Horneff, G., & Zepp, F. (2020). Juvenile idiopathische Arthritis. In G. F. Hoffmann, M. J. Lentze, J. W. Spranger, F. Zepp, & R. Berner (Hrsg.), *Pädiatrie: Grundlagen und Praxis* (5. Aufl., S. 1065–1083). Springer.

Hurrelmann, K. (2016). Bildung und Gesundheit im Jugendalter. In L. Bilz, G. Sudeck, J. Bucksch, A. Klocke, P. Kolip, W. Melzer, U. Ravens-Sieberer, & M. Richter (Hrsg.), *Schule und Gesundheit: Ergebnisse des WHO-Jugendgesundheitssurveys »Health Behaviour in School-aged Children« (18–34).* Beltz.

Hurrelmann, K., & Richter, M. (2013). *Gesundheits- und Medizinsoziologie: Eine Einführung in sozialwissenschaftliche Gesundheitsforschung* (8. Aufl.). Beltz.

Islertas, Z. (2023). Gesundheitskompetenz und Kultur – Wie ist der Zusammenhang zwischen diesen Konstrukten zu beschreiben? In K. Rathmann, K. Dadaczynski, O. Okan, & M. Messer (Hrsg.), *Gesundheitskompetenz* (S. 3–10). Springer. https://doi.org/10.1007/978-3-662-67055-2_107

Janschewski, J., Berens, P., & Käppler, C. (2014). Psychisch belastete Kinder und Jugendliche im Schulkontext – Eine empirische Analyse schulischer Problemlagen anhand von Schulakten einer Klinikschule. *Zeitschrift für Heilpädagogik, 10*, 368–378.

Janschewski, J., Kühnhausen, J., Renner, T. & Berens., P. (2024). Subjektive Zufriedenheit von psychisch belasteten Schülerinnen und Schülern mit schulischer Unterstützung. *Empirische Sonderpädagogik, 87, 87–102.* https://doi.org/10.2440/003-0022

Jantzen, W. (2002). Krankheit als pädagogische Dimension. In Verband Deutscher Sonderschulen, Fachverband für Behindertenpädagogik (Hrsg.), *Das chronisch kranke Kind in der Schule* (S. 12–22). VDS.

Jantzen, W. (2007). Kritisch-materialistische Behindertenpädagogik. In H. Greving (Hrsg.), *Kompendium der Heilpädagogik* (S. 88–95). Bildungsverlag Eins.

Jennessen, S. (2017). Körperbehinderungen im Kindes- und Jugendalter. Personale und systemische Bedingungen auf der Grundlage der ICF. *Jugendhilfe, 4*, 343–349.

Jensen, B. B., Dür, W., & Buijs, G. (2017). The Application of Salutogenesis in Schools. In M. B. Mittelmark, S. Sagy, M. Eriksson, G. F. Bauer, J. M. Pelikan, B. Lindström, & G. A. Espnes (Hrsg.), *The Handbook of Salutogenesis* (S. 225–235). Springer International Publishing. https://doi.org/10.1007/978-3-319-04600-6_22

Jerusalem, M. (2018). Selbstwirksamkeit. In C.-W. Kohlmann, C. Salewski, & M. A. Wirtz (Hrsg.), *Psychologie in der Gesundheitsförderung* (S. 127–139). Hogrefe.

Jordan, A., Vasileiou, K., Brown, C., & Caes, L. (2021). Supporting Primary School Children with Juvenile Idiopathic Arthritis: A Qualitative Investigation of Teaching Staff Experiences. *Children, 8*(7), 555. https://doi.org/10.3390/children8070555

Kalogeratos, G., Anastasopoulou, E., Tsagri, A., Tseremegklis, C., Tsogka, D., Lourida, K., Mitroyanni, E., & Drongitis, A. (2024). PTSD in Children and Adolescents in the Educational Context. A Conceptual Approach. *Technium Social Sciences Journal, 55*, 226–247. https://doi.org/10.47577/tssj.v55i1.10668

Kaltwasser, V. (2016). *Praxisbuch Achtsamkeit in der Schule: Selbstregulation und Beziehungsfähigkeit als Basis von Bildung*. Beltz.

Kaluza, G. (2018a). *Gelassen und sicher im Stress: Das Stresskompetenz-Buch: Stress erkennen, verstehen, bewältigen* (7. Aufl.). Springer. http://nbn-resolving.org/urn:nbn:de:bsz:31-epflicht-1564713

Kaluza, G. (2018b). *Stressbewältigung: Trainingsmanual zur Psychologischen Gesundheitsförderung* (4. Aufl.). Springer.

Kaman, A., Erhart, M., Devine, J., Napp, A.-K., Reiss, F., Behn, S., & Ravens-Sieberer, U. (2024). *Mental Health of Children and Adolescents in Times of Global Crises: Findings from the Longitudinal COPSY Study from 2020 to 2024*. https://doi.org/10.2139/ssrn.5043075

Kant, I. (1803). *Über Pädagogik* (D. F. T. Rink, Hrsg.). Nicolovius.

Kessler, R. C., Amminger, G. P., Aguilar-Gaxiola, S., Alonso, J., Lee, S., & Üstün, T. B. (2007). Age of onset of mental disorders: A review of recent literature. *Current Opinion in Psychiatry, 20*(4), 359–364. https://doi.org/10.1097/YCO.0b013e32816ebc8c

Kessler, R. C., Berglund, P., Demler, O., Jin, R., Merikangas, K. R., & Walters, E. E. (2005). Lifetime Prevalence and Age-of-Onset Distributions of DSM-IV Disorders in the National Comorbidity Survey Replication. *Archives of General Psychiatry, 62*(6), 593. https://doi.org/10.1001/archpsyc.62.6.593

Keyes, C. L. M. (2005). Mental Illness and/or Mental Health? Investigating Axioms of the Complete State Model of Health. *Journal of Consulting and Clinical Psychology, 73*(3), 539–548. https://doi.org/10.1037/0022-006X.73.3.539

Kidger, J., Araya, R., Donovan, J., & Gunnell, D. (2012). The Effect of the School Environment on the Emotional Health of Adolescents: A Systematic Review. *Pediatrics, 129*(5), 925–949. https://doi.org/10.1542/peds.2011-2248

Killu, K., Marc, R., & Crundwell, A. (2016). Students with Anxiety in the Classroom: Educational Accommodations and Interventions. *Beyond Behavior, 25*(2), 30–40. https://doi.org/10.1177/107429561602500205

Kirchhoff, S., & Okan, O. (2023). Das Projekt GeKoOrg-Schule: Organisationale Gesundheitskompetenz in der Schule. In K. Rathmann, K. Dadaczynski, O. Okan, & M. Messer (Hrsg.), *Gesundheitskompetenz* (S. 659–670). Springer. https://doi.org/10.1007/978-3-662-67055-2_69

Kirschenbauer, H.-J. (mit Gerhards, B., Penzkofer, J., Sänger-Seul, H., & Stegmann, T. C.). (2023). *Kinder- und Jugendpsychiatrie für Pädagogik und soziale Arbeit: Ein Handbuch für die Praxis* (2. Aufl.). Hogrefe. https://doi.org/10.1024/86169-000

Kirschner, A. (2020). *Für welches Leben lernen wir? Eine Analyse des Diskurses über Schule und Gesundheit aus biopolitischer Perspektive.* Beltz.

Klafki, W. (1976). *Aspekte kritisch-konstruktiver Erziehungswissenschaft: Gesammelte Beiträge zur Theorie-Praxis-Diskussion.* Beltz.

Klafki, W. (1998). 2. Grundzüge kritisch-konstruktiver Erziehungswissenschaft. In W. Klafki, *Erziehung – Humanität – Demokratie: Erziehungswissenschaft und Schule an der Wende zum 21. Jahrhundert. Neun Vorträge* (S. 35–53). Michio Ogasawara. http://archiv.ub.uni-marburg.de/sonst/1998/0003/k04.html

Klafki, W. (1998). 7. Pädagogisches Verstehen – Eine vernachlässigte Aufgabe der Lehrerbildung. In W. Klafki, *Erziehung – Humanität – Demokratie: Erziehungswissenschaft und Schule an der Wende zum 21. Jahrhundert. Neun Vorträge* (S. 135–153). Michio Ogasawara. https://archiv.ub.uni-marburg.de/sonst/1998/0003/k09.html

Kleinkorres, R., Stang, J., & McElvany, N. (2020). A longitudinal analysis of reciprocal relations between students' well-being and academic achievement. *Journal for Educational Research Online, 12*(2), 114–165. https://doi.org/10.25656/01:20975

Klotter, C. (2018a). Einleitung. In E. Brähler, H.-W. Hoefert, & C. Klotter (Hrsg.), *Wandel der Gesundheits- und Krankheitsvorstellungen* (S. 9–15). Pabst Science Publishers.

Klotter, C. (2018b). Vignetten zum Wandel der Gesundheits- und Krankheitsvorstellungen. In E. Brähler, H.-W. Hoefert, & C. Klotter (Hrsg.), *Wandel der Gesundheits- und Krankheitsvorstellungen* (S. 16–31). Pabst Science Publishers.

Knop, A., & Heim, C. (2020). Psychoendokrinologie. In U. T. Egle, C. Heim, B. Strauß, & R. Känel (Hrsg.), *Psychosomatik – Neurobiologisch fundiert und evidenzbasiert: Ein Lehr- und Handbuch* (S. 78–92). Kohlhammer.

Kokemohr, R. (2007). Bildung als Welt- und Selbstentwurf im Anspruch des Fremden. Eine theoretisch-empirische Annäherung an eine Bildungstheorie. In H.-C. Koller (Hrsg.), *Bildungsprozesse und Fremdheitserfahrung: Beiträge zu einer Theorie transformatorischer Bildungsprozesse* (Bd. 7, S. 13–68). Transcript.

Köker, A., & Störtländer, J. C. (Hrsg.). (2017). *Kritische und konstruktive Anschlüsse an das Werk Wolfgang Klafkis.* Beltz Juventa.

Koller, H.-C. (2021). *Grundbegriffe, Theorien und Methoden der Erziehungswissenschaft: Eine Einführung* (9. Aufl.). Kohlhammer. https://doi.org/10.17433/978-3-17-039811-5

Koller, H.-C. (2023). *Bildung anders denken: Einführung in die Theorie transformatorischer Bildungsprozesse* (3. Aufl.). Kohlhammer.

Koller, H.-C. (2024). Bildung. In M. Feldmann, M. Rieger-Ladich, C. Voß, & K. Wortmann (Hrsg.), *Schlüsselbegriffe der allgemeinen Erziehungswissenschaft: Pädagogisches Vokabular in Bewegung* (2. Aufl., S. 73–81). Beltz Juventa.

Korczak, J. (1898/2004). 1. Frühe Texte über Kinder und Erziehung (1898–1907). In F. Beiner (Hrsg.), *Sämtliche Werke. Band 9 Theorie und Praxis der Erziehung: Pädagogische Essays 1898–1942* (S. 13–156). Gütersloher Verlagshaus. https://doi.org/10.14315/9783641247775-002

Kouvonen, A. M., Vaananen, A., Vahtera, J., Heponiemi, T., Koskinen, A., Cox, S. J., & Kivimaki, M. (2010). Sense of coherence and psychiatric morbidity: A 19-year register-based prospective study. *Journal of Epidemiology & Community Health, 64*(3), 255–261. https://doi.org/10.1136/jech.2008.083352

Kristjansdottir, O. B., Stenberg, U., Mirkovic, J., Krogseth, T., Ljoså, T. M., Stange, K. C., & Ruland, C. M. (2018). Personal strengths reported by people with chronic illness: A qualitative study. *Health Expectations, 21*(4), 787–795. https://doi.org/10.1111/hex.12674

Kristofferzon, M.-L., Engström, M., & Nilsson, A. (2018). Coping mediates the relationship between sense of coherence and mental quality of life in patients with chronic illness: A cross-sectional study. *Quality of Life Research, 27*(7), 1855–1863. https://doi.org/10.1007/s11136-018-1845-0

Kron, F. W., Jürgens, E., & Standop, J. (2013). *Grundwissen Pädagogik* (8. Aufl., Online-Ausgabe, Bd. 8038). Ernst Reinhardt. https://doi.org/10.36198/9783838585505

Krüger, H.-H. (2019). *Erziehungs- und Bildungswissenschaft als Wissenschaftsdisziplin* (C. Grunert, Hrsg.; Bd. 5272). Barbara Budrich.

Kuntz, B. (2011). Bildung und Gesundheit. In T. Schott, & C. Hornberg (Hrsg.), *Die Gesellschaft und ihre Gesundheit* (S. 311–327). VS Verlag für Sozialwissenschaften. https://doi.org/10.1007/978-3-531-92790-9_16

Ladenthin, V. (2021a). *Allgemeine Pädagogik.* Nomos Verlagsgesellschaft. https://ebookcentral.proquest.com/lib/kxp/detail.action?docID=6798876

Ladenthin, V. (2021b). Zum Verhältnis von Psychologie und Pädagogik. Reflektiert am Beispiel des Schulfaches Pädagogik. In K. Gather (Hrsg.), *Interdisziplinarität als fachdidaktische Herausforderung: Psychologie im Schulfach Erziehungswissenschaft* (Bd. 31, S. 6–31). Schneider Verlag Hohengehren.

Laila, K. (2016). Impact of Juvenile Idiopathic Arthritis on School Attendance and Performance. *American Journal of Clinical and Experimental Medicine, 4*(6), 185. https://doi.org/10.11648/j.ajcem.20160406.15

Langeland, E., Vaandrager, L., Nilsen, A. B. V., Schraner, M., & Meier Magistretti, C. (2022). Effectiveness of Interventions to Enhance the Sense of Coherence in the Life Course. In M. B. Mittelmark, G. F. Bauer, L. Vaandrager, J. M. Pelikan, S. Sagy, M. Eriksson, B. Lindström, & C. Meier Magistretti (Hrsg.), *The Handbook of Salutogenesis* (S. 201–219). Springer International Publishing. https://doi.org/10.1007/978-3-030-79515-3_20

Länsimies, H., Pietilä, A., Hietasola-Husu, S., & Kangasniemi, M. (2017). A systematic review of adolescents' sense of coherence and health. *Scandinavian Journal of Caring Sciences, 31*(4), 651–661. https://doi.org/10.1111/scs.12402

Lazarus, R. S., & Folkman, S. (1984). *Stress, appraisal, and coping.* Springer.

Lévinas, E. (1989). *Humanismus des anderen Menschen* (C. von Wolzogen, Hrsg.). Meiner.

Lévinas, E. (2008). *Ethik und Unendliches: Gespräche mit Philippe Nemo* (P. Engelmann, Hrsg.; 4., Aufl.). Passagen-Verlag.

Liebau, E. (2013). Anthropologische Grundlagen. In H. Bockhorst, V.-I. Reinwand, & W. Zacharias (Hrsg.), *Handbuch Kulturelle Bildung* (Bd. 30, S. 29–35). kopaed.

Lillefjell, M., Jakobsen, K., & Ernstsen, L. (2015). The impact of a sense of coherence in employees with chronic pain. *Work, 50*(2), 313–322. https://doi.org/10.3233/wor-141838

Lippitz, W., & Woo, J.-G. (2019). Pädagogischer Bezug. Erzieherisches Verhältnis. In W. Lippitz, & M. Brinkmann (Hrsg.), *Phänomene der Erziehung und Bildung. Phänomenologisch-pädagogische Studien* (S. 83–101). Springer. https://doi.org/10.1007/978-3-658-24187-2_5

Liukkonen, V., Virtanen, P., Vahtera, J., Suominen, S., Sillanmaki, L., & Koskenvuo, M. (2010). Employment trajectories and changes in sense of coherence. *The European Journal of Public Health, 20*(3), 293–298. https://doi.org/10.1093/eurpub/ckp171

Lohaus, A. (2018). Krankheitskonzepte von Kindern. In E. Brähler, H.-W. Hoefert, & C. Klotter (Hrsg.), *Wandel der Gesundheits- und Krankheitsvorstellungen* (S. 265–273). Pabst Science Publishers.

Long, S. J., Littlecott, H., Hawkins, J., Eccles, G., Fletcher, A., Hewitt, G., Murphy, S., & Moore, G. F. (2020). Testing the "Zero-Sum Game" Hypothesis: An Examination of School Health Policies and Practices and Inequalities in Educational Outcomes. *Journal of School Health, 90*(5), 415–424. https://doi.org/10.1111/josh.12889

Lum, A., Wakefield, C. E., Donnan, B., Burns, M. A., Fardell, J. E., Jaffe, A., Kasparian, N. A., Kennedy, S. E., Leach, S. T., Lemberg, D. A., & Marshall, G. M. (2019). School students with chronic illness have unmet academic, social, and emotional school needs. *School Psychology, 34*(6), 627–636. https://doi.org/10.1037/spq0000311

Luutonen, S., Sohlman, B., Salokangas, R. K. R., Lehtinen, V., & Dowrick, C. (2011). Weak sense of coherence predicts depression: 1-year and 9-year follow-ups of the Finnish Outcomes of Depression International Network (ODIN) sample. *Journal of Mental Health, 20*(1), 43–51. https://doi.org/10.3109/09638237.2010.537401

Maciejczyk, J., & Liszka, P. (2013). Sense of Coherence and Stress-Coping Strategies in Officers of Different Police Force Divisions. *The Polish Journal of Aviation Medicine and Psychology, 19*(1), 21–36. https://doi.org/10.13174/pjamp.19.01.2013.4

MacLean, A., Wild, C., Hunt, K., Nettleton, S., Skea, Z. C., & Ziebland, S. (2023). Impact of Long Covid on the school experiences of children and young people: A qualitative study. *BMJ open, 13*(9), e075756. https://doi.org/10.1136/bmjopen-2023-075756

Maechel, L., Steinmayr, R., Christiansen, H., & Wirthwein, L. (2023). On the association between students' (domain-specific) subjective well-being and academic achievement – Disentangling mixed findings. *Current Psychology, 42*(35), 30825–30839. https://doi.org/10.1007/s12144-022-04022-w

Marchwacka, M. A. (2016). Gesundheitsbildung als Herausforderung für den Schulentwicklungsprozess. *Die Deutsche Schule (DDS), 108*(3), 239–255.

Marotzki, W. (1990). *Entwurf einer strukturalen Bildungstheorie: Biographietheoretische Auslegung von Bildungsprozessen in hochkomplexen Gesellschaften* (Bd. 3). Dt. Studien-Verlag.

Marotzki, W., Nohl, A.-M., & Ortlepp, W. (2021). *Einführung in die Erziehungswissenschaft* (3. Aufl., Bd. 8247). Barbara Budrich. https://doi.org/10.36198/9783838587509

Márquez-Palacios, J. H., Yanez-Peñúñuri, L. Y., & Salazar-Estrada, J. G. (2020). Relación entre sentido de coherencia y diabetes mellitus: Una revisión sistemática. *Ciência & Saúde Coletiva, 25*(10), 3955–3967. https://doi.org/10.1590/1413-812320202510.34312018

Maschke, S., & Stecher, L. (Hrsg.). (2014). *Fragen an die Pädagogik.* Kallmeyer in Verbindung mit Klett.

Mayer, R., Parade, R., Sperschneider, J., & Wittig, S. (Hrsg.). (2024). *Schule und Pathologisierung.* Beltz Juventa.

McEwen, B. S. (1998). Protective and damaging effects of stress mediators. *The New England journal of medicine, 338*(3), 171–179. https://doi.org/10.1056/NEJM199801153380307

McEwen, B. S., & Stellar, E. (1993). Stress and the Individual: Mechanisms Leading to Disease. *Archives of Internal Medicine, 153*(18), 2093. https://doi.org/10.1001/archinte.1993.00410180039004

McGregor, B. A., Antoni, M. H., Boyers, A., Alferi, S. M., Blomberg, B. B., & Carver, C. S. (2004). Cognitive-behavioral stress management increases benefit finding and immune function among women with early-stage breast cancer. *Journal of psychosomatic research, 56*(1), 1–8. https://doi.org/10.1016/S0022-3999(03)00036-9

McKinsey-Health-Institute. (2022). *Heat waves, the war in Ukraine, and stigma: Gen Z's perspectives on mental health.* https://www.mckinsey.com/mhi/our-insights/heat-waves-the-war-in-ukraine-and-stigma-gen-zs-perspectives-on-mental-health

McLaughlin, C., & Clarke, B. (2010). Relational matters: A review of the impact of school experience on mental health in early adolescence. *Educational and Child Psychology, 27*(1), 91–103. https://doi.org/10.53841/bpsecp.2010.27.1.91

McLoone, J., Hudson, J. L., & Rapee, R. M. (2006). Treating Anxiety Disorders in a School Setting. *Education and Treatment of Children, 29*(2), 219–242.

McSherry, W. C., & Holm, J. E. (1994). Sense of coherence: Its effects on psychological and physiological processes prior to, during, and after a stressful situation. *Journal of Clinical Psychology, 50*(4), 476–487. https://doi.org/10.1002/1097-4679(199407)50:4<476::AID-JCLP2270500402>3.0.CO;2-9

Meier Magistretti, C., Lindström, B., & Eriksson, M. (2019). *Salutogenese kennen und verstehen.* Hogrefe. https://doi.org/10.1024/85768-000

Meyer-Drawe, K. (1982). Lernen als Umlernen. Zur Negativität des Lernprozesses. In W. Lippitz, & K. Meyer-Drawe (Hrsg.), *Lernen und seine Horizonte: Phänomenologische Konzeptionen menschlichen Lernens – Didaktische Konsequenzen* (Bd. 32, S. 19–45). Scriptor.

Meyer-Drawe, K. (2012). Diskurse des Lernens (2. Aufl.). Wilhelm Fink.

Mikhail, T. (mit Karlsruher Institut für Technologie). (2016). *Pädagogisch handeln: Theorie für die Praxis.* Schöningh.

Min, M., Hancock, D. G., Aromataris, E., Crotti, T., & Boros, C. (2022). Experiences of living with juvenile idiopathic arthritis: A qualitative systematic review. *JBI Evidence Synthesis, 20*(1), 60–120. https://doi.org/10.11124/JBIES-21-00139

Minden, K. (2022). Nomenklatur und Klassifikation der juvenilen idiopathischen Arthritis. In N. Wagner, G. Dannecker, & T. Kallinich (Hrsg.), *Pädiatrische Rheumatologie* (3. Aufl., S. 313–326). Springer.

Miri, S., Triki, W., Maatallah, K., Ferjani, H., Ben Nessib, D., Kaffel, D., & Hamdi, W. (2021). Impact of Juvenile Idiopathic Arthritis on schooling and family life. *Rheumatology, 60*(5), keab722.015. https://doi.org/10.1093/rheumatology/keab722.015

Moor, P. (1965). *Heilpädagogik. Ein pädagogisches Lehrbuch.* Hans Huber.

Müller, J. (2020). Das gute Leben. In S. Hartwig (Hrsg.), *Behinderung* (S. 125–131). J. B. Metzler. https://doi.org/10.1007/978-3-476-05738-9_22

Müller, J., & Lelgemann, R. (Hrsg.) (mit Blaha, F.). (2018). *Menschliche Fähigkeiten und komplexe Behinderungen: Philosophie und Sonderpädagogik im Gespräch mit Martha Nussbaum*. wbg Academic.

Munde, V., & Tillmann, V. (2022). Partizipative Forschung. Umsetzungsbeispiele und Zukunftsperspektiven. *Teilhabe, 61*(2), 74–80.

Nathschläger, J. (2014). *Martha Nussbaum und das gute Leben: Der „Capabilities Approach" auf dem Prüfstand*. Tectum-Verlag.

Neuhauser, H., & Poethko-Müller, C. (2014). Chronische Erkrankungen und impfpräventable Infektionserkrankungen bei Kindern und Jugendlichen in Deutschland: Ergebnisse der KiGGS-Studie – Erste Folgebefragung (KiGGS Welle 1). *Bundesgesundheitsblatt, Gesundheitsforschung, Gesundheitsschutz, 57*(7), 779–788. https://doi.org/10.1007/s00103-014-1976-6

Niederbacher, A., & Zimmermann, P. (2011). *Grundwissen Sozialisation: Einführung zur Sozialisation im Kindes- und Jugendalter* (4. Aufl.). VS Verlag für Sozialwissenschaften.

Niederberger, M., & Finne, E. (2021). Forschungsmethoden in der Gesundheitsförderung und Prävention. Eine Einführung. In M. Niederberger, & E. Finne (Hrsg.), *Forschungsmethoden in der Gesundheitsförderung und Prävention* (S. 3–34). Springer. https://doi.org/10.1007/978-3-658-31434-7_1

Niehues, T., & Wagner, N. (2022). Glucocorticoide in der pädiatrischen Rheumatologie. In N. Wagner, G. Dannecker, & T. Kallinich (Hrsg.), *Pädiatrische Rheumatologie* (3. Aufl., S. 209–213). Springer.

Niehues, T., Wagner, N., Schütz, C., & Bismarck, P. (2022). Immunmodulierende Substanzen und Zytostatika in der pädiatrischen Rheumatologie. In N. Wagner, G. Dannecker, & T. Kallinich (Hrsg.), *Pädiatrische Rheumatologie* (3. Aufl., S. 215–232). Springer.

Nirmaier, K., Banholzer, D., & Georgi, M. (2022). Physiotherapie in der pädiatrischen Rheumatologie. In N. Wagner, G. Dannecker, & T. Kallinich (Hrsg.), *Pädiatrische Rheumatologie* (3. Aufl., S. 905–936). Springer.

Noack Napoles, J. (2019). Vulnerabilität und Resilienz. Aaron Antonovskys Konzeption der Salutogenese. In R. Stöhr, D. Lohwasser, J. Noack Napoles, D. Burghardt, M. Dederich, N. Dziabel, M. Krebs, & J. Zirfas (Hrsg.), *Schlüsselwerke der Vulnerabilitätsforschung* (S. 109–124). Springer. https://doi.org/10.1007/978-3-658-20305-4_7

Noack Napoles, J. (Hrsg.). (2023). *Gelingendes Leben ermöglichen – eudaimogenetische Zugänge zur Sozialen Arbeit*. Juventa. https://nbn-resolving.org/urn:nbn:de:bsz:31-epflicht-3061596

Nohl, A.-M. (2014). Skepsis in der Erziehungswissenschaft. In S. Maschke, & L. Stecher (Hrsg.), *Fragen an die Pädagogik* (S. 216–228). Kallmeyer in Verbindung mit Klett.

Nohl, A.-M. (2017). Problematic Commonalities of Bildung and Transformative Learning. In A. Laros, T. Fuhr, & E. W. Taylor (Hrsg.), *Transformative Learning Meets Bildung* (S. 97–106). Sense Publishers.

Nohl, A.-M. (2024). Erziehung. In M. Feldmann, M. Rieger-Ladich, C. Voß, & K. Wortmann (Hrsg.), *Schlüsselbegriffe der allgemeinen Erziehungswissenschaft: Pädagogisches Vokabular in Bewegung* (2. Aufl., S. 170–178). Beltz Juventa.

Nohl, H. (1933/1988). *Die pädagogische Bewegung in Deutschland und ihre Theorie* (10. Aufl.). Klostermann.

Nordal, E., Rypdal, V., Arnstad, E. D., Aalto, K., Berntson, L., Ekelund, M., Fasth, A., Glerup, M., Herlin, T., Nielsen, S., Peltoniemi, S., Zak, M., Songstad, N. T., & Rygg, M. (2019). Participation in school and physical education in juvenile idiopathic arthritis in a Nordic long-term cohort study. *Pediatric Rheumatology, 17*(1), 44. https://doi.org/10.1186/s12969-019-0341-6

Nussbaum, M. C. (2000). *Women and human development: The capabilities approach.* Cambridge University Press. https://doi.org/10.1017/CBO9780511841286

Nussbaum, M. C. (2007). *Frontiers of justice: Disability, nationality, species membership.* The Belknap Press of Harvard University Press.

Nussbaum, M. C. (2011). *Creating capabilities: The human development approach.* The Belknap Press of Harvard University Press. https://ebookcentral.proquest.com/lib/kxp/detail.action?docID=3300953

Nussbaum, M. C. (2020). *Kosmopolitismus: Revision eines Ideals* (M. Weltecke, Übers.). wbg Theiss.

O'Donnell, K., Brydon, L., Wright, C. E., & Steptoe, A. (2008). Self-esteem levels and cardiovascular and inflammatory responses to acute stress. *Brain, behavior, and immunity, 22*(8), 1241–1247. https://doi.org/10.1016/j.bbi.2008.06.012

Oelkers, N., & Schrödter, M. (2010). Kindeswohl und Kindeswille. Zum Wohlergehen von Kindern aus der Perspektive des Capability Approach. In H.-U. Otto (Hrsg.), *Capabilities – Handlungsbefähigung und Verwirklichungschancen in der Erziehungswissenschaft* (2. Aufl., S. 143–161). VS Verlag für Sozialwissenschaften.

Oelsner, W. (2013). Die Schule für Kranke: Wie sie wurde, was sie ist – Und was sie sein könnte, wenn sie es sein dürfte. *Zeitschrift für Heilpädagogik, 7*, 271–280.

Ohlbrecht, H., & Winkler, T. (2016). Gesundheit und Wohlbefinden im Kindes- und Jugendalter. In A. Lange, C. Steiner, S. Schutter, & H. Reiter (Hrsg.), *Handbuch Kindheits- und Jugendsoziologie* (S. 1–13). Springer.

Oliver, L., & Patel, K. (2012). Co-morbid conditions in children with chronic fatigue syndrome/myalgic encephalomyelitis (CFS/ME) – a retrospective case note review of a large cohort. *Archives of Disease in Childhood, 97*(1), A105.1–A105. https://doi.org/10.1136/archdischild-2012-301885.248

Otto, H.-U., & Ziegler, H. (Hrsg.). (2008). *Capabilities – Handlungsbefähigung und Verwirklichungschancen in der Erziehungswissenschaft.* VS Verlag für Sozialwissenschaften. https://doi.org/10.1007/978-3-531-90922-6

Ottová-Jordan, V., Bilz, L., Finne, E., & Ravens-Sieberer, U. (2016). Psychische Gesundheit und Wohlbefinden von Schülerinnen und Schülern. In L. Bilz, G. Sudeck, J. Bucksch, A. Klocke, P. Kolip, W. Melzer, U. Ravens-Sieberer, & M. Richter (Hrsg.), *Schule und Gesundheit: Ergebnisse des WHO-Jugendgesundheitssurveys »Health Behaviour in School-aged Children«* (S. 48–64). Beltz.

Öztürk, N., Francesconi, D., & Agostini, E. (2023). Pädagogik(en) des guten Lebens im Wandel der Zeit. *Zeitschrift für Praktische Philosophie, 10*(1), 263–284. https://doi.org/10.22613/zfpp/10.1.11

Paulus, P. (2022). Schulische Gesundheitsförderung von Ottawa bis heute: Chancen und Herausforderungen. *Bundesgesundheitsblatt – Gesundheitsforschung – Gesundheitsschutz, 65*(7–8), 741–748. https://doi.org/10.1007/s00103-022-03550-x

Paulus, P., & Dadaczynski, K. (2020). Gesundheitsförderung und Schule. In Bundeszentrale für gesundheitliche Aufklärung (BZgA) (Hrsg.), *Leitbegriffe der Gesundheitsförderung und Prävention. Glossar zu Konzepten, Strategien und Methoden.* https://doi.org/10.17623/BZGA:Q4-i051-2.0

Pestalozzi, J. H. (1801/1961). *Wie Gertrud ihre Kinder lehrt: Ein Versuch, den Müttern Anleitung zu geben, ihre Kinder selbst zu unterrichten, in Briefen.* Klinkhardt.

Petzelt, A. (1946/1964). *Grundzüge systematischer Pädagogik* (3. Aufl.). Lambertus.

Peukert, H. (2015). *Bildung in gesellschaftlicher Transformation* (O. John & N. Mette, Hrsg.). Schöningh.

Piiroinen, I., Tuomainen, T.-P., Tolmunen, T., Kauhanen, J., Kurl, S., Nilsen, C., Suominen, S., Välimäki, T., & Voutilainen, A. (2020). Sense of Coherence and Mortality: A Systematic Review and Meta-Analysis. *Psychosomatic Medicine, 82*(6), 561–567. https://doi.org/10.1097/psy.0000000000000812

Piiroinen, I., Tuomainen, T.-P., Tolmunen, T., Kauhanen, J., Kurl, S., Nilsen, C., Suominen, S., Välimäki, T., & Voutilainen, A. (2022). Long-term changes in sense of coherence and mortality among middle-aged men: A population-based follow-up study. *Advances in Life Course Research, 53*, 100494. https://doi.org/10.1016/j.alcr.2022.100494

Pinel, J. P. J., Barnes, S. J., & Pauli, P. (2019). *Biopsychologie* (10. Aufl.). Pearson. https://elibrary.pearson.de/book/99.150005/9783863268343

Prange, K. (1987). Lebensgeschichte und pädagogische Reflexion. *Zeitschrift für Pädagogik, 33*(3), 345–362. https://doi.org/10.25656/01:14437

Prange, K. (2005). *Die Zeigestruktur der Erziehung: Grundriss der operativen Pädagogik.* Schöningh.

Prange, K. (2010). Machtverhältnisse in pädagogischen Inszenierungen. In K. van Berg, & H. U. Gumbrecht (Hrsg.), *Politik des Zeigens* (S. 61–72). Fink.

Prange, K. (2012). *Die Zeigestruktur der Erziehung: Grundriss der operativen Pädagogik* (2. Aufl.). Schöningh.

Prange, K. (2014). Überlegungen zur operativen Begründung der einheimischen Begriffe der Pädagogik. In R. Coriand, & A. Schotte (Hrsg.), *„Einheimische Begriffe" und Disziplinentwicklung* (S. 15–22). Internationale Herbart-Gesellschaft, Jena. Edition Paideia.

Prange, K., & Strobel-Eisele, G. (2015). *Die Formen des pädagogischen Handelns* (2. Aufl., Bd. 32). Kohlhammer.

Prengel, A. (2019). *Pädagogische Beziehungen zwischen Anerkennung, Verletzung und Ambivalenz* (2. Aufl.). Barbara Budrich.

Prengel, A., & Zschipke, K. (2014). „Du bist dumm und faul": Beschämungen in pädagogischen Interaktionen und was dagegen zu tun ist. *Sozial Extra, 38*(3), 47–49. https://doi.org/10.1007/s12054-014-0067-0

Prodöhl, J., & Okan, O. (2023). Die Schule als Vermittler von Gesundheitskompetenz: Vorschläge für den Unterricht. In K. Rathmann, K. Dadaczynski, O. Okan, & M. Messer (Hrsg.), *Gesundheitskompetenz* (S. 585–598). Springer. https://doi.org/10.1007/978-3-662-67055-2_151

Pschyrembel Online. (2024a). *Therapie.* https://www.pschyrembel.de/Therapie/K0MEH

Pschyrembel Online. (2024b). *Über den Pschyrembel.* https://www.pschyrembel.de/Therapie/K0MEH

Pusch, C. (2017). Trauma trifft nicht Einzelne: Eine machtkritische Perspektive auf Trauma – vom Körper her gedacht gegen einen individualisierenden Machbarkeitsgeist. In M. Jäckle, B. Wuttig, & C. Fuchs (Hrsg.), *Pädagogik* (S. 367–387). Transcript. https://doi.org/10.14361/9783839425947-017

Putwain, D. W., Loderer, K., Gallard, D., & Beaumont, J. (2020). School-related subjective well-being promotes subsequent adaptability, achievement, and positive behavioural conduct. *British Journal of Educational Psychology, 90*(1), 92–108. https://doi.org/10.1111/bjep.12266

Quante-Brandt, E. (2017). *BZgA: Gesundheitsförderung und Prävention für Kinder und Jugendliche aus Sicht der Länder.* Forum Gesundheitsförderung und Prävention.

Rahn, P. (2017). Bildung … und das gute Leben von Kindern. In S. Fischer, & P. Rahn (Hrsg.), *Kind sein in der Stadt* (S. 13–26). Barbara Budrich. https://doi.org/10.2307/j.ctvdf050j.4

Ravens-Sieberer, U., Ottova, V., Hillebrandt, D., Klasen, F., & das HBSC-Team Deutschland. (2012). Gesundheitsbezogene Lebensqualität und psychische Gesundheit von Kindern und Jugendlichen in Deutschland: Ergebnisse aus der deutschen HBSC-Studie 2006–2010. *Das Gesundheitswesen, 74*(S01), 33–41. https://doi.org/10.1055/s-0032-1312641

Reibling, N., & Schaller, A. (2018). Zunehmende Inanspruchnahme von Gesundheitsleistungen? In E. Brähler, H.-W. Hoefert, & C. Klotter (Hrsg.), *Wandel der Gesundheits- und Krankheitsvorstellungen* (S. 98–106). Pabst Science Publishers.

Reiß, F., Behn, S., Erhart, M., Strelow, L., Kaman, A., Ottová-Jordan, V., Bilz, L., Moor, I., & Ravens-Sieberer, U. (2024). Subjektive Gesundheit und psychosomatische Beschwerden von Kindern und Jugendlichen in Deutschland: Ergebnisse der HBSC-Studie 2009/10–2022. *Journal of Health Monitoring, 9*(1), 7–24. https://doi.org/10.25646/11867

Rensing, L. (2006). *Mensch im Stress: Psyche, Körper, Moleküle.* Elsevier Spektrum Akademie Verlag. http://bvbr.bib-bvb.de:8991/F?func=service&doc_library=BVB01&doc_number=013361436&line_number=0002&func_code=DB_RECORDS&service_type=MEDIA

Renz-Polster, H., & Scheibenbogen, C. (2022). Post-COVID-Syndrom mit Fatigue und Belastungsintoleranz: Myalgische Enzephalomyelitis bzw. Chronisches Fatigue-Syndrom. *Die Innere Medizin, 63*(8), 830–839. https://doi.org/10.1007/s00108-022-01369-x

Renz-Polster, H., Scheibenbogen, C., & Behrends, U. (2023). Fatigue bei Erwachsenen, Jugendlichen und Kindern – Eine klinische Einordnung im pandemischen Kontext. *PiD – Psychotherapie im Dialog, 24*(03), 41–45. https://doi.org/10.1055/a-2084-3730

Reyes, N. M., Pickard, K., Tanda, T., Morris, M. A., & Reaven, J. (2022). Identifying and Understanding Anxiety in Youth with ASD: Parent and School Provider Perspectives on Anxiety within Public School Settings. *Evidence-Based Practice in Child and Adolescent Mental Health, 7*(1), 12–23. https://doi.org/10.1080/23794925.2021.1917017

Richardson, C. G., & Ratner, P. A. (2005). Sense of coherence as a moderator of the effects of stressful life events on health. *Journal of epidemiology and community health, 59*(11), 979–984. https://doi.org/10.1136/jech.2005.036756

Richarz, B. (2023). *Körperlicher Umbruch: Über das Erleben chronischer Krankheit und spät erworbener Behinderung.* Transcript.

Richter, M., & Hurrelmann, K. (2023a). Die soziologische Perspektive auf Gesundheit und Krankheit. In M. Richter, & K. Hurrelmann (Hrsg.), *Soziologie von Gesundheit und Krankheit* (2. Aufl., S. 1–19). Springer.

Richter, M., & Hurrelmann, K. (Hrsg.). (2023b). *Soziologie von Gesundheit und Krankheit* (2. Aufl.). SpringerVS. https://doi.org/10.1007/978-3-658-42103-8

Ricken, N. (2020). Methoden theoretischer Forschung in der Erziehungswissenschaft. Ein Systematisierungsvorschlag. *Zeitschrift für Pädagogik, 66*, 839–852. https://doi.org/10.25656/01:25816

Ricken, N. (2024). Erziehungswissenschaft. In M. Feldmann, M. Rieger-Ladich, C. Voß, & K. Wortmann (Hrsg.), *Schlüsselbegriffe der allgemeinen Erziehungswissenschaft: Pädagogisches Vokabular in Bewegung* (2. Aufl., S. 178–185). Beltz Juventa.

Rivera, F., García-Moya, I., Moreno, C., & Ramos, P. (2013). Developmental contexts and sense of coherence in adolescence: A systematic review. *Journal of Health Psychology, 18*(6), 800–812. https://doi.org/10.1177/1359105312455077

Robert Bosch Stiftung. (2024). *Deutsches Schulbarometer: Befragung Schüler:innen. Ergebnisse von 8- bis 17-Jährigen und ihren Erziehungsberechtigten zu Wohlbefinden, Unterrichtsqualität und Hilfesuchverhalten.* Deutsches Schulportal. https://www.bosch-stiftung.de/sites/default/files/documents/2024-11/Deutsches%20Schulbarometer_Sch%C3%BCler_2024.pdf

Roch, S., & Hampel, P. (2022). Modelle von Gesundheit und Krankheit. In R. Haring (Hrsg.), *Gesundheitswissenschaften* (S. 263–272). Springer. https://doi.org/10.1007/978-3-662-65219-0_23

Rosa, H. (2016). *Resonanz: Eine Soziologie der Weltbeziehung*. Suhrkamp.

Rosa, H. (2018). Resonanz. In C. Kölbl, & A. Sieben (Hrsg.), *Stichwörter zur Kulturpsychologie* (S. 347–354). Psychosozial-Verlag. https://doi.org/10.30820/9783837974522-347

Rosa, H. (2021). *Unverfügbarkeit*. Residenz Verlag.

Rosa, H., & Endres, W. (mit Kahl, R.). (2016). *Resonanzpädagogik: Wenn es im Klassenzimmer knistert* (2. Aufl.). Beltz. http://nbn-resolving.org/urn:nbn:de:bsz:31-epflicht-1121339

Rowe, P. C., Underhill, R. A., Friedman, K. J., Gurwitt, A., Medow, M. S., Schwartz, M. S., Speight, N., Stewart, J. M., Vallings, R., & Rowe, K. S. (2017). Myalgic Encephalomyelitis/Chronic Fatigue Syndrome Diagnosis and Management in Young People: A Primer. *Frontiers in Pediatrics, 5*, 121. https://doi.org/10.3389/fped.2017.00121

Royston, A. P., Rai, M., Brigden, A., Burge, S., Segal, T. Y., & Crawley, E. M. (2023). Severe myalgic encephalomyelitis/chronic fatigue syndrome in children and young people: A British Paediatric Surveillance Unit study. *Archives of Disease in Childhood, 108*(3), 230–235. https://doi.org/10.1136/archdischild-2022-324319

Schächinger, H. (2016). Stress: Psychobiologie eines Erfolgsrezeptes. *PiD – Psychotherapie im Dialog, 17*(02), 78–83. https://doi.org/10.1055/s-0042-103853

Schaeffer, D. (1992). Tightrope Walking. Handeln zwischen Pädagogik und Therapie. In B. Dewe, W. Ferchhoff, & F.-O. Radtke (Hrsg.), *Erziehen als Profession: Zur Logik professionellen Handelns in pädagogischen Feldern* (S. 200–229). Springer.

Schäfer, D. (2018). Gesundheit als Religionsersatz? In E. Brähler, H.-W. Hoefert, & C. Klotter (Hrsg.), *Wandel der Gesundheits- und Krankheitsvorstellungen* (S. 117–127). Pabst Science Publishers.

Scheibenbogen, C., Bellmann-Strobl, J., Reißhauer, A., Maier, A., Veauthier, C., Schmidt, D., & Behrends, U. (2023). Myalgische Enzephalomyelitis/Chronisches Fatigue-Syndrom: Interdisziplinär versorgen. *Deutsches Ärzteblatt, 120*(20), 908–914. https://www.aerzteblatt.de/archiv/231286/Myalgische-Enzephalomyelitis-Chronisches-Fatigue-Syndrom-Interdisziplinaer-versorgen

Schlüter, M. (2007). Wissenschaftlicher Fortschritt und das Lebensrecht körperbehinderter Menschen. In M. Wieczorek, & U. Haupt (Hrsg.), *Brennpunkte der Körperbehindertenpädagogik* (S. 15–31). Kohlhammer.

Schmitz, J., Wolf, K., & Bauch, J. (2024). Stichwort: Prävention psychischer Störungen von Schüler:innen in Schule und Unterricht. *Psychologie in Erziehung und Unterricht, 71*(2), 96–100.

Schmitz, M.-T., Just, J. M., Weckbecker, K., Schmid, M., & Münster, E. (2023). Multimorbidität in Deutschland und ihre Bedeutung für die Versorgung der Zukunft – eine Sekundärdatenanalyse basierend auf 67 Mio. Versichertendaten. *Gesundheitswesen, 85*(10), 871–877. https://doi.org/10.1055/a-2011-5423

Schneider, V. (2017). Gesundheitspädagogik. In V. Schneider (Hrsg.), *Gesundheitspädagogik: Einführung in Theorie und Praxis* (S. 93–122). Springer. https://doi.org/10.1007/978-3-658-18886-3_5

Schnetzer, S., Hampel, K., & Hurrelmann, K. (2024). *Trendstudie Jugend in Deutschland: Verantwortung für die Zukunft? Ja, aber*. Universität Münster, Institutional Repository MIAMI. https://doi.org/10.17879/86948700064

Schnoor, H. C. (2000). Salutogenetische Perspektiven: Förderung subjektiver Bewältigungsstrategien als heilpädagogische Aufgabe. *Zeitschrift für Heilpädagogik, 51*(12), 486–491.

Schnoor, H. C. (2007). Salutogenese, ein gesundheitsorientiertes Rahmenkonzept: Für therapeutische, pädagogische und pflegerische Angebote zur Betreuung von Personen mit einer geistigen Behinderung. *Geistige Behinderung, 1*, 3–11.

Schnyder, U., Büchi, S., Sensky, T., & Klaghofer, R. (2000). Antonovsky's Sense of Coherence: Trait or State? *Psychotherapy and Psychosomatics, 69*(6), 296–302. https://doi.org/10.1159/000012411

Schrittesser, I., Köhler, J., & Holzmayer, W. (2022). *Lernen verstehen – Unterricht gestalten: Lernen und Lehren in pädagogischer Perspektive* (Bd. 5592). UTB; Klinkhardt Julius. https://doi.org/10.36198/9783838555928

Schroer, M., & Wilde, J. (2023). Gesunde Körper – Kranke Körper. In M. Richter, & K. Hurrelmann (Hrsg.), *Soziologie von Gesundheit und Krankheit* (2. Aufl., S. 257–271). Springer.

Schröger, E., Grimm, S., & Müller, D. (2022). *Biologische Psychologie* (2. Aufl.). Springer. http://nbn-resolving.org/urn:nbn:de:bsz:31-epflicht-2010669

Schubert, C. (2010). Neuroimmunologie der Psychotherapie. In G. Schiepek (Hrsg.), *Neurobiologie der Psychotherapie* (2. Aufl., S. 95–116). Schattauer.

Schubert, C. (2020). Psychoimmunologie. In U. T. Egle, C. Heim, B. Strauß, & R. Känel (Hrsg.), *Psychosomatik – Neurobiologisch fundiert und evidenzbasiert: Ein Lehr- und Handbuch* (S. 105–121). Kohlhammer.

Schulenkorf, T., & Okan, O. (2023). Tool-HLCA: Gesundheitskompetenz in der Schule stärken. In K. Rathmann, K. Dadaczynski, O. Okan, & M. Messer (Hrsg.), *Gesundheitskompetenz* (S. 545–555). Springer. https://doi.org/10.1007/978-3-662-67055-2_72

Segerstrom, S. C., & Miller, G. E. (2004). Psychological stress and the human immune system: A meta-analytic study of 30 years of inquiry. *Psychological bulletin, 130*(4), 601–630. https://doi.org/10.1037/0033-2909.130.4.601

Segerstrom, S. C., Taylor, S. E., Kemeny, M. E., & Fahey, J. L. (1998). Optimism is associated with mood, coping, and immune change in response to stress. *Journal of personality and social psychology, 74*(6), 1646–1655. https://doi.org/10.1037/0022-3514.74.6.1646

Seiffge-Krenke, I. (2008). Schulstress in Deutschland: Ursachen, Häufigkeiten und internationale Verortung. *Praxis der Kinderpsychologie und Kinderpsychiatrie, 57*(1), 3–19. https://doi.org/10.13109/prkk.2008.57.1.3

Seiffge-Krenke, I. (2021). School-related stressors in adolescents from 21 countries: What is universal? *Internal Medicine Review, 7*(1). https://doi.org/10.18103/imr.v7i1.907

Sekretariat der ständigen Konferenz der Kultusminister der Länder in der Bundesrepublik Deutschland. (2012). *Empfehlung zur Gesundheitsförderung und Prävention in der Schule* (Beschluss der Kultusministerkonferenz vom 15.11.2012).

Selye, H. (1950). Stress and the general adaptation syndrome. *British medical journal, 1*(4667), 1383–1392. https://doi.org/10.1136/bmj.1.4667.1383

Selye, H. (1973). Homeostasis and heterostasis. *Perspectives in biology and medicine, 16*(3), 441–445. https://doi.org/10.1353/pbm.1973.0056

Selye, H. (1974). *Stress without distress.* Lippincott.

Sen, A. (1985/1999). *Commodities and capabilities.* Oxford University Press.

Sen, A. (1999). *Development as freedom.* Oxford University Press.

Sibeoni, J., Orri, M., Podlipski, M.-A., Labey, M., Campredon, S., Gerardin, P., & Revah-Levy, A. (2018). The Experience of Psychiatric Care of Adolescents with Anxiety-based School Refusal and of their Parents: A Qualitative Study. *Journal of the Canadian Academy of Child and Adolescent Psychiatry, 27*(1), 39–49.

Silverman, W. K., & Field, A. P. (Hrsg.). (2011). *Anxiety Disorders in Children and Adolescents* (2. Aufl.). Cambridge University Press. https://doi.org/10.1017/CBO978051199 4920

Silverthorn, D. U. (2008). *Physiologie.* Pearson Deutschland. https://elibrary.pearson.de/book/99.150005/9783863263324

Similä, W. A., Halsteinli, V., Helland, I. B., Suvatne, C., Elmi, H., & Rø, T. B. (2020). Health-related quality of life in Norwegian adolescents living with chronic fatigue syndrome. *Health and Quality of Life Outcomes, 18*(1), 170. https://doi.org/10.1186/s12955-020-01430-z

Sommer, N., & Ditsios, E. (Hrsg.). (2022). *Schule und chronische Erkrankungen: Grundlagen, Herausforderungen und Teilhabe.* Julius Klinkhardt.

Speckmann, E.-J., Hescheler, J., Köhling, R., & Alzheimer, C. (Hrsg.). (2013). *Physiologie* (6. Aufl.). Elsevier Urban & Fischer.

Spencer, B. K. C., Hugh-Jones, S., Cottrell, D., & Pini, S. (2024). The INSCHOOL project: Young people with long-term physical health conditions: An in-depth qualitative study of their needs at school. *Journal of adolescence, 96*(2), 337–349. https://doi.org/10.1002/jad.12278

Spiel, W., & Datler, W. (1984). Zum Verhältnis von Therapie und Pädagogik aus der Sicht der Psychotherapie und Medizin. In W. Datler (Hrsg.), *Interdisziplinäre Aspekte der Sonder- und Heilpädagogik: Sonder- und Heilpädagogik in Auseinandersetzung mit Pädagogik, Tiefenpsychologie, Psychotherapie und Kommunikationstheorie* (Bd. 1, S. 81–107). Ernst Reinhardt.

Spratt, J. (2016). Childhood wellbeing: What role for education? *British Educational Research Journal, 42*(2), 223–239. https://doi.org/10.1002/berj.3211

Standop, J., Röhrig, E. D., & Winkels, R. (2017). Die Relevanz und Genese von Menschenbildern im Kontext von Schule und Unterricht. In J. Standop, E. D. Röhrig, & R. Winkels (Hrsg.), *Menschenbilder in Schule und Unterricht* (S. 9–20). Beltz Juventa.

Stein, M. (2017). *Allgemeine Pädagogik* (3. Aufl., Bd. 3215). Ernst Reinhardt.

Steinacker, J. M., & Klinkisch, E.-M. (2024). Zwischen Fortschritt und Unsichtbarkeit: Überfordern postvirale Fatigue-Syndrome Medizin und Gesellschaft? *Deutsche Zeitschrift für Sportmedizin, 75*(2), 37–40. https://doi.org/10.5960/dzsm.2024.593

Steinfath, H. (2019). Resonanz und gutes Leben. In J.-P. Wils (Hrsg.), *Resonanz: Im interdisziplinären Gespräch mit Hartmut Rosa* (S. 45–56). Nomos.

Sterling, P., & Eyer, J. (1988). Allostasis: A New Paradigm to Explain Arousal Pathology. In S. Fisher, & J. Reason (Hrsg.), *Handbook of life stress, cognition and health* (S. 629–649). Wiley.

Straub, R. H., & Cutolo, M. (2018). Psychoneuroimmunology-developments in stress research. *Wiener medizinische Wochenschrift (1946), 168*(3–4), 76–84. https://doi.org/10.1007/s10354-017-0574-2

Suominen, S., Helenius, H., Blomberg, H., Uutela, A., & Koskenvuo, M. (2001). Sense of coherence as a predictor of subjective state of health. *Journal of Psychosomatic Research, 50*(2), 77–86. https://doi.org/10.1016/S0022-3999(00)00216-6

Surtees, P. (2003). Sense of Coherence and Mortality in Men and Women in the EPIC-Norfolk United Kingdom Prospective Cohort Study. *American Journal of Epidemiology, 158*(12), 1202–1209. https://doi.org/10.1093/aje/kwg272

Tenorth, H.-E., & Tippelt, R. (Hrsg.). (2012). *Beltz Lexikon Pädagogik*. Beltz.

Theis-Scholz, M. (2007). Das Konzept der Resilienz und der Salutogenese und seine Implikationen für den Unterricht. *Zeitschrift für Heilpädagogik, 7*, 265–273.

Thesing, S. (2024). *Leitideen und Konzepte bedeutender Pädagog:innen: Ein Arbeitsbuch für den Pädagogikunterricht* (5. Aufl.). Lambertus.

Thole, W. (2014). Schlicht und einfach: Pädagogik kann erfolgreich sein, aber auch scheitern. In S. Maschke, & L. Stecher (Hrsg.), *Fragen an die Pädagogik* (S. 242–255). Kallmeyer in Verbindung mit Klett.

Tielking, K. (2022). Partizipation, Teilhabe und Gesundheit. In R. Haring (Hrsg.), *Gesundheitswissenschaften* (S. 479–487). Springer. https://doi.org/10.1007/978-3-662-65219-0_39

Tong, A., Jones, J., Craig, J. C., & Singh-Grewal, D. (2012). Children's experiences of living with juvenile idiopathic arthritis: A thematic synthesis of qualitative studies. *Arthritis care & research, 64*(9), 1392–1404. https://doi.org/10.1002/acr.21695

Trommsdorff, G. (2015). Kultur und Sozialisation. In K. Hurrelmann, U. Bauer, M. Grundmann, & S. Walper (Hrsg.), *Handbuch Sozialisationsforschung* (8. Aufl., S. 229–253). Beltz.

Tschuschke, V. (2019). *Psychische Störungsbilder bei Kindern und Jugendlichen: Eine kritische Bestandsaufnahme evidenzbasierter Diagnostik und Behandlung*. Kohlhammer.

Utsch, M. (2018). Die Wellness-Bewegung als Gesundheitskult. In E. Brähler, H.-W. Hoefert, & C. Klotter (Hrsg.), *Wandel der Gesundheits- und Krankheitsvorstellungen* (S. 138–144). Pabst Science Publishers.

Vaitl, D. (2020). Neurobiologische Grundlagen der Entspannungsverfahren. In F. Petermann (Hrsg.), *Entspannungsverfahren: Das Praxishandbuch* (Neuausgabe, 6. Aufl., S. 47–64). Beltz.

Van der Lee, J. H., Mokkink, L. B., Grootenhuis, M. A., Heymans, H. S., & Offringa, M. (2007). Definitions and Measurement of Chronic Health Conditions in Childhood: A Systematic Review. *JAMA, 297*(24), 2741. https://doi.org/10.1001/jama.297.24.2741

Vereinte Nationen. (1989). *Übereinkommen über die Rechte des Kindes (Convention on the Rights of the Child, UN-KRK)*. https://www.bmbfsfj.bund.de/resource/blob/93140/fe59de84a8fc3a6ffc61e8a5559cac9d/uebereinkommen-ueber-die-rechte-des-kindes-data.pdf

Vereinte Nationen. (2006). *Übereinkommen über die Rechte von Menschen mit Behinderungen (Convention on the Rights of Persons with Disabilities, UN-BRK)*. https://www.institut-fuer-menschenrechte.de/fileadmin/Redaktion/PDF/DB_Menschenrechtsschutz/CRPD/CRPD_Konvention_und_Fakultativprotokoll.pdf

Vieno, A., & Santinello, M. (2004). School climate and well being in early adolescence: A comprehensive model. *European Journal of School Psychology*, 2, 219–238.

Viner, R. M., Ozer, E. M., Denny, S., Marmot, M., Resnick, M., Fatusi, A., & Currie, C. (2012). Adolescence and the social determinants of health. *Lancet, 379*(9826), 1641–1652. https://doi.org/10.1016/S0140-6736(12)60149-4

Vinje, H. F., Langeland, E., & Bull, T. (2022). Aaron Antonovsky's Development of Salutogenesis, 1979–1994. In M. B. Mittelmark, G. F. Bauer, L. Vaandrager, J. M. Pelikan, S. Sagy, M. Eriksson, B. Lindström, & C. Meier Magistretti (Hrsg.), *The Handbook of Salutogenesis* (S. 29–45). Springer International Publishing. https://doi.org/10.1007/978-3-030-79515-3_5

Viswanathan, K., Daugherty, C., & Dhabhar, F. S. (2005). Stress as an endogenous adjuvant: Augmentation of the immunization phase of cell-mediated immunity. *International immunology, 17*(8), 1059–1069. https://doi.org/10.1093/intimm/dxh286

Vloet, T. D., Hacke, M., & Romanos, M. (2021). Kindliche Angststörungen. *Kinder- und Jugendmedizin, 21*(02), 116–120. https://doi.org/10.1055/a-1377-0579

Vogt, I. (2022). Grundlagen der Gesundheitspsychologie. In R. Haring (Hrsg.), *Gesundheitswissenschaften* (S. 29–37). Springer. https://doi.org/10.1007/978-3-662-65219-0_4

Volanen, S.-M., Lahelma, E., Silventoinen, K., & Suominen, S. (2004). Factors contributing to sense of coherence among men and women. *The European Journal of Public Health, 14*(3), 322–330. https://doi.org/10.1093/eurpub/14.3.322

Wagner, N., Niehues, T., & Oommen, P. T. (2022). Nichtsteroidale Antirheumatika in der pädiatrischen Rheumatologie. In N. Wagner, G. Dannecker, & T. Kallinich (Hrsg.), *Pädiatrische Rheumatologie* (3. Aufl., S. 203–208). Springer.

Walitza, S., & Melfsen, S. (2016). Angststörungen im Kindes- und Jugendalter. *Monatsschrift Kinderheilkunde, 164*(4), 278–287. https://doi.org/10.1007/s00112-016-0041-y

Walter-Klose, C. (2016). Gesundheit und Krankheit in der Körperbehindertenpädagogik. In S. Jennessen, & R. Lelgemann (Hrsg.), *Körper – Behinderung – Pädagogik* (S. 60–75). Kohlhammer.

Walter-Klose, C., & Höglinger, K. (2025). Gesundheitssensibles Handeln in Unterricht und Schule. In A. Thiele (Hrsg.), *Pädagogik und Didaktik bei körperlich-motorischer Beeinträchtigung. Fachliche Expertise für die schulische Inklusion* (S. 244–252). Kohlhammer.

Walter-Klose, C., & Seiler-Kesselheim, A. (2023). Bundesweite Befragung zur Schulsituation während der Corona-Pandemie aus Sicht von Schülerinnen und Schülern mit chronischen Erkrankungen. *Zeitschrift für Heilpädagogik, 74*(5), 196–208.

Weninger, L., Nestler, J., & Schulze, U. M. E. (2020). Angststörungen und phobische Störungen. In M. Kölch, M. Rassenhofer, & J. M. Fegert (Hrsg.), *Klinikmanual Kinder- und Jugendpsychiatrie und -psychotherapie* (S. 63–84). Springer.

Werdecker, L., & Esch, T. (2022). Stress und Gesundheit. In R. Haring (Hrsg.), *Gesundheitswissenschaften* (S. 389–401). Springer. https://doi.org/10.1007/978-3-662-65219-0_33

Werner, E. E. (1971). *The children of Kauai: A longitudinal study from the prenatal period to age ten.* University of Hawaii Press.

Wertgen, A. (2009). Auf den Übergang kommt es an. Pädagogisch begleitete Schulrückführung als Angebot der Schule für Kranke für Schüler nach einem Psychiatrieaufenthalt. *Zeitschrift für Heilpädagogik, 8*, 308–318.

Wertgen, A. (2012a). Bildungsgerechtigkeit durch Chancengleichheit – Auch für kranke Schüler? In H. Frey, & A. Wertgen (Hrsg.), *Pädagogik bei Krankheit: Konzeptionen, Methodik, Didaktik, Best-Practice-Beispiele* (S. 74–90). Pabst Science Publishers.

Wertgen, A. (2012b). Charakteristika des Unterrichts an der Schule für Kranke – Versuch einer Verallgemeinerung. In H. Frey, & A. Wertgen (Hrsg.), *Pädagogik bei Krankheit: Konzeptionen, Methodik, Didaktik, Best-Practice-Beispiele* (S. 60–73). Pabst Science Publishers.

WHO. (1948). *Präambel zur Konstitution der WHO.* World Health Organization (WHO).

WHO (2005) (mit Deutsches Institut für Medizinische Dokumentation und Information). *ICF – Internationale Klassifikation der Funktionsfähigkeit, Behinderung und Gesundheit: Deutschsprachige Fassung der ICF des DIM-DI.*

Wiesmann, U., Niehörster, G., & Hannich, H. (2009). Subjective health in old age from a salutogenic perspective. *British Journal of Health Psychology, 14*(4), 767–787. Crossref. https://doi.org/10.1348/135910709x413124

Willke, M. (2024). Chronisch-somatisch kranke Schülerinnen und Schüler in der schulischen Inklusion. *Sonderpädagogische Förderung heute, (2)*, 124–135. https://doi.org/10.3262/sz2402124

Willmann, O. (1909). *Aristoteles.* Reuther & Reichard.

Wimmer, M. (2014). *Pädagogik als Wissenschaft des Unmöglichen: Bildungsphilosophische Interventionen.* Schöningh.

Winger, A., Kvarstein, G., Wyller, V. B., Ekstedt, M., Sulheim, D., Fagermoen, E., Småstuen, M. C., & Helseth, S. (2015). Health related quality of life in adolescents with chronic fatigue syndrome: A cross-sectional study. *Health and Quality of Life Outcomes, 13*(1), 96. https://doi.org/10.1186/s12955-015-0288-3

Witte, J., Zeitler, A., Hasemann, L., & Diekmannshemke, J. (2023). *DAK-Kinder- und Jugendreport 2023. Gesundheit und Gesundheitsversorgung während und nach der Pandemie Datenzeitraum: 2017–2022.* DAK-Gesundheit.

Wolf, K., & Schmitz, J. (2024). Scoping review: Longitudinal effects of the COVID-19 pandemic on child and adolescent mental health. *European Child & Adolescent Psychiatry, 33*(5), 1257–1312. https://doi.org/10.1007/s00787-023-02206-8

Wolf-Kühn, N., & Morfeld, M. (2016). *Rehabilitationspsychologie.* Springer. https://doi.org/10.1007/978-3-531-93133-3

Wortmann, E. (2021). Die Bedeutung psychologischer Inhalte im Pädagogikunterricht. In K. Gather (Hrsg.), *Interdisziplinarität als fachdidaktische Herausforderung: Psychologie im Schulfach Erziehungswissenschaft* (Bd. 31, S. 32–61). Schneider Verlag Hohengehren.

Wulf, C. (2018). Pädagogische Anthropologie. In K.-H. Braun, F. Stübig, & H. Stübig (Hrsg.), *Erziehungswissenschaftliche Reflexion und pädagogisch-politisches Engagement: Wolfgang Klafki weiterdenken* (S. 207–232). Springer. https://doi.org/10.1007/978-3-658-18595-4_15

Wulf, C., & Zirfas, J. (2014). Homo educandus: Eine Einleitung in die Pädagogische Anthropologie. In C. Wulf, & J. Zirfas (Hrsg.), *Handbuch Pädagogische Anthropologie* (S. 9–26). Springer.

Wulfhorst, B. (2002). *Theorie der Gesundheitspädagogik: Legitimation, Aufgabe und Funktionen von Gesundheitserziehung*. Beltz Juventa.

Ziegler, H., & Clark, Z. (2022). Philosophie/Ökonomie: Capability Approach. In I. Hedderich, G. Biewer, J. Hollenweger, & R. Markowetz (Hrsg.), *Handbuch Inklusion und Sonderpädagogik: Eine Einführung* (2. Aufl., Bd. 8643, S. 596–601). UTB; Julius Klinkhardt.

Kolibri 360 GmbH
Ferdinand-Jühlke-Straße 7
99095 Erfurt, Deutschland
produktsicherheit@kolibri360.de